肿瘤
诊疗与防控

务 森　姚文健　周建炜　主编

化学工业出版社
· 北 京 ·

内容简介

本书为作者总结肿瘤专科临床工作经验及整理近年来肿瘤科诊疗的相关研究成果编写而成，从肿瘤病因学、病理学与免疫学等基础研究入手，以临床常见肿瘤的临床诊断和治疗为主线，阐述了当今国内外肿瘤诊治研究的新进展、新技术，包括手术治疗、放疗、化疗、介入治疗、生物治疗等综合治疗方案，尽可能提供大量的基础研究资料和丰富的临床实践经验，涵盖相关疾病的鉴别诊断问题。期望本书能够反映当代肿瘤的研究、诊断及治疗水平，成为广大医务人员、医学院校研究生和医学生参考用书。

图书在版编目（CIP）数据

肿瘤诊疗与防控 / 务森，姚文健，周建炜主编. —
北京：化学工业出版社，2023.1（2023.8 重印）
ISBN 978-7-122-42324-5

Ⅰ. ①肿… Ⅱ. ①务… ②姚… ③周… Ⅲ. ①肿瘤-
防治 Ⅳ. ①R73

中国版本图书馆 CIP 数据核字（2022）第 189736 号

责任编辑：李少华　　　　　　　　　　文字编辑：何　芳
责任校对：刘曦阳　　　　　　　　　　装帧设计：关　飞

出版发行：化学工业出版社（北京市东城区青年湖南街 13 号　邮政编码 100011）
印　　装：北京天宇星印刷厂
787mm×1092mm　1/16　印张 20　字数 522 千字　2023 年 8 月北京第 1 版第 2 次印刷

购书咨询：010-64518888　　售后服务：010-64518899
网　　址：http://www.cip.com.cn
凡购买本书，如有缺损质量问题，本社销售中心负责调换。

定　　价：128.00 元　　　　　　　　　　　　　版权所有　违者必究

本书编写人员名单

主　编

务　森　姚文健　周建炜

副主编

秦　涛　程东军　宋玉成

编　委

韩志军　胡　帅　李强明　胡金龙
王建军　王金来　夏　天　徐　磊
杨军峰　袁　远　张　宁　张　全
郑巍巍　朱琰琰

编写说明

　　肿瘤威胁着人类健康，严重影响着患者的生命质量。在我国，肿瘤的发病率和死亡率近20年来显著上升，根据近年部分市县死亡率和死因构成的统计数据，肿瘤患者死亡占总死亡构成的26%，居死亡原因之首。随着医学科学技术的发展，肿瘤诊疗水平不断提高，为了更好地为临床工作服务，作者在繁忙的工作之余，广泛收集国内外近期文献，认真总结自身经验，编写成《肿瘤诊疗与防控》一书。

　　本书理论与实践并重，从肿瘤病因学、病理学与免疫学等基础研究入手，以临床常见肿瘤的临床诊断和治疗为主线，对当今国内外肿瘤诊治的方案与用药进行了系统介绍，包括肿瘤的手术治疗、放疗、化疗、介入治疗、生物治疗、中医药治疗等综合治疗方案，以期能为肿瘤专科医师、医学院校学生提供实用的临床专科参考资料。

　　由于时间仓促，书中不足之处在所难免，恳请各位同仁批评指正。

编者

2023 年 1 月

目录

第一章
肿瘤病因学

第一节　化学致癌因素

在18世纪和19世纪时就已提出化学物质与人类癌症有关，长期职业接触煤烟、煤焦油、沥青、页岩和石油的人，皮肤癌、肺癌和其他癌症的发病率显著增加。20世纪初，研究证实上述有机物中主要的致癌成分为多环芳烃类，动物实验显示直接涂抹这些致癌物可诱发啮齿类动物皮肤癌。在同一时期，还发现另一类化合物即芳香胺类也具有致癌性。当时这类化合物正作为合成染料的中间体和橡胶及润滑油的抗氧化剂被广泛使用。1895年，德国医生Ludwig Rehn提出职业接触芳香胺可发生膀胱癌，他对芳香胺诱发膀胱癌的机制提出很有见地的设想。1938年已证明芳香胺类可诱发犬的膀胱肿瘤。20世纪人们通过动物实验和已知的人类暴露资料，又发现一些化合物也具有致癌性。目前认为，就对人类总的癌症风险而言，最重要的化学致癌物是香烟中的许多致癌成分。其他的化学致癌物主要是燃烧和有机合成产物、某些食物成分、微生物污染产物或食品制备过程中产生的物质。此外，人体本身的某些生理和病理过程如炎症、氧化应激反应、营养和激素失衡以及反复的组织损伤等，也可产生致癌的化学物质如氧自由基等。

据估计，80%的人类癌症是各种环境因素引起的，其中化学因素占主要地位。但是，与其说大多数人类癌症归因于外源性化学物质，不如说环境中那些具有与DNA相互作用能力的以及那些对细胞增殖和功能有影响的化学物质，都可能对癌症的发生具有重要作用。

一、化学致癌物的分类

（1）根据化学致癌物的作用方式可将其分为直接致癌物、间接致癌物、促癌物三大类。

① 直接致癌物：直接致癌物是指这类化学物质进入体内后能与体内细胞直接作用，不需代谢就能诱导正常细胞癌变的化学致癌物。这类化学致癌物的致癌力较强、致癌作用快速，常用于体外细胞的恶性转化研究，如各种烷化剂、亚砷酸钠等。

② 间接致癌物：间接致癌物是指这类化学物质进入体内后需经体内微粒体混合功能氧

化酶活化，变成化学性质活泼的形式才具有致癌作用的化学致癌物。这类化学致癌物广泛存在于外环境，常见的有多环芳烃、芳香胺类、亚硝胺及黄曲霉毒素等。

③ 促癌物：促癌物又称为肿瘤促进剂。促癌物单独作用于机体内无致癌作用，但能促进其他致癌物诱发肿瘤形成。常见的促癌物有巴豆油（佛波醇二酯）、糖精及苯巴比妥等。

（2）根据化学致癌物与人类肿瘤的关系又可将化学致癌物分为肯定致癌物、可疑致癌物以及潜在致癌物。

① 肯定致癌物：肯定致癌物是指经流行病学调查确定并且临床医师和科学工作者都承认对人和动物有致癌作用，其致癌作用具有剂量-反应关系的化学致癌物。

② 可疑致癌物：可疑致癌物具有体外转化能力，而且接触时间与癌症发病率相关，动物致癌实验阳性，但结果不恒定；此外，这类致癌物缺乏流行病学方面的证据。

③ 潜在致癌物：潜在致癌物一般在动物实验中可获某些阳性结果，但在人群中尚无资料证明对人具有致癌性。

二、常见的化学致癌物

目前已知环境中的化学致癌物质已有 2000 余种，它们的化学性质千差万别，作用机制常不相同，致癌作用的强度异常悬殊，按照它们的化学性质，主要包括下列一些种类的物质。

（1）烷化剂　芥子气、环氧乙烷、氯乙烯、苯等烷化剂抗癌药物。

（2）多环芳烃　苯并芘、甲基胆蒽、沥青、煤焦油等。

（3）芳香胺　联苯胺、硝基联苯、乙萘胺等。

（4）亚硝胺　二乙基亚硝胺、甲基辛基亚硝胺等。

（5）金属元素　镍、铬等。

（6）矿物类　某些石棉纤维等。

（7）药物　某些激素、某些抗癌药物等。

（8）生活嗜好物　香烟、槟榔等。

环境中致癌物质的来源甚广，有的来自自然界，有的来自人工合成。自然界存在的致癌物质可来自植物（如苏铁苷、黄樟素）、细菌（如肠道菌群在某些条件下可合成亚硝胺类化合物）、真菌（如黄曲霉毒素、镰刀菌素）等。但更多的是来自人工合成（如多环芳烃、胺类化合物、抗癌药物等）、工业产物（如某些化工原料、染料、农药、药物等）或日常生活环境（如香烟烟雾、食品烹调的热裂解产物中都含有多种致癌物质）。

化学致癌物引起人体肿瘤的作用机制很复杂。环境中只有少数种类的致癌物质在进入人体后可以直接诱发肿瘤，这种物质称为直接致癌物；而大多数化学致癌物进入人体后，需要经过体内代谢活化或生物转化，成为具有致癌活性的最终致癌物，方可引起肿瘤发生，这种物质称为间接致癌物。

由于机体对致癌物质代谢活化的差别很大，所以有些化学物质对某种动物是致癌的，而对人类或另一种动物则没有致癌性。即使都是致癌物质，它们的致癌能力亦非常悬殊。例如用 $10\mu g/d$ 的黄曲霉毒素 B_1 经口 2 周已经容易成功地诱发大鼠肝癌［或每日饲料中含 $(0.001\sim0.015)/100$ 万］，混入饲料中喂 6 个月后，肝癌诱发率达 80%，而用黄樟素饲料则需用 $(2500\sim10000)/100$ 万方可诱发成功，两者相差达数十万倍之多。化学致癌物的作用强度如此悬殊，对于估计它们的现实危害性有很大的实际意义。例如已经明确糖精是一种很弱的膀胱促癌物，据估计美国约有 5000 万人口应用糖精，推算出每年可能引起 50 例膀胱癌患者；但若禁用糖精，人们将转而大量应用食糖，那么因糖尿病恶化、心血管疾病、肥胖症等所引起的死亡总数要比 50 例膀胱癌严重许多倍，所以美国并未严格禁用糖精。

环境中的化学致癌物进入人体的途径很多，其中主要是通过消化道、呼吸道和皮肤接触。许多间接致癌物可在细胞色素 P450 混合功能氧化酶、各种还原酶或水解酶的参与下，经过氧化、还原、水解等化学反应，激活成为最终致癌物。

第二节　物理致癌因素

人类对某些物理因素致癌的认识也已有近百年的历史。例如，在发现 X 线 6 年后，就有人提出辐射可致皮肤癌。到目前为止，已经肯定的物理致癌因素主要有电离辐射、紫外线辐射和一些矿物纤维。这些物质天然而普遍地存在于环境中，原本对人类是无害的，因为人类在进化过程中已经适应了它们的存在。这些物质之所以成为与人类癌症有关的危险因素，常常是由于人们的生活和生产活动所造成的。例如电离辐射，地球上的生物普遍暴露于而且适应于宇宙射线和地球本身放射性的辐射，但核工业和核医学等人为使用核素却大大增加了辐射强度。一些矿物纤维如石棉之所以成为致癌物，则是与它们被开采和商业化使用密不可分。

目前一般认为，物理致癌因素主要与某些职业性癌症关系密切，对于人类肿瘤的总负荷而言，其重要性可能远远小于与生活方式有关的致癌因素如化学因素。然而，作为一类已经被肯定的致癌因素，临床医生必须对其有所了解。

电离辐射是最主要的物理性致癌因素，主要包括以短波和高频为特征的电磁波的辐射以及电子、质子、中子、α 粒子等的辐射。长期接触镭、铀、氡、钴、锶等放射性同位素可引起恶性肿瘤。长期暴露于放射性钴、氡或其他放射性粉尘的矿工，肺癌发生率明显增高；原子弹爆炸后幸存的居民，白血病的发病率很高；用 ^{131}I 治疗甲状腺癌可引起患者发生白血病，所以电离辐射也是引起医源性肿瘤的重要因素。

此外，紫外线（UV）照射引起的皮肤癌，与 DNA 中形成嘧啶二聚体有关。在正常情况下，细胞内有正常的 DNA 修复系统可以清除这种嘧啶二聚体，但是着色性干皮病患者由于缺乏切除嘧啶二聚体的修复酶类，从而无法有效地清除这种二聚体，导致基因结构改变、DNA 复制错误。紫外线诱导的皮肤肿瘤的形成和发展是一个复杂而连续的生物学行为，不同波长的 UV 对 DNA 的影响机制是不一样的：中波紫外线（UVB）能直接被 DNA 吸收，直接损伤 DNA；长波紫外线（UVA）能产生氧活性物质而引起 DNA 的继发性损伤。另外，UV 照射后引起的直接 DNA 损伤可引起 IL-10、TNF-α 的水平上调，导致局部及系统性免疫抑制，形成 UV 照射相关性肿瘤。

紫外线与黑色素瘤也有关系，有资料认为白人的黑色素细胞受紫外线作用而易致恶性变，而黑人的黑色皮肤保护了黑色素细胞免受紫外线照射，因而减少其发病。有人还报道黑色素瘤的发生率与所在地球纬度有关，居住在距赤道较近人群的发病率明显高于距赤道较远人群。

第三节　病毒

对人类癌症而言，病毒可能是生物致癌因素中最主要的因素。据估计，在全世界范围内约有 1/7 的人类癌症是因感染病毒所致，其中 80% 是由于感染乙型肝炎病毒（与肝细胞癌相关）和人乳头瘤病毒（与宫颈癌相关）。病毒与肿瘤关系的研究发现，不但对肿瘤病因学有很大的贡献，而且为现代分子生物学的重要发展奠定了基础。例如，反转录酶的发现、DNA 重组技术的发展、mRNA 剪接以及癌基因的发现都直接来自病毒肿瘤学的研究成果。

对病毒致癌作用的研究始于 20 世纪初。1908 年 Ellermann 和 Bang 首先证明白血病鸡的无细胞滤液可使健康鸡诱发白血病，为病毒致癌的实验性研究奠定了基础。1911 年，Rous 用滤液成功地诱发了鸡的肉瘤。1933 年 Shope 将病毒所致的野兔乳头状瘤进行皮下移植实验，发生浸润性鳞癌；随后 1934 年 Luck′e 观察到可以通过冻干的无细胞提取物传播蛙肾癌；两年后 Bittner 首次证明含有致瘤病毒的乳汁可将鼠乳腺癌传给子代。到 20 世纪 50 年代，科学家已发现鼠白血病是由病毒引起的，60 年代初在电子显微镜下证实了这种病毒的形态。1962 年 Burkitt 发现病毒可以引起淋巴瘤。1964 年 Epstein 和 Barr 在 Burkitt 淋巴瘤细胞培养液中发现该病毒，命名为 EB 病毒，后证实该病毒与鼻咽癌密切相关，这是最早发现的与人肿瘤存在明显病因学关系的病毒。随着 20 世纪分子生物学的蓬勃发展，病毒癌基因相继被克隆，功能被阐明。在此基础上，从信号转录与细胞周期的角度进一步探索致瘤病毒导致肿瘤发生的分子机制，已获得了环境因素如何与宿主基因相互作用的一些实验依据，这些进展极大地丰富了人们对病毒致瘤分子机制的认识。

综上所述，致瘤性病毒感染肯定与某些人类肿瘤发病有关，但是似乎单独病毒感染还不足以引起肿瘤，还需要其他一些因素参与，如细胞类型特异的丝裂原刺激、免疫抑制以及遗传因素等，还包括某些化学因素的协同作用。

第四节　癌发生的机体因素

长期生活、工作在同一环境，受到可能的相同刺激的群体中只有少数人患肿瘤。可见在肿瘤的形成过程中，宿主起着重要的作用。这种作用包括个体水平的遗传、免疫、年龄、性别、饮食营养等因素。所有这些因素都有一定的分子基础。

一、遗传因素

恶性肿瘤的种族分布差异、癌的家族聚集现象、遗传性缺陷易致肿瘤形成都提示遗传因素在肿瘤发生中起重要作用，而肿瘤流行病学调查、家系分析、细胞遗传学与分子遗传学研究进展为人们了解肿瘤的遗传机制提供了新的证据，特别是 20 世纪 80 年代以来，癌基因及抑癌基因的相继发现，使肿瘤发生的遗传机制从染色体水平进入分子水平。

二、免疫因素

许多实验和临床研究表明，恶性肿瘤的发生、发展及转归均与机体免疫反应状态的好坏有关。当免疫功能降低时，肿瘤的发生增加，发展加快，甚至病情急剧恶化而死亡。当免疫功能改善和提高时，病情逐渐好转，乃至肿瘤消退。

三、精神因素

国内外均有报道，当高级中枢神经系统遭到破坏时，肿瘤发病率明显增加。临床也可以观察到一些肿瘤患者起病前常有严重的精神创伤，这点在动物实验中也获得证明。

四、内分泌因素

内分泌功能的紊乱可能引起某种肿瘤。例如激素失调与内分泌系统和副性腺器官（如甲状腺、前列腺、子宫、乳房）肿瘤的发生和发展有一定的关系。而这些器官发生肿瘤时，用相应的激素或去势（即切除睾丸或卵巢）治疗亦有效果。

五、年龄因素

据目前临床资料统计，肿瘤大多数发生在中老年人，这可能与抗病能力和环境因素致癌有关。

六、生活习惯因素

全球人口生活在不同国家和地区，受地域、习俗、宗教、政治、经济和文化不同影响，生活习惯相差其大，因此与生活习惯有关的恶性肿瘤病死率存在很大差异。

第二章
肿瘤的诊断与防治策略

第一节　肿瘤的临床诊断

恶性肿瘤是进行性发展的疾病，一旦发病，患者的状况往往每况愈下。病期越晚，治疗越困难，预后也越差，故早期诊断、早期治疗极为重要。对肿瘤作出明确的诊断和分期是判断预后和制订正确的治疗计划的前提和基础。在对患者进行诊断时，临床医师应该详细询问病史，仔细进行体格检查，合理应用各种辅助检查方法，对全部资料进行综合分析然后作出正确诊断。

一、询问病史

肿瘤病史要求全面、准确、客观。还应特别注意年龄、性别、生活习惯、婚育史、家族史和既往史。不同的肿瘤有不同的好发年龄。上皮来源的癌常发生在中老年人群，肉瘤的发病年龄则较轻，而急性淋巴细胞白血病和一些胚胎性肿瘤的发病高峰多在出生后到 10 岁。职业暴露是一些恶性肿瘤发病率增加的因素。例如矿工的肺癌、石棉工人的胸膜间皮瘤和肺癌、苯胺印染工人的膀胱癌、长期接触苯人群的白血病的发病率都较一般人群明显增高。生活习惯与肿瘤的关系密切。吸烟与肺癌、高脂饮食与结肠癌和乳腺癌、咀嚼槟榔和烟草与口腔癌等的关系都已得到证实。女性患者的婚育史是重要的，分娩次数、是否哺乳对乳腺癌、宫颈癌的发病有影响，妊娠流产史可为滋养细胞恶性肿瘤提供可能的线索。有些肿瘤有家族聚集倾向，甚至符合孟德尔遗传定律。有视网膜母细胞瘤、多发性内分泌腺肿瘤、先天性家族性结直肠多发性息肉、一级家属有双侧乳腺癌特别是绝经前发病的家族史的患者，特别要警惕恶性肿瘤发生的可能。肿瘤患者的既往史是重要的。例如有宫颈癌局部放疗史的患者诉有腹泻血便时应除外放射性直肠炎，而原发的直肠以及宫颈癌复发浸润侵犯肠道。幼年时胸部接受过量放射线者成年后乳腺癌发病增加；儿童时期颈部或胸腺部位做过放疗的患者，可能引起甲状腺癌。经大剂量化疗和（或）大面积放疗后长期生存的霍奇金病患者可有非霍奇金淋巴瘤和白血病等第二个原发性恶性肿瘤的发生。总之，详细的病史可为我们提供疾病的重要线索，特别是在一些较为疑难的病例，例如原发灶不明的肿瘤中更是如此。

有如下 10 项症状者高度提示有肿瘤可能：

① 40 岁以上男性吸烟患者，突然咳嗽，痰中带血丝。

② 进行性吞咽困难，胸痛，上腹饱胀，黑粪。

③ 有肝病史，经治疗不能改变的上腹疼痛，食欲下降，体重明显减轻。

④ 绝经期后妇女发生不规则阴道流血。

⑤ 反复发生的黏液血便。

⑥ 无痛性血尿。

⑦ 进行性、局限性骨疼痛、肿胀。

⑧ 无痛性、进行性增大的体表肿块。

⑨ 乳房肿块或乳头溢血。

⑩ 黑痣迅速增大、破溃。

追问肿瘤病史时应注意患者年龄、性别、职业、籍贯、个人生活习惯、家族肿瘤特征等。

对过去有肿瘤病史者应重点询问以往肿瘤的诊断依据，临床或手术分期，治疗方式，时间，疗效及并发症和重要不良反应，为今后治疗方案的确立提供可靠证据。

二、体格检查

在体格检查中，除一般内科检查外，应特别注意皮肤、深浅部肿块和全身浅表淋巴结情况。有时皮下结节可为胃肠道恶性肿瘤、肺癌、乳腺癌或女性内生殖器癌肿的初发体征。各种类型的红斑特别是多形性红斑、皮肌炎、多发性栓塞性静脉炎、坏死性脉管炎和肥大性骨关节病变等可为内脏肿瘤的早期表现。乳腺癌、肺癌、甲状腺癌、肾癌或前列腺癌可最早表现为骨转移。任何部位的溶骨性病变应排除多发性骨髓瘤。原因不明的声音嘶哑、霍纳综合征、胸腔积液或上腔静脉压迫征可为支气管癌或纵隔肿瘤的初发症状。锁骨上淋巴结肿大或脐部硬结往往提示原发病灶在胸腹腔。任何腹部肿块都应进一步深入检查。单侧肢体肿胀或阴囊水肿大多说明局部淋巴管阻塞。微小"黑痣"、舌部慢性溃疡或肛门溃疡性结节可分别为黑色素瘤、舌癌或肛门癌肿的表现。隐睾的发现往往有助于精原细胞瘤的诊断。严格来说，特别对高危人群应常规进行间接喉镜检查、直肠指检和妇科检查，有怀疑时应做男性外生殖器或神经系统检查。

三、病理学、影像学

肿瘤的诊断应该通过病理学、影像学和生物化学几方面来明确。并应了解肿瘤累及的组织或脏器的范围、生物学特性以及其他与肿瘤相关的预后因素。近年来由于科学技术的进步，特别是计算机技术的应用，肿瘤的诊断水平有了新的飞跃，内脏中 $0.5\sim1cm$ 大小肿瘤的检出也已有可能。肿瘤的诊断已从细胞水平发展到分子水平。

第二节 肿瘤的实验室检查

一、肿瘤的常规实验室检查

目前常规实验室检查对恶性肿瘤的诊断尽管有一定限度，但各种化验结果对肿瘤的鉴别诊断和确诊仍有相当大的帮助，因此，临床上凡准备做治疗者，均应进行血、尿的常规化验和肝、肾功能等检查，以发现那些在临床查体中未被检出的疾病。其检查项目不宜太繁杂，应根据实际需要和条件可能选择，也不能图省事而过于简化，以免造成漏诊。另外，临床医生需注意不能仅凭一两项常规检查即下结论，应结合病情，对各种化验结果进行综合分析，对有互相矛盾之处，应考虑到其技术差异和可靠程度，认真进行复查核对，防止误诊。

1. 尿液检查

肉眼血尿多见于尿路肿瘤、肾肿瘤及出血性疾病如白血病等。镜检尿红细胞增多见于泌尿系肿瘤、前列腺肿瘤、子宫癌等，也可见于白血病；白细胞增多多见于肾肿瘤；亮氨酸结晶、酪氨酸结晶可见于白血病，胆红素结晶可见于肝癌。绒毛膜促性腺激素阳性多见于绒毛膜上皮癌、睾丸畸胎瘤、葡萄胎、恶性葡萄胎。尿检测本周蛋白为阳性，对多发性骨髓瘤的诊断有重要参考意义。尿淀粉酶增高多见于胰腺癌。做尿黑色素试验若为阳性，可帮助对黑色素瘤患者确诊。

2. 粪便检查

外观呈脓血便常见结肠癌或直肠癌，尤其细条状便，说明有直肠狭窄，多见于直肠癌；粪便呈灰白色且伴有皮肤黄疸者，可能为胆管癌或胰头癌，做粪胆素试验阴性可帮助确诊。镜检大量红细胞提示肠道有各型良性或恶性肿瘤（如息肉、腺癌等）。粪便隐血试验阳性多见于消化道出血、消化道肿瘤。消化道癌肿隐血阳性率可达 95%，且呈持续阳性，故粪便隐血检查已被用作消化道恶性肿瘤的诊断筛选指标。

3. 血液检查

（1）红细胞计数及血红蛋白减低　轻中度减低多见于多发性骨髓瘤，消化道癌症如食管癌、贲门癌、结肠癌、直肠癌。重度减低多见于癌症晚期及血液病如白血病、淋巴瘤。

（2）红细胞计数增高　多见于肾癌、肝癌，也可见于肺癌、前列腺癌、子宫肌瘤。

（3）白细胞计数减低　多见于白血病如白细胞减少性白血病，癌症晚期。

（4）白细胞计数增高　多见于急慢性白血病、红白血病、淋巴瘤、骨肉瘤、未分化网状细胞肉瘤，部分癌症晚期如胃癌、胰腺癌、乳腺癌等。

（5）血小板计数减低　可见于急性白血病、再生障碍性贫血，肿瘤放疗、化疗后。

（6）血小板计数增高　可见于慢性粒细胞白血病、多发性骨髓瘤，部分肿瘤早期。

4. 痰液检查

正常痰液为无色或灰白色少量泡沫或黏液样，无特殊气味。外观红色或棕红色多见于肺癌。血性痰液呈血腥味多见于肺癌、肺结核，呈恶臭味多见于晚期恶性肺肿瘤。镜检有弹力纤维多见于肺组织破坏性病变如肺癌。痰液涂片染色做脱落细胞学检查，对肺癌的诊断有重要的实用价值。

5. 胸腹腔积液检查

血性胸腹腔积液是肺癌、肝癌、胃癌、肠癌及卵巢癌等有胸腹腔转移时最常见的征象，涂片镜检有癌细胞可帮助确诊。

6. 脑脊液检查

潘氏试验阳性多见于脊髓腔肿瘤。镜检淋巴细胞增多，多见于脑肿瘤。糖含量轻度减少见于肉样瘤病，高度减少见于脑膜肉瘤病及脑膜白血病。

7. 胃、十二指肠液检查

正常胃液肉眼观为无色，含有少量鲜血时呈浅红色。当食管癌、贲门癌和胃癌出血量较大或血在胃内停留较久时，胃液可呈咖啡色。镜检胃液嗜乳酸杆菌增加多见于胃癌，发现癌细胞即可确诊。基础胃酸排出量若大于 5mmol/h，则对胃泌素瘤有诊断价值。游离酸和总酸度测定减低多见于胃癌。正常十二指肠液及胆汁外观为清晰透明，若外观带血多为肿瘤所致。胰腺癌时十二指肠液中常见血液，胆管乳头状癌时胆汁中常有血液。

8. 精液检查

外观呈鲜红或暗红色时，多见于生殖系统肿瘤。镜检红细胞增加常见于睾丸肿瘤、前列腺癌。

二、肿瘤标志物检查

肿瘤标志物是指体内肿瘤存在并反映其一定的生物学特性的生化物质。从临床应用角度出发，是指在肿瘤发生和增生的过程中，由肿瘤细胞合成、释放，或者是宿主对肿瘤反应性产生的一类物质，这类物质在血液、体液及组织中可以定量或定性检测到，以此作为辨认和追踪肿瘤存在和发展的标志。所以肿瘤标志物实际上是指在肿瘤组织中含量异常的一类物质。因此，同一肿瘤可以含有多种肿瘤标志物，不同肿瘤也可能有共同的标志物。

目前肿瘤标志物尚无统一的分类和命名，根据肿瘤标志物的来源和分布将其分为以下几类。

（一）根据肿瘤标志物的来源分类

1. 原位性肿瘤相关物质

此类物质在同类正常细胞内含量甚微，但当细胞发生癌变时迅速增加，如本周蛋白、各种细胞内的酶。随着测定方法灵敏度的提高，此类物质对肿瘤诊断的意义和作用更加明显，但由于正常组织和肿瘤组织均有一定的含量，其特异性不强。

2. 异位性肿瘤相关物质

此类物质由恶性变的肿瘤细胞产生，不是同类正常细胞的组分，这类物质表达特异性较强。如异位性激素，在小细胞肺癌时促肾上腺皮质激素（ACTH）异常升高，又如神经元特异性烯醇化酶（NSE）主要分布在神经内分泌细胞，在小细胞肺癌时也明显增加。

3. 胎盘和胎儿性肿瘤相关物质

癌细胞的特点是无限增生，并向周围组织浸润和转移，类似于胎盘绒毛细胞和胎儿组织细胞，随着胎儿的成长，一些胎儿性物质不断消失，至成人后一般检测不出这些胎儿性物质。但在成人组织发生恶性变时这类胎儿性或胚胎性物质又大量合成。

4. 病毒性肿瘤相关产物

凡能引起人或动物肿瘤或细胞恶性转化的病毒，统称为肿瘤病毒。肿瘤病毒分 RNA 病毒和 DNA 病毒，它们在与细胞的相互作用方面表现不同，与人类肿瘤有关的病毒有与人 T 淋巴细胞白血病有关的 1 型嗜人 T 淋巴细胞病毒（HTLV-1）、与 Burkitt 淋巴瘤有关的 EB 病毒、与宫颈癌有关的人乳头瘤病毒（HPV）、与皮肤癌有关的单纯疱疹病毒（HSV）、与肝癌有关的肝炎病毒等。

5. 癌基因和抗癌基因及其产物

癌是基因型疾病，基因突变和调控异常可促使癌变，在癌变中首先是多种致癌因素诱发癌基因激活或抗癌基因的失活及其产物的异常表达，这些变化是肿瘤发生的重要标志。

（二）根据肿瘤标志物的分布分类

1. 细胞表面肿瘤标志物

由于肿瘤细胞是由正常细胞恶性变所致，故细胞膜表面、细胞质内和细胞核内可能存在着与正常相比在质或量上明显异常的物质，这些物质可以成为抗原，因而可以用特异性单抗通过免疫组织化学或免疫细胞化学反应检测到。如 B 淋巴细胞的独特型免疫球蛋白（Ig）、T 淋巴细胞受体（TCR）、β_2-微球蛋白（β_2-M）、癌胚抗原（CEA）、雌激素受体、甲状腺球蛋白等。

2. 血清学标志

肿瘤的血清学标志物一般是指肿瘤细胞产生的、分泌到血清或体液中的、可用生化或免疫化学方法定量测定的物质，它们的存在与恶性肿瘤的出现或进展有关。如果肿瘤起源的组织可以分泌某些物质或激素，在恶性变后这些组织大多仍有分泌的功能，一些是生理性的物质，只是在量上发生显著的变化，如各种激素、酶或免疫球蛋白等，一些则是新产生的或已经关闭的基因重新开放合成的物质，如 AFP、CEA 等。

3. 癌基因

癌基因是一类存在于正常细胞内对细胞的增殖起正调控作用，具有潜在的诱导细胞恶性转化特征的基因。癌基因的结构改变会引起细胞行为和生物学特性的改变，这种细胞遗传学改变积累到一定程度就会导致细胞生长失控，最后产生肿瘤。这些基因编码关键性调控蛋白，如生长因子、生长因子受体、酪氨酸激酶受体和转录调控因子等。它们在正常情况下处于静止状态，可因基因结构的改变如点突变、基因扩增、重排和插入或各种调节因素的异常而活化。特定起源的肿瘤常常与某种特定的癌基因有直接的关系。因此，可通过分子生物学技术和单克隆抗体对癌基因及其产物加以检测，对于诊断、鉴别诊断、判断预后和治疗都有重要意义。

（三）常见肿瘤标志物

1. 甲种胎儿球蛋白检测

甲胎蛋白（AFP）是胎儿发育早期由肝脏和卵黄囊合成的一种血清糖蛋白，电泳时位于白蛋白和 α_1 球蛋白之间，正常情况下主要在胎儿组织中存在。AFP 的编码基因定位于第 4 号染色体 4q11～q22 区域，与白蛋白、维生素 D 结合蛋白属同一基因家族，故这三种蛋白质在氨基酸顺序和理化性质上有极大的相似性。在胎儿发育过程中，胎肝是合成 AFP 的主要场所，其次是卵黄囊，来自内胚层的胃肠道黏膜也能少量合成。妊娠 6 周开始合成，12～14 周时合成达高峰，血清浓度可达 3g/L，以后逐渐降低，出生时脐带血中含量为 10～100mg/L。新生儿血中 AFP 增高提示新生儿肝炎、先天性胆道闭锁或能分泌 AFP 的胚胎性恶性肿瘤。出生后 1 年，血清 AFP 应降至正常成人水平。AFP 具有亚型或异质体。检测 AFP 异质体的植物凝集素有多种，常用的有刀豆素 A（ConA）、扁豆凝集素（LCA）、豌豆凝集素（PSA）、蓖麻凝集素（RCA）、菜豆凝集素 E（PHA-E）。AFP 异质体的命名方式则根据植物凝集素予以分类：采用 ConA，则为 AFP-C1、C2；采用 LCA，则按 AFP-L1、L2、L3 区分；采用 PHA-E，则为 AFP-P1、P2、P3、P4、P5 等。不同的凝集素与相应的AFP 异质体的结合位点不同，已知 AFP-L3 与 LCA 结合的位点是门冬酰胺连接的岩藻糖化的 N-乙酰葡萄糖胺。不同植物凝集素可用于鉴别不同组织来源的 AFP。

（1）测定方法 目前常用的方法有酶联免疫吸附法（ELISA）、放射免疫分析法（RIA）、荧光偏振法、电化学发光和纸条快速酶免疫测定法。

（2）正常参考值 血清＜25μg/L（RIA）；妊娠期妇女血清中含量在不同时期升高程度不一，妊娠 35 周为（236±155）μg/L。羊水中含量在 13～14 周达 16780μg/L，以后逐渐下降。

（3）临床意义 AFP 是原发性肝细胞肝癌的最灵敏、最特异的肿瘤标志物，在原发性肝癌患者中 AFP 的阳性率在 80% 以上。AFP 可用于原发性肝癌的鉴别诊断，当 AFP＞

$200\mu g/L$，持续 8 周，ALT 正常，排除妊娠、生殖细胞恶性肿瘤，则临床诊断为原发性肝癌。少数肝硬化病例亦有 AFP 增高，但都为一过性升高，持续时间大多不超过 2 个月。睾丸、卵巢、腹膜后恶性畸胎瘤，消化道肿瘤如胃癌，尤其是伴有肝转移时，AFP 亦增高。卵巢内胚窦瘤的 AFP 也明显升高。手术切除或介入治疗后，有效者 AFP 下降；若 AFP 降低不多，提示手术或介入治疗不彻底；若降低后复上升，提示手术或介入治疗后肿瘤复发或发生转移。因此，AFP 不仅用于诊断，还用于疗效观察和预后判断。AFP 还可用于鉴别绒癌与妊娠，前者 AFP 不增高，先兆流产 AFP 降低，预后不良的稽留流产 AFP 偏高。

近年研究表明，AFP 存在异质体，其分子结构大部分相同，但糖链不同，在原发性肝癌、转移性肝癌、胚胎细胞肿瘤和活动性肝病中增高的多种 AFP 异质体中，其糖链结构也有所不同。由于各种 AFP 中糖基可对植物凝集素出现不同的亲和性，故可用不同的植物凝集素来鉴别诊断，目前常用的有刀豆素 A（ConA）和扁豆凝集素 A（LCA）。用 ConA 亲和型和不亲和型鉴别原发性肝癌和胚胎肿瘤：原发性肝癌的 ConA 亲和型 AFP＞80％，胚胎细胞肿瘤的 ConA 亲和型 AFP＜50％。鉴别原发性肝癌和转移性肝癌：原发性肝癌 ConA 不亲和型 AFP＜20％，转移性肝癌＞26％。作为化疗指标：原发性肝癌增生的癌细胞可产生 ConA 亲和型 AFP，若化疗后 ConA 亲和型比例明显下降，提示癌细胞被杀灭。LCA 亲和型和不亲和型 AFP 可用于鉴别原发性肝癌与良性活动性肝病：原发性肝癌 LCA 不亲和型 AFP 明显低于良性活动性肝病，可将 LCA 不亲和型 AFP＜75％定为原发性肝癌诊断的界限，其阳性率为 87.2％，特异性为 97.5％；有利于检测原发性小肝癌（癌灶直径≤3cm）和 AFP 低浓度（AFP＜400ng/L）的原发性肝癌：原发性小肝癌和低浓度 AFP 增高的原发性肝癌，其 LCA 亲和型比例明显高于良性肝病；对慢性肝病定期检测 LCA 亲和型 AFP，有助于早期发现肝硬化癌变病例：肝硬化癌变时 LCA 亲和型 AFP 百分比明显升高。

2. 癌胚抗原检测

癌胚抗原（CEA）最初发现于结肠癌及胎儿肠组织中，是一种富含多糖的蛋白复合物，相对分子质量约为 20 万，早期胎儿胃肠管及某些组织细胞均有合成 CEA 的能力，孕 6 个月以后，CEA 含量逐渐减少，出生后血中含量极低，成人血清中含量＜$5\mu g/L$。在不少恶性肿瘤患者血清中可发现 CEA 含量异常升高，被认为是结肠癌的标志物（有 60％～90％患者升高），目前发现，CEA 升高也见于其他肿瘤如胰腺癌（80％）、胃癌（60％）、肺癌（75％）和乳腺癌（60％），所以 CEA 不能作为检出恶性肿瘤的特异手段，但对某些癌症，特别是消化道肿瘤患者的预后判断、疗效评价、病情监测具有重要的临床意义。

（1）测定方法　与 AFP 相同，尤以荧光偏振法和光化学法稳定、可靠。

（2）参考值　为血清 CEA＜$15\mu g/L$（ELISA、RIA）。

（3）临床意义

① 由内胚层分化来的恶性肿瘤，尤其是消化道腺体的肿瘤有较高的阳性检出率。对乳腺癌、肺癌、胃癌、结肠癌、直肠癌等有一定的检出率。病期较晚和肝转移的肿瘤，测得其浓度可逐渐升高。

② 某些良性肿瘤，如直肠息肉等，CEA 可轻度增高，且呈现一过性，会随病情好转而下降。

③ 判断恶性肿瘤的预后：在肺、乳腺、生殖系统等恶性肿瘤时，当 CEA＞$20\mu g/L$ 时，应做进一步检查。术后或化疗后 CEA 复升高常提示有转移可能。术前 CEA 浓度低说明病程属较早期，此时手术效果好，存活期长。

④ 其他体液中 CEA 测定的临床意义：正常情况下，良性胸腹腔积液中 CEA 含量低于血清中 CEA 含量，当有恶性肿瘤时，胸腹腔积液中 CEA 分泌明显增高，并可先于血清出

现高值。胃癌患者血清 CEA 升高比结肠癌患者少，但许多早期胃癌患者的胃液 CEA 异常升高，有人认为胃液 CEA 浓度升高可作为胃癌的特异指标。

3. 糖类抗原 15-3 测定

糖类抗原 15-3（CA 15-3）是一种乳腺癌相关抗原，属糖蛋白，用一对单克隆抗体进行双抗体夹心法来识别，对乳腺癌的诊断和术后随访监测有一定的价值。

（1）参考值　血清 CA 15-3＜25000U/L（CLIA、RIA、ELISA）。

（2）临床意义　CA 15-3 是与人类乳腺相关的抗原。在正常人血清中表达水平极低，当乳腺、卵巢、子宫内膜等发生癌变时，血清中 CA 15-3 增高。乳腺癌患者有 30％～60％血清中的 CA 15-3 显著增高。但对于早期乳腺癌患者 CA 15-3 检测敏感较低，Ⅰ期和Ⅱ期的乳腺癌患者仅有 20％～30％血清 CA 15-3 增高。对转移性乳腺癌检出阳性率可为 60％～80％。70％的Ⅳ期乳腺癌患者血清 CA 15-3 明显增高。CA 15-3 是乳腺癌病情复发监测的首选指标，如果治疗后 CA 15-3 下降，提示治疗有效。在复发时，CA 15-3 的浓度增高可先于临床症状出现。对已确诊的乳腺癌患者，当 CA 15-3 的结果＞100U/ml 时，提示已有转移。所以 CA 15-3 测定用于乳腺癌患者随诊有一定的临床意义。

CA 15-3 在其他部位的恶性肿瘤也可检出，但阳性率都不高，如肺癌、结肠癌、胰腺癌、卵巢癌、原发性肝癌、子宫癌等。

4. 糖类抗原 125 测定

糖类抗原 125（CA 125）是很重要的卵巢癌相关抗原，是一种大分子多聚糖蛋白。其存在于上皮性卵巢癌组织和患者的血清中，主要用于辅助诊断恶性浆液性卵巢癌、上皮性卵巢癌，同时也是卵巢癌手术和化疗后疗效观察的指标，有较大的临床价值。

（1）参考值　血清 CA 125＜35000U/L（CLIA、RIA、ELISA）。

（2）临床意义　CA 125 是上皮性卵巢癌和子宫内膜癌的标志物，约 80％的患者出现升高。此外，透明细胞癌、未分化卵巢癌等均可升高。

一般临床将 CA 125 用于高危人群卵巢肿瘤的早期诊断及肿瘤复发的监测，在癌症复发早期，CA 125 的增高会先于临床症状几个月出现，CA 125 对卵巢癌治疗监测有重要价值，可依据 CA 125 的浓度变化选用化疗药物的疗程。因此，监测血清 CA 125 水平有助于肿瘤复发、转移的监测。

CA 125 也是一种较广谱的肿瘤标志物，约 50％胰腺癌、40％肺癌等可出现升高。其他恶性肿瘤如乳腺癌、肝癌、胃癌、胆管癌、子宫内膜癌、直肠癌等也可见血清 CA 125 增高。在乳腺癌、肺癌的恶性渗出液中也可检出。尤其是浆液性腺癌的检出阳性率可达 80％及以上。但特异性也不理想，对黏液性的卵巢癌 CA 125 血清检测则不升高。

CA 125 在非卵巢恶性肿瘤中也有一定的阳性率，轻度升高可见于健康妇女、3％～6％良性卵巢疾病或非肿瘤患者，如行经期等。早期妊娠妇女（3 个月内）、子宫内膜异位症、盆腔炎、卵巢囊肿、肝硬化、胰腺炎等，都可见血清 CA 125 浓度有不同增高。

CA 125 除了在血清中出现，在许多良恶性胸腹腔积液中 CA 125 也升高。羊水中也有较高的水平。故要结合细胞学检测和相关检测综合判断。

5. 糖类抗原 19-9 测定

糖类抗原 19-9（CA 19-9）是一种与胰腺癌、胆囊癌、结肠癌和胃癌相关的肿瘤标志物，又称胃肠癌相关抗原（GICA）。胚胎期间胎儿的胰腺、胆囊、肝、肠等组织也存在这种抗原，但正常人体组织中含量甚微。目前认为检测血清 CA 19-9 可作为胰腺癌、胆囊癌等恶性肿瘤的辅助诊断指标，对监测病情变化和复发有很大价值。

（1）参考值　血清 CA 19-9＜37000U/L（CLIA、RIA、ELISA）。

（2）临床意义　CA 19-9 被认为是诊断胰腺癌的重要指标。一组 97 例胰腺癌资料显示 CA 19-9 的敏感性为 91.7%，特异性达 87.5%，诊断正确率达 90%。少数假阳性可见于肝硬化、胆石症者。在消化系统外的恶性肿瘤，CA 19-9 超过正常上限为 6.0%～16.7%，其他一些良性疾病 CA 19-9 超过正常上限为 1.3%～10%。CA 19-9 诊断胰腺癌的灵敏度、特异性和阳性预测值分别为 69%～89%、75%～88% 和 54%～75%。其中对胰腺癌和肝胆系癌的检出率均高于 CEA，对结肠直肠癌的阳性率则低于 CEA，对胰腺癌的特异性与 CEA 相仿或略高。值得一提的是有 5%～9% 的胰腺炎患者，血清 CA 19-9 也有中等度升高，一般 <100kU/L，当急性炎症得到控制，血清 CA 19-9 含量也迅速恢复正常。血清 CA 19-9 轻度增加还可见于一些其他肝、胆系统和肺部良性疾病，但不超过 120kU/L，必须予以严格鉴别。有人报道仅约 1/3 的Ⅰ期胰腺癌患者可见血清 CA 19-9 上升，故 CA 19-9 在胰腺癌早期诊断中的价值尚未肯定。

目前认为 CA 19-9 是胰腺癌病情追踪的重要标志物之一，因为血清 CA19-9 含量与肿瘤大小常有着密切的正相关。胰腺癌患者 85%～95% 为阳性，肿瘤切除后 CA 19-9 浓度如逐渐下降，表示手术效果较好或者未发生远处转移；若重新上升往往是肿瘤复发的先兆，临床上应尽快寻找其他肿瘤复发的指征。由于晚期结肠癌、胆囊癌、胆管癌、肝癌和胃癌的血清 CA 19-9 也可升高，故必须联合检测血清癌胚抗原和甲胎蛋白，提高阳性检测率。总之，CA 19-9 虽不能对胰腺癌进行早期诊断，但作为预后和病情跟踪则是较理想的指标。

6. 糖类抗原 72-4 测定

糖类抗原 72-4（CA 72-4）是一种被两种单克隆抗体（CC49 和 B72.3）所定义的肿瘤相关糖蛋白（TAG-72），第一种单克隆抗体 CC49 是抗高纯度的 TAG72，第二种单克隆抗体 B72.3 是抗人转移乳腺癌细胞膜的。CA 72-4 是胃肠道肿瘤和卵巢癌的标志物。

（1）参考值　血清 CA 72-4<4000U/L（CLIA、RIA、ELISA）。

（2）临床意义

① CA72-4 对胃癌的检测特异性明显优于 CA 19-9 和 CEA 测定。卵巢癌时 CA 72-4 含量也明显增加，且有助于监测病情，因此，为了提高卵巢癌的检出率，应考虑 CA 72-4 和 CA 125 组合应用。

② 结肠癌、胰腺癌和非小细胞性肺癌，CA 72-4 含量也可见增高。

7. 糖类抗原 242（CA 242）

糖类抗原 242 是在人结肠直肠细胞系 Colo205 单克隆抗体中发现的，是一种唾液酸化的鞘糖脂抗原。其抗原决定簇的表达在黏蛋白上，并与 CA 50 共同表达。研究者发现在人胰腺边缘顶端的细胞和结肠黏膜上皮及 goblet 细胞中，CA 242 存在的位置与 CA 19-9 和 CA 50 相同，但在恶性肿瘤中 CA 242 抗原决定簇的表达更具有特异性。作为胰腺癌、结直肠癌的标志物，对良恶性肿瘤的鉴别诊断有重要的临床意义。

（1）参考值　实验室正常参考范围是 <20U/ml（ELISA）。

（2）临床意义　临床上多用于胰腺癌及结直肠癌的分析。文献报道的阳性检出率为胰腺癌 68%～79%、结肠癌 55%～85%、胃癌 44%，卵巢癌、子宫癌、肺癌等阳性率也可见轻度增高。与其他肿瘤标志物（CEA、CA 19-9）联合检测可提高 25%～40% 的检出敏感性。Ozkan 等比较了血清 CA 242 和 CA 19-9 对胰腺癌的诊断作用，认为 CA 242 的敏感性与 CA 19-9 相似，但特异性高于 CA 19-9。血清中 CA 242 可在临床症状出现前 10 周或约 1 年即提示癌肿的复发。

仅凭血清肿瘤标志物鉴别胰腺和消化道良恶性肿瘤是很困难的问题，但 CA 242 的假阳性率很低。在良性肝外胆汁淤积患者中，CA 242 升高的比率明显低于 CA 19-9，表明了 CA

242 在鉴别诊断中的优越性。

8. 鳞癌相关抗原测定

鳞癌相关抗原（SCC）是一种糖蛋白，它是从子宫颈鳞状细胞癌组织中分离出来的，属于肿瘤相关抗原 TA-4 的亚段，存在于鳞状细胞癌的胞质内，是一种较好的鳞癌肿瘤标志物。

（1）参考值　血清 SCC<1.5μg/L（RIA、ELISA）。

（2）临床意义　SCC 由妇女生殖道上皮以及不同器官的鳞状上皮癌分泌，在正常的鳞状上皮细胞中抑制细胞凋亡和参与鳞状上皮层的分化，在肿瘤细胞中参与肿瘤的生长，随着鳞状上皮细胞的增生（恶性）而释放入血。SCC 主要存在于子宫体、子宫颈等鳞状上皮细胞的胞质中，特别是高分化型大细胞中含量丰富，敏感性强。作为鳞状上皮癌的肿瘤标志物，该标志物具有较高的特异性，能比较明显地区别正常人群和良性肿瘤。

SCC 是一种组织特异性较好、最早用于诊断鳞状上皮癌的肿瘤标志物。对宫颈癌的检出阳性率为 55%。尤其在子宫颈部鳞状上皮癌和肺鳞状上皮癌中晚期时血清中 SCC 水平明显增高，血清值可大于 100ng/ml。其含量的高低与恶性肿瘤侵犯组织程度及转移相关。对宫颈癌手术治疗及化疗后的疗效监测有重要意义，并能对指导治疗方案的设定和监测复发有较好的实用价值。50%患者的 SCC 浓度升高先于临床诊断复发 2～5 个月，它可以作为独立风险因子加以应用。

对肺鳞癌的检出敏感性为 33%～51%。对食管癌的敏感性为 63.5%，比 CEA 对其检测的敏感性高。膀胱恶性肿瘤循环血中 SCC 也增高。血清中 SCC 升高，除了宫颈癌、肺癌、头颈部癌等恶性肿瘤以外，肝炎、肝硬化、肺炎、肾衰竭、结核等疾病，SCC 也有一定程度的升高。

9. 组织多肽抗原测定

组织多肽抗原（TPA）是一种非特异性肿瘤标志物。目前认为 TPA 属于细胞骨架蛋白类，与细胞内的中间丝状体、细胞分裂素具同源性。在体外实验中，抗 TPA 抗体可与细胞分裂素 8、18 和 19 发生抗原抗体反应。体外培养时有丝分裂期间的增生细胞 TPA 分泌活跃，因此血液内 TPA 水平与细胞分裂增生程度密切相关，恶性肿瘤细胞分裂，增生活跃，所以血清中 TPA 水平增高，临床上常用于辅助诊断迅速增生的恶性肿瘤，特别是已知肿瘤的疗效监测。

（1）参考值　血清 TPA<80U/L（RIA、ELISA）。

（2）临床意义

① 许多肿瘤都可见到血清 TPA 升高，但主要见于膀胱癌、前列腺癌、乳腺癌、卵巢癌和消化道恶性肿瘤。特别是对膀胱转移细胞癌的诊断敏感性高。TPA 在循环血液中的半衰期为 7 天，肿瘤切除后 3～4 周降至正常水平。由于 TPA 的水平与肿瘤细胞的增生分化相关，如果 TPA 水平降至正常，说明肿瘤治疗有效，是监测肿瘤是否复发的良好指标。

② 急性肝炎、胰腺炎、肺炎和胃肠道疾病也可见到血清中 TPA 升高。

③ 妊娠的最后 3 个月可见 TPA 升高。

10. 前列腺特异性抗原测定

前列腺特异性抗原（PSA）是由前列腺腺管上皮细胞分泌，为细胞内单链糖蛋白。1971年由 Hara 等首先发现，1979 年 Wang 从前列腺组织和精浆中分离出。PSA 在前列腺导管上皮细胞合成并分泌到精液里，是精浆的主要成分之一。正常时 PSA 只存在于前列腺上皮细胞的胞质、导管上皮及黏液内，具有糜蛋白酶样和胰蛋白酶的活性。

（1）参考值　PSA≤4.0μg/L（RIA、CLIA）。

（2）临床意义　目前，临床上已用于前列腺癌的辅助诊断，也可作为监测前列腺癌病情变化和疗效判断的指标。

① 前列腺癌患者可见血清 PSA 升高。以血清 PSA $4.0\sim10.0\mu g/L$ 判断为前列腺癌与前列腺增生均有可能，$PSA>10\mu g/L$ 时前列腺癌可能性极大，PSA 的血清浓度和阳性率随病程的进展而增高。前列腺癌术后，PSA 浓度可逐渐降至正常。若术后 PSA 浓度不降或下降后再次升高，应考虑肿瘤转移或复发。因此 PSA 测定可作为监测前列腺癌病情变化和疗效的重要指标。

② 前列腺增生症、前列腺炎、肾脏和泌尿生殖系统疾病时，也可见血清 PSA 水平升高，必须结合其他检查进行鉴别。

③ 约有 5% 的前列腺癌患者，前列腺酸性磷酸酶（PAP）升高，但 PSA 在正常水平，因此两者同时测定，可提高前列腺癌的阳性检出率。

11. 前列腺酸性磷酸酶测定

前列腺酸性磷酸酶糖蛋白，在酸性环境中活性最强。PAP 是前列腺分泌的一种酶，能水解有机磷酸酶。PAP 和 PSA 一样是诊断前列腺癌、监测前列腺癌疗效以及前列腺癌术后是否复发转移的辅助指标。以前常用生化方法测定 PAP，但灵敏度低，现在可用 RIA、ELISA 进行测定。

（1）参考值　血清 PAP$<4U/L$（RIA、ELISA）。

（2）临床意义

① 前列腺癌时可见血清 PAP 浓度升高，特别是在前列腺癌第 3、4 期时。PAP 测定诊断前列腺癌的特异度比 PSA 高，可达 96%，但灵敏度较 PSA 低，约为 57%。因此，为提高前列腺癌诊断的阳性率，两者可联合检测。

② 前列腺增生症、前列腺炎和泌尿生殖系统疾病，也可见到 PAP 升高。

③ 某些肾脏和前列腺检查可导致血清 PAP 升高，在判断测定结果时要予以考虑。

12. α-L-岩藻糖苷酶测定

α-L-岩藻糖苷酶（AFU）是一种溶酶体酸性水解酶，广泛分布于人体各种细胞的溶酶体内以及血液和体液中。AFU 参与体内糖蛋白、糖脂和寡糖的代谢，以往主要用于遗传性 AFU 缺乏引起的岩藻糖贮积病的诊断。多年来的研究表明，血清 AFU 测定有助于原发性肝癌的辅助诊断、疗效观察、术后随访，可作为原发性肝癌的标志物。

（1）参考值　比色法，血清 AFU $3\sim11U/L$。

（2）临床意义

① 原发性肝癌患者血清中 AFU 活性明显升高，AFP 阴性的肝癌患者中 AFU 也可见升高，特别是小肝癌患者，AFU 阳性率显著高于 AFP，说明 AFU 活性与 AFP 浓度无相关性。

② 其他恶性肿瘤如肺癌、结肠癌、乳腺癌等也有部分病例 AFU 升高。

③ 慢性肝炎、肝硬化患者中部分病例 AFU 升高，随病情好转 AFU 下降，动态监测有助于与肝癌的鉴别。

④ 妊娠期间 AFU 升高，分娩后 AFU 迅速下降。

13. 神经元特异性烯醇化酶测定

神经元特异性烯醇化酶（NSE）是烯醇化酶的一种同工酶，目前认为它是小细胞肺癌和神经母细胞瘤的肿瘤标志物。根据 α、β、γ 三个亚基的不同，可分为 αα、ββ、γγ、αβ 和 αγ 五种二聚体同工酶。α 亚基主要存在于肝、肾等组织；β 亚基主要存在于骨骼肌和心肌；γ 亚基主要存在于神经组织。γγ 亚基组成的同工酶属神经元和神经内分泌细胞特有，故命名为神经元特异性烯醇化酶。此酶在正常人脑组织中含量最高，起源于神经内分泌细胞的肿瘤组织也有异常表达。研究发现小细胞肺癌（SCLC）也是一种能分泌 NSE 的神经内分泌肿瘤。NSE 是一种酸性蛋白酶，参与糖酵解，主要作用是催化 2-磷酸甘油变成烯醇式磷酸丙酮酸。癌肿组织糖酵解作用加强，细胞增生周期加快，细胞内的 NSE 释放进入血液增多，导致此酶在血清内含量增高。

（1）参考值　血清 NSE$<15\mu g/L$（ELISA）。

（2）临床意义　NSE 是神经母细胞瘤和小细胞肺癌的特异性诊断标志物。对神经内分泌系统肿瘤、黑色素瘤和甲状腺髓样癌等也有重要的诊断价值。神经母细胞瘤是见于 14 岁以下儿童的肿瘤，一般发病率在 8%～10%。神经母细胞瘤的患者不仅血清中 NSE 增高，而且患者尿液中也可检测到增高的 NSE，治疗后 NSE 的水平可降至正常。血清 NSE 的浓度变化对于疗效监测有重要的参考意义。

在小细胞肺癌的诊断治疗中，NSE 是公认的高特异性、高敏感性的标志物。小细胞肺癌是一种高度恶性的神经内分泌肿瘤，发病率占原发性肺癌的 25%～30%。其表现神经内分泌细胞的特性，NSE 呈高表达。大多数患者的血清 NSE 水平明显增高，血清 NSE 的水平与小细胞肺癌的临床进程相关，但与转移的部位无关。NSE 用于小细胞肺癌与非小细胞肺癌的鉴别诊断，也可用于肺部良性疾病与小细胞肺癌的鉴别。文献报道 91.8% 左右的小细胞肺癌患者 NSE 呈阳性，非小细胞肺癌仅有 12.4% 患者 NSE 呈阳性，肺部良性疾病有 3.3% 患者 NSE 呈阳性。

NSE 作为临床治疗的监测具有很高的价值。NSE 可以预示肿瘤复发，复发患者中有 86% 血清中 NSE 浓度升高早于临床症状出现 4～12 周。CEA 加 NSE 联合检测可提高诊断的灵敏性，用于监测治疗后追踪复发的患者更佳。

（四）肿瘤标志物的合理应用

肿瘤标志物随着实验室检测技术的发展、方法学的不断进步，在临床得到较广泛的应用。在当今的肿瘤标志物里没有绝对特异的指标。因此，首先应该清楚地认识到肿瘤标志物是临床诊治恶性肿瘤的辅助手段之一。

1. 用于肿瘤的早期诊断

针对亚健康及高危无症状人群进行筛查。多年来的研究显示，降低肿瘤病死率的关键在于对恶性肿瘤的早期发现、早期诊断、早期治疗。美国的研究资料显示：在过去的 30 年间，肿瘤患者的 5 年生存率从 50% 提高到 63%，提高的 13% 全是因为早期发现的结果。当今世界上发达国家已将 PSA 作为每年 50 岁以上男性前列腺癌的早期普查项目；AFP 作为肝癌高危人群的普查项目；CA 125 作为 40 岁以上女性卵巢癌的普查项目；HPV 检测已成为早期宫颈癌的筛查指标。如果能在癌变早期准确预报，肿瘤的防治就会有新的突破。

原发性肝癌是我国常见的恶性肿瘤之一，年死亡率为 20.37/10 万，江苏启东等高发区肝癌死亡率 40/10 万，在恶性肿瘤死亡顺位中占第 2 位。肝炎和肝硬化人群是我国原发性肝癌的高危人群，对这部分高危人群进行监测可以早期诊断，建立有效的肝癌预警机制尤其重要。AFP 是当前在高危人群中检测肝细胞癌的最有价值标志物，较影像学发现肿瘤之前就升高。发达国家 30%～40% 的肝细胞肝癌（HCC）患者被早期诊断，得到有效治疗。这是应用检测血清 AFP 和超声对肝硬化患者筛查的结果。

宫颈癌是妇女最常见的恶性肿瘤，也是妇科恶性肿瘤之首。宫颈癌的病死率仅次于胃癌。从 20 世纪 50 年代开展宫颈癌普查以来到 90 年代初，宫颈癌发病率和死亡率均显著下降，已从妇女癌症死亡原因的第二位降到第六位。

人乳头瘤病毒（HPV）感染是宫颈癌发生的主要原因。目前实验室里用检查宫颈癌高危型 HPV 的方法筛查宫颈癌，99.7％的宫颈癌中都能发现高危型 HPV 感染。HPV 不仅是宫颈癌的肿瘤标志物，高危型 HPV 感染还是预测宫颈病变恶化的可靠指标。持续 HPV 感染会引致宫颈上皮内瘤变（CIN）Ⅲ。40％的妇女持续感染 HPV，其中合并宫颈低度病变妇女会发展成 CINⅢ或癌。高危型 HPV 持续感染可使患宫颈癌的风险增加 250 倍。因此 HPV 检测辅助细胞学检查有利于早期发现宫颈癌前病变，使患者得到早期治疗，降低病死率。

2. 对恶性肿瘤临床阶段进行分析、评估治疗方案

恶性肿瘤患者在治疗前血清肿瘤标志物水平升高，治疗后逐渐下降，意味着治疗有效。

血清 CA 19-9 的检测对胰腺癌手术切除疗效有指导价值，血清 CA 19-9＜1000U/ml 的胰腺癌患者有 55％可手术切除，而 CA 19-9＞1000U/ml 的胰腺癌患者大多数手术切除效果不佳。

治疗后 CA 19-9 下降的患者生存期长。术后随诊血清 CA 19-9 再次持续升高常预示肿瘤复发。

AFP 对 HCC 治疗监测显示：术后 AFP 持续升高，意味肿瘤有残余或有严重的肝脏损坏。HCC 患者经有效的联合化疗后，AFP 可明显下降或正常。如果 AFP 持续升高并在 6.5～112 天翻倍的患者，显示疾病在发展。

前列腺癌是最常见的内脏器官恶性肿瘤。前列腺特异性抗原（PSA）是临床上应用最重要的肿瘤标志物，检测血清 PSA 是监测治疗反应的有效手段。血清中 PSA 的浓度变化有助于确定肿瘤是被控制还是仍在进展。

3. 追踪肿瘤的复发，监测亚临床肿瘤的转移

肿瘤标志物对恶性肿瘤早期筛查、诊断、治疗评价外，更重要的作用是对肿瘤复发的监测。实验室的检测已经成为临床医生诊治肿瘤中不可缺少的指标。尤其是对于肿瘤治疗后的随访，更是不可缺少的手段之一。目前肿瘤治疗后的随访方式是选用各种不同的影像检查和检测血中的肿瘤标志物。许多肿瘤标志物的再次高表达往往出现在临床症状及影像检查之前。如前列腺癌根治术后，应用 PSA 随访；胃肠系统恶性肿瘤治疗后，应用 CEA 随访；膀胱癌术后应用尿脱落细胞和检测尿核基质蛋白进行随访等。

三、常见恶性肿瘤的实验诊断

恶性肿瘤的诊断依赖于临床诊断、实验诊断、影像学诊断、内镜检查和病理诊断等手段的综合应用。实验诊断时，既要学会应用肿瘤标志物，合理地选择合适的肿瘤标志物将其应用于适当的环节，又要学会应用常规的实验室检验项目，为肿瘤的诊断和治疗提供帮助。

（一）肝癌

肝癌是病死率仅次于胃癌、食管癌的第三大常见恶性肿瘤，初期症状并不明显，晚期主要表现为肝痛、乏力、消瘦、黄疸、腹水等症状。临床上一般采取手术、放化疗与中医中药结合的疗法，但晚期患者因癌细胞扩散而治愈率较低，因此要做到肝癌的早期发现、早期诊断、早期治疗。

肝癌可分为原发性和转移性两大类。原发性肝癌起源于肝脏的上皮细胞或间叶组织，前者是我国高发的、危害极大的恶性肿瘤，根据组织学分类可以分为肝细胞型、胆管细胞型和混合型；后者与前者相比较为少见。转移性肝癌（继发性肝癌）系指全身多个器官起源的恶性肿瘤转移至肝脏，一般多见于胃、胆管、胰腺、结直肠、卵巢、子宫、肺、乳腺等恶性肿瘤的肝转移。

调查资料表明肝癌发病率高的地区，青壮年的肝癌发病率较高；而肝癌发病率低的地区，60 岁以上老人发病率较高，即高发区肝癌多发生于青壮年，低发区肝癌多发生于中老年。男性多发，男女之比为（2～6）：1，肝癌高发区男女患者比例高于 7：1。

（1）肝癌的常规实验室检验　肝细胞发生癌变时可见生化指标的异常。在乙型肝炎或丙型肝炎基础上发展成的肝癌患者，血清 HBsAg、抗 HCV 可阳性。其他如血清铁蛋白、α_1-酸性糖蛋白、β_2-微球蛋白等浓度在肝癌时均可升高。

（2）肝癌的肿瘤标志物检验　①甲胎蛋白（AFP）：常用作肝细胞癌的检测和肝癌高危人群的监测，70%～90% 的原发性肝癌患者 AFP 升高，约 60% 的肝癌患者血清 AFP 增高（特异性为 75%）；②对于 AFP 阴性的肝癌患者，γ-GT、ALP 等常规生化指标的检测具有一定的参考价值；③一般以 AFP≥400ng/ml 为原发性肝癌的诊断临界值，但部分原发性肝癌患者 AFP 浓度也可正常；④转移性肝癌 AFP 浓度亦可见升高；⑤检测 GGT 同工酶和 ALP 同工酶对于肝癌的诊断有一定的帮助。

（3）肿瘤基因及其表达产物检测　肝癌时 N-ras 癌基因过量表达并具有转化活性，抑癌基因 p53 可丢失。

（二）结直肠癌

结直肠癌是常见的消化道恶性肿瘤，发病率居我国恶性肿瘤的第八位，占胃肠道肿瘤的第二位，临床上以腹痛、腹泻、腹部包块、排便习惯和粪便性状的改变为主要特点。

结直肠癌可发生于自盲肠至直肠的任何部位，我国以左半结肠发病率为高，但也有报道高发区女性右半结肠癌的发病率较高。据我国大肠癌病理研究协作组（NCG）对 3147 例结肠癌发生部位的统计资料，脾曲及脾曲以下的左半结肠癌占全部结肠癌的 82.0%，其中直肠癌的发病率最高，占 66.9%，明显高于欧美及日本等国，后者直肠癌仅占结肠癌的 35%～48%。其他肠段的结直肠癌依次为乙状结肠（10.8%）、盲肠（6.5%）、升结肠（5.4%）、横结肠（3.5%）、降结肠（3.4%）、肝曲（2.7%）、脾曲（0.9%）。但近年来国内外的资料均提示右半结肠的发病似有增高的趋势，这一倾向可能与饮食习惯等变化有关。根据全国肿瘤防治研究办公室近期资料，上海市结直肠癌发生率有明显提高，结肠癌比直肠癌多。在过去 30 多年的时间里，包括我国在内的多数国家或地区结肠癌发病率呈上升趋势。在我国，因结直肠癌死亡者，男性居恶性肿瘤死亡的第 5 位，女性居第 6 位。从流行病学的观点看，结直肠癌的发病与社会环境、生活方式（尤其是饮食习惯、缺乏体力活动）、遗传因素有关。

我国结直肠癌死亡率为 4.01/10 万（男性 4.35/10 万，女性 3.65/10 万），结直肠癌死亡率性别比例为 1.35：1，男性高于女性。发病年龄多在 40 岁以后，男女之比为 2：1，现发病逐渐老龄化，目前以 40～65 岁发病率最高。

（1）结直肠癌的常规实验室检验　①粪便隐血试验对结直肠癌的发现有重要意义，应对高危人群定期进行检验；②结直肠癌时，肠黏膜发生不同程度的渗血和出血，致失血性贫血，血红蛋白、铁蛋白、铁浓度均降低；③血清 ALP、LDH 活性升高可能是结直肠癌肝转移的第一指征。

（2）结直肠癌的肿瘤标志物检验　①癌胚抗原（CEA）升高常见于结直肠癌的中晚期，用于肿瘤的疗效判断、预后判断、监测复发与转移；②CA 19-9 常与 CEA 联合用于监测结直肠癌的复发。

（3）肿瘤基因及其表达产物检测　有遗传倾向的患者应进行 APC 基因和 DCC 基因检测；p53 基因突变可发生在良性腺瘤转变为癌的阶段，检测 p53 基因可了解腺瘤的癌变倾向，有助于早期发现结直肠癌。

（三）胰腺癌

胰腺癌是常见的胰腺肿瘤，是一种恶性程度很高、诊断和治疗都很困难的消化道恶性肿瘤，主要表现为腹痛、黄疸和消化道症状。

在我国，胰腺癌已成为人口死亡的十大恶性肿瘤之一。近年来，发病率在国内外均呈明显的上升趋势。胰腺癌半数以上位于胰头，约90%是起源于腺管上皮的管腺癌。

本病发病率男性高于女性，男女之比为（1.5~2）：1，男性患者远较绝经前妇女多见，绝经后妇女的发病率与男性相仿，而且据临床病例分析，患者中41~70岁者占80%。

（1）胰腺癌的常规实验室检验 ①黄疸是胰头癌的最主要临床表现，大部分患者出现黄疸时病情已属中晚期，血清胆红素升高，以结合胆红素为主，重度黄疸者尿胆红素阳性，尿胆原阴性，粪便为灰白色。②胰腺癌时胰腺组织被破坏，淀粉酶释放入血，血清淀粉酶可见升高，此外，胰头癌时，肿瘤压迫引起梗阻造成导管内压力增高，淀粉酶释放入血致血清浓度增高，但如果肿瘤引起梗阻的时间过长，腺体组织纤维增生、分泌功能降低亦可使淀粉酶反而降低，胰腺癌时血清脂肪酶浓度亦可见升高。③血清 ALP、γ-GT、LDH 等可升高。

（2）胰腺癌的肿瘤标志物检验 ①CA 19-9 可用于胰腺癌的诊断、预后及疗效判断，术前 CA 19-9 低提示预后较好。CA 19-9 浓度与肿瘤的生长阶段有关。②胰腺癌时 CEA 浓度可见升高。

（3）肿瘤基因及其表达产物检测 约70%胰腺癌患者 p53 基因突变，96%胰腺癌患者 K-ras 基因突变。p53 蛋白表达可能与胰腺癌进展有关，可作为反映胰腺癌生物学行为和预后的重要标志物。

（四）胃癌

胃癌是我国常见的恶性肿瘤之一，在我国其发病率居各类肿瘤的首位，病死率高。在胃的恶性肿瘤中，腺癌占95%，这也是最常见的消化道恶性肿瘤，乃至名列人类所有恶性肿瘤之前茅。早期胃癌多无症状或仅有轻微症状。当临床症状明显时，病变多已属晚期。

胃癌是消化系统最常见的恶性肿瘤之一。在男性肿瘤中，胃癌发病率位于第三位，死亡率位于第二位。女性肿瘤中，胃癌发病率位于第五位，死亡率位于第四位。胃癌可发生于任何年龄，但总的趋势是发病率随着年龄的增长而上升。青年人所患的胃癌，其恶性程度相对于中老年患者往往更为突出，应予以高度重视。由于胃癌在我国极为常见，危害性大，有关研究认为其发病原因与饮食习惯、遗传因素、胃部疾病等有关。

胃癌起源于胃壁最表层的黏膜上皮细胞，可发生于胃的各个部位（胃窦幽门区最多，胃底贲门区次之，胃体部略少），可侵犯胃壁的不同深度和广度。癌灶局限在黏膜内或黏膜下层的称为早期胃癌，侵犯肌层以下或转移到胃以外区域者称为进展期胃癌。肉眼或胃镜观察胃癌有多种形态，如表浅型、肿块型、溃疡型、浸润型。显微镜放大观察癌细胞有多种类型（组织学分类），如腺癌（约占90%，包括乳头状腺癌、管状腺癌、黏液腺癌、印戒细胞癌）、腺鳞癌、鳞状细胞癌、未分化癌。更细微的癌细胞内部的分子结构也有很多差异。

我国胃癌发病有明显的地区差异和城乡差别。全国抽样调查263个地点，胃癌调整死亡率在（2.5~153.0)/10 万，城市和农村分别为 15.3/10 万和 24.4/10 万，后者是前者的1.6倍。我国的胃癌发病率以西北最高，东北及内蒙古次之，华东及沿海又次之，中南及西南最低。每年约有17万人死于胃癌，几乎占全部恶性肿瘤死亡人数的1/4，且每年还有2万以上新的胃癌患者产生。

胃癌可发生于任何年龄，以 40~60 岁多见，男女之比约为2：1。中国胃癌死亡率为

25.2/10万（男性 32.8/10万，女性 17.0/10万，男性是女性的 1.9 倍），占消化道恶性肿瘤死亡的第一位。我国胃癌的世界人口调整死亡率，男性 40.8/10万，女性 18.6/10万，分别是欧美发达国家的 4.2～7.9 倍和 3.8～8.0 倍。

（1）胃癌的常规实验室检验　①胃癌患者粪便隐血试验可为阳性，约半数患者呈反复阳性，由于本试验方便、快速，临床可作为胃癌的筛查试验，持续阳性者应进一步做肿瘤标志物检查，并结合胃镜、病理活检等检查；②胃癌可致失血性贫血，患者血红蛋白、铁蛋白、铁等可降低，部分患者因维生素 B_{12} 吸收障碍致大细胞贫血，故对近期出现原因不明贫血伴粪便隐血试验持续阳性者应进一步检查；③幽门螺杆菌的检测可辅助胃癌的诊断。

（2）胃癌的肿瘤标志物检验　目前常用的肿瘤标志物如 CEA 等对胃癌的诊断价值不高，CA 72-4 是相对价值较高的标志物，主要用于监测胃癌患者的治疗效果。此外，CEA 和 CA 19-9 亦可用于胃癌治疗效果的监测。

（3）肿瘤基因及其表达产物检测　ras 基因激活，早期胃癌阳性率为 11%，晚期可达 50%，ras 基因激活还与肿瘤侵犯的深度和淋巴结转移有关；p53 基因可出现丢失、突变现象。

（五）肺癌

肺癌是最常见的肺部原发性恶性肿瘤，绝大多数肺癌起源于支气管黏膜上皮，故亦称支气管肺癌。肺癌的分类较多，可从解剖学分类，也可以组织学分类。

肺癌是发病率和死亡率增长最快、对人群健康和生命威胁最大的恶性肿瘤之一。近年来许多国家都报道肺癌的发病率和死亡率均明显增高，男性肺癌发病率和死亡率均占所有恶性肿瘤的第一位，女性发病率和死亡率占第二位。肺癌的病因至今尚不完全明确，大量资料表明，长期大量吸烟与肺癌的发生有非常密切的关系。已有的研究证明，长期大量吸烟者患肺癌的概率是不吸烟者的 10～20 倍，开始吸烟的年龄越小，患肺癌的概率越高。此外，吸烟不仅直接影响本人的身体健康，还对周围人群的健康产生不良影响，导致被动吸烟者肺癌患病率明显增加。城市居民肺癌的发病率比农村高，这可能与城市大气污染和烟尘中含有致癌物质有关。因此应该提倡不吸烟，并加强城市环境卫生工作。

肺癌是目前对人类健康及生命危害最大的恶性肿瘤之一，在很多国家肺癌已成为肿瘤患者的第一大死因，我国是其中较为突出的国家之一。由于吸烟人群数量庞大、环境污染日趋严重、工业的发展以及人口老龄化，近年来我国肺癌发病率和死亡率均呈明显上升趋势，其中城市肺癌的发病率和死亡率增长最快，在全部恶性肿瘤的排序中已由 20 世纪 70 年代的第四位上升到目前的第一位。目前我国肺癌发病率每年增长 26.9%，如不及时采取有效的控制措施，预计到 2025 年，我国肺癌患者将达到 100 万，成为世界第一肺癌大国。

（1）肺癌的常规实验室检验　包括血液一般检验、血清蛋白质和酶类测定等检验。

（2）肺癌的肿瘤标志物检验　①神经元特异性烯醇化酶（NSE）是小细胞肺癌的首选肿瘤标志物，大多数小细胞肺癌患者血清 NSE 明显升高。NSE 尤其适合于小细胞肺癌的疗效监测；②细胞角蛋白 19 片段是非小细胞肺癌的首选指标，尤其适合于其疗效评估；③癌胚抗原（CEA）亦可用于肺癌，尤其是非小细胞肺癌的疗效监测；④鳞癌相关抗原（SCC）可以协助诊断肺鳞癌，阳性率为 40%～80%，主要用于疗效监测。

（3）肿瘤基因及其表达产物检测　癌基因和抑癌基因的检测有助于肺癌的诊断，并可从基因水平来判断癌的存在与否、预后和肺癌组织学类型等，也可利用癌基因和抑癌基因检测肺癌高危人群。检测肺癌患者 EGFR 基因外显子突变，可为靶向药物的疗效判断提供依据。

（六）鼻咽癌

鼻咽癌是指发生于鼻咽黏膜的恶性肿瘤。中国的广东、广西、福建、湖南等地为多发区，男性多于女性。发病年龄大多为中年人，亦有青少年患者。病因与种族易感性（黄种人较白种人患病多）、遗传因素及 EB 病毒感染等有关，鼻咽癌恶性程度较高，早期即可出现颈部淋巴结转移。鼻咽癌的组织类型包括鳞状细胞癌、腺癌和未分化癌。

（1）鼻咽癌的常规实验室检验　包括血液一般检验、常规生物化学检验等。

（2）鼻咽癌的肿瘤标志物检验　①EB 病毒有许多抗原，主要包括衣壳抗原、早期抗原和核抗原，其中病毒衣壳抗原的 IgA 类抗体 EB-VCA-IgA 常见于鼻咽癌患者血清，是鼻咽癌筛查的主要指标。EB-VCA-IgA 抗体阳性亦可见于鼻炎、咽炎和淋巴结炎等良性疾病。为了提高 EB-VCA-IgA 的诊断价值，可以同时检测 EB 病毒其他抗原的抗体，如早期抗原的 IgA 类抗体。②SCC 作为鳞癌的标志物，可用于鼻咽癌的辅助诊断，可监测肿瘤的疗效及预后。③血清中游离的 EB 病毒 DNA 浓度被用作鼻咽癌的疗效监测。

（七）前列腺癌

前列腺癌是男性特有的恶性肿瘤，早期表现为排尿困难、尿潴留、疼痛、血尿或尿失禁，晚期表现为腰痛以及患侧睾丸疼痛等。

前列腺癌在欧美是男性癌症死亡的主要原因之一，发病率随年龄增长，80 岁以上检查前列腺半数有癌灶，但实际临床发病者远低于检查发现数，前列腺癌发病有明显的地区和种族差异，据统计欧洲人最高，非洲和以色列居中间，我国及日本等国家为前列腺癌低发地区。

前列腺癌发病年龄多在 50 岁以上，且随年龄的增长而增加。近年来我国前列腺癌发病率随着人民生活水平提高、平均寿命增长而有所上升。

（1）前列腺癌的常规实验室检验　①前列腺液常规检验对前列腺癌的诊断有一定帮助。正常前列腺液为乳白色液体，患前列腺癌时前列腺液中出现较多红细胞；②其他实验室常规检验如尿液常规检验、血液一般检验和常规生物化学检验也应该进行。

（2）前列腺癌的肿瘤标志物检验　①前列腺癌患者正常腺管结构遭到破坏，血清中前列腺特异性抗原（PSA）含量升高。PSA 检验的局限性在于前列腺癌和前列腺增生之间有一个较宽的交叉带，如以＞4ng/ml 作为前列腺癌阳性诊断临界值，近 30% 的前列腺癌患者 PSA 正常，但却有 20% 的良性前列腺增生患者高于此值。现已明确，fPSA/tPSA 比值比单纯的 PSA 诊断价值更大，其特异性达 90%，诊断准确率＞80%，fPSA/tPSA＜10% 可考虑诊断前列腺癌，fPSA/tPSA＞25% 提示前列腺增生。PSA 及 fPSA 在前列腺癌的诊断、疗效判断、预后判断及是否复发的监测中均具有重要作用。②酸性磷酸酶（ACP）可由前列腺、红细胞、血小板等生成，前列腺癌患者血清 ACP 活性显著升高，转移性癌患者更是高达正常人的几十倍。由前列腺上皮细胞合成的酸性磷酸酶称为前列腺酸性磷酸酶（PAP），PAP 是判断前列腺癌疗效及是否复发的重要监测指标。

（八）宫颈癌

宫颈癌是女性生殖系统中常见的恶性肿瘤之一。由于防癌工作的开展，很多宫颈癌能在早期被发现，因此晚期癌远较过去为少，五年生存率明显提高。目前对宫颈癌的临床和病理工作也都着重于对早期癌的发现，其研究方向也更着重于对亚临床宫颈癌的诊断。

宫颈癌发病原因目前尚不清楚，早婚、早育、多产及性生活紊乱的妇女有较高的患病率。初期没有任何症状，后期可出现异常阴道流血。不但在女性生殖器官肿瘤中占首位，而且是女性各种恶性肿瘤中最多见的肿瘤。目前治疗方案以手术和放射治疗为主，亦可采用中西医综合治疗，但中晚期患者治愈率很低。作为女性要洁身自爱，加强卫生保健，注意按时进行妇科普查，发现症状苗头及时就医。

经临床追踪观察显示，从一般的宫颈癌癌前病变发展为宫颈癌大约需要 10 年时间。从这个角度看，宫颈癌并不可怕，它是一种可预防、可治愈的疾病。防治的关键在于：定期进行妇科检查，及时发现和治疗宫颈癌前病变，终止其向宫颈癌发展。如能落实防治措施，宫颈癌的治愈率很高。

宫颈癌发病率有明显的地区差异。全球发病率最高的是南非，其次在亚洲，中国每年新增发病数超过 13 万，占女性生殖系统恶性肿瘤发病率的 73％～93％。在中国，总的趋势是农村高于城市、山区高于平原、内地高于沿海。根据 29 个省、直辖市、自治区回顾调查，我国宫颈癌死亡率居总癌症死亡率的第四位（仅次于胃癌、食管癌、肝癌之后）。宫颈癌患者的平均发病年龄，各国、各地报道也有差异，中国发病年龄以 40～50 岁最多，60～70 岁又有一高峰出现，20 岁以前少见。

在发达国家，宫颈癌发生率明显下降，在很大程度上归因于对宫颈癌癌前病变的早期诊断和治疗。在发展中国家，由于宫颈癌筛查工作不完善，女性对宫颈疾病的忽视，致使宫颈癌的发生率是发达国家的 6 倍。

（1）宫颈癌的常规实验室检验　①宫颈癌时可出现血性白带，有特殊臭味。②人乳头瘤病毒（HPV）根据同源性可分为 60 型，其中 16、18 型与宫颈癌的发生高度相关，被称为高危型 HPV，高危型 HPV 感染使患宫颈癌的风险增加 250 倍，99％以上的宫颈癌患者可出现高危型 HPV，而在一般正常妇女中，HPV 感染率低于 4％。

（2）宫颈癌的肿瘤标志物检验　SCC 对宫颈癌有较高的诊断价值，可用于宫颈癌的疗效判断、监测复发。已经明确，SCC 可以在早期监测到宫颈癌的复发病灶，SCC 首次升高时间较临床上发现复发病灶的时间提前 6 个月。

（3）肿瘤基因及其表达产物检测　检测宫颈标本的 *Her-2* 癌基因，发现其阳性表达率随病情发展、病理分级、临床期别的增高而上升，正常宫颈时为阴性。*Her-2* 阳性者对放射治疗（简称放疗）敏感。

（九）卵巢癌

卵巢癌又称卵巢恶性肿瘤，是女性生殖器官常见的肿瘤之一，发病率仅次于宫颈癌和子宫体癌（简称宫体癌）而居第三位。但因卵巢癌致死者却占各类妇科肿瘤的首位，对妇女生命造成严重威胁。卵巢癌的病因尚不清楚，其发病可能与年龄、生育、血型、精神因素及环境等有关。

近几年来，对宫颈癌及宫体癌的防治取得了一定的成效，但对于卵巢癌的防治方面收效相对较小。所以在妇女生殖系统癌瘤中，卵巢癌是造成死亡原因最高的一种肿瘤。由于卵巢癌生长部位隐蔽，早期症状不明显，且缺乏简便实用的诊断方法，造成其病死率居高不下。

（1）卵巢癌的常规实验室检验　卵巢癌患者可进行血液一般检验、常规生物化学检验等。

（2）卵巢癌的肿瘤标志物检验　①CA 125 诊断卵巢癌的灵敏度不高，尤其对早期卵巢癌患者。但是，CA 125 可用于卵巢癌的筛查、诊断、预后及疗效判断、复发监测等各个方面，故其检测意义重大。②CA 72-4 可与 CA 125 联合用于监测卵巢癌的疗效和预后。③CEA 对上皮性肿瘤较敏感，尤其是卵巢黏液性囊腺瘤。CEA 的血清水平与卵巢肿瘤的分期、分级、类型及预后有关。

（3）肿瘤基因及其表达产物检测　卵巢癌与 $p53$ 基因突变和过度表达有明显相关性。

（十）乳腺癌

乳腺癌是乳腺恶性肿瘤，是女性常见的恶性肿瘤之一，且发病率随着年龄的增长而呈上升势态。遗传、不育、生活方式不健康和精神压力过大是引发乳腺癌的几种常见因素。

乳腺癌是乳腺上皮细胞在多种致癌因子作用下发生了基因突变，致使细胞增生失控之后发生的。由于癌细胞的生物行为发生了改变，呈现出无序、无限制的恶性增生。它的组织学表现形式是大量的幼稚化的癌细胞无限增殖和无序状地拥挤成团，挤压并侵蚀、破坏正常组织，破坏乳房的正常组织结构。

乳腺细胞发生突变后便丧失了正常细胞的特性，组织结构紊乱，细胞连接松散，癌细胞很容易脱落游离，随血液或淋巴液等播散全身，形成早期的远端转移，给乳腺癌的临床治愈增加了很大困难。

（1）乳腺癌的常规实验室检验　①与乳腺癌有关的女性激素有人胎盘催乳素，此激素在正常男性和未妊娠的女性血中不存在，在乳腺癌患者血中可以检测到人胎盘催乳素。②常规的血液一般检验和生物化学检验对于乳腺癌患者也是必需的。

（2）乳腺癌的肿瘤标志物检验　①CA 15-3 是乳腺癌的重要标志物，主要用于乳腺癌的疗效监测，治疗后 CA 15-3 浓度下降，提示治疗有效。CA 15-3 亦可以用于乳腺癌的复发监测。②CEA 与 CA 15-3 联用监测乳腺癌的疗效价值更大。

（3）肿瘤基因及其表达产物检测　$Her-2/neu$ 过度表达是预后不良的标志，其基因及蛋白的检测在乳腺癌预后判断、随访监测、治疗效果监测等方面有重要作用。检测 $BRCA1$ 和 $BRCA2$ 基因对于遗传性乳腺癌的诊断十分重要，亦可评估患者亲属的患癌风险。$p53$ 基因是乳腺癌预后的可靠指标，40％的乳腺癌患者 $p53$ 基因突变。

第三节　恶性肿瘤防控策略

一、加强卫生法制和体制建设

目前我国卫生行政主管部门对肿瘤控制工作仍缺乏强有力的管理，防治工作缺乏法律法规支持，影响防治工作执行力。中央及地方政府应制定相关法律法规，强化肿瘤控制工作的政府行为，将肿瘤的预防与控制工作纳入社会发展规划和卫生保健规划中，保障肿瘤防治工作顺利开展。组建一个由多部门组成的肿瘤防治领导机构，明确政府各部门参与肿瘤防治体系的相应责任，建立综合管理的肿瘤防治组织管理体系，定期组织检查、督导。加强国家、省、市、县级肿瘤防治领导机构和基层预防保健组织建设，强化医疗卫生机构对于肿瘤预防控制的责任。

二、增加公共卫生资金投入

恶性肿瘤的预防控制离不开经费的保障，在目前政府财政有限的情况下，可以采用调整卫生投入结构的办法，使政府的公共卫生投入占卫生事业费的比例有所提高。同时还应多渠道筹资，争取社会资金、基金的支持。基本公共卫生服务的投入，如恶性肿瘤等重大疾病的预防控制等基本保健项目由中央财政支付，保证贫困地区和富裕地区的每个人都能享受到，体现其公平性。其他的公共卫生投入，可以根据地方财政的实际情况实施适当配套政策。这样一方面可保证社会的公平性，发挥了财政转移支付的作用，另一方面又充分发挥分级财政的职能，体现因地制宜的原则性。

三、完善癌症管理控制体系与肿瘤登记系统

不断完善与市场经济相适应的预防医学与公共卫生工作管理体系及运作机制，已成为新世纪预防医学与公共卫生事业发展的一个重要内容，也是肿瘤防治事业适应社会经济发展的客观需要。应该加强肿瘤防治队伍的建设，建设一支具有创造能力和团队精神的肿瘤防治队伍，为推动我国癌症预防控制工作健康地向前发展提供人力保障。肿瘤登记工作是预防控制工作的基础，是预防控制工作策略制订与调整的依据。因此，应当建立健全全国肿瘤登记系统，扩大覆盖面，加强能力培训，提高数据质量，确保数据的可利用性，这些举措对于制定国家卫生发展规划、恶性肿瘤预防与控制计划，评价恶性肿瘤防治效果等具有重要意义。

四、治理环境污染、保障食品卫生安全

研究表明，70%～80%的肿瘤与环境因素有关，环境污染是肿瘤发生的一个极其重要原因。环境中的化学、生物、物理因素以及其相互交织引起肿瘤的发生。与肿瘤有关的环境因素有职业接触、环境污染、食品污染、电磁辐射、不良生活方式、慢性感染等。积极采取有效的措施，依靠全社会的力量，治理环境污染，减少各种有害环境因素，坚持可持续发展的战略，同时倡导健康的生活方式，是癌症综合预防措施的重要组成部分。

五、建立以社区预防为中心的三级肿瘤防治体系模式

基于信息协作平台的社区医院和二、三级医院组成的肿瘤三级防治网络，是由社区医院负责健康教育，肿瘤早期筛查；二、三级医院进行技术指导，并开通诊断和治疗的绿色通道。充分利用社区医院的优势开展肿瘤防治，以社区医院为重点，二、三级医院协同的肿瘤三级防治网络，普及肿瘤科普知识、进行社区高危人群筛查，必然会得到居民的配合和支持，使居民不出社区即可获得肿瘤防治知识和预防手段，实现了肿瘤防治的重心前移。调动社区医院各方面的有利因素，积极推进慢性病防治工作，建立有效的合作机制，探索出社区慢性病防治结合的新模式。国外也强调社区和医院示范项目的重要性。

六、积极开展肿瘤早诊早治

肿瘤的早期诊断、早期治疗对于提高患者的生活质量和生命安全具有重要的意义。因此，应将早发现、早诊断及早治疗作为提高患者五年生存率及降低病死率的主要策略之一，逐步扭转以治疗中晚期患者为主的状况，提高肿瘤预防，控制资源的利用效率。应积极推进重点肿瘤早诊早治项目，完善技术方案，探索有效的运行机制，同时注重基层社区医生的培训，逐步提高基层医疗机构癌症早期诊断水平。

七、加强健康教育

加强健康教育和肿瘤防治知识宣传，普及防治知识是有效预防肿瘤发病的重要措施。近

年来随着健康教育理念的不断更新，对疾病的防控知识的重要作用也逐渐得到了肯定。通过健康教育，使群众对肿瘤的预防和控制的知识有了新的认识，一旦全社会对肿瘤病因、肿瘤早期症状有了一定的了解，认识到肿瘤是可以预防和治愈的，可能会改变公众一些不良生活方式，减少肿瘤的发生风险。

总之，恶性肿瘤防治是一项艰难而复杂的工程，但我们相信，在以政府为主体，决策层高度重视，完善的政策和充足的资金支持下，通过进一步完善肿瘤防治体系、提高肿瘤防治技术，整合全社会各方面的力量，综合开展肿瘤防治工作，就一定能降低肿瘤的发病率和病死率，控制恶性肿瘤上升趋势。

第四节　肿瘤的预防措施

一、肿瘤的三级预防

（1）病因预防，又称一级预防　消除危险因素和病因，提高防癌能力，防患于未然。对已知的危险因素如吸烟、酗酒、不必要的放射线照射、职业暴露等要采取相应措施加以控制和消除。如不在公共场所吸烟，禁止青少年吸烟，规定纸烟中烟焦油要降为每支 15mg 以下等，香烟的烟雾中有多种致癌物质，如苯并芘、二甲基亚硝胺、放射性元素及酚类化合物等，严重有害物质还有尼古丁、一氧化碳和焦油等，我国肺癌患者中有 70％～80％是因长期吸烟引起的。另外还要提高机体抗癌能力，进行预防接种或化学预防。如肝癌高发区中新生儿要进行乙肝疫苗接种，适龄女生进行 HPV 疫苗接种等。改善饮食和营养，提倡科学的膳食结构亦是病因预防的主要内容之一。例如高脂肪膳食可能与乳腺癌、结肠癌、前列腺癌有关，所以要求人们膳食中由脂肪来的热量不得超过总热量的 30％。为防止食管癌、胃癌的发生，应减少盐腌、烟熏等食品。要提倡多吃水果、蔬菜等富含维生素 A、维生素 C 及膳食纤维的食品。避免或减少职业性致癌因素，由于某些工种和车间具有较高致癌剂水平，由此引起癌症的发病率较高，目前已证明煤油、焦油、沥青、菌类、石棉、芥子气、铬及砷化物、放射性物质苯、联苯胺、羰基镍等有致癌性，必须加强职业病的预防。在开展一级预防措施时，常遇到一些病因不明确但是有证据认为是危险的因素，亦可先开展预防措施，以观察预防的效应，同时进行实验室研究，找出发病原因。

（2）早期发现、早期诊断和早期治疗，亦称为二级预防　这是一条防患于开端的措施，即肿瘤刚开始发生时，尽早筛检出来并予以治疗，以收到事半功倍的作用。实际包括两方面的内容：一是早期发现，即医务工作者深入人群中去，用有效的筛检手段发现早期癌症患者；二是对筛检发现的可疑患者，医生尽可能及时、准确地给予确诊和治疗。对二级预防比较有效果的癌症是宫颈癌和乳腺癌。其他肿瘤凡是对人群健康威胁较大，病史比较明确，早期诊断基本过关，早期治疗效果较好，对受检者不造成损伤，花费不大的都可以筛检。

（3）康复预防，亦称三级预防　对肿瘤患者经各种方法治疗后进行康复，使其减少并发症，防止致残，提高患者的生存率和生存质量。对晚期患者施行止痛和临终关怀。总之对癌症患者应该从生理、心理等各方面予以关怀。现各地先后成立了俱乐部、抗癌协会、学校等组织，邀请医务人员对治疗后患者进行定期随访、复查，指导他们的饮食、卫生、劳动、生活，劝阻吸烟、酗酒，纠正不良生活、饮食习惯，对他们的各方面的问题给予咨询，及时给予必要的治疗，以提高他们的生存质量，延长生存时间。

二、预防措施

（1）重视防控，改善环境　1971 年美国颁布《癌症法案》，并开始对癌症防治研究投入大量资金，30 年后美国的癌症发病率和病死率开始下降。癌症预防需要采取一定强制措施，包括保护环境、严格食品安全卫生管理等。

（2）重视全民健康教育　针对不同年龄的人群，采用不同的教育方式。重视儿童的健康教育。例如在小学教育孩子们要注意健康生活和增强体质；在中学开展"健康生活-防控肿瘤"课程。到了大学就应当洁身自爱，告诉他们不正常的性行为会传播 HPV、HIV 等严重疾病。成人的肿瘤预防教育包括癌症风险因素教育、具体预防方法的教育以及定期体检争取早期诊断等方面的教育。

（3）不吃发霉食物　在发霉的花生、玉米及谷类中含有对人类有致癌作用的黄曲霉毒素，可诱发肝癌。黄曲霉毒素也可存在于腐烂变质或被污染的其他食品中，故不吃发霉食物是防癌的一个重要方面。

（4）不吸烟或戒烟　吸烟对人体健康的危害已是不争的事实，烟草的烟雾中所含有的多种化学物质如挥发性亚硝胺、多环芳烃化合物苯并芘等具有致癌作用，可引起肺癌、喉癌、食管癌及宫颈癌等。吸烟不仅危害吸烟者本人，而且可累及其周围的人，即成为被动吸烟者。因此提倡不吸烟，吸烟者应逐步戒烟。

（5）保持身心健康　肿瘤的发生与发展过程中，精神与情绪因素可以起一定的影响作用，过度的忧伤和绝望情绪可使人体免疫功能及康复力下降。温馨提示：除了上面为大家介绍的这些方法外，我们也要因人而异地经常适量运动，可以慢跑、游泳、散步及打太极拳等，不仅能增强体质提高免疫力，而且有助于舒缓精神上或工作上的压力及焦虑情绪。

（6）合理化饮食

① 应以新鲜、易消化且富含优质蛋白质、维生素、矿物质的食物为主，新鲜蔬菜、水果每餐必备。

② 多吃有一定防癌抗癌作用的食物。

③ 选用具有软坚散结作用的食物如紫菜、淡菜、海带、赤豆、萝卜、荠菜、荸荠、香菇等。但此类食品性滞腻，易伤脾胃，食欲差和发热时要少吃。

④ 不同体质选用不同食物。脾胃虚弱、中气不足可食用大枣、桂圆肉、生姜、鲜菇等；肝肾阴虚可用黑豆、核桃、鲍肉等；血虚可食菠菜、豆制品等。

⑤ 不同病种选用不同食物。肺癌患者可酌情选用百合、白木耳等；体虚舌质红时可选用黑白木耳、鳗鱼、淡菜；痰多咳喘者可用雪里蕻、竹笋、萝卜、枇杷等；黄脓痰多时可用生梨、柿子。胃癌患者脾胃虚湿热时可食用薏苡仁、莲子、豇豆、大枣等；脾胃虚寒时可用羊肉、龙眼肉、干姜等；上腹饱胀、消化不好时可食用生姜、枇杷、佛手。肝癌患者有黄疸时可食用苜蓿等；腹水时可选食冬瓜、莴苣、赤豆、西瓜等。食管癌可选用韭菜汁、蕹菜等。

（7）预防感染　宫颈癌、肝癌、鼻咽癌、淋巴瘤以及胃癌等的发生与感染因素有关。可以通过接种乙肝疫苗和 HPV 疫苗、避免多个性伙伴、远离毒品，预防乙型肝炎病毒、HPV、HIV 感染。实行分餐制有助于预防幽门螺杆菌（Hp）感染。避免不必要的输血和使用血制品可以减少病毒感染的风险。

（8）母乳喂养　母乳喂养有助于母亲预防乳腺癌的发生。

（9）限制饮酒　为了肿瘤预防，尽量不要饮酒。如果饮酒，则应该限制每日的酒精量，男士每天不应多于 25g，女士不应多于 15g。

（10）定期进行体检　通过定期体检，发现身体存在的异常以及癌症危险因素，通过及时调整、治疗，降低患恶性肿瘤的风险。另外，定期体检可以实现早发现、早诊断、早治疗，即二级预防。

（11）治疗癌前病变　例如结肠息肉是结肠癌的癌前病变，通过切除结肠息肉能够达到预防结肠癌的目的。治疗癌前病变可能是降低发病率的一个最重要措施和研究切入点。

第三章
肿瘤的外科治疗

外科治疗是临床肿瘤治疗的一个重要部分。目前肿瘤治疗的三大有效手段即手术、放疗及化疗。化学治疗对实体瘤的治疗，除个别病种外，达不到根治效果，但可起辅助治疗作用。放射治疗在体表、头颈及四肢肿瘤的早期（Ⅰ期或Ⅱ期病变）有根治性效果，单独应用疗效可以和外科治疗相比。晚期（Ⅲ及Ⅳ期）肿瘤的根治要依靠外科治疗、放疗、化疗及生物治疗等起协同作用。

随着医学科学发展，特别是外科技术、手术器械、麻醉、抗生素和术后护理等各方面的进步，肿瘤外科领域越来越广。另外，随着显微外科、微创外科和器官移植等先进技术的开展，使肿瘤的术后致残率不断下降，生活质量也不断提高。

一、手术适应证和禁忌证

肿瘤外科的适应证较广泛。适宜于手术治疗的恶性肿瘤有皮肤癌（包括黑色素瘤）、软组织肿瘤（如纤维肉瘤、滑膜肉瘤、横纹肌肉瘤等）、骨肉瘤、神经系统肿瘤、消化道癌肿（如食管癌、贲门癌、胃癌、肝癌、肠癌等）、呼吸道癌肿（如喉癌、肺癌等）、乳腺癌、甲状腺癌、唾液腺瘤、卵巢癌、宫颈癌、外阴癌、膀胱癌、阴囊癌、睾丸及其附件的恶性肿瘤等。在考虑手术的同时，也同样要注意有无手术的禁忌证，即不能手术或不宜手术的条件，包括：晚期癌症患者有恶病质、严重贫血、脱水及营养代谢严重紊乱，无法在短期内纠正和改善者；患者合并有严重的心、肝、肾、肺疾病，或高热、严重传染病等不能耐受手术者；肿瘤广泛转移或手术切除极其困难者；有的癌症如胰腺癌等向四周浸润固定，边界不清，手术无法切除干净的；容易早期就发生转移的癌症，如肺的未分化小细胞癌。近年来，由于开展了中西医结合治疗，通过手术前后的放射治疗、中药、化学药物的合并使用，一些原来手术有困难的病例获得了切除的机会，从而提高了治疗效果。

二、肿瘤外科治疗原则

（一）明确诊断

没有明确的诊断就不可能有正确的治疗。肿瘤的诊断包括病理诊断和临床分期。

（1）病理诊断　恶性肿瘤的外科治疗往往创伤较大且致残率较高。例如：乳腺癌根治术后失去了整个乳房；全喉切除后不能发音且终生气管造口；直肠癌 Miles 术后失去了肛门而终生肠造口；骨肉瘤截肢术后终生致残等。因此，肿瘤外科手术（尤其是易致残的手术及各种大手术）在术前一定要有病理诊断，以免误诊误治，否则会给患者带来严重后果。有些病例在术前难以取得病理诊断，应在术中取材做快速切片检查。

（2）临床分期　目前常用的是国际抗癌联盟制订的 TNM 国际分期法（有些肿瘤有特殊的分期法，如结直肠癌的 Duke 分期）。治疗前的临床分期（TNM）为术前制订治疗方案的主要依据之一。医生还必须依据术中所见做出外科分期（sTNM）并在必要时将原方案做相应的修改。术后的临床病理分期（pTNM）则为术后辅助治疗及预后估计提供重要依据。

（二）制定合理的治疗方案

肿瘤的首次治疗是否正确，直接影响预后。制订治疗方案最重要的是肿瘤的病理类型、分化程度、临床分期和患者的体质状况。一般的原则是：早期癌瘤，争取手术根治；局部晚期癌瘤，估计难以切除的局部病变，先做术前化疗/放疗，即新辅助治疗，待肿瘤缩小后再手术；术后病理证实有癌残留或多个淋巴结转移时再行放疗或化疗。

1. 根治性手术

（1）严格掌握手术指征　经仔细临床及其他辅助检查证明，癌瘤尚局限在根治手术范围内者。一般来说根据 TNM 分期，Ⅰ、Ⅱ期患者以根治术为宜；Ⅲ期患者，经术前放疗或化疗后，癌瘤缩小，估计能行根治术者，可根据病灶情况及患者全身情况统筹考虑。

（2）正确掌握手术范围　虽然各种根治手术都有其设计的理论依据和临床实践证实其有效程度，但癌症外科医师不能完全照搬手术学图谱的操作方法，而应在常规根治术的基础上，结合患者的现实情况，适当地调整手术范围。

（3）采用综合治疗　病变广泛或恶性程度较高的癌症，估计单纯外科治疗疗效不佳的，应采用综合治疗。如对Ⅲ期乳腺癌行以外科为主的综合治疗，单纯手术治疗者的 5 年生存率为 22%，术前放疗及根治术组 5 年生存率为 36%，腋动脉插管行乳、腋及锁骨区区域性化疗组的 5 年生存率为 56%。术前动脉插管行区域性化疗，可明显提高Ⅲ期乳腺癌的疗效，特别是对炎性乳腺癌或妊娠、哺乳期乳腺癌，以及恶性度高，局部有水肿、橘皮样变等晚期乳腺癌患者，疗效可明显提高。其他如肺癌、食管癌等，选择适当的病例，采用手术与放疗（包括术中组织间放疗）、化疗综合治疗，亦可提高疗效及切除率。

（4）防止医源性播散　肿瘤外科除了要遵循一般外科的无菌操作、术野暴露充分、避免损伤、尽量保留正常组织等原则外，尚要求有严格的无瘤观念。由于癌瘤细胞可因手术操作而脱落播散引起术后转移或复发，所以施行肿瘤外科手术必须注意下列几点，尽量避免医源性播散。

① 探查由远及近，动作轻柔：上腹部肿瘤应先探查盆底，然后逐步向上腹部探查，最后才探查肿瘤；下腹部肿瘤探查顺序则相反。其他部位肿瘤亦如此，先探查远处，最后才探查肿瘤。这样可尽量避免将肿瘤细胞带至其他部位，探查动作必须轻柔，切忌大力挤压，以免癌栓脱落播散。

② 不接触的隔离技术：对已溃破的体表肿瘤或已侵及浆膜表面的内脏肿瘤，应先用纱布覆盖、包裹，避免肿瘤细胞脱落、种植。肠道肿瘤在术时应将肿瘤远、近两端的肠管用布带结扎并在瘤段肠腔内注入抗癌药物，以期减少肿瘤的播散和提高治疗效果。

③ 尽量锐性分离组织，避免（或尽量少用）钝性分离：锐性分离法解剖清楚、切除干净且挤压少。钝性分离法的清扫彻底性较差且因挤压易引起肿瘤播散，应尽量避免采用。

④ 先结扎阻断输出静脉，然后结扎处理动脉：先结扎输出静脉，可减少术中癌细胞进入血液循环的可能性，以期减少血道转移、提高治疗效果。

⑤ 先清扫远处淋巴结，然后清扫邻近的淋巴结：按此顺序可减少癌细胞因手术挤压（哪怕是很轻柔的挤压）而沿淋巴管向更远的淋巴结转移。

⑥ 严格遵循连续整块切除的根治原则，禁忌将肿瘤分块切出。

⑦ 标本切出后，应更换手套、器械，创面用大量无菌蒸馏水冲洗，尚可用氮芥、噻替派或顺铂等浸泡冲洗。

2. 姑息性手术

姑息性手术包括姑息性肿瘤切除术和减状术。姑息性肿瘤切除术是指对原发灶切除不彻底（肉眼不干净或病理见有癌残留）而不能根治的手术。而减状术则根本没有切除病灶而仅作解除肿瘤有关症状的手术。姑息性手术的目的是配合放疗、化疗等综合治疗或仅是为了减轻症状、提高生活质量，诸如减轻疼痛、减少出血、解除窒息等。

3. 手术与放疗综合

（1）术前放疗　适宜于单独手术疗效不佳的患者。如病变较广泛且恶性程度高的癌症，为提高切除率并预防术中医源性扩散，可行术前放疗。

（2）术中放疗　近年来，用电子加速器作胃癌术中放疗，在胃标本切除后，胃肠吻合前，趁腹膜后胃癌主要淋巴引流区充分显露之际，在正常组织被充分保护之下，做一次较大剂量的放疗，放疗后继续完成手术。对某些软组织恶性肿瘤，为了保留肢体，在切除不够彻底的部位，术中放置后装管，术后行后装放疗的优点是靶准，放疗量集中，对正常组织的放射损伤小。

（3）术后放疗　术后放疗的目的是消除手术未能切除的局部残留癌，一般适用于头颈部较晚期的癌瘤术后，因为解剖和功能的关系，这些部位的癌症行广泛手术受到一定限制；还适用于中上段食管癌、肺癌、膀胱癌、肾癌以及睾丸癌的相应区淋巴转移灶。术中存疑和残留的部位放置金属标记，术后行放疗，放疗靶明确，疗效较明显。

4. 手术与抗癌药物综合

（1）术前化疗　恶性程度高，病变较广泛，单纯手术疗效不佳者，可术前化疗或合并术前放疗。术前化疗可分全身性和区域性两大类。区域性化疗有两种方法：①动脉插管分次注射抗癌药物。如晚期乳腺癌或直肠癌等。近年来也有通过股动脉行介入化疗，适用于肝癌与肺癌。②体外循环，隔离灌注盆腔或肢体恶性肿瘤。术前动脉内化疗，肿瘤局部抗癌药浓度高，全身反应较小，可减少术中医源性扩散，增加切除率。

（2）术中化疗　手术操作挤压或体腔压力改变（如肺癌开胸后压力改变），均可能导致癌细胞渗入血道。另外手术解剖造成粗糙面，容易使脱落在创面上的癌细胞形成种植性扩散。术中化疗作用之一是在标本取下后，用抗癌药（2mg/100ml 的氮芥溶液或次氯酸钠溶液）浸泡清洗创面，消灭脱落在手术野内的癌细胞，防止种植性扩散。

（3）术后化疗　术后化疗的目的：①为消灭术中进入血道的癌细胞；②为控制术前已有的亚临床癌灶；③为控制手术未能切尽的残余癌灶。术后化疗的过程一般以半年至 1 年为宜，分疗程、中剂量联合化疗为妥。

5. 其他外科疗法

如冷冻治疗，适用于不能手术的癌症病例，对局部癌瘤用放射治疗无明显效果的也可用此法，治疗有时可收到控制癌瘤发展的效果，而今有些医院对基底细胞癌几乎完全采用冷冻方法治疗，也取得了一定的疗效。

6. 重建与康复手术

为了提高肿瘤患者的生存质量，重建和康复手术越来越受到重视。由于外科技术，特别是显微外科技术的进步，使肿瘤切除后的器官重建有很大的发展。头面部肿瘤切除术后常用血管皮瓣进行修复取得成功。舌再造术、口颊和口底重建使患者生活质量大大提高。乳腺癌根治术后乳房重建、巨大肿瘤切除后胸壁重建、腹壁重建已广泛开展。

7. 预防性手术

对于那些有潜在恶性趋向的疾病和癌前病变作相应的切除术，以期防止癌症发生。

临床常采用的预防性手术有：先天性多发性结肠息肉瘤做全结肠切除术，溃疡性结肠炎患者做结肠切除术，隐睾或睾丸下降不久做睾丸复位术，口腔、外阴白斑患者做白斑切除术，易摩擦部位的黑痣做切除术，重度乳腺小叶增生伴有乳腺癌高危因素者做乳房切除术。此外，成人的声带乳头状瘤、膀胱乳头状瘤、卵巢皮样囊肿、甲状腺瘤、大肠腺瘤等均有潜在恶性变趋势，应做预防切除术。

三、微创外科

微创外科是指采用创伤最小的方法进行的外科治疗。微创外科的主要特点是：①手术切口小，局部创伤小；②手术出血少，手术时间缩短；③内脏的损伤和功能的干扰少，术后恢复快；④全身反应轻，在神经体液系统方面，机体的应激反应明显低于传统手术；在免疫系统方面，能较好地保存由细胞介导的免疫能力。

微创外科主要包括腔镜外科（如腹腔镜、胸腔镜）和内镜外科（如食管镜、纤维支气管镜）两个部分。目前微创外科手术已经涉及普通外科、头颈外科、胸外科、妇科、内分泌外科、泌尿外科和神经外科等领域。越来越多的手术如胆囊切除、阑尾切除、动脉瘤切除和心脏搭桥等逐渐被微创外科所取代。对肿瘤外科来说，肺癌、食管癌、纵隔肿瘤、肝癌、胃肠肿瘤、妇科肿瘤等许多器官、组织的肿瘤切除都有采用微创外科的报告。目前，肿瘤微创外科的领域越来越广，技术越来越熟练，得到越来越多人的认可。然而，肿瘤外科毕竟有别于一般外科。因为肿瘤的切除不管采用任何方式，都必须考虑彻底切除和无瘤操作。因此，对肿瘤做微创外科治疗，必须根据肿瘤情况、治疗目的、设备和技术等综合因素进行充分考虑、慎重决定。

第四章
肿瘤的化学治疗

第一节　抗肿瘤药物的分类

一、传统的分类方法

根据药物的来源、化学结构及作用机制分为 6 类。

1. 烷化剂

又称生物烷化剂或细胞毒药物，是一类可与多种有机物质的亲核基因（如核酸的磷酸羟基、氨基、巯基等）结合的化合物，以其活泼的烷化基团取代这些基团的氢原子。这类细胞毒药物能与多种细胞成分起作用，当浓度足够大时可杀伤各种类型细胞，尤其是增生较快的细胞。

烷化剂按其结构特征分为如下类型。

（1）氮芥类及其衍生物　主要的药物有环磷酰胺、异环磷酰胺、氮芥、硝卡芥、苯丁酸氮芥、苯丙氨酸氮芥、N-甲酰溶肉瘤素、甲氧芳芥、异芳芥（抗瘤氨酸）、胸腺嘧啶氮芥及甘磷酰芥等。

（2）亚硝脲类　主要的药物有卡莫司汀（卡氮芥）、洛莫司汀（环己亚硝脲）、司莫司汀（甲环亚硝脲）及尼莫司汀（嘧啶亚硝脲）。

（3）乙撑亚胺类　主要有噻替哌及三亚胺嗪。

（4）甲烷磺酸酯类　主要有白消安（马利兰）。

（5）环氧化物类　主要有二溴甘露醇及三溴卫矛醇。

2. 抗代谢药物

主要药物有氟尿嘧啶（5-FU）、替加氟（呋喃氟尿嘧啶、FT207）、双氟啶（FD-1）、优氟啶（UFT）、卡莫氟（HCFU）、去氧氟尿苷（氟铁龙，5-DFUR）、甲氨蝶呤（MTX）、6-巯基嘌呤（6-MP）、阿糖胞苷（Ara-C）、希罗达（Xeloda）。增加 5-FU 疗效的亚叶酸钙（甲酰四氢叶酸钙，CF）。

3. 抗癌抗生素

放线菌素 D（更生霉素、ACTD）、柔红霉素（DNR）、多柔比星（阿霉素、ADM）、表柔比星（表阿霉素、EPI）、吡柔比星（THP）、米托蒽醌（MIT）、博来霉素（BLM）、丝裂霉素（MMC）、平阳霉素（SP）。

4. 抗癌植物类

长春花属植物生物碱，如长春碱（长春花碱、VLD）、长春新碱（VCR）、长春地辛（VDS）、长春瑞滨（NVB）。鬼臼毒类的依托泊苷（VP-16）和替尼泊苷（VM-26）。喜树碱类，包括开普拓（伊立替康、CPT11）和羟喜树碱（HCPT）。新抗肿瘤药紫杉醇类药物紫杉醇、紫杉特尔等。

5. 激素类

包括性激素、黄体激素及肾上腺皮质激素。前者主要是干扰肿瘤发生的体内激素状态；皮质激素则可能通过干扰敏感的淋巴细胞的脂肪代谢，使淋巴细胞溶解、淋巴组织萎缩而发挥治疗作用。

6. 杂类

包括不能分入或尚未分入上述几类的所有药物。比较重要的有 L-门冬酰胺酶，能使某些肿瘤细胞蛋白质合成所必需的外源性 L-门冬酰胺分解，阻止其供应，因而抑制瘤细胞的生长。正常细胞可合成其自身的门冬酰胺，因此不受 L-门冬酰胺的影响，在一定程度上此药具有选择性作用，但很易发生耐药性。另外，还有铂类化合物等。

二、从细胞周期角度分类

分为细胞周期非特异性药物及细胞周期特异性药物。

1. 细胞周期非特异性药物（CCNSA）

细胞对药物的敏感性与细胞的增生状态无关，可杀伤细胞增生周期中的各期细胞。它们大多在大分子水平上直接破坏 DNA，或与其形成复合物，从而影响 RNA 的转录及蛋白质合成。各种烷化剂及抗肿瘤抗生素多属此类。

2. 细胞周期特异性药物（CCSA）

细胞对药物的敏感性与细胞的增生状态有关，主要作用于细胞周期的某一时相。它们多半在小分子水平上发挥作用，或者抑制 DNA 的合成，或者抑制蛋白质及 RNA 的合成。根据其对细胞周期内处于不同时相细胞的作用点不同又分为 M 期特异性及 S 期特异性药物。

（1）M 期特异性药物　主要作用于有丝分裂期，植物药长春碱及长春新碱等属于此类。

（2）S 期特异性药物　抑制 RNA 及蛋白质的合成，大多数的抗代谢药属于此类，如甲氨蝶呤、氟尿嘧啶、巯基嘌呤及硫鸟嘌呤等。

第二节　化学治疗的适应证、禁忌证和注意事项

一、适应证

① 对化学治疗（化疗）敏感的全身性恶性肿瘤，如白血病、多发性骨髓瘤和Ⅲ、Ⅳ期

恶性淋巴瘤等患者为化疗的首选对象。

② 已无手术和放疗指征的播散性的晚期肿瘤或术后、放疗后复发转移的患者。

③ 对化疗疗效较差的肿瘤，可采用特殊给药途径或特殊的给药方法，以便获得较好疗效，如原发性肝癌采用肝动脉给药介入治疗的方法。

④ 癌性胸腔、腹腔和心包积液，采用腔内给药或双路化疗的方法。

⑤ 肿瘤引起上腔静脉压迫、呼吸道压迫、颅内压增高患者，先做化疗，以减轻症状，再进一步采用其他治疗。

⑥ 有化疗、生物治疗指征的综合治疗患者，手术前后需辅助化疗。

二、禁忌证

① 白细胞低于 $4.0 \times 10^9/L$ 或血小板低于 $80 \times 10^9/L$ 者。

② 肝、肾功能异常者。

③ 心脏病心功能障碍者，不选用蒽环类抗癌药。

④ 全身衰竭者。

⑤ 有严重感染的患者。

⑥ 精神病患者不能配合治疗者。

⑦ 食管、胃、肠道有穿孔倾向的患者。

⑧ 妊娠妇女可先做人工流产或引产。

⑨ 过敏体质患者应慎用，对所用抗癌药过敏者忌用。

三、注意事项

（1）只对已确定诊断的恶性肿瘤并有治疗指征的患者给予治疗；一般不做诊断性治疗，更不应作安慰剂来使用，以免滥用药物而给患者造成不必要的损害。

（2）确定使用药物治疗后，应根据患者的机体状况、肿瘤病理类型、临床分期和发展趋向、药物的作用原理及特点，制订治疗计划。并事先确定剂量、途径、方法和疗程，且不可长期无限制地用药或盲目加大剂量。

（3）治疗前必须熟知药物的毒性，并制订观察的计划，给予一些减少毒性反应的措施。

（4）在化疗过程中，应按期检查血常规变化。一般应每周检查 1～2 次，如血常规血细胞计数下降应更密切地进行观察。

（5）化疗若出现如下情况应视为停药指征。

① 用药时间超过一般的显效时间或累积剂量已超过可能显效的剂量，继续用药有效的机会不大者。

② 不能控制的频繁呕吐影响患者进食或电解质紊乱，以及腹泻超过每日 5 次或有血性腹泻时。

③ 血常规血细胞计数下降，如白细胞低于 $3.0 \times 10^9/L$、血小板低于 $80 \times 10^9/L$ 时，有时发现血常规血细胞计数锐降，虽未达此水平也应及时停药观察，以免发生严重的骨髓抑制。

④ 出现严重的肝、肾、心脏及神经系统疾病或其他毒性反应。

⑤ 患者感染发热，体温超过 38℃（由肿瘤引起的发热不在此列）者。

第三节 肿瘤化学治疗不良反应的防治

抗癌药物能抑制恶性肿瘤的生长和发育，并在一定程度上杀灭肿瘤细胞。但是，目前使用的抗癌药物在杀灭或抑制肿瘤细胞的同时，对机体的正常细胞也有一定的损伤，特别是对增生旺盛的细胞如骨髓细胞、消化道黏膜上皮细胞、生殖细胞等损伤尤为严重，可直接影响心、肝、肺、肾、神经系统等功能，严重者可危及生命。

一、近期毒性

1. 骨髓抑制

由于抗癌药物对骨髓的抑制，用药 1～14 天可出现白细胞下降，尤其是粒细胞减少，以及血小板下降、免疫功能低下等。因此，应注意每周查血常规 1～2 次，如白细胞低于 $3.0×10^9/L$ 则应立即停药，给予提升白细胞的中西医药物。同时应预防感染，加强营养支持。如果化疗引起血小板减少，患者有鼻腔或牙龈出血、皮肤红疹、皮下淤血、尿色发红或大便带血症状时，应及时报告医生，血细胞计数检查证实血小板数量过低时，可考虑输血以补充血小板数量。同时要嘱患者未经医生容许不要服用任何药物，包括阿司匹林等解热镇痛药，不要饮酒，避免参加有危险性的体育活动，应使用电动刮胡刀刮胡，用柔软的牙刷刷牙等。血小板减少时，一般表现为中医的气阴两虚证或血亏，甚至气不摄血，血虚而热，血热妄动，引起出血诸证，可用中草药及中成药提升，必要时给予小量肾上腺糖皮质激素。有出血倾向时，给维生素 K 防止出血或在中药中加仙鹤草、生地黄、牡丹皮等。

2. 胃肠道反应

胃肠道反应是化疗药物引起的最常见不良反应，临床表现为食欲下降、恶心、呕吐、口腔黏膜溃疡，有时腹痛、腹泻或便秘，严重者可因肠黏膜坏死脱落引起便血。顺铂、达卡巴嗪、放线菌素 D、氮芥类可引起明显的恶心、呕吐；环磷酰胺、亚硝脲、蒽环类、异环磷酰胺、阿糖胞苷等引起的反应次之；博来霉素、氟尿嘧啶、长春碱和长春新碱等引起的反应较轻。

呕吐受多种因素的影响：化疗剂量大时呕吐重，既往化疗者呕吐重，女患者呕吐重，年轻人呕吐重。5-羟色胺（5-HT3）受体拮抗剂、甲氧氯普胺和地塞米松等均有止呕效果。其中 5-HT3 受体拮抗剂恩丹西酮、格雷司琼、托烷司琼的疗效最好，不良反应最轻。

化疗药物会影响增生活跃的黏膜组织，容易引起口腔炎、唇损害、舌炎、食管炎和口腔溃疡。最常引起黏膜炎的药物包括甲氨蝶呤、放线菌素 D 和氟尿嘧啶等。黏膜炎的治疗以局部对症为主。

3. 肝功能损害

化疗药物可引起轻重程度不同的肝功能损害。阿糖胞苷、羟基脲、亚硝脲类和达卡巴嗪可引起短暂性转氨酶升高，环磷酰胺、白消安、苯丁酸氮芥偶见短暂性肝功能障碍，大剂量巯嘌呤可引起肝坏死。长期应用小剂量甲氨蝶呤，患者中 46% 有肝脂肪变，27% 有肝纤维化，19% 有肝硬化。治疗骨肉瘤时，提倡的大剂量甲氨蝶呤静脉滴注可发生一定程度的肝损害，特别是滴注时间超过 4h，即使应用解毒剂四氢叶酸等解救也无法避免肝功能损害。氟尿嘧啶较大剂量如每次超过 750mg 时，也可引起肝损害。因此，化疗时应严格选择化疗的适应证，尽量少用能引起严重肝功能损伤的化疗药；对过去曾患肝炎、肝功能不正常或过去曾用化疗药已引起肝功能障碍者，应慎用化疗；化疗开始即可配以疏肝利胆、清热利湿的中药，如茵陈、郁金、姜黄、柴胡、丹参、栀子等，以防治中毒性肝炎；如发现转氨酶升高，应即停药，并给予保肝药物治疗。

4. 泌尿系统反应

许多化疗药物可引起泌尿系统反应，一种是肾功能损害，表现为血中氮质增高，主要是尿素氮增高，严重时可见肾小管坏死。顺氯氨铂（顺铂）每天剂量如大于 20mg 时，几乎所有患者均发生氮质血症，而每日小于 20mg 者，其发生率将减少一半。用大剂量甲氨蝶呤治疗前后补液和给予碳酸氢钠来减少肾功能损害，比用解毒剂四氢叶酸类更为有效。此外，当使用大剂量环磷酰胺时，5%～10%的患者可引起出血性膀胱炎，出现血尿、尿急、尿频等，可给予大量液体以减轻反应，也可配以中药清热利湿、解毒通淋。

5. 心脏反应

化疗药物中，以柔红霉素、多柔比星和抗癌锑对心脏影响最明显。柔红霉素常用于治疗急性白血病，它对儿童的心脏损害主要表现为急性心力衰竭，对成年人则多表现为低血压和心脏灌注不足综合征。值得注意的是，约有 70%的患者心脏损害发生在最后一次给药结束后 3 个月内。多柔比星所引起的心脏损害与治疗前心脏功能的好坏及用药总剂量有关，总剂量越大，发生心脏损害的概率越高。一般患者单用多柔比星的总剂量不宜超过 450mg/m^2。此外，大剂量环磷酰胺可导致心肌缺血或坏死，大剂量甲氨蝶呤可引起短暂可逆的心电图变化，与多柔比星所引起的反应相同。因此，为减轻心脏反应，应严格掌握用药适应证，特别是原有心脏病的患者，严格掌握化疗药物的总剂量，护士应时刻观察患者的心脏情况，如有反应，应立即停药。此外，化疗时可给予强心利尿药，以预防和减轻反应。

6. 肺毒性

博来霉素、白消安的长期使用会引起慢性肺纤维化，临床应适当控制总剂量。分子靶新药易瑞沙可引起间质性肺炎，部分可致命，应提高警惕。

7. 神经毒性

VCR、PDD、草酸铂、紫杉醇等可引起周围神经炎，VCR 的单剂量（≤2mg）和草酸铂总剂量（≤800mg/m^2）应严格控制。为减少草酸铂的神经毒性，使用时避免进冷饮和用冷水洗手。

8. 过敏反应

博来霉素、门冬酰胺酶、紫杉醇、多西他赛等可引起寒战、发热、过敏性休克、水肿。为了防止和减少这些反应，博来霉素使用前可口服吲哚美辛，门冬酰胺酶应做过敏试验，紫杉醇使用前先给地塞米松、苯海拉明、西咪替丁（或雷尼替丁），多西他赛治疗前后使用地塞米松 3～5 天。此外，VM-26、Ara-C、注射用盐酸吉西他滨（健择）也可能出现类似的反应，亦可采取相应的措施进行防治。

9. 其他

多柔比星类、紫杉醇、VP-16、CTX、Act-D、5-FU 等可引起不同程度的脱发、皮肤色素沉着，一般停药后可自行恢复。5-FU 的持续灌注，口服希罗达可出现手足综合征，表现为手/足掌疼痛、红斑、肿胀、渗液、脱屑、溃疡等，应及时控制药物的剂量。

10. 局部毒性

大多数抗癌药刺激性大，如 ADR、MMC、NVB 等，常引起不同程度的血栓性静脉炎。

（1）临床表现　①肿胀、烧灼感：输液过程中，穿刺静脉周围常表现出肿胀及急性烧灼样痛。②药物外渗：由于药物刺激，局部血管渗透压的改变，导致外渗液体在注射部位聚集形成硬结，严重者可出现簇集性疱疹及水疱，随后出现溃疡或大斑块，或二者皆有，斑块或溃疡下方常可见广泛组织坏死。③形成溃疡、斑块部位最终出现坚硬的黑色焦痂，焦痂外周的红斑肿胀可持续数周。④药物浸润皮下组织：由于皮下组织受累，可出现关节僵硬、活动受限、神经病变及受累部位灼痛。⑤病理表现：溃疡部位之下可见全层表皮及皮下组织坏死；溃疡外侧有明显表皮增生，成纤维细胞及内皮细胞有丝分裂多见，为极度反应的表现，多数表皮细胞发生有丝分裂；炎性反应迹象在新旧损伤中均不常见。⑥"静脉怒张"反应：这一反应的特征是沿前臂静脉通路方向的绒状皮疹，注药的局部可以有红斑、水肿、硬结、瘙痒、触痛、浅表的疱疹和水疱。用药停止48h内反应消退，且无残留组织损伤。据估计多柔比星应用史3%以上患者出现静脉怒张。⑦延迟的局部反应：见于应用丝裂霉素化疗的患者，在日晒后出现皮肤毒性反应。"回忆反应"见于应用多柔比星、丝裂霉素的患者，比如一侧手臂输药后，当从对侧手臂再次给药时可在上一次化疗给药部位出现局部损伤。

（2）预防 ①化疗药物鉴别：化疗前应鉴别是发疱性还是非发疱性药物，以适当种类及适当剂量的稀释液溶解药物，以免药物浓度过高。②输液部位的选择：避开手背和肘窝及施行过广泛切除性外科手术的肢体末端，输液的适当部位为前臂近端（未手术）及重要结构上覆盖有大量皮下组织的部位。③合理选择静脉：预期可能有复合输液时，应考虑使用中心静脉；如果患者拒绝经中心静脉输液，应在护理记录中说明，加强输液观察。④安全用药：化疗给药必须由经验丰富的护士执行或指导。输液中加强观察，如发生任何阻塞的迹象均需立即停止输液并检查。根据不同情况给予处理，如怀疑发生药物外渗，应尽快给予稀释溶液，避免局部组织与药物长时间接触，以及药物浓缩造成损伤。⑤注射化疗药物前评估静脉，应检查是否有回血，如果发现外渗明显，应及时另选注射部位，避免使用同一静脉远端。如果同时使用多种药物，应先注入非发疱性药物；如果两种均为发疱性，应先注入稀释量最少的一种，两次给药之间应用生理盐水或5%葡萄糖液冲洗管道。⑥输入化疗药物后处理：应该用生理盐水或5%葡萄糖液充分冲洗管道和针头后再拔针。⑦输液前宣教：在输液前应向患者讲解药物渗出的临床表现，如果出现局部隆起、疼痛或输液不通畅，教会患者关闭输液器止水阀，及时呼叫护士，尽量减少化疗药物渗出量。发生外渗时应及时给予处理，立即停止输液，设法吸出渗出液，通知医生，通过原输液针给予相应解毒剂（若针已穿出血管则通过皮下注射给予解毒剂），拔针，避免不适当的压力；建议抬高病变肢体至少48h。

二、远期毒性

（1）致癌作用 化疗药除了产生近期毒性外，还可以引起远期毒性。现已证实，很多抗癌药特别是烷化剂和亚硝脲类有明显的致癌作用。部分会发生第二种恶性肿瘤，主要是急性白血病和某些实体肿瘤。故在给患者，特别是儿童患者选择治疗方案时，应充分考虑此种因素。

（2）不孕不育和致畸作用 许多化疗药可影响生殖细胞和内分泌功能，造成不育及畸胎。环磷酰胺、苯丁酸氮芥、氮芥、丙卡巴肼和亚硝脲类药物可明显地减少睾丸生殖细胞的数量，导致男性不育。特别是联合化疗对精子的影响更显著。很多烷化剂也可使女性患者产生永久性卵巢功能障碍和闭经导致不孕。

第五章
肿瘤的生物治疗

第一节　肿瘤的免疫治疗

恶性肿瘤的免疫治疗已经有近百年的历史，以往许多动物实验和体外试验的研究取得了十分可喜的结果，但在临床试验中却疗效平平甚至令人失望。自 20 世纪 80 年代初期以来，随着细胞生物学、分子生物学及生物工程技术的迅速发展，给恶性肿瘤的免疫治疗带来了新的转机。生物反应调节（BRM）理论的提出，使人们重新认识传统的免疫治疗的理论与实践，并确定为肿瘤的第四大治疗模式即肿瘤的生物治疗。细胞工程技术可大量生产巨噬细胞、细胞毒性 T 淋巴细胞、自然杀伤细胞、淋巴因子活化的杀伤细胞等细胞毒活性细胞以及单克隆抗体的杂交瘤细胞。基因工程技术可大量生产白介素、干扰素、肿瘤坏死因子、免疫球蛋白因子及克隆刺激因子等 BRM 的十多种细胞因子。由于上述生物技术的进展以及对细胞免疫的深入了解，提供了对人类恶性肿瘤免疫治疗发展的机会。其中比较成功的是白介素-2（IL-2），它是 T 细胞产生的淋巴因子，对体内的免疫调节有重要作用。临床上白介素-2 的单独或与 LAK 细胞的联合应用，已在肾癌、恶性黑色素瘤、肠癌、非霍奇金淋巴瘤等取得了较好的疗效。

肿瘤免疫治疗主要包括非特异性免疫刺激、细胞因子治疗、单克隆抗体在肿瘤治疗的应用、过继细胞免疫治疗、肿瘤疫苗治疗五大类。

一、非特异性免疫刺激

非特异性免疫治疗是指应用一些免疫调节剂，如微生物及其制剂，通过非特异性地增强机体的免疫功能，激活机体的抗肿瘤免疫应答，以达到治疗肿瘤的目的。目前使用最多的是减毒的结核分枝杆菌（卡介苗，BCG）、短小棒状杆菌、酵母多糖、香菇多糖、灵芝多糖、OK432 以及一些细胞因子如 IL-2 等均属于此类。这类制剂可口服、肌内注射、皮下注射、皮内注射、瘤内注射使用，也可以腹腔内给药。

1. 卡介苗 (BCG)

BCG 在临床上常被用为结核疫苗。瘤内注射治疗皮肤黑色素瘤转移灶，90%有效，15%的无注射病灶也有缩小。近来发现，膀胱内灌注 BCG 治疗膀胱癌能明显使肿瘤缩小，延长无病生存期。在 Ta、T_1 或 Tis 期的膀胱癌，70%的患者用 BCG 灌注达到了完全缓解。5 个随机临床试验随诊 2～60 个月，术后加用 BCG 灌注 70%属高度危险性复发患者仍然无缓解，而对照组只有 31%。Meta 分析的结果已经证实在膀胱癌膀胱内灌注治疗方面，BCG 超过很多化疗药物包括噻替哌、表柔比星、多柔比星和丝裂霉素等。而且在噻替哌和丝裂霉素治疗失败的患者仍能取得 50%以上的完全缓解 (CR) 率。BCG 治疗膀胱癌具体的作用机制尚不明显，可能是引导了非特异性炎症反应，导致多种细胞因子的释放。BCG 膀胱内灌注可产生尿频、尿急、血尿和排尿困难等不良反应，多能恢复。其他局部注射的毒性包括局部红斑、硬化、瘙痒和溃疡等。低热和寒战也常见于反复使用的患者。

其他细菌类免疫制剂虽动物实验有较好的抗肿瘤效果，但临床试验未能证实其确切疗效，部分可用于恶性胸腹腔积液的治疗，但对总的生存期似无改善。

2. 短小棒状杆菌菌苗 (CP)

CP 为革兰氏阳性厌氧杆菌，对人无致病性，可从正常人的骨髓中分离出来。CP 对肿瘤的免疫作用主要表现如下。

① 激活网状内皮系统，因而激活大量的内皮细胞，此可能是抗癌活性的主要效应细胞。

② 对细胞免疫的作用，表现为抑制 T 淋巴细胞的免疫应答。但实际应用表明 CP 可能有两种抗癌机制，一种是 T 细胞依赖性，而另一种是通过活化巨噬细胞而不依赖 T 细胞。

③ 增强 NK 细胞的活力，NK 细胞对某些肿瘤靶细胞具有特异的细胞毒作用。

④ 是一典型的佐剂，具有促进 B 细胞活性、增强体液免疫的作用。

⑤ 激发产生大量干扰素。

⑥ 补体激活等作用　CP 的临床应用有报道在恶性黑色素瘤、恶性淋巴瘤、肺癌等晚期肿瘤有效。如与化疗同用，可增强对化疗的敏感性，并减轻骨髓抑制。

静脉注射常可引起寒战或高热、心率加快，有心血管疾病的患者应慎用。皮下注射 3～4mg，每周 2 次，1 个月为一疗程，可有局部肿胀、低热等轻微反应。注意菌苗需保存在 4℃的冰箱内。

3. 多糖类

临床常用的有香菇多糖、云芝多糖 (PS-K)、多抗甲素，这些制剂都属于非特异性免疫刺激剂，能刺激单核-巨噬细胞的增生，增强 T 细胞和 NK 细胞的活性，临床上主要用于消化道肿瘤的辅助治疗。

4. 多 (聚) 核苷酸

病毒感染后常常出现双链的 RNA，据此合成了多 (聚) 腺苷酸-多 (聚) 尿苷酸。随机临床试验证实，在 300 例早期乳腺癌患者中合用此药能显著改善总生存率，8 年生存率为 71%，而辅助化疗组为 57%。进一步的疗效观察仍在进行中。

5. 免疫组织和细胞提取物

主要有胸腺素、转移因子 (TF) 和免疫核糖核酸 (iRNA)，这些制剂来源于免疫组织 (胸腺、脾、淋巴结) 和外周淋巴细胞，能够促进 T 细胞分化成熟和增强 T 细胞对抗原的应答反应，增强 CTL 和 NK 细胞的活性，对 T 细胞免疫功能低下患者的免疫功能恢复以及协助宿主抗病毒感染和抗肿瘤都有积极的作用。

二、细胞因子的抗肿瘤作用

细胞因子是由免疫细胞（淋巴细胞、单核-巨噬细胞等）及其相关细胞合成分泌的一类低分子蛋白或糖蛋白的大家族。生物作用的特点是微量高效，在体内各种细胞因子构成复杂的网络关系，常以自分泌或旁分泌的方式在局部发挥免疫调节作用。临床上常用的抗肿瘤细胞因子有白介素-2（IL-2）、干扰素（IFN）、肿瘤坏死因子（TNF）以及粒细胞-巨噬细胞集落刺激因子（GM-CSF）等。

1. 干扰素（IFN）

IFN 是一种糖蛋白，首先是由 Isaacs 和 Lindenmann 在 1957 年作为一种病毒感染的细胞产物来描述的，它可以防止病毒的进一步感染。IFN 的主要作用有：直接抗病毒作用；增强主要组织相容性抗原（MHC）和肿瘤相关抗原（TAA）的表达；增强自然杀伤细胞（NK）的细胞毒作用；增强抗体依赖性细胞的细胞毒作用（ADCC）；直接的抗细胞增生作用和抗血管生成作用等。IFN 有三种，即 IFN-α、IFN-β 和 IFN-γ。IFN-α 和 IFN-β 具有相同的受体即 I 型受体，IFN-γ 连接在 II 型受体上。

IFN-α 是第一个用于临床的重组基因细胞因子，可皮下或肌内给药，血浆半衰期为 4～6h，生物活性持续 2～3 天。临床应用在毛细胞白血病、慢性髓细胞性白血病、恶性淋巴瘤、肾癌、多发性骨髓瘤、恶性黑色素瘤的治疗中取得了一定的疗效。

用法：全身用药 3×10^6 U 肌内注射，每周 2 次，剂量可逐渐加到 10^8 U，总量视疗效和不良反应而定。局部用药一般 3×10^6 U，每日或隔日一次，瘤体注射。不良反应有发热、体重下降、脱发、皮疹、注射部位疼痛以及轻度骨髓抑制。

2. 白介素-2（IL-2）

IL-2 是 1976 年 Morgan 等人在 PHA 刺激的淋巴细胞培养液中发现的一种淋巴因子，1979 年国际淋巴因子研究会命名为白介素-2。意指该因子是在白细胞（单核细胞、淋巴细胞）间发挥作用。临床前和临床研究发现在感染、自身免疫病、后天性免疫缺陷病、糖尿病、全身性系统性红斑狼疮、艾滋病、恶性肿瘤及老年人体内 IL-2 的产生及活性异常，T 细胞等对 IL-2 的免疫应答反应降低。因此探讨以 IL-2 治疗上述疾病特别是治疗恶性肿瘤已引起了人们极大的关注，多方面的研究成果也显示出 IL-2 有广泛的应用前景。

IL-2 是单核细胞或 T 细胞系（主要是 T 辅助细胞，TH）在致分裂原植物凝集素（PHA）、刀豆素 A（ConA）或同种抗原的刺激下产生的。目前已能由基因工程技术大量产生，即基因重组白介素-2（rIL-2）。rIL-2 与淋巴细胞产生的 IL-2 在体内外的生物活性无任何差异。

IL-2 的生物学功能主要有以下几种：促杀伤 T 细胞的增生和分化；活化自然杀伤细胞（NK 细胞）；诱导细胞毒性 T 淋巴细胞（CTL）的产生；诱导并激活 T 淋巴细胞转化为淋巴因子激活的杀伤细胞（LAK）；刺激 B 细胞使其增生，并与干扰素协同促进 B 细胞分化，进而产生免疫球蛋白；促进外周血淋巴细胞（PBL）产生多种淋巴因子，如淋巴毒素、γ-干扰素和肿瘤坏死因子等；诱导产生具有识别肿瘤抗原的杀伤细胞（TIL）等非常复杂的功能。

IL-2 目前仍在临床试验阶段，疗效尚未完全肯定。单独小剂量应用疗效不佳；大剂量或连续投给可取得一定疗效；肿瘤局部应用可取得较好疗效。

IL-2 较轻的不良反应是发热、寒战、无力、关节疼痛及上消化道症状，可停药或对症处理。较重的不良反应是机制不明的水钠潴留，造成低血压或向心性水肿。停药后大部分可缓解，严重者也有生命危险。

3. 肿瘤坏死因子（TNF）

TNF 是具有广泛生物学活性、不带糖基的蛋白质，包括 TNF-α 和 TNF-β，通过与其相应受体（TNF-R）结合产生作用。TNF 抗肿瘤机制：对肿瘤直接溶解和抗增生作用；对毛细血管内皮直接产生细胞毒作用，导致肿瘤组织出血、坏死；增强 NK 细胞和巨噬细胞的细胞毒作用。TNF 全身应用治疗肿瘤效果不佳，毒性反应严重，故以局部应用为主。单独应用 TNF 治疗皮肤恶性肿瘤有效率为 46% ~ 63%，TNF 局部灌注与 IL-2、INF-α 和局部热疗联合应用治疗转移性皮肤恶性黑色素瘤，有效率高达 100%，完全缓解率亦达 70%。

4. 造血生长因子

造血生长因子是一类细胞因子的总称。即它们都可以影响造血细胞，在细胞的生长和分化上起重要的调节作用，在成熟造血细胞的功能激活上也起重要作用。迄今已有 25 种以上的细胞因子被证明对造血活性有影响。目前美国 FDA 批准正式临床使用的只有三种，即粒细胞生长因子（G-CSF）、粒细胞-巨噬细胞生长因子（GM-CSF）和红细胞生成素（EPO）。

三、单克隆抗体在肿瘤治疗中的应用

杂交瘤技术问世以来，单克隆抗体（MAb，简称单抗）的制备及其在肿瘤诊断治疗中的应用取得了极大的进展。单抗抗肿瘤作用的机制主要是通过活化补体，构成复合物与细胞膜接触产生补体依赖性细胞毒作用，引起靶细胞的溶解和破坏，以及激活抗体依赖细胞，发挥其抗体依赖性细胞毒作用破坏肿瘤细胞，还有一些抗体通过封闭肿瘤细胞表面的受体，以阻断细胞生长因子与受体结合诱发的促细胞增生作用。

但是单独应用抗体对实体瘤的作用有限，目前更多的是应用单抗与化疗药物、放射性核素、生物毒素和其他生物制剂构成的交联物，利用单抗与肿瘤细胞的特异结合将对肿瘤细胞有更大破坏作用的杀伤性药物导向肿瘤细胞，从而更有效地发挥杀伤效应。

四、过继细胞免疫治疗

自 20 世纪 80 年代初期以来，对 LAK 细胞的特征进行了广泛的研究。这是一群不同于 NK 或 CTL 的溶细胞性群体。它们的细胞表面标记特征为非 MHC 限制性杀伤细胞。可以是 CD3+ 或 CD3- 的非黏附性的并带有 NK 样标记如 CD16+ 和 CD56+ 的细胞群体。新鲜肿瘤靶细胞上被 LAK 细胞识别的决定簇性质尚不清楚。这种决定簇广泛表达于新鲜和培养中的肿瘤细胞上和培养的正常细胞上。但新鲜正常细胞上并不具有。LAK 细胞是外周血淋巴细胞在患者开始 IL-2 治疗几天后反跳性增生时收集的。在体外与 IL-2 一起培养数天后发展为具高度非特异性细胞毒性细胞后再返输给患者。

迄今，没有令人信服的证据说明加用 LAK 细胞后，疗效比单独使用 IL-2 要好。再加上治疗的费用和烦琐性，这一疗法基本已被放弃。只有在移植后淋巴增殖性疾病（PTLD）中最近重新试用了 LAK 细胞并取得一定疗效，但要注意不能同时输注 IL-2，以免刺激淋巴性肿瘤生长。

五、肿瘤疫苗治疗

由于疫苗在预防和治疗感染性疾病上获得了巨大成功，科学家一直梦想开发有效的肿瘤疫苗，但是一直没有太大进展，直到 20 世纪 80 年代末和 90 年代初，肿瘤疫苗才开始走向临床研究和应用开发。近年来，研究和开发新型肿瘤疫苗已成为国际上肿瘤免疫治疗的热点。

肿瘤疫苗的基本原理是利用肿瘤抗原，通过主动免疫方式诱导机体产生特异性抗肿瘤效应，激发机体自身的免疫保护机制，达到治疗肿瘤或预防复发的作用。肿瘤疫苗属于主动免疫治疗，根据肿瘤抗原组分和性质的不同，肿瘤疫苗可分为以细胞为载体的肿瘤疫苗、病毒疫苗、肿瘤相关蛋白/多肽疫苗、DNA疫苗、抗独特型疫苗和异种疫苗等。

第二节　肿瘤的基因治疗

肿瘤基因治疗是指用正常或野生型基因矫正或置换致病基因，或引入有治疗价值的其他来源基因，以达到肿瘤治疗目的的方法。1990年，Rosenberg等首次在晚期癌症患者中利用反转录病毒载体做了基因转移术，将转导了编码肿瘤坏死因子的肿瘤浸润淋巴细胞用于治疗晚期癌症。近10年来，随着人们对肿瘤免疫、肿瘤病因及分子机制等研究的深入，肿瘤基因治疗获得了突飞猛进的发展，并逐渐走向成熟，批准进入临床试验的基因药物逐年增多。目前开展的肿瘤基因治疗研究有免疫基因治疗、转导抑癌基因治疗、反义癌基因治疗以及靶向化疗等。

基因转导大致可分两大类，体外和体内基因治疗。体外基因治疗是基因在离体培养情况下被转移或转导到靶细胞中后再放回动物或人体中。体内基因治疗是基因在体内直接被转导到靶细胞中。要完成这一任务，涉及两个相互独立而又有关联的因素，即治疗性的基因及其运载系统。基因的作用机制、大小、表达的稳定性、预期的效果等均是选择的重要因素。第二个因素决定了能否把一个治疗性的基因有效地运载到靶细胞并进行表达。运载系统也叫载体，是一个微基因盒。由一段能启动靶基因转录的核苷酸或叫启动子的成分和一个多聚腺苷酸信号组成。后者能稳定转录mRNA。这个微基因盒通常位于一大段核苷酸的主链骨架里。这一骨架的序列可以简单到像在噬菌体里的一样，因此可使载体在体外随细菌而增生；也可复杂到像大DNA病毒一样。此外，这个微基因盒通常由其他一些大分子所包绕，如蛋白和碳水化合物等。它们在转基因的稳定性、靶向性和表达上执行某些特异性功能。

到目前为止，已鉴定的认为可能有治疗价值的基因数量迅速增加。美国FDA批准的治疗肿瘤的临床试验项目已有103项。其中以p53在头颈部肿瘤和非小细胞肺癌做的工作最多，已看到有部分缓解（PR）、完全缓解（CR）和生存期延长的病例。目前这一观察还在进行中。然而，能否真正将治疗性基因成功地运用到人体的特定部位中还取决于一个有效的高度选择性的转运系统和高效的基因表达。因此，目前在基因治疗的基础科学研究上更多的精力还是强调发展更好的载体。

第六章
肿瘤的介入治疗

自 1953 年 Seldinger 技术应用以来，血管系统导管插管已成为一种安全易行的操作方法，经过不断地完善，现已可以将导管直接插入人体各个脏器供血血管。在此发展的基础上和其他设备的改进创新，近十余年来使 X 线导管技术的诊断作用扩展到治疗领域，从而使放射诊断医师直接参与处理和治疗患者，这就是 1967 年 Margolis 首先提出命名的介入放射学（interventional radiology）。这门新兴起的学科是指利用放射学方法取得组织学、细菌学、生化和生理学资料以及利用放射学知识和技术所施行的诊断治疗方法。

恶性肿瘤介入治疗在国内虽然起步晚，但近几年来采用动脉灌注化疗药物治疗中晚期肺癌、肝癌、胃癌、食管癌、头颈部肿瘤及四肢恶性肿瘤方面发展较快，并取得了比较满意的近期疗效。

一、介入放射学的分类

（一）按介入诊疗技术分类

1. 血管性介入

（1）造影　心血管造影、心导管检查及标本采集。

（2）动脉灌注　如动脉内灌注化疗、溶栓、止血及基因转移、干细胞移植等。

（3）血管栓塞　如出血血管、肿瘤血管、血管畸形及亢进脏器的动脉栓塞治疗等。

（4）血管成形　如心脏瓣膜及血管的球囊扩张、内支架植入及激光、旋切等。

2. 非血管性介入

（1）经皮穿刺活检、抽吸、引流及治疗　如实质性病变的经皮穿刺活检及消融治疗、基因转移、干细胞移植、放射性粒子组织间植入；经皮椎间盘切吸术及融核术；经皮穿刺脓肿、囊肿、血肿的抽吸、引流及注药治疗；结石处理等。

（2）管道狭窄的球囊扩张及内支架成形　如气管支气管、食管、胃肠道、胆管、尿道、输尿管及吻合口狭窄的球囊扩张及内支架植入成形。

（二）按目的分类

① 诊断性介入。

② 治疗性介入。

（三）按学科分类

① 肿瘤介入。
② 非肿瘤介入。
③ 心脏及大血管介入。
④ 神经系统介入。

二、介入技术常用的器材

1. 导管

（1）普通导管　外周血管介入常用的导管有肝管、蛇头导管、猎人头导管、猪尾管、胃左管、脾管等。

（2）特殊导管　如微导管、球囊导管、同轴导管、可控方向导管等。

2. 导丝

（1）普通导丝。

（2）特殊导丝　如亲水膜导丝（超滑导丝）、塑料导丝、轨线导丝等。

（3）鞘管　分普通鞘管、防漏鞘管、剥皮导管插入鞘和长鞘管四种。

（4）穿刺针　如导管性穿刺针、活检针、脊柱针等。

（5）支架　如食管支架、气管支架、胆管支架等。

（6）球囊　根据作用不同可分为扩张球囊和封堵球囊。

3. 栓塞材料

（1）明胶海绵　是最为常用的、最早开发的栓塞剂，具有可压缩性，易注射，可剪成不同大小，可栓塞不同直径的血管，可被机体吸收使血管再通，为下次治疗留下通路。

（2）微粒栓塞剂　是指直径为 $50\sim200\mu m$ 的颗粒性栓塞剂，用于栓塞血管。

（3）大型栓塞剂　如不锈钢圈和弹簧圈主要用于 $3\sim10mm$ 口径动脉的栓塞，栓塞各种动静脉瘘、动脉瘤和大动脉出血点。

（4）液态栓塞剂　如碘油类用于动静脉畸形和肿瘤的栓塞；无水乙醇用于肿瘤血管栓塞，食管静脉、精索静脉曲张及支气管动脉栓塞。

三、经动脉灌注抗癌药物

由动脉内经导管向靶器官注入化疗药物，到达肿瘤内的药物浓度与全身静脉化疗相比要高得多，是全身化疗的 $100\sim400$ 倍，疗效明显提高，但全身不良反应却减轻。

1. 方法

采用 Seldinger 经皮动脉插管方法，常用穿刺动脉为股动脉或腋动脉，若为一次性大剂量抗癌药物注入多采用股动脉途径。此途径操作容易，并发症少。如果要保留导管数日，进行连续灌注，便于患者行动，则应考虑腋动脉途径。整个插管操作过程是在 X 线监视下进行，将导管选择性插入动脉后，行动脉造影，来了解肿瘤动脉的供血情况、侧支循环等，为进一步选择插管灌注抗癌药物作准备。动脉灌注抗癌药物的基本原则应尽可能使导管头接近肿瘤供血区域，这样可以提高疗效，减少不良反应和并发症。如肺癌的治疗要将导管插入供血的支气管动脉，肝癌的治疗要将导管插到肝固有动脉。脑肿瘤的治疗要将导管插至眼动脉以上。当导管到位后，则可灌入抗癌药物，抗癌药物的选择与全身静脉化疗一样，根据肿瘤细胞类型选择对肿瘤敏感的药物，联合多种药物一次性大剂量灌注。

2. 不良反应和并发症

动脉化疗后常有恶心呕吐、食欲减退等消化道反应。一般可持续 3～7 天，在腹腔动脉或肝动脉灌注时有化疗药物反流入胃十二指肠动脉，可引起胃炎或溃疡病。肝动脉内灌注化疗药物可引起肝动脉暂时性损害，但一般均能较快恢复，也可以引起肾功能的损害，这在动脉化疗中都需注意预防。

动脉插管化疗还可发生由于插管所致并发症如动脉内膜损伤、动脉狭窄及动脉瘤形成等。这需要在插管过程中正确使用导引钢丝导管及熟练的操作技术，以预防插管并发症的发生。

四、经导管动脉栓塞治疗

经导管向肿瘤出血动脉注入栓塞物质，达到止血目的；或经导管注入栓塞物质对良性富血供肿瘤的供血动脉进行栓塞，达到使肿瘤萎缩或减少肿瘤术中出血的目的；或部分破坏功能亢进的脏器功能。

1. 方法

在局部麻醉下，采用 Seidinger 插管法，在 X 线监护下，将导管头送至靶器官肿瘤的供血动脉部位，缓慢注入栓塞剂及抗癌药物。栓塞剂的选择及种类可根据栓塞的目的和要求来选择。

2. 栓塞剂

在肿瘤的治疗中，栓塞治疗的作用是很重要的，动脉灌注化疗与肿瘤血管的栓塞相结合疗效得到明显提高。栓塞剂的品种较多，较常用的有碘化油如国产 40％碘化油，法国生产的 Lipiodol ultra-fluide，明胶海绵块，可加工成栓塞颗粒，一般剪成 2mm×2mm 大小或明胶海绵条使用，还有 PVA 微球。在使用微球栓塞时要注意不能异位栓塞，PVA 微球为永久栓塞剂，人体不能吸收。

3. 栓塞术后综合征

动脉栓塞后会出现一些临床症候群，如肝癌灌注＋栓塞治疗后出现恶心、呕吐、发热、腹痛等，这些症状称为栓塞术后综合征，系化疗药物和栓塞剂的反应以及肿瘤术后缺血坏死所致。栓塞术后综合征的处理基本上是对症处理。

五、临床应用

（一）肝癌

原发性肝癌是我国及亚洲地区的常见病。不少肝癌在发现时已有相当大的范围或已并发其他疾病，以致不适宜手术治疗，通过介入治疗可取得满意的疗效。

1. 适应证

①无法手术切除者，尤以右叶肝癌且肿块＜20％肝体积者，若癌肿呈非浸润生长者可列为绝对适应证；②手术切除前提高切除率，减少术中出血；③肝癌破裂出血者。

2. 禁忌证

①门静脉有癌栓；②明显黄疸，严重肝功能损害，AL_T＞200U/L；③中等量以上腹水；④肿瘤过大，超过肝脏体积 70％；⑤严重食管静脉曲张；⑥严重感染，尤其有胆系感染者。

介入治疗常用栓塞有明胶海绵、碘化油、微球、电凝等。上述物质以明胶海绵、碘化油及微球等最为常用。

3. 方法

目前常用的介入治疗方法有肝动脉栓塞法、双重栓塞法及联合栓塞法等。

（1）肝动脉栓塞法　通过栓塞剂直接阻断肝动脉血供，导致癌肿坏死而起到治疗作用。若病情需要可多次重复栓塞。近来，有研究者采用肝段栓塞治疗肿瘤，可克服因插管深度不够、栓塞范围涉及非癌组织等缺陷，研究结果表明，该法具有并发症少和复发少等优点。

（2）双重栓塞法　在右肝动脉栓塞基础上，再行经皮肝穿刺部分门静脉栓塞，目的是使肿瘤的双重血供完全阻断，从而获得肿瘤完全坏死之效果。

（3）联合栓塞法　指肝动脉近端栓塞加远端栓塞加化疗同时应用，以减少侧支循环形成，增强栓塞效果。常用化疗药物包括细胞周期非特异性药物丝裂霉素、多柔比星及周期特异性药物氟尿嘧啶和甲氨蝶呤等。临床上常用联合化疗如氟尿嘧啶加丝裂霉素，可提高药物治疗效果并减少不良反应。

（二）肺癌

肺癌是肺部最常见的恶性肿瘤，基本治疗方法是手术、放疗和化疗，但临床发现病例约有 2/3 失去手术机会。放射治疗和全身化疗效果近年有所提高，但仍有许多问题有待解决。肺癌主要由支气管动脉供血，根据这一循环特点，提出了利用支气管动脉插管进行区域性化疗，期望通过增加病变局部药物浓度提高疗效，减少化疗全身不良反应。

1. 支气管动脉灌注化疗

（1）适应证　①晚期不能手术的肺癌，无远处转移者；②肺癌手术治疗前局部化疗；③肺癌术后复发者；④与放射治疗相结合。

（2）禁忌证　①有一般血管插管及对比剂应用的禁忌证者；②严重心肝肾功能障碍，不能耐受化疗的患者。

（3）方法

① 先行选择性支气管动脉造影，确定供血的支气管动脉后，固定导管。

② 灌注药物：选用的每种抗癌药物用 40～50ml 生理盐水稀释后缓慢灌注，速度 1.5～2ml/min。灌注过程中注意患者反应及肢体功能状况。若患者有明显的阻塞性肺炎，可同时灌注林可霉素 1.8g 或头孢哌酮 1g，前者用生理盐水 20～30ml 稀释，后者用注射用水 20～30ml 稀释。

③ 术后处理：患者拔管加压包扎后给予异丙嗪 50mg 肌内注射。如果用顺铂，同时肌内注射呋塞米 20mg，术后 1h 和 5h 各肌内注射甲氧氯普胺 20mg。术后注意观察患者肢体的感觉和运动功能，发现情况及时处理。

（4）并发症　如局部出血、血肿、血管栓塞、脊髓损伤，需提高警惕。

2. 支气管动脉与肺动脉栓塞术

（1）适应证与禁忌证　仅适应于肺癌大咯血患者。禁忌证同支气管动脉灌注化疗。

（2）栓塞条件　栓塞前必须了解清楚患者的疾病情况，以及病变区血液循环情况，以决定栓塞的范围、程度、用何种栓塞材料，做近端或远端或者两者结合的栓塞等，制定出合理的治疗计划。

（3）栓塞术　栓塞时导管插入靶血管要牢固，释放栓子时必须十分小心和缓慢。在整个过程中要反复试注对比剂以观察血管栓塞情况，当血管被阻塞后，血流会减慢或停滞，应立即停止推注，再行造影以证明栓塞效果。

（4）注意事项　注药需在电视监视下缓慢注入，以免药物反流，造成异位栓塞。术后密切观察患者肢体运动、感觉功能等变化，发现问题及时处理。

（三）肾癌

肾脏供血器官单一，肾癌化疗栓塞可获得较好的治疗效果。其作用及临床意义在于：①减少肾癌手术切除的难度，栓塞后肿瘤缩小，肾脏及肿瘤周围组织水肿，使病变境界清楚，肿瘤血液循环减少，肾周的侧支血管及肿瘤表面静脉萎缩，剥离肿瘤时出血少，结扎血管容易，同时可减少癌细胞扩散的机会。②肾癌姑息治疗：大剂量化疗药物进入肾脏对肾肿瘤起冲击化疗作用，同时栓塞肾动脉、阻断肾癌的血液供应，致使肿瘤组织坏死、液化或吸收，因而起到治疗作用。肾癌经肾动脉栓塞后能释放肿瘤协同抗原，增强宿主对肿瘤的反应，坏死的肿瘤组织并有诱发机体免疫能力，促进肿瘤的消退。

化疗栓塞后均可出现腰痛、发热、恶心、食欲减退等化疗栓塞后综合征。对症治疗一般在 1 周内可消失。

（四）常用治疗方案

(1) 原发性肝癌　①EPI 60mg/m^2（或用 ADM 40mg/m^2），MMC 14mg/m^2，5-FU 1.0g/次，CF 0.1g/次；②THP 60mg/次，MMC 14mg/m^2，5-FU 1.0g/次，CF 0.1g/次。单纯灌注化疗每月一次，3 次为一疗程。如果灌注加栓塞治疗，每 1.5～2 个月一次，3 次为一疗程。

(2) 支气管肺癌　①鳞状细胞癌：EPI 60mg/m^2（或用 ADM 40mg/m^2），PDD 80～100mg/m^2（或用卡铂 300mg/m^2）。②腺癌：PDD 80～100mg/m^2（或用卡铂 300mg/m^2），MMC 14mg/m^2，5-FU 1.0g/次。③小细胞未分化癌：原则上应全身化疗，如果作为整个疗程的一部分或姑息治疗也可采用，药物选用 VP-16、EPI、PDD、THP。

(3) 胰腺癌　①EPI 100mg/次，MMC 20mg/次，5-FU 1.0g/次。②PPD 150mg/次，MMC 20mg/次，5-FU 1.0g/次。③吉西他滨 2000mg/次，PDD 150mg/次。胰腺癌的治疗多采用灌注化疗，每个月 1 次。

(4) 盆腔恶性肿瘤　常用 PDD、EPI、VP-16、博来霉素等。

(5) 肝转移瘤　根据原发部位组织学类型不同而选用相应敏感的药物。

(6) 结肠癌、直肠癌、胃癌　用药同原发性肝癌。

六、肿瘤的非血管性介入治疗

主要包括经皮肿瘤消融治疗、经皮胃肠造口、经导管引流术、腔内支架置入术、椎体成形术、放射性粒子植入术等内容。

（一）肿瘤射频消融治疗（radio-frequency ablation，RFA）

指在影像导向下将消融电极插入肿瘤组织中，逐渐加大功率，使电极温度升高到 95℃左右，以高频电流转化的热量治疗肿瘤组织。

适用于不适宜手术或拒绝手术的原发性、复发性及转移性（肿瘤数目在 4 以下）肿瘤、经 1～2 次 TACE 治疗的巨块型肝癌、肺癌及肺转移瘤、肾上腺转移癌、肾癌、腹膜后淋巴结转移瘤、盆腔肿瘤、腹盆部软组织肿瘤等。

体质差、活动性感染未控制、有难以控制的大量腹水、严重出血倾向、合并有其他严重疾病禁用。

（二）经皮肝穿刺胆道引流术（percutaneous trans-hepatic cholangic drainage, PTCD）

是经皮肝穿刺在受梗阻的胆道内放置引流管，解除恶性病变所致的胆道梗阻，减轻或消退患者的黄疸，为其他治疗创造条件，也可作为长期姑息治疗手段，延长患者生存期和提高生活质量。

适用于胆管癌、胰腺癌、壶腹癌、肝门区转移肿瘤引起胆管狭窄或闭塞、中晚期肝癌造成的梗阻性黄疸。

终末期患者、恶病质、肝肾功能衰竭者、大量腹水及严重出血倾向患者禁用。

（三）经皮胃造口术（percutaneous gastrostomy, PG）

恶性导致消化道梗阻及吞咽困难的患者，采用经皮穿刺胃造口术建立新的进食通道，提高患者晚期生活质量。胃部疾病所致幽门梗阻、大量腹水造成胃前壁与腹壁分离、严重的门静脉高压造成腹内静脉曲张。

（四）经皮气胸引流术（percutaneous pheumothorax drainage, PPD）

应用经皮穿刺的方法将气胸引流管置入胸腔清除胸膜腔内的气体，使萎陷的肺叶复张，恢复肺组织的功能。适用于肺或纵隔肿瘤穿刺活检、肺肿瘤射频消融治疗等引起的气胸、自发性气胸。严重恶病质预计生存期不超过2周或严重出现凝血功能障碍患者禁用。

（五）经皮穿刺椎体成形术（percutaneous vertebroplasty, PVP）

经皮穿刺椎体成形术是在影像设备的导向和监视下经皮穿刺颈、胸、腰椎体并灌注填充材料骨水泥（甲基丙烯酸树脂）治疗溶骨性骨质破坏和骨质疏松疾病的一种技术，可增强椎体强度和稳定性、防止塌陷、缓解腰背疼痛，甚至完全恢复椎体高度。

适用于椎体血管瘤、椎体原发和转移性肿瘤、椎体疏松或创伤性压缩骨折。

有肿瘤压迫的神经症状、凝血功能异常者、明显的椎体塌陷者禁用。

（六）影像导向下放射性粒子种植（radioatcive seeds implanting）

利用计算机三维立体种植治疗计划，重建肿瘤的三维形态，准确设计植入粒子的位置、数量及种植路径，然后在CT或B超导向下精确的植入放射性粒子到肿瘤区域。

适用于全身各部位原发肿瘤，拒绝根治手术的肿瘤患者、孤立的转移性肿瘤、外照射效果不佳或失败者例外。

预计生存期不足6个月、穿插部位皮肤溃烂、感染、放疗不敏感的肿瘤者禁用。

七、内支架置入术

内支架是用于支撑体内狭窄管腔或新建通道的假体。在影像设备的导向下通过导管、导丝、支架输送器，将支架放置于管道狭窄处或瘘口部位，使之再成型或堵住瘘口的技术称之为内支架置入术，可分为血管性和非血管性两大类。血管性内支架是指应用于血管内的支架如髂动脉内支架和腔静脉内支架。非血管性内支架是指用于非血管性管腔的支架，如食管、胃肠道、气管、胆道支架。而输尿管狭窄多采用置入内涵管的方式对狭窄的输尿管进行支撑。

第七章
肿瘤的中医治疗

在祖国医药宝库里，几千年来就有许多关于癌瘤的记载和论述。中医经典《黄帝内经》描述了肿瘤的病因、症状、诊断、治疗和预防。在长期医疗实践中，中国医药学积累了丰富的临床治疗经验，形成了独特的理论体系。

近50年来，我国应用中医药和中西医结合治疗恶性肿瘤的方法越来越被广大学者和患者所接受，已成为常规的治疗方法，成为恶性肿瘤综合治疗的有效手段之一。

一、中医治疗肿瘤的常用法则

1. 扶正培本法

扶正培本法又称扶正固本法，是扶助正气、培植本源的治疗法则。中医非常重视人体的正气。气血是人体生命活动的物质基础。扶正培本法治疗肿瘤是用补益中药扶植正气，调节阴阳气血、脏腑功能，增强机体免疫功能，提高抗癌能力，间接地抑制癌细胞的生长，以达到治疗肿瘤的目的。

以下是肿瘤治疗中常用的几种扶正培本法。

（1）益气健脾法　该法是治疗气虚的基本方法。恶性肿瘤患者或做过化疗的患者常有脾胃功能的损害，表现为食欲缺乏、恶心、呕吐、乏力、溏泻，舌淡胖、苔薄白、脉细无力等，治宜益气健脾。常用药物有黄芪、党参、太子参、白术、茯苓、怀山药、甘草等。

（2）温肾壮阳法　适用于肾阳或脾肾不足之证。如晚期肿瘤患者神疲乏力、形寒肢冷、腰酸冷痛、便溏尿清，舌质淡、体胖嫩，苔白或少，脉沉细，治宜温肾壮阳。常用药物有附子、肉桂、鹿茸、淫羊藿、仙茅、锁阳、肉苁蓉、巴戟天、补骨脂等。

（3）滋阴生津法　适用于阴虚内热之证。如不少肿瘤患者或放化疗后出现午后低热、手足心热、口干少津、咽干、大便干结、尿少、夜寐不安，或腰膝酸软、头晕眼花、咳嗽咯血，舌红少苔或无苔、脉细数，治宜养阴生津。常用药物有生地黄、麦冬、北沙参、天冬、玄参、石斛、龟甲、鳖甲、黄精、天花粉、玉竹、知母等。

（4）补益气血法　适用于气血两虚证。如中晚期恶性肿瘤患者或化疗后，造血功能受损，出现面色苍白、乏力神疲、心慌气短、动则汗出、少寐多梦，舌边有齿印、苔薄白，脉沉细，治宜益气补血。常用药物有熟地黄、当归、阿胶、白芍、龟甲胶、制何首乌、女贞子、枸杞子、龙眼肉、红枣、花生衣、鸡血藤等。

2. 以毒攻毒法

此法作用直接，见效快，是中医治疗肿瘤的主要方法之一。它是用有一定毒性，能够攻坚蚀瘤、破瘀散结、消除肿块、杀灭肿瘤细胞的治疗方法。但以毒攻毒之品容易直伤正气，造成正邪俱伤，因此临床上应用此法时应注意：正确掌握适应证，准确掌握剂量及使用时间、方法，密切注意药物的不良反应，及时予以处置。并以标本兼顾，因症而异，用好、用活此法。

3. 清热解毒法

该法主要适用于肿瘤证属热毒内结或兼有热象者。主要用味苦性寒，具有解毒清热、消肿散结作用的药物进行治疗。

4. 活血化瘀法

由于肿瘤形成后压迫周围组织，使局部血流不畅，影响药物及免疫活性物质的进入，成为肿瘤发生与发展的重要因素。

应用活血化瘀、消肿散结作用的药物以消散瘤块，提高药物疗效。此法适用于肿瘤兼有瘀血征象者。由于瘀血成因有多种，如因寒热，因气滞，因热结，因积聚之分，使用此法必须辨别因证，配以温寒散凝、理气导滞、益气扶正等药同用，以取得良好效果。

5. 化痰祛湿法

中医认为"痰之为物，随气升降，无处不到，凡人身上、中、下有块者，多是痰"。由于痰的物质基础是湿，所以痰湿并论。此法主要适用于肿块兼有胸腹胀满，四肢困胀，或有胸腹腔积液之肿瘤患者。

痰湿之性黏腻，容易缠邪，故常与瘀血证夹杂，与热毒相结，需辨证配合活血化瘀、清热解毒药物使用。

6. 软坚散结法

该法就是使用有效的中药促使坚硬的肿块软化，使结聚的癌瘤消散的方法。软坚是前提，散结是目的。由于肿块结聚原因很多，必须辨证施治。本法适用于痰热结聚者。常用中药如牡蛎、瓦楞子等有软坚功能的药物。

二、中医药治疗肿瘤的机制

（1）提高机体免疫功能　随着肿瘤瘤体血管生成，大量肿瘤细胞进入血液循环，然而大部分肿瘤细胞在血液循环中死亡，只有 0.01% 的肿瘤细胞能够在血液循环中生存并可能形成继发的转移灶。宿主的免疫系统对循环中肿瘤细胞的杀伤是不可低估的。黄芪提取物 AME 对人外周血免疫细胞的功能具有调节作用，可提高其产生 TNF 和 IL-6 的能力，对 T 细胞、B 细胞和单核细胞都有免疫增强作用。香菇多糖能增加人体外周单核细胞抗体的产生，裂褶菌多糖能促进患者脾脏形成抗体的细胞增加。云芝多糖能使抗体下降的患者产生抗体，使其免疫能力恢复到正常水平。

（2）抑制肿瘤新生血管生成　肿瘤组织在长到 2mm 以上时，需要生成新生血管才能继续增殖。肿瘤新生血管在肿瘤转移过程中占重要地位；原发瘤的增殖需要形成新生血管；原发肿瘤的新生血管的血管壁和基底膜发育不完全，肿瘤细胞易进入血液循环；血管新生实质上就是内皮细胞的侵袭过程；转移灶的增殖也依赖于新生血管的生成。血管生成抑制剂兼有抗肿瘤增殖和抗肿瘤转移的双重作用，已日益受到人们重视。中药在这方面的研究也取得一定进展，如人参提取物 Rg3 抗肿瘤新生血管方面已被国内外学者认可。姜黄素可抑制肿瘤的增殖和扩散，其不但能抑制新生血管的形成，还可使形成的微血管崩解。薏苡仁通过抑制血管内皮细胞分裂和增殖、肿瘤细胞释放血管生成正向调控因子、干扰内皮细胞分化等作用抑制肿瘤新生血管生成。

(3) 抑制肿瘤细胞的侵袭　肿瘤的转移与肿瘤细胞的侵袭作用是密切相关的。侵袭和转移实质上是一个过程中的两个阶段，即侵袭是转移的前奏，转移是侵袭的结果。黏附、水解酶的分泌、运动是肿瘤细胞侵袭的三个基本环节。通过阻断肿瘤细胞与基质成分的黏附、抑制蛋白水解酶活性、抑制肿瘤细胞的运动能力可能有抗侵袭和转移的作用。中药三参冲剂（由苦参、沙参、人参等组成）对肿瘤细胞与内皮细胞的黏附具有明显的抑制作用，并可明显抑制 CD44、CD49、CD31 等黏附分子的表达，减轻内皮细胞的通透性，减少肿瘤转移。金荞麦提取物可抑制 HT-1080 细胞胶原酶而抑制其转移。三参冲剂可抑制肺癌患者黏附分子和循环内皮细胞的表达，减轻内皮细胞的通透性，阻断了肿瘤细胞的黏附，从而减少了转移的形成。

(4) 逆转肿瘤多药耐药性（MDR）　肿瘤多药耐药性是现代研究的一个热点。耐药原因多认为细胞膜蛋白异常：多药耐药基因编码的 P-糖蛋白（P-gp）高表达是产生 MDR 最主要的原因。此外，酶表达异常及细胞凋亡相关基因如 $bel-2$、$c-myc$、突变 $p53$ 等均与耐药性的发生有一定关系。中药 R3（补骨脂抽提剂）对 MCF27/ADR 细胞具有耐药逆转作用。机制就是通过抑制 P-gp 的功能。植物多酚类化合物如槲皮素、小檗碱、黄芩苷、芦丁、牛蒡子苷等的体外试验表明。槲皮素可对抗 ADM 对 MCF27/ADR 细胞 P-gp 的诱导作用并持续下调其表达。此外榄香烯、汉防己甲素、苦参碱、冬凌草甲素等中药逆转肿瘤多药耐药性也有明显的作用。

(5) 细胞毒作用　许多中药及其提取物有直接抗肿瘤、抑癌的作用。如从长春花中提取的长春碱和长春新碱对霍奇金病、绒毛膜上皮癌、恶性淋巴瘤、急性淋巴细胞白血病等均有直接治疗作用，其机制为抑制微蛋白生成，麻痹纺锤丝，从而使细胞有丝分裂终止于分裂中期，丧失其合成 DNA 的能力，影响蛋白质的生成。喜树碱、三尖杉碱对白血病 P388、L1210 有良好的抑制作用。秋水仙碱能抑制癌细胞的有丝分裂。野百合碱对瓦克癌256、腺癌 755 具有明显抑制作用。斑蝥素可延长腹水肝癌患者的生存时间，抑制癌细胞的生长和分裂。其衍生物羟基斑蝥胺和斑蝥酸钠可降低斑蝥素的毒性，提高疗效。鸦胆子的提取物有明显的抗癌作用。此外，国内学者还从中医药的抗突变、抑制肿瘤细胞增殖、诱导其分化、诱导肿瘤细胞凋亡等方面，通过实验研究探索中医药抗肿瘤的机制。

三、中药在肿瘤综合治疗中的作用

手术、放疗、化疗仍是目前治疗肿瘤的三大主要方法。但手术会损伤脏腑组织器官，引起创伤出血；放化疗缺乏选择性，不良反应大，而且对机体免疫功能有损伤作用。配合中医治疗，可减轻不良反应，加强抗癌作用，增强免疫功能，防止复发转移，改善生活质量，提高生存率。因此，积极运用中医药与手术、放化疗相结合是十分必要的，也是进一步提高疗效的重要途径。

1. 中药与手术结合

(1) 术前　中药扶正治疗，可增加手术切除率，减少手术并发症，大多使用补气养血、健脾补肾的药方，如四君子汤、八珍汤、十全大补汤等；术前中药抗癌治疗，目的在于控制癌症发展，如用鸦胆子乳剂、秋水仙酰胺等。

(2) 术后　中药治疗是目前常用的治疗方法，有利于术后康复，尽快为及时放化疗创造条件。调理脾胃可予香砂六君子汤；益气固表可用玉屏风散；养阴生津可用增液汤；长期中药调理一般应以扶正与祛邪相结合，根据不同病种及脏腑特性，采用辨证与辨病相结合来遣方用药。

2. 中药与放疗结合

（1）防治不良反应和后遗症　中医认为放射线为热毒之邪，易伤阴耗气，治疗应以养阴益气、清热解毒、凉补气血为主。放射性口咽炎及鼻腔炎，可用增液汤加金银花、菊花、射干、天花粉、板蓝根等；放射性肺炎可用清燥救肺汤加鱼腥草、黄芩等；放射性食管炎可用增液汤加蒲公英、半枝莲、青皮等；放射性胃肠道反应可用香砂六君子汤；放射性直肠炎可用小蓟饮子合地榆槐角丸；放射性膀胱炎可用八正散合导赤散；放射性肝炎可用茵陈蒿汤；放射性脑反应可用五苓散合六味地黄丸；放射引起骨髓抑制，可用八珍汤或升血调元汤。

（2）中药的放射增敏作用　中药配合放射治疗有一定协同增效作用。动物实验与临床试验证明，从防己中提取的汉防己甲素是一种有效的放射增敏剂，川红注射液（含川芎、红花）及扶正增效方（含黄芪、枸杞子、女贞子、太子参、红花、苏木等）通过改善癌细胞的乏氧状态而起增敏作用。

（3）放疗后中药巩固疗效　放疗属局部性疗法，难免有残留的癌细胞。中药是放疗后一种较佳的接力性治疗，坚持长期服用扶正祛邪中药是提高远期疗效、减少肿瘤复发的关键。放疗后多以益气养阴扶正为主，辅以清热解毒散结等祛邪治疗，可提高治疗效果。

3. 中药与化疗结合

化疗药物治疗肿瘤近几年发展很快，疗效亦确切，但化疗所引起的毒副作用亦为众所周知，并在一定程度上限制了化疗药物的使用。而中药与化疗结合，一方面可以增强疗效，减轻化疗药物的不良反应，另一方面可以增强机体的免疫能力，提高癌细胞对化疗的敏感性，增加临床疗效。目前已广泛运用于临床中。

全身化疗引起的消化道反应如化疗期间常有食欲减退、恶心、呕吐、腹痛、腹泻等消化道症状，中医治疗主要以健脾和胃、降逆止呕，常选用旋覆花、赭石、姜半夏、砂仁、焦三仙等。化疗引起的骨髓抑制，主要表现为血小板及白细胞下降。临床采用补肾活血之法，疗效甚佳，常选用补骨脂、女贞子、黄精、枸杞子、鸡血藤、当归、山茱萸、桃仁、红花、赤芍等。化疗药物长期刺激引起的静脉炎可选用金黄膏、龙珠膏等外敷。

4. 中药与生物治疗相结合

中医药与生物治疗均具有调节免疫功能、增强防御能力、诱导宿主反应、促进肿瘤细胞分化、增强宿主对放化疗的耐受性等作用，二者结合运用，可提高治疗效果。

5. 中药与热疗配合

热疗配合中医药，以热疗为"君"，推进"阳"的运动以促进"阳化气"的过程，抑制"阴成形"的过程，蒸解寒凝，直取肿瘤；以热增效的中药和中药控制肿瘤热耐受因子及有抗癌活性的中药口服或静脉滴注为"臣"，用热疗加快中药反应速度，而发挥中药更大的抗癌效果；用中药增加热疗治癌的敏感性。"君臣"相须相伍，相辅相成。热疗联合中药辨证对改善肿瘤患者免疫力具有叠加作用，对提高肿瘤患者的卡氏评分有协同作用，明显改善了肿瘤患者的生活质量。

6. 晚期肿瘤的单独应用

中医药用在晚期肿瘤的治疗上更有优势。这类患者约占全部癌症患者的1/3。包括治疗后复发、病情发展、延误诊治者，多见于基层医院或为非住院患者，瘤体较大且体质虚衰，现代医学的抗癌或减瘤措施已无法开展。中医药治疗可以明显减轻症状、改善生活质量。随着"带瘤生存、重视生活质量的改善"等肿瘤治疗理念的深入，在晚期肿瘤的治疗中，中医药的运用越来越受到重视。

中药的抗肿瘤作用越来越得到国际社会的承认，它的新进展很多，而且作用机制还有很多有待于去发现、探索。在已发现的抗肿瘤药物中，中药具有作用机制和化学结构独特、时间持久、多靶点、多途径、抗肿瘤谱广、不良反应轻等优点，可多方向、多途径、交叉发挥抗肿瘤作用等，对于提高肿瘤患者的治疗成功率及改善肿瘤患者的生存质量、延长生命方面都有显著作用。

第八章
头颈部肿瘤

第一节　喉癌

喉癌是喉部原发性恶性肿瘤，可由局部向周围扩展或向区域淋巴结转移，也可转移至远处脏器，是头颈部常见的恶性肿瘤。喉癌占头颈肿瘤的 13.9%，占全身恶性肿瘤的 2.1%。喉癌的发生有种族和地区的差异，我国华北和东北地区的发病率远高于江南各省。近年来喉癌的发病率有明显增加的趋势。喉癌男性较女性多见，为（7～10）∶1，以 40～60 岁发病最多。喉部恶性肿瘤中 96%～98% 为鳞状细胞癌，其他如腺癌、基底细胞癌、低分化癌、淋巴肉瘤和恶性淋巴瘤等较少见。

一、病因和病理

迄今尚难确定，目前认为喉癌的发病与吸烟、饮酒关系极为密切。在 65 岁以上的患者中，吸烟者患喉癌的风险是非吸烟者的 9 倍，当吸烟与饮酒共同存在时则会发生相加或重叠的致癌作用。此外，接触有害粉尘、口腔卫生欠佳、某些维生素和微量元素缺乏、遗传因素、EB 病毒感染等与喉癌发病均有一定关系。

喉癌以鳞状上皮细胞癌多见，腺癌次之，肉瘤罕见。喉癌的发生部位以声门区癌为多见；声门上癌次之；声门下癌罕见；原发于声门区癌多为高分化和中分化癌，预后较好，声门上癌和声门下癌常为低分化及未分化癌，预后较差。

二、临床分期

国际抗癌协会公布癌 TNM 分期标准。

（一）喉癌的 TNM 分类

1. 声门上区

Tis：原位癌。

T_1：肿瘤局限于原发部位，运动正常。

T_2：声门上区肿瘤累及声门上的邻近部位或向声门侵犯，未固定。

T_3：声门上肿瘤累及声门或声门下，固定和（或）有向深部浸润的其他征象。

T_4：声门上癌向喉外扩散，如下咽或口咽。

Tx：原发癌灶完全无法分级。

2. 声门区

Tis：原位癌。

T_1：肿瘤局限于声门区，声带活动正常（T_{1a} 一侧声带受累；T_{1b} 双侧声带受累）。

T_2：声门区肿瘤向声门下或声门上侵犯，声带运动正常或受限，未固定。

T_3：声门肿瘤累及声门上和（或）声门下，一侧或两侧声带固定。

T_4：声门肿瘤向喉外扩散，如穿破软骨支架或累及下咽或穿破皮肤。

Tx：原发癌灶完全无法分级。

3. 声门下区

Tia：原位癌。

T_1：肿瘤局限于声门下，运动正常。

T_2：声门下肿瘤向声门区侵犯，未固定。

T_3：声门下肿瘤累及声门区或声门及声门上区，固定。

T_4：声门下肿瘤向喉外扩散。如穿至下咽部或向气管扩散，或穿破皮肤。

Tx：原发癌灶完全无法分级。

N：淋巴结转移。

N_0：局部淋巴结无明显转移。

N_1：同侧单个淋巴结转移，大小为 3cm 或小于 3cm。

N_2：同侧单个淋巴结转移，最大直径超过 3cm 但小于 6cm；或同侧有多个淋巴结转移，其中最大直径无超过 6cm 者；或两侧或对侧淋巴结转移，其中最大直径无超过 6cm 者。

N_{2a}：同侧单个淋巴结转移，最大直径超过 3cm，小于 6cm。

N_{2b}：同侧多个淋巴结转移，其中最大直径无超过 6cm 者。

N_{2c}：同侧或对侧淋巴结转移，其中最大直径无超过 6cm 者。

N_3：转移淋巴结之最大直径超过 6cm。

Nx：局部转移淋巴结完全无法分级。

M：远处转移。

M_0：无明显远处转移。

M_1：有远处转移。

Mx：远处转移无法判断。

（二）喉癌的 TNM 分期

0 期：$TisN_0M_0$。

Ⅰ 期：$T_1N_0M_0$。

Ⅱ 期：$T_2N_0M_0$。

Ⅲ 期：$T_3N_0M_0$，$T_{1\sim3}N_1M_0$。

Ⅳ 期：$T_4N_{0\sim1}M_0$；T 任何期 $N_{2\sim3}M_0$；T 任何期 N 任何期 M_1。

三、临床表现

根据癌肿发生部位的不同，临床表现不一。

（1）声门上型　原发部位在会厌、室带、喉室等的喉癌。早期无显著症状，只因有肿块存在，仅有咽部不适感或异物感。癌肿向咽喉部发展时，有咽喉部疼痛，并可放射到同侧耳部。若侵犯到梨状窝，可影响吞咽。当癌肿表面溃烂时，有咳嗽和痰中带血，并有臭味。当癌肿向下侵及声带时，才出现声嘶、呼吸困难等。由于该区淋巴管丰富，癌肿易向位于颈总动脉分叉处淋巴结转移。

（2）声门型　早期多发生于声带的前、中 1/3 处，影响声带的闭合和发音，症状为声嘶，时轻时重，随着肿块增大，声嘶逐渐加重，如进一步增大，则阻塞声门，引起呼吸困难。

（3）声门下型　即位于声带以下，环状软骨下缘以上的癌肿。因位置隐蔽，早期无明显症状，肿块增大，可出现呼吸困难，肿瘤溃烂可出现咳嗽和痰中带血，肿瘤向上侵及声带，则出现声嘶。

（4）颈部检查　仔细观察喉体大小是否正常，若喉体膨大则说明癌肿已向喉体外侵犯。并注意舌骨和甲状软骨间是否饱满，如有饱满，则癌肿可能已侵及会厌前间隙。再触摸颈部有无淋巴结肿大，并注意其大小、数量、软硬度和活动度。

四、实验室及其他检查

（1）间接、直接喉镜检查　可见癌瘤部位、大小、形状（乳头状、结节样、菜花样或表面糜烂等），并可做活组织检查。

（2）光导纤维喉镜检查　因镜体柔软可弯曲，检查时患者痛苦小，安全，可适用于老年人，且可在直视下发现隐蔽微小病变，并可摄影及行活组织检查。

（3）显微喉镜检查　由手术显微镜及支撑喉镜两部分组成，可很好地显露喉腔诸结构，发现早期病变，双手操作行显微手术，可以摄影及录像。但设备价值昂贵，且必须在全麻下进行，目前多用于早期声带病变的切除。

（4）X 线检查　喉侧位片，断层摄片，可辅助喉镜检查，观察肿瘤大小、形状等。

（5）CT 检查　可以显示杓状软骨、环状软骨上界、前联合、声门下区等部位是否有病变。为临床选择治疗方案及能否保留发音和吞咽功能提供较为可靠的信息。

（6）B 型超声波检查　该检查方法简单而安全，可显示淋巴转移灶及颈部血管的解剖关系。

五、诊断和鉴别诊断

1. 诊断

根据病史、临床表现及实验室及其他检查所见，诊断不困难，最后确诊取决于病理检查结果。

2. 鉴别诊断

（1）喉结核　主要症状为喉部疼痛和声嘶。发声低弱，甚至失声。喉痛剧烈，常妨碍进食。喉镜检查见喉黏膜苍白水肿，有浅溃疡，上覆黏脓性分泌物，偶见结核瘤呈肿块状。病变多发生于喉的后部。胸部 X 线检查，多患有进行性肺结核。喉部活检可作为鉴别时的重要依据。

（2）喉乳头状瘤　病程较长，可单发或多发，肿瘤呈乳头状突起，病变限于黏膜表层，无声带运动障碍。

（3）喉梅毒　患者声嘶而有力，喉痛轻。喉镜检查病变多见于喉前部，黏膜红肿，常有隆起的梅毒结节和深溃疡，破坏组织较重，愈合后瘢痕收缩粘连，致喉畸形。血清学检查及喉部活检可确诊。

六、治疗

1. 手术治疗

手术治疗为喉癌的主要治疗手段，手术既要彻底切除癌肿组织，又要保留发声功能。手术指征为：确诊为喉癌的Ⅰ期、Ⅱ期及Ⅲ期部分患者；患者愿意接受手术治疗；患者一般状况良好。常用手术方法有以下几种。

（1）喉部分切除术　喉部分切除术是在彻底切除肿瘤的基础上可基本保留喉功能的手术方法。常用的手术方法有如下三种：①垂直半喉切除术，适用于 T_1、T_2 的声门癌。②水平半喉切除术，适用于 T_1、T_2 的声门上癌。③水平加垂直喉切除术，主要适用于 T_3、T_4 的部分病例。

（2）喉全切除术　喉全切除术为将整个喉部切除，是治疗晚期喉癌的有效手术方法，主要适用于Ⅲ期、Ⅳ期病变。喉全切除术后，由于患者呼吸改道和丧失发声能力，给生活和工作带来很大的困难和痛苦，故应指导患者建立相应的生活和保健制度，并根据情况解决术后发声说话问题。

（3）颈淋巴结廓清术　颈淋巴结廓清术是治疗喉癌伴有颈部淋巴结转移的有效方法。若患者全身情况允许，应争取一期手术，即进行喉切除的同时行颈淋巴结廓清术，包括胸锁乳突肌、肩胛舌骨肌、二腹肌、颈内静脉、副神经和颌下腺等组织，与淋巴结一起切除。

2. 放射治疗

目前多采用 ^{60}Co 或中子加速器照射，适宜于早期声门型、低分化癌；亦适于喉癌晚期不能手术者的姑息治疗。通常情况，放射治疗多是术后应用巩固疗效，或术前应用，以缩小肿瘤范围。

3. 化学治疗

对不适宜手术和放疗的喉癌患者，可选用化疗。常用药有平阳霉素、环磷酰胺、顺铂等。化疗也可作为手术和放疗综合治疗的一部分，可单一用药，也可联合化疗。

七、康复

1. 生活指导

做好患者及家属的安慰、解释工作，关心、体贴患者，满足其合理需求，使患者以良好的心理状态迎接手术。

2. 饮食指导

（1）最适宜的食物　①动物性食品：瘦猪肉、牛肉、羊肉、鸡肉、鸭肉、鸽肉等，黄鱼、鲞鱼、蛋类。②海藻类：海蜇、海带、紫菜、海参、海藻。③豆类：各类大豆制品，如豆浆、豆腐、素鸡等。④新鲜深绿色和黄橙色蔬菜如茄子。⑤新鲜水果。⑥坚果类如红枣、桂圆、核桃等。⑦各种粮食及其制品。

（2）尽量少吃的食物　①动物性食品：肥畜肉和肥禽肉，盐腌肉、鱼，烟熏制品如香肠、红肠。②豆类：干豆类。③植物性食品：腌制咸菜、不新鲜蔬菜。④水果：水果罐头或果味饮料。

（3）不能食用的食物　①动物性食品：腐败变质肉食品。②豆类：霉变豆制品。③植物性食品：腐败变质的蔬菜。④粮食：霉变粮食及其制品。

（4）食疗方

① 组成：鸡蛋清1枚，猪牙皂1.5g。

用法：将猪牙皂研细为末，用鸡蛋清和匀；口含或开水送服，使口水流出为度。

② 组成：萝卜汁 250ml，鸡蛋 1 只。

用法：将蛋蒸熟，鸡蛋去壳吞服，随后饮热萝卜汁。

③ 组成：鸡蛋 2 只，沙参 30g。

用法：将鸡蛋、沙参加清水两碗同煮，蛋熟后去壳再煮半小时，加冰糖或白糖；喝汤食蛋。

④ 组成：鸡蛋内膜 1 只，玉蝴蝶 3g，胖大海 2 个，生甘草 6g。

用法：将鸡蛋膜、玉蝴蝶、胖大海、甘草等，加水煎服。

⑤ 组成：鸡蛋黄 2 只，生地黄 15～20g，百合 12g，珍珠母 18g，白芍 10g，川黄连 15g。

用法：先水煎珍珠母，后入生地黄、百合、白芍、川黄连，再调入鸡蛋黄，取汤服用；每日 1 剂，分 2 次服。

⑥ 组成：天门冬 30g，橘络 15g，粳米 100g。

用法：前二味水煎取汁，与粳米水煮为粥；每日 1 剂。连服 7 天。

八、预防控制

① 喉癌的预防首先需远离化学致癌物质，与喉癌相关的化学致癌物质有二氧化硫、铬、砷等。生活和生产的环境被空气污染，吸入上述有害气体和粉尘，会损害咽喉，必须做好防护。

② 重视喉癌的癌前病变，喉白斑是喉癌的癌前病变，它是声带黏膜上皮角化不良，在黏膜上出现的白色斑块，是上呼吸道感染、吸烟、有害气体刺激、用声过度等引起的病理性变化，与形成喉癌有密切关系，必须积极防治。还有喉角化症、慢性肥厚性喉炎、乳头状瘤等，都要密切观察和积极防治。这也是喉癌的预防方式之一。

③ 防范饮食习惯不良的危害，也是喉癌的预防措施，经常吃火锅、麻辣烫等，同时不停吸烟、饮酒，不仅对咽喉，而且对眼、气管、肺、食管、胃等都有害，既引起疾病，也会恶化形成癌。

④ 接触放射线要慎重。放射线是导致癌的因素之一。当多次或大剂量对颈部做放射检查或治疗时要做好防护，使身体免受射线损害。平时要尽量减少做放射线检查。

九、预后

喉癌的生存率与肿瘤分期、病变范围、侵犯深度以及患者的身体状况等因素有关。病变越早，治疗效果越好，病变越晚，治疗效果越差。

(1) 早期喉癌　5 年生存率可达 90％以上。

(2) 中期喉癌　5 年生存率可达 70％～80％。

(3) 晚期喉癌　5 年生存率可达 40％～50％。

第二节　甲状腺癌

甲状腺癌是最常见的甲状腺恶性肿瘤，约占全身恶性肿瘤的 1％。除髓样癌外，绝大部分甲状腺癌起源于滤泡上皮细胞。

一、病因和病理

原发性甲状腺癌的病因目前尚不清楚。低碘饮食、应用促甲状腺激素（TSH）或甲状腺阻断剂、碘代谢失调、下丘脑-垂体-甲状腺系统平衡失调可能是本病发生的原因。

甲状腺癌通常表现为一个结节，有些类型可表现为弥漫性增大。大多数甲状腺癌来源于甲状腺滤泡、滤泡旁细胞或支持细胞。按类型分为乳头状癌、滤泡状癌、髓样癌和未分化癌以及其他。

（1）乳头状腺癌　占甲状腺癌的 59%～75%，原发肿瘤不超过 4cm，淋巴转移约占 50%。

（2）滤泡状腺癌　约占甲状腺癌的 20%，原发肿瘤 3～4cm，常有纤维化和钙化，合并出血及坏死。淋巴转移较少，血行转移至骨和肺。

（3）骨样癌　散发，占甲状腺癌 5%～10%，大小不一，一般为 3～4cm，偶有钙化灶，经血和淋巴转移。

（4）未分化癌　占甲状腺癌的 10%～15%，恶性程度最高，瘤体较大，常累及两侧组织以及周围组织，肿瘤边界不清，发展快，转移广泛，病死率高。

二、临床分期

2017 美国癌症联合会（AJCC）在甲状腺癌 TNM 分期中，更注重肿瘤浸润程度、病理组织学类型及年龄（表 8-1）。

表 8-1　甲状腺癌的临床分期

分期	分化型甲状腺癌		髓样癌（所有年龄）	未分化癌（所有年龄）
	55 岁以下	55 岁及以上		
Ⅰ期	任何 TNM_0	$T_{1\sim2}N_{0\sim}xM_0$	$T_1N_0M_0$	
Ⅱ期	任何 TNM_1	$T_{1\sim2}N_1M_0$	$T_{2\sim3}N_0M_0$	
		$T_{3a/3b}NM_0$		
Ⅲ		$T_{4a}NM_0$	$T_{1\sim3}N_1M_0$	
ⅣA		$T_{4b}NM_0$	$T_{1\sim3}N_{1b}M_0$	$T_{1\sim3a}$
			$T_{4a}NM_0$	
ⅣB		TNM_1	$T_{4b}NM_0$	$T_{1\sim3a}N_1M_0$
				$T_{3b\sim4}NM_0$
ⅣC			TNM_1	TNM_1

T：原发肿瘤。

所有的分级可再分为：a 孤立性肿瘤，b 多灶性肿瘤（其中最大者决定分级）。

注：未分化癌 T 分期与分化型甲状腺癌 T 分期相同。

Tx：原发肿瘤不能评估。

T_0：没有原发肿瘤证据。

T_1：肿瘤最大径≤2cm，且在甲状腺内。

T_{1a}：肿瘤最大径≤1cm，且在甲状腺内。

T_{1b}：肿瘤最大径>1cm 且≤2cm，且在甲状腺内。

T_2：肿瘤最大径＞2cm且≤4cm，且在甲状腺内。

T_3：肿瘤最大径＞4cm，且在甲状腺内，或任何肿瘤伴甲状腺外浸润（如累及胸骨甲状肌或甲状腺周围软组织）。

T_{3a}：肿瘤最大直径＞4cm，局限在甲状腺腺体内的肿瘤。

T_{3b}：任何大小的肿瘤伴有明显的侵袭带状肌的腺外侵袭（包括胸骨舌骨肌、胸骨甲状肌、甲状舌骨肌、肩胛舌骨肌）。

T_4：分为两期。

T_{4a}：适度进展性疾病，任何肿瘤浸润超过包膜浸润皮下软组织、喉、气管、食管、喉返神经。

T_{4b}：远处转移，肿瘤浸润椎前筋膜或包绕颈动脉或纵隔血管。

N：区域淋巴结，区域淋巴结包括颈中央区、颈侧区和纵隔上淋巴结。

N_x：区域淋巴结不能评估。

N_0：无证据表明存在区域淋巴结转移。

N_{0a}：发现1个或多个经细胞学或组织学证实为良性的淋巴结。

N_{0b}：无放射学或临床证据表明存在区域淋巴结转移。

N_1：区域淋巴结转移。

N_{1a}：Ⅵ区转移（气管前、气管旁、喉前/Delphian淋巴结）或纵隔上淋巴结（Ⅶ区），包括单侧或双侧转移。

N_{1b}：转移至Ⅰ、Ⅱ、Ⅲ、Ⅳ或Ⅴ区淋巴结单侧、双侧或对侧，或咽后淋巴结。

M：远处转移。

M_0：无远处转移。

M_1：有远处转移。

三、临床表现

1. 一般表现

甲状腺结节明显增大，质较硬，吞咽时上下活动度小。可有声音嘶哑、呼吸困难、吞咽困难、霍纳综合征等压迫症状。晚期波及耳、枕、肩部，出现疼痛等。主要转移途径为颅骨、椎骨、胸骨、骨盆骨等。经淋巴转移至颈区淋巴结往往为首发症状。

2. 特点

（1）乳头状癌　40岁以下女性多见。肿瘤多为单发，病变界限不清，质较硬，表面不规则，活动度差。淋巴转移多至颈深淋巴结；晚期可转移到纵隔、腋下。

（2）滤泡状腺癌　40岁以上女性多见，生长缓慢，质硬，血行转移多，常见因骨转移为首发症状而就诊者。

（3）髓样癌　常发生于50岁以上，男女发病无大差别，发展慢，产生降钙素较多。30%有顽固性腹泻，原因为髓样癌分泌前列腺素，导致平滑肌痉挛使吸收减少所致。淋巴转移早，就诊时局部淋巴结转移率可达70%。

（4）未分化癌　多见于老年男性，短期内生长增快，双侧弥漫肿大，固定，浸润广泛。血行转移早，就诊时多已有颈区巨大肿物并与周围组织紧密相连，压迫邻近器官。手术切除率仅为20%。

四、实验室及其他检查

（1）血清降钙素水平测定　髓样癌患者血清降钙素含量升高可达1～540μg/ml（正常人

含量仅为 $0.02\sim0.4\mu g/ml$），是一项具有高度特异性的诊断方法。

（2）X线平片　甲状腺组织阴影增大，可有散发的大小不等的钙化灶，偏向某一侧的肿瘤可迫使气管移位，较晚期病例可有肺及骨转移。

（3）经皮甲状腺造影术　4%碘油2ml经皮斜行刺入甲状腺内，然后在15min、1h、24h分别摄片显示甲状腺影像，可以发现甲状腺病变。

（4）超声波检查　符合率可达 80%～90%。能检测出直径在 3mm 左右的结节或囊肿。

（5）同位素扫描　^{131}I、^{123}I、^{99}Tc 做甲状腺扫描，可以查出 0.5cm 的结节。目前常先用^{99}Tc做甲状腺扫描，再用^{131}I、^{123}I对有功能的甲状腺结节做扫描。同时^{131}I对于检测术后残留、复发或远处转移，总有效率在 76.6%。

（6）穿刺活检　此种方法使用安全，是确诊的主要手段之一。其诊断符合率大约为90%。

（7）甲状腺球蛋白测定　在帮助诊断时有一定的意义。

五、诊断和鉴别诊断

1. 诊断

根据甲状腺发现硬而固定的肿块，与周围器官粘连。局部淋巴结肿大或出现对周围器官的压迫症状时，或存在多年的甲状腺肿块，在短期内迅速增大者，均应怀疑为甲状腺癌。应注意与慢性淋巴细胞性甲状腺炎鉴别。后者表现为甲状腺弥漫性肿大，腺体虽硬，表面较平，无明显结节；可摸到肿大的锥体叶。颈部多无肿大的淋巴结。慢性甲状腺炎虽也可压迫气管、食管，引起轻度呼吸困难或吞咽困难，但一般不压迫喉返神经或颈交感神经节。鉴别困难时，可行穿刺细胞学检查，此外，血清降钙素测定可协助诊断髓样癌。

2. 鉴别诊断

（1）甲状腺腺瘤　甲状腺腺瘤多病史较长，无自觉症状，不伴有声音嘶哑及颈部淋巴结肿大。体检甲状腺腺瘤质地中等或囊性，表面光滑，规则有包膜，边界清楚，活动度良好。B超及CT均提示形态规则，包膜清楚的实质均质或囊性占位，无周围侵犯，无不规则血流。放射性核素扫描表现不一，多为温结节，部分高功能腺瘤表现为热结节，而腺瘤囊性变时可呈冷结节。细针穿刺吸取细胞学检查可以通过细胞核的特征与甲状腺乳头状癌相鉴别。组织病理学检查可以进一步通过肿瘤内的乳头状结构、细胞核的改变以及免疫组化的方法鉴别滤泡性腺瘤伴乳头状增生与乳头状癌。

（2）结节性甲状腺肿　结节性甲状腺肿多见于地方性缺碘地区，也可散发。多病史较长，无自觉症状，双侧性多见。体检甲状腺弥漫性肿大，结节感，质地软或中等，部分伴有囊性变或钙化，表面光滑，边界清楚，随吞咽活动。甲状腺功能检查部分可有 TSH 的升高。B超检查提示甲状腺弥漫性增大，可见大小不等的囊性或实质不均质结节，边界清楚，但无明显包膜，无异常不规则血流。细针穿刺吸取细胞学检查可见正常的滤泡上皮细胞，配合超声引导下的穿刺可以排除结节性甲状腺肿合并甲状腺癌的可能。

（3）甲状腺炎　甲状腺炎中尤其是慢性淋巴细胞性甲状腺炎临床上较易与甲状腺乳头状癌相混淆。但甲状腺炎患者可有典型的病史，罕见声音嘶哑或颈部淋巴结肿大。体检甲状腺多为双侧或单侧肿大，前后径增大，结节感不明显，甲状腺形态常较规则，亚急性甲状腺炎患者可有触痛。甲状腺功能检查可有甲状腺免疫指标的异常，如 TGA 和 MCA 的升高。B超检查显示甲状腺肿大，内部回声降低或欠均匀，但无不规则不均质结节改变，无异常不规则血流。细针穿刺吸取细胞学检查多能根据甲状腺滤泡上皮的形态及见到数量不等的淋巴细胞与甲状腺癌相鉴别，配合超声引导下的穿刺可以排除合并甲状腺癌或恶性淋巴瘤可能。

六、治疗

甲状腺癌以手术治疗为主，其手术方式取决于肿瘤的范围与大小。分化较好的甲状腺癌预后较佳。

1. 手术治疗

（1）甲状腺乳头状癌　是低度恶性肿瘤，生长慢，病程长，颈部淋巴结转移率高，应做治疗性颈淋巴结清扫术，术后辅以激素和^{131}I治疗。

（2）滤泡性癌　以手术治疗为主，术后^{131}I治疗。

（3）髓样癌　以甲状腺全切除和颈区淋巴结清扫为主要方式，残留病灶行放射治疗。侵犯范围广，可做姑息性手术以解除压迫、缓解症状。

（4）未分化癌　就诊时大多为颈区巨大肿块，浸润广泛并多有转移，应做甲状腺全切除和颈区淋巴结清扫，但切除率较低，预后极差。

2. 放射治疗

可分外照射及^{131}I内照射治疗两种。

（1）放射性碘治疗　对乳头状癌和滤泡状癌效果较好，对未分化癌和髓样癌效果较差，其目的是使患者减轻痛苦、延长生命。在甲状腺乳头状癌的回顾分析中，术后患者不用药物治疗复发率为37.5％，单纯用甲状腺激素治疗为11.1％，用放射性碘治疗和甲状腺激素治疗复发率为2.6％。

（2）外照射　放射源可用^{60}Co和高能X线，照射野为颈和上纵隔，还可包括腋区甚至锁骨上区，属综合治疗的一部分，也可单独使用，目的在于控制局限病变，或仅为姑息性治疗。

3. 化学药物治疗

在甲状腺癌治疗中作用较少，仅为辅助手段。常用药物为环磷酰胺、长春新碱、泼尼松、苯丁酸氮芥等。

常用的联合化疗方案如下。

（1）AP方案

ADM 40～60mg/m^2 静脉 d1。

DDP 60～80mg/m^2 静脉滴注 d1。

每3～4周重复。

（2）AV方案

ADM 30～40mg/m^2 静脉 d1。

VCR 1.4mg/m^2 静脉 d1、d8。

每3～4周重复。

（3）AB方案

ADM 30～40mg/m^2 静脉 d1。

BLM 10mg（U）/m^2 肌内 d1～d2（或1～2次/周）。

每3～4周重复。

（4）VBV方案

VLB 4mg/m^2 静脉 d1。

BLM 15mg 肌内 d1～d7。

DDP 60mg/m^2 静脉滴注 d8。

每 3 周重复，最多作 3 周期（BLM 累积剂量 315mg）。

（5）AC 方案

ADM 40～60mg/m² 静脉 d1。

CTX 450～600mg/m² 静脉 d1。

每 3 周重复。

（6）CAP 方案

CTX 200mg/m² 口服 d3～d6。

ADM 30mg/m² 静脉 d1。

DDP 50mg/m² 静脉 d1。

每 3 周重复。

（7）PAF 方案

DDP 50mg/m² 静脉滴注 d1。

ADM 30mg/m² 静脉 d1。

5-FU 500mg/m² 静脉 d1～d2。

每 4 周重复。

（8）CMB 方案

DDP 20mg/m² 静脉滴注 d1～d5。

BLM 2.5mg/m² 静脉 d1 或肌内 d2～d5。

MMC 6mg/m² 静脉 d1。

每 3 周重复。

4. 甲状腺激素治疗

仅用于手术切除后。用量应以不导致甲状腺功能亢进为标准，常用左甲状腺素并根据情况调整。

七、康复

（1）严密观察血压、脉搏、呼吸、体温的变化，观察有无声音嘶哑、呛咳、呼吸困难等症状。

（2）颈两侧置沙袋。

（3）手术当日禁食，术后第 2 天进流质，第一次要饮白开水，防止呛咳吸入肺。

（4）甲亢术后继续服复方碘溶液 7 天，从 15 滴开始，每日减少 1 滴直至停止。

（5）双侧甲状腺次全或全切术后要长期服用甲状腺素片，观察有无甲状腺危象征兆。

（6）观察有无手足抽搐，面部、口唇周围和手心足底肌肉强直性抽搐和麻木，应给予补充 10% 葡萄糖酸钙或氯化钙 11～20ml，轻者口服钙剂，并在饮食上控制含磷较高的食物，如牛奶、蛋黄、鱼等。

（7）饮食指导

① 忌烟忌酒，吸烟、酗酒不仅对于患者的病情是不利的，对于正常人的身体也是有害的。

② 忌油炸、熏制、腌制、烧烤、发霉等及高热量、高脂肪的食物。

③ 一些黏滞、肥腻、坚硬、不易消化的食物也不要吃，会加重患者负担，不利于后期康复。

④ 可多吃茯苓、山药、香菇、无花果、萝卜、海参、海带、魔芋等食物，具有一定的抗甲状腺癌功能。

⑤ 可多吃柿饼、芦笋、甲鱼、核桃、蘑菇等食物，能增强免疫力，提高身体抗力。

⑥ 可多吃韭菜、桑葚、鹌鹑蛋、梅子、扁豆、石榴等食物，具有健脾利水的功效，能促进食欲。

⑦ 可多吃海参、海带、发菜、赤豆、薏米等食物，能消结散肿，尤其利于术后恢复。

⑧ 患者一般应少食多餐，食物要煮透煮软，易于消化和吸收。

⑨ 在饮食上多吃高营养的食物，忌辛辣，多吃水果。辅助治疗可以服用含有人参皂苷Rh2 的胶囊。

（8）心理指导

① 甲状腺癌患者对疾病的恐惧心理常常是由于对疾病的认识不充分造成的，医护人员及家属针对这种心理可通过交谈的方式，告诉患者疾病通过治疗是有希望的，另外为患者提供舒适的休息环境，还可以通过听音乐、看书、散步、与室友聊天等使患者消除恐惧心理；对于恐惧心理严重的患者可以考虑通过镇静药来减轻症状。

② 甲状腺癌的术前护理对治疗效果非常关键。在术前需要稳定患者紧张、焦虑的情绪，减少心理刺激，充分了解其心理状况，针对性地解释、开导和安慰以预防甲状腺危象的发生。术前对心率较快者，给予普萘洛尔，精神紧张者给地西泮及一些对症处理，使术前患者基本情况稳定在心率 90 次/分以下。

③ 甲状腺癌术后的心理护理同样重要，由于患者会担心病情的变化以及手术的并发症或术后恢复状况，可安慰患者嘱其多休息，保持良好的精神状态，促进术后创伤的愈合及恢复。

④ 甲状腺癌患者大多出现疼痛症状，可指导患者使用放松技术或自我催眠术，以减轻其对疼痛的敏感度。可见甲状腺癌的精神疗法在甲状腺癌以后的治疗和发展中起着越来越重要的作用，保持乐观的精神情绪和健康的心理状态，对于甲状腺癌的治疗起着积极的促进作用。

⑤ 甲状腺癌出现并发症将会对患者健康造成更大的影响，此时需要给予患者足够的心理和精神支撑。严密观察病情的同时注意分散患者的注意力，消除其紧张、焦虑、害怕等不良的情绪。

八、预防控制

甲状腺癌是一种对患者健康造成严重影响的疾病，对于这种疾病总体来说应该及早进行预防，甲状腺癌预防措施主要有以下几条。

① 尽量避免儿童期头颈部 X 线照射。

② 保持精神愉快，防止情志内伤，是预防本病发生的重要方面。

③ 针对水土因素，注意饮食调摄，经常食用海带、海蛤、紫菜及采用碘化食盐。但过多地摄入碘也是有害的，实际上碘也可能是某些类型甲状腺癌的另一种诱发因素。

④ 甲状腺癌患者应吃富于营养的食物及新鲜蔬菜，避免肥腻、香燥、辛辣之品。

⑤ 避免应用雌激素，因它对甲状腺癌的发生起着促进作用。

⑥ 患甲状腺增生性疾病及良性肿瘤应到医院进行积极、正规的治疗。

⑦ 甲状腺癌术后放化疗后，积极采用中西医药物预防治疗是提高疗效的有效方法。

⑧ 积极锻炼身体，提高抗病能力。

九、预后

大多数分化性甲状腺癌预后良好，而未分化性甲状腺癌一旦明确诊断，绝大多数在 1 年内死亡。

影响甲状腺癌的预后因素，主要是病理类型、临床分期、年龄及治疗是否恰当。其中，病理分型是最主要的因素，其次是临床分期，肿瘤一旦侵犯出甲状腺包膜外，预后将明显欠佳。

第九章
胸部肿瘤

第一节 乳腺癌

乳腺癌即乳腺恶性肿瘤，是女性常见的恶性肿瘤之一，且发病率随着年龄的增长而呈上升势态。遗传、不育、生活方式不健康和精神压力过大是引发乳腺癌的常见因素。

乳腺癌是乳腺上皮细胞在多种致癌因子作用下发生了基因突变，致使细胞增生失控之后发生的。由于癌细胞的生物行为发生了改变，呈现出无序、无限制的恶性增生。它的组织学表现形式是大量幼稚化的癌细胞无限增殖和无序地拥挤成团，挤压并侵蚀、破坏周围的正常组织，破坏乳房的正常组织结构。

乳腺细胞发生突变后便丧失了正常细胞的特性，组织结构紊乱，细胞连接松散，癌细胞很容易脱落游离，随血液或淋巴液等播散全身，形成早期的远端转移，给乳腺癌的临床治愈增加了很大困难。

乳腺癌是女性最常见的恶性肿瘤之一，据资料统计，发病率占全身各种恶性肿瘤的7%～10%。它的发病常与遗传有关，以40～60岁、绝经期前后的妇女发病率较高。通常发生在乳房腺上皮组织。女性居多，男性乳腺癌占全部乳腺癌患者的0.5%～1%。

近年的临床治疗发现：乳腺癌的十年存活率平均达60%，第一期乳腺癌治疗后的存活率达80%，零期乳腺癌治疗后的存活率更接近100%，因此早期发现及治疗非常重要。

一、高危人群

① 本身即患有乳腺癌或卵巢癌、有乳腺癌家族史［第一代亲属即母亲、女儿、姐妹（同父母）等中，如果有乳腺癌发病，这个家族就属于高危人群］。

② 未生育或35岁以后才生育、40岁以上未曾哺乳或生育。

③ 初经在12岁以前、停经过晚（如55岁以后才停经者）。

④ 过于肥胖。

⑤ 经常摄取高脂肪特别是高动物性脂肪。

⑥ 曾在乳部和盆腔做过手术。

⑦ 过度暴露于放射线或致癌源（例如经常施行 X 线透视或放射线治疗）。

⑧ 经由其他癌症转移至乳房（例如患子宫内膜癌者）。

⑨ 有慢性精神压迫。

⑩ 不常运动。

二、病因

乳腺癌的病因尚未完全清楚，研究发现具有乳腺癌高危因素的女性容易患乳腺癌。所谓高危因素是指与乳腺癌发病有关的各种危险因素，而大多数乳腺癌患者都具有的危险因素就称为乳腺癌的高危因素。据中国肿瘤登记年报显示：女性乳腺癌年龄别发病率 0～24 岁年龄段处较低水平，25 岁后逐渐上升，50～54 岁组达到高峰，55 岁以后逐渐下降。乳腺癌家族史是乳腺癌发生的危险因素，所谓家族史是指一级亲属（母亲、女儿、同父母的姐妹）中有乳腺癌患者。近年发现乳腺腺体致密也成为乳腺癌的危险因素。乳腺癌的危险因素还有月经初潮早（<12 岁），绝经迟（>55 岁），未婚，未育，晚育，未哺乳，患乳腺良性疾病未及时诊治，经医院活检（活组织检查）证实患有乳腺非典型增生，胸部接受过高剂量放射线的照射，长期服用外源性雌激素，绝经后肥胖，长期过量饮酒，以及携带与乳腺癌相关的突变基因。需要解释的是乳腺癌的易感基因欧美国家做了大量研究，现已知的有 *BRCA-1*、*BRCA-2*，还有 *p53*、*PTEN* 等，与这些基因突变相关的乳腺癌称为遗传性乳腺癌，占全部乳腺癌的 5%～10%。具有以上若干项高危因素的女性并不一定患乳腺癌，只能说其患乳腺癌的风险比正常人高。

三、发病机制

1. 遗传因素

Li（1988）报道，美国患有软组织恶性肿瘤的年轻人，他们的孩子有的即患乳腺癌，这是乳腺癌综合征。研究证明了女性乳腺癌中有部分患者是由遗传基因的传递所致，即发病年龄越小，遗传倾向越大。遗传性乳腺癌的特点有：①发病年龄轻；②易双侧发病；③在绝经前患乳腺癌的患者，其亲属亦易在绝经前发病。

2. 基因突变

癌基因可有两种协同的阶段，但又有区别，即启动阶段和促发阶段。目前对癌基因及其产物与乳腺癌发生和发展的关系，已得出结论为：有数种癌基因参与乳腺癌的形成；正常细胞第一次引入癌基因不一定发生肿瘤，可能涉及多次才发生癌；癌基因不仅在启动阶段参与细胞突变，而且在乳腺癌形成后仍起作用；在正常乳腺上皮细胞—增生—癌变过程中，可能有不同基因参与。

（1）放射线照射　可引起基因损伤，使染色体突变，导致乳腺癌发生。

（2）内分泌激素　对乳腺上皮细胞有刺激增生作用，动物实验表明雌激素主要作用于癌形成的促发阶段，而正常女性内分泌激素处于动态平衡状态，故乳腺癌的发生与内分泌紊乱有直接关系。

雌激素、黄体酮、催乳素、雄激素和甲状腺激素等与乳腺癌的发生和发展均有关系。乳腺中的雌激素水平比血液中的雌激素水平高若干倍。乳腺中的胆固醇及其氧化产物即胆固醇环氧化物可诱发乳腺上皮细胞增生，且胆固醇环氧化物本身便是一种致突变、致癌、有细胞毒性的化合物。

（3）外源性激素　如口服避孕药，治疗用雌激素、雄激素等，都可引起体内上述内分泌激素平衡失调，产生相应的效应。

（4）饮食成分和某些代谢产物如脂肪与乳腺癌的关系　由动植物油引起的高脂血症的小鼠乳腺肿瘤发生率增加。在致癌剂对小鼠的致癌作用的始动阶段，增加脂肪量不起作用，但在促发作用阶段，脂肪喂量增加，肿瘤增长迅速加快。

3. 机体免疫功能下降

机体免疫力下降，不能及时清除致癌物质和致癌物诱发的突变细胞，是乳腺癌发生的宿主方面的重要因素之一，随着年龄的增加，机体的免疫功能尤其是细胞免疫功能下降，这是大多数肿瘤包括乳腺癌易发生于中老年的原因之一。

4. 神经功能状况

乳腺癌患者不少在发病前有过精神创伤，表明高级神经系统过度紧张，可能为致癌剂的诱发突变提供有利条件。

四、病理

由于乳腺癌多为混合型癌，往往几种形态同时存在，病理分类原则常以优势成分命名。2000 年我国病理学家将乳腺癌分为 5 类，2003 年世界卫生组织（WHO）将乳腺癌分为 4 类（表 9-1）。

表 9-1　乳腺癌病理学分类比较

2000 年中国分类	2003 年 WHO 分类
1. 非浸润性癌	1. 非浸润性癌
（1）导管内癌	（1）导管内癌
（2）小叶原位癌	（2）小叶原位癌
（3）乳头 Paget 病	（3）导管内乳头状瘤
2. 早期浸润性癌	（4）囊内乳头状瘤
（1）导管癌早期浸润	2. 微小浸润癌
（2）小叶癌早期浸润	3. 浸润性癌
3. 浸润性特殊型癌	（1）浸润性小叶癌
（1）乳头状癌	（2）浸润性导管癌
（2）髓样癌伴大量淋巴细胞浸润	4. 小管癌
（3）小管癌	5. 浸润性筛状癌
（4）腺样囊性癌	6. 髓样癌
（5）黏液腺癌	7. 黏液癌和其他富含黏液的癌
（6）鳞状细胞癌	（1）黏液癌
4. 浸润性非特殊型癌	（2）腺样囊性癌和柱细胞黏液癌
（1）浸润性小叶癌	（3）印戒细胞癌
（2）浸润性导管癌	8. 神经内分泌癌
（3）硬癌	（1）实体神经内分泌癌
（4）髓样癌	（2）不典型
（5）单纯癌	（3）小细胞癌
（6）腺癌	（4）大细胞神经内分泌癌

2000 年中国分类	2003 年 WHO 分类
(7)大汗腺癌	9. 浸润性乳头状癌
5. 罕见癌	10. 浸润性微乳头状癌
(1)分泌性癌	11. 顶浆分泌癌
(2)富脂质癌	12. 伴化生的癌
(3)印戒细胞癌	(1)纯上皮化生癌
(4)腺纤维瘤癌变	(2)鳞状细胞化生癌
(6)乳头状瘤病癌变	(3)含梭形细胞化生的腺癌
6. 伴化生的癌	(4)腺鳞癌
(1)鳞状细胞型	(5)黏液表皮样癌
(2)梭形细胞型	(6)混合上皮间叶性癌
(3)软骨和骨型	13. 富脂质癌
(4)混合型	14. 分泌性癌
	15. 嗜酸瘤细胞癌
	16. 腺样囊样癌
	17. 腺泡状癌
	18. 富糖原透明细胞癌
	19. 皮脂癌
	20. 炎性乳腺癌
	21. 乳头 Paget 病

乳腺癌的转移途径包括以下几个。①直接浸润：直接侵入皮肤，亦可向深部浸润胸筋膜、胸肌等周围组织。②淋巴转移：癌细胞经乳腺的淋巴网沿淋巴液输出途径转移，60%～70%经乳房外侧腋窝途径转移，原发灶大多数在乳头、乳晕及乳房外侧部分；30%经乳房内侧内乳途径转移，原发灶大多数在乳房内侧部分。③血运转移：癌细胞可经淋巴途径进入静脉，也可直接侵入血液循环。最常见的远处转移依次为肺、骨、肝。

五、临床分期

1. 国际抗癌协会建议以 TNM 法对乳腺癌进行分期（UICC，1997）

T：原发肿瘤（体格检查和影像学检查）。

Tx：对原发肿瘤不能作出估价。

T_0：未发现原发肿瘤。

Tis 原位癌：导管内癌、小叶原位癌或无肿块的乳头 Paget 病（Paget 病有肿块者则按肿块大小来分期）。

T_1：癌瘤长径≤2cm。

T_2：癌瘤长径>2cm 且<5cm（2.1～5.0cm）。

T_3：癌瘤长径>5cm（5.1cm 以上）。

T_4：癌径大小不计，但侵及皮肤或胸壁（肋骨、肋间肌、前锯肌）。

N：局部淋巴结（体格检查和影像学检查）。

Nx：对局部淋巴结不能作出估计。

N_0：同侧腋窝无肿大淋巴结。

N_1：同侧腋窝有肿大淋巴结，尚可推动。

N_2：同侧腋窝有肿大淋巴结，彼此融合或与周围组织粘连。

N_3：同侧内乳淋巴结转移。

M：远处转移（体格检查和影像学检查）。

M_0：无远处转移。

M_1：有超越患侧乳房及其局部淋巴结范围的转移。

2. 根据上述情况进行组合把乳腺癌分为 5 期

0 期：$T_{is}N_0M_0$。

Ⅰ期：$T_1N_0M_0$。

Ⅱ期：$T_{0\sim2}N_{0\sim1}M_0$，$T_3N_0M_0$。

Ⅲ期：$T_{0\sim2}N_{2\sim3}M_0$，$T_3N_1M_0$ 或 $T_{0\sim4}N_3M_0$，$T_4N_{0\sim3}M_0$。

Ⅳ期：包括 M_1 的任何 TN 组合。

3. 国内习用简单方法把乳腺癌分为 4 期

（1）Ⅰ期　癌瘤完全位于乳房组织内，其长径不超过 3cm，与皮肤无粘连，无腋窝淋巴结转移。

（2）Ⅱ期　癌瘤长径不超过 5cm，尚能推动，与覆盖的皮肤有粘连，同侧腋窝有数个散在尚能推动的淋巴结。

（3）Ⅲ期　癌瘤长径超过 5cm 与覆盖皮肤有广泛粘连，且常形成溃疡或癌瘤底部与筋膜胸肌有粘连，同侧腋窝或锁骨下有一连串联合成块的淋巴结，但尚能推动，胸骨旁淋巴结有转移者亦属此期。

（4）Ⅳ期　癌肿广泛地扩散至皮肤，或与胸大肌、胸小肌胸壁固定。同侧腋窝淋巴结块已经固定或呈广泛的淋巴结转移（锁骨上或对侧腋窝），常伴有远处转移。

4. 乳腺癌解剖学分期（AJCC 第 8 版）

（1）原发肿瘤（T 分期）

Tx：原发肿瘤无法评估。

T_0：无原发肿瘤证据。

Tis：导管原位癌或乳头 Paget 病。

T_1：肿瘤最大径≤20mm。

T_{1mi}：肿瘤最大径≤1mm。

T_{1a}：肿瘤最大径＞1mm 但≤5mm（任何 ＞1.0～1.9mm 至 2mm 的测量值都应取整）。

T_{1b}：肿瘤最大径＞5mm 但≤10mm。

T_{1c}：肿瘤最大径＞10mm 但≤20mm。

T_2：肿瘤最大径＞20mm 但≤50mm。

T_3：肿瘤最大径＞50mm。

T_4：无论肿瘤大小，直接扩散至胸壁和（或）皮肤（溃疡或肉眼可见的结节）；单纯真皮侵袭不归为 T_4。

T_{4a}：扩散至胸壁；但仅胸肌粘连/侵犯而无胸壁结构侵犯不归为 T_4。

T_{4b}：乳房皮肤溃疡和（或）同侧乳房皮肤的卫星结节和/或皮肤水肿（包括橘皮征），但不符合炎性乳腺癌标准。

T_{4c}：T_{4a} 和 T_{4b} 并存。

T_{4d}：炎性乳腺癌。

（2）区域淋巴结分期（cN，与病理分期有区别）

cNx：区域淋巴结无法评估（例如既往已切除）。

cN_0：无区域淋巴结转移（通过影像学或临床体检）。

cN_1：转移至同侧Ⅰ级、Ⅱ级腋窝淋巴结，可活动。

cN_{1mi}：微转移（约 200 个细胞，大于 0.2mm，但无一超过 2.0mm）。

cN_2：同侧Ⅰ级、Ⅱ级腋窝淋巴结转移，临床表现为固定或相互融合；或缺乏同侧腋窝淋巴结转移证据，但临床发现同侧内乳淋巴结转移。

cN_{2a}：同侧Ⅰ级、Ⅱ级腋窝淋巴结转移，互相固定（融合）或与其他结构固定。

cN_{2b}：仅同侧内乳淋巴结转移，而无腋窝淋巴结转移。

cN_3：同侧锁骨下（Ⅲ级腋窝）淋巴结转移，伴或不伴Ⅰ级、Ⅱ级腋窝淋巴结转移；或同侧内乳淋巴结转移伴Ⅰ级、Ⅱ级腋窝淋巴结转移；或同侧锁骨上淋巴结转移，伴或不伴腋窝或内乳淋巴结转移。

cN_{3a}：同侧锁骨下淋巴结转移。

cN_{3b}：同侧内乳淋巴结和腋窝淋巴结转移。

cN_{3c}：同侧锁骨上淋巴结转移。

腋窝淋巴结分组：Ⅰ组，胸小肌外侧腋窝淋巴结；Ⅱ组，胸小肌后方的腋静脉淋巴结和胸大、小肌间淋巴结（Rotter 淋巴结）；Ⅲ组，胸小肌内侧锁骨下静脉淋巴结。

（3）远处转移（M）

M_0：无远处转移的临床或放射影像学证据。

cM_0（i+）：患者无转移的症状或体征，无远处转移的临床或放射影像学证据，但通过显微镜检查或分子检测技术，在患者的血液、骨髓或其他非区域性淋巴结组织中发现不大于 0.2mm 的肿瘤细胞或沉积。

cM_1：通过临床和放射影像学方法发现远处转移。

pM_1：远处器官存在任何组织学证实的转移；或在非区域性淋巴结中转移大于 0.2mm。

（4）总体分期（TNM 分期）

0 期：$T_{is} N_0 M_0$

ⅠA 期：$T_1 N_0 M_0$

ⅠB 期：$T_0 N_{1mi} M_0$

　　　　$T_1 N_{1mi} M_0$

ⅡA 期：$T_0 N_1 M_0$

　　　　$T_1 N_1 M_0$

　　　　$T_2 N_0 M_0$

ⅡB 期：$T_2 N_1 M_0$

　　　　$T_3 N_0 M_0$

ⅢA 期：$T_0 N_2 M_0$

　　　　$T_1 N_2 M_0$

　　　　$T_2 N_2 M_0$

　　　　$T_3 N_1 M_0$

　　　　$T_3 N_2 M_0$

ⅢB 期：$T_4 N_0 M_0$

　　　　$T_4 N_1 M_0$

$T_4 N_2 M_0$

ⅢC 期：任何 $TN_3 M_0$

Ⅳ 期：任何 T 任何 NM_1

（5）注意事项：

① T_1 包括 T_{1mi}。

② T_0 和 T_1 肿瘤伴淋巴结微转移（N_{1mi}）分为 ⅠB 期。

③ T_2、T_3 和 T_4 肿瘤伴淋巴结微转移（N_{1mi}）的分期按 N_1 分类。

④ M_0 包括 M_0（i+）。

⑤ 不存在 pM_0；任何 M_0 均指临床上的。

⑥ 如果患者在新辅助治疗之前为 M_1，则分期应保持为 Ⅳ 期，无论对新辅助治疗的反应如何。

⑦ 如果术后影像学检查发现有远处转移，如果这些检查在诊断后 4 个月内且在无疾病进展情况下进行，并且该患者未接受新辅助治疗，则分期可以发生变化。

⑧ 新辅助治疗后的分期应在 T 和 N 分类加上"yc"或"yp"前缀。如果患者在新辅助治疗后达到病理学完全缓解（pCR），则无需相应的解剖分期分组，如 $ypT_0 ypN_0 cM_0$。

六、临床表现

（一）症状和体征

1. 乳腺肿块

乳腺肿块是乳腺癌最常见的症状，约 90% 的患者是以该症状前来就诊的。

（1）部位　乳腺以乳头为中心，做一十字交叉，可将乳腺分为内上、外上、内下、外下及中央（乳晕部）5 个区。而乳腺癌以外上区多见，其次是内上区。内下区、外下区较少见。

（2）数目　乳腺癌以单侧乳腺的单发肿块为多见，单侧多发肿块及原发双侧乳腺癌临床上并不多见。但随着肿瘤防治水平的提高，患者生存期不断延长，一侧乳腺癌术后，对侧乳腺发生第二个原发癌肿的概率将增加。

（3）大小　早期乳腺癌的肿块一般较小，有时与小叶增生或一些良性病变不易区分。但即使很小的肿块有时也会累及乳腺悬韧带，而引起局部皮肤的凹陷或乳头回缩等症状，较易早期发现。以往因医疗保健水平较差，来就诊时，肿块往往较大。随着乳腺自我检查的普及和普查工作的开展，临床上早期乳腺癌有所增多。

（4）形态和边界　乳腺癌绝大多数呈浸润性生长，边界欠清。有的可呈扁平状，表面不光滑，有结节感。但需注意的是，肿块越小，上述症状越不明显，而且少数特殊类型的乳腺癌可因浸润较轻，呈膨胀性生长，表现为光滑、活动、边界清楚，与良性肿瘤不易区别。

（5）活动度　肿块较小时，活动度较大，但这种活动是肿块与其周围组织一起活动，纤维腺瘤活动度不同。若肿瘤侵犯胸大肌筋膜，则活动度减弱；肿瘤进一步累及胸大肌，则活动消失。让患者双手叉腰挺胸使胸肌收缩，可见两侧乳腺明显不对称。晚期乳腺癌可侵及胸壁，则完全固定，肿瘤周围淋巴结受侵，皮肤水肿可以呈橘皮状，称"橘皮症"，肿瘤周围皮下出现结节称"卫星结节"。

在乳腺良性肿瘤中，表现为乳腺肿块的也不少见，其中最常见的是乳腺纤维腺瘤。该病以年轻女性多见，40 岁以上发病率低。肿瘤常为实性、质韧、有完整包膜、表面光滑、触摸有滑动感，一般无皮肤粘连，亦不引起乳头回缩。导管内乳头状瘤肿块常很小，不易扪及。稍大者可在乳晕周围扣及小结节，临床以乳头溢液为主要症状。乳腺小叶增生很少形成清晰的肿块，而以局部乳腺组织增厚为主，质地较韧，无包膜感，在月经来潮前常有胀痛。

有些仅表现为乳腺局部腺体增厚并无明显肿块，无清楚边界，大多数被诊断为"乳腺增生"。但仔细检查增厚区较局限，同时伴有少许皮肤粘连时应引起注意，可以做乳房摄片。

2. 乳腺疼痛

乳腺疼痛虽可见于多种乳腺疾病，但疼痛并不是乳腺肿瘤的常见症状，不论良性或恶性乳腺肿瘤通常总是无痛的。有研究显示，绝经后女性出现乳腺疼痛并伴有腺体增厚者，乳腺癌检出率将增高。当然，肿瘤伴有炎症时可以有胀痛或压痛。晚期肿瘤若侵及神经或腋淋巴结肿大压迫或侵犯臂丛神经时可有肩部胀痛。

3. 乳头溢液

乳头溢液有生理性和病理性之分。生理性乳头溢液主要见于妊娠期和哺乳期女性。病理性乳头溢液是指非生理状态下的乳腺导管泌液。通常所说的即指后者。乳头溢液可因多种乳腺疾病而引起，也较易为患者注意，是临床上约10%的患者前来就诊的主要原因之一，在各种乳腺疾病的症状中，其发生率仅次于乳腺肿块和乳腺疼痛。

（1）乳头溢液按其物理性状可分为血性、血清样、浆液性、水样、脓性、乳汁样等。其中浆液性、水样和乳汁样溢液较为常见，血性溢液只占溢液病例的10%。病变位于大导管时，溢液多呈血性；位于较小导管时，可为淡血性或浆液性；如血液在导管内停留过久，可呈暗褐色；导管内有炎症合并感染时，可混有脓汁，液化坏死组织可呈水样、乳汁样或棕色液；乳腺导管扩张症液体常为浆液性。血性溢液大多由良性病变引起，有少数乳腺癌亦可呈血性。生理性乳头溢液多为双侧性，其溢液常呈乳汁样或水样。

（2）乳头溢液的病因主要分为乳外因素和乳内因素。

乳腺癌患者有5%～10%有乳头溢液，但以乳头溢液为唯一症状仅1%。溢液常为单管性，性状可以多种多样，如血性、浆液性、水样或无色。乳腺癌原发于大导管者或形态属导管内癌者合并乳头溢液较多见，如导管内乳头状瘤恶性变，乳头湿疹样癌等均可以有乳头溢液。值得注意的是，尽管多数人认为乳腺癌甚少伴发乳头溢液，而且即使出现溢液都几乎在出现肿块之后或同时出现，不伴肿块者甚少考虑为癌。但近来研究表明，乳头溢液是某些乳腺癌，特别是导管内癌较早期的临床表现，而且在未形成明显肿块之前即可单独存在。

导管内乳头状瘤是较多发生乳头溢液的疾病，占全部乳头溢液病变的首位，其中又以乳晕区导管内乳头状瘤多见，可单发或多发，年龄分布在18～80岁不等，以30～50岁多见。肿瘤直径0.3～3.0cm不等，平均1.0cm，大于3.0cm常为恶性可能。溢液性质多为血性或浆液性，其他少见。一般认为发生于大导管的乳头状瘤多为单发，甚少癌变，而中小导管者则常为多发，可见癌变。两者为同类病变，只是发生部位、生长过程不同而已。

囊性增生病虽非肿瘤，但是乳腺组织最常见的良性病变，多见于40岁左右，绝经后女性少见。其中，囊肿、乳管上皮增生、乳头状瘤三种病理改变是其溢液的基础。性质多为浆液性，本病合并溢液只占5%。

4. 乳头改变

乳头扁平、回缩、凹陷，直至完全缩入乳晕下，看不见乳头。有时整个乳房抬高，两侧乳头不在同一水平面上。

乳腺癌患者若有乳头异常改变，通常表现为乳头糜烂或乳头回缩。

（1）乳头糜烂　有一种乳腺Paget病的典型表现，常伴瘙痒，约2/3患者可伴有乳晕或乳房其他部位的肿块。起始，只有乳头脱屑或乳头小裂隙。乳头脱屑常伴有少量分泌物并结痂，揭去痂皮可见鲜红糜烂面，经久不愈。当整个乳头受累后，可进一步侵及周围组织，随着病变的进展，乳头可因之而整个消失。部分患者也可先出现乳腺肿块，而后出现乳头病变。

（2）乳头回缩　当肿瘤侵及乳头或乳晕下区时，乳腺的纤维组织和导管系统可因此而缩短，牵拉乳头，使其凹陷、偏向甚至完全缩入乳晕后方，此时，患侧乳头常较健侧高。可能出现在早期乳腺癌，但有时也是晚期体征，主要取决于肿瘤的生长部位。当肿瘤在乳头下或附近时，早期即可出现；若肿瘤位于乳腺深部组织中，距乳头较远时，出现这一体征通常已是晚期。当然，乳头回缩，凹陷并非均是恶性病变，部分可因先天发育不良造成或慢性炎症引起，此时，乳头可用手指牵出，非固定。

5. 皮肤改变

乳腺癌侵犯腺体与皮肤之间的韧带使之萎缩，可出现皮肤凹陷，这也是早期乳腺癌症状表现。若乳腺癌细胞阻塞了淋巴管，造成皮肤水肿，毛囊处凹陷，皮肤呈橘皮样改变，这已是晚期乳腺癌的症状表现。

此外，雌激素是乳腺肿瘤发病的先决条件之一。生育期、围绝经期是女性乳腺癌的高发阶段，使用雌激素替代治疗超过10年的妇女应密切监测，有条件的应进行基因筛查。

乳腺肿瘤引起皮肤的改变，与肿瘤的部位、深浅和侵犯程度有关，通常有以下几种表现。

（1）皮肤粘连　乳腺位于深、浅筋膜之间，浅筋膜的浅层与皮肤相连，深层附于胸大肌浅面。浅筋膜在乳腺组织内形成小叶间隔，即乳房悬韧带。当肿瘤侵及这些韧带时，可使之收缩、变短，牵拉皮肤形成凹陷，状如酒窝，故称"酒窝征"。当肿瘤较小时，可引起极轻微的皮肤粘连，不易察觉。此时，需在较好的采光条件下，轻托患乳，使其表面张力增大，在移动乳房时多可见肿瘤表面皮肤有轻微牵拉、凹陷等现象。如有此症状者应警惕乳腺癌可能，良性肿瘤很少有此症状。

（2）皮肤浅表静脉曲张　肿瘤体积较大或生长较快时，可使其表面皮肤变得菲薄，其下浅表血管，静脉常可曲张。在液晶热图和红外线扫描时更为清晰，常见于乳腺巨纤维腺瘤和分叶状囊肉瘤。在急性炎症期、妊娠期、哺乳期的肿瘤也常有浅表静脉曲张。

（3）皮肤发红　急慢性乳腺炎时，乳腺皮肤可有红肿。但在乳腺癌中，主要见于炎性乳腺癌。由于其皮下淋巴管全为癌栓所占可引起癌性淋巴管炎，此时皮肤颜色淡红到深红，开始比较局限，不久扩展至大部分乳房皮肤，同时伴皮肤水肿、增厚、皮肤温度升高等。

（4）皮肤水肿　由于乳腺皮下淋巴管被肿瘤细胞阻塞或乳腺中央区被肿瘤细胞浸润，使乳腺淋巴管回流受阻，淋巴管内淋巴液积聚，皮肤变厚，毛囊口扩大、深陷而显示"橘皮样改变"（医学上叫做"橘皮征"）。在肥胖、下垂的乳房常见其外下方有轻度皮肤水肿，如双侧对称，乃因局部循环障碍所致；如为单侧，则要慎重，提防癌瘤可能。

此外，晚期乳腺癌尚可直接侵犯皮肤引起溃疡，若合并细菌感染，气味难闻。癌细胞若浸润到皮内并生长，可在主病灶的周围皮肤形成散在的硬质结节，即"皮肤卫星结节"。

6. 腋窝淋巴结肿大

乳腺癌逐步发展，可侵及淋巴管，向其局部淋巴引流区转移。其中，最常见的淋巴转移部位是同侧腋窝淋巴结。淋巴结常由小逐步增大，淋巴结数目由少逐步增多，起初，肿大的淋巴结可以推动，最后相互融合，固定。肿大的淋巴结如果侵犯、压迫腋静脉常可使同侧上肢水肿；如侵及臂丛神经时引起肩部酸痛。检查腋窝淋巴结时，应使患侧上肢尽量放松，这样才可扪及腋顶。若能触及肿大淋巴结尚需注意淋巴结的数目、大小、质地、活动度及其表面情况，以与炎症、结核相鉴别。

如果乳房内未及肿块，而以腋窝淋巴结肿大为第一症状而来就诊的比较少，当腋窝淋巴结肿大，病理证实是转移癌时，除仔细检查其淋巴引流区外，尚要排除肺和消化道的肿瘤。若病理提示是转移性腺癌，要注意"隐匿性乳腺癌"可能。此时，多未能发现乳房病灶，钼靶摄片或许有助于诊断。淋巴结行激素受体测定，若阳性，即使各项检查都未能发现乳房内病灶，仍然要考虑乳腺来源的肿瘤。

乳腺癌可向同侧腋窝淋巴结转移，还可通过前胸壁和内乳淋巴网的相互交通，向对侧腋窝淋巴结转移，发生率约 5%。此外，晚期乳腺癌尚可有同侧锁骨上淋巴结转移，甚至对侧锁骨上淋巴结转移。

7. 乳晕异常

炎性乳腺癌时局部皮肤呈炎症样表现；颜色由淡红到深红，开始时比较局限，不久即扩大到大部分乳腺皮肤，同时伴有皮肤水肿、增厚、粗糙、表面温度升高。

8. 早期症状

（1）部分早期乳腺癌患者虽然在乳房部尚未能够触摸到明确的肿块，但常有局部不适感，特别是绝经后的女性，有时会感到一侧乳房轻度疼痛不适，或一侧肩背部发沉、酸胀不适，甚至牵及该侧的上臂。

（2）早期乳房内可触及蚕豆大小的肿块，较硬，可活动。一般无明显疼痛，少数有阵发性隐痛、钝痛或刺痛。

（3）乳腺外形改变　可见肿块处皮肤隆起，有的局部皮肤呈橘皮状，甚至水肿、变色、湿疹样改变等。

（4）乳头近中央伴有乳头回缩。乳房皮肤有轻度的凹陷（医学上叫做"酒窝征"），乳头糜烂、乳头不对称，或乳房的皮肤有增厚变粗、毛孔增大现象（医学上叫做"橘皮征"）。

（5）乳头溢液　溢液呈血性、浆液血性时应做进一步检查。

（6）区域淋巴结肿大，以同侧腋窝淋巴结肿大最多见。锁骨上淋巴结肿大者已属晚期。

（7）结块和肿胀感　乳腺癌的主要症状是乳房内肿块，常发生在乳晕周围，质地较硬，边界不清，表面不光滑，活动度较差。

9. 晚期症状特点

（1）乳腺肿块形态和边界　乳腺癌的晚期症状有的可呈扁平状，表面不光滑，有结节感。但需注意的是，肿块越小，上述症状越不明显，而且少数特殊类型的乳腺癌可因浸润较轻，呈膨胀性生长，表现为光滑、活动、边界清楚，与良性肿瘤不易区别。

（2）腋窝淋巴结肿大　作为乳腺癌首发症状少见（除非隐匿型乳腺癌）。大多提示乳腺癌病程进展，需排除上肢、肩背、胸部其他恶性肿瘤转移所致。病理检查可助确诊。

（3）乳腺癌硬度　乳腺癌肿块质地较硬，但富于细胞的髓样癌可稍软，个别也可呈囊性，如囊性乳头状癌。少数肿块周围有较多脂肪组织包裹，触诊时有柔韧感。

（二）转移

乳腺癌细胞的倍增时间平均为 90 天，在临床能发现肿块前，肿瘤的隐匿阶段平均为 12年（6～20 年）。肿瘤一旦发生，其发展可通过以下方式：局部扩展、淋巴道播散、血行播散。乳腺癌如不经治疗或者给药无效，会逐渐侵犯以下一些区域：淋巴结、骨、肺、肝、脑、胸膜腔、心包渗液、高血钙、脊髓受压。

乳腺癌可直接向周围扩展，可经淋巴道和血流。淋巴结按理应是防止癌细胞从原发肿瘤外逸的第一道屏障，癌细胞若能通过淋巴结屏障通常便累犯锁骨上淋巴结，进而侵入静脉入血。肿瘤除转移腋下淋巴结之外，奇静脉系统可通过椎间静脉、椎外静脉丛后组与椎内静脉相连，椎静脉系与腔静脉的血流在腹内压改变时可互相流动，因此，有些患者在未出现腔静脉系（如肺）转移前，先出现颅骨、脊柱、盆骨等转移。

七、辅助检查

1. 辅助检查

（1）超声显像检查　超声显像检查可清晰了解乳腺组织形态、边界，有无肿物及大小、形态、性质（囊性或实性）等情况，为鉴别肿瘤良恶性提供比较可靠的依据。超声检查对30岁乳腺癌诊断的准确率为80%～85%。癌肿向周围组织浸润而形成的强回声带、正常乳房结构破坏以及肿块上方局部皮肤增厚或凹陷等图像均为诊断乳腺癌的重要参考指标。超声检查无损伤性，可以反复应用。

（2）热图像检查　应用图像显示体表温度分布，由于癌细胞增殖快，血管增多，肿块表面温度增高，即相应体表温度较周围组织高，用此差异可做出诊断。但是这种诊断方法缺乏确切的图像标准，热异常部位与肿瘤不相对应，诊断符合率差，所以近年来渐少应用。

（3）CT检查　可用于不能触及的乳腺病变活检前定位，确诊乳腺癌的术前分期，检查乳腺后区、腋部及内乳淋巴结有无肿大，有助于制订治疗计划。

2. 生化检查

（1）肿瘤标志物检查　在癌变过程中，由肿瘤细胞产生、分泌、直接释放细胞组织成分，并以抗原、酶、激素或代谢产物的形式存在于肿瘤细胞内或宿主体液中，这类物质称肿瘤标志物。检查方法有癌胚抗原（CEA）、铁蛋白、单克隆抗体等。

（2）活体组织检查　乳腺癌必须确立诊断方可开始治疗。检查方法虽然很多，但至今只有活检所得的病理结果能做肯定诊断的依据。①针吸活检：其方法简便、快速、安全，可代替部分组织冰冻切片，阳性率较高，为80%～90%，且可用于防癌普查。若临床诊断恶性而细胞学报告良性或可疑癌时，需选择手术活检以明确诊断。②切取活检：由于本方法易促使癌瘤扩散，一般不主张用此法。只在晚期癌时，为确定病理类型时可考虑应用。③切除活检：疑为恶性肿块时切除肿块及周围一定范围的组织即为切除活检，一般要求从肿瘤边缘至少1cm尽可能完整切除。

八、诊断

①发病年龄多在40～60岁。②早期症状是乳内出现单发的无痛性小肿块，质硬，不易被推动。③乳内肿块增长速度较快，固定不移，表面皮肤出现"酒窝征"或"橘皮样"改变，或溃烂流恶臭血水，疮形凹似弹坑或凸似菜花。④乳内有肿块存在时，出现乳头牵向肿块方向或内陷，患乳收缩抬高，或伴有乳头溢液。⑤有转移者，腋窝、锁骨上等处可扪及肿大变硬的淋巴结，甚至可有咳嗽、胸痛、呼吸困难、背痛等症状。⑥乳房X线摄片、B超、乳头分泌物细胞涂片、针吸细胞学检查和活组织切片检查等有助于确诊。

九、鉴别诊断

（1）纤维腺瘤　常见于青年妇女，肿瘤大多为圆形或椭圆形，边界清楚，活动度大，发展缓慢，一般易于诊断。但40岁以后的妇女不要轻易诊断为纤维腺瘤，必须排除恶性肿瘤的可能。

（2）乳腺囊性增生病　多见于中年妇女，特点是乳房胀痛、肿块，可呈周期性，与月经周期有关。肿块或局部乳腺增厚与周围乳腺组织分界不明显。可观察一个至数个月经周期，若月经来潮后肿块缩小、变软，则可继续观察；如无明显消退，可考虑手术切除及活检。

（3）急性乳腺炎　哺乳期乳房红、肿、热、痛、压痛，体温高，白细胞增多，经抗感染治疗可迅速痊愈。

（4）乳腺结核　由于胸壁结核或血行播散而来的占乳腺疾病的 3‰～4‰，中年妇女多发，发展慢，常有同侧腋窝淋巴结肿大，乳房局部常呈炎症性改变，可形成肿块，或破溃成窦道。乳头往往溢出脓汁或血性分泌物，需进行全身检查，分泌物涂片、活检等。抗结核治疗有效。

（5）浆液细胞性乳腺炎乳管扩张症　较少见。非哺乳期，突然乳房痛，发热或寒战，乳房普遍水肿、皮肤发红、触痛，乳头内陷并有奶油样溢液和同侧淋巴结肿大及压痛。2 周后进入亚急性期，此期只有乳腺肿块和腋下淋巴结肿大。约 3 个月后，肿块完全消退，病理检查为炎性病变，大量浆细胞浸润。

（6）脂肪坏死　少见，病变发生于乳房表浅部位，为无痛、局限、与皮肤粘连的硬块，脂肪坏死时肿块中央变软，好发于肥胖的乳房，多需活检确诊，可手术切除治疗。

（7）硬化性腺病　少见。良性，为乳腺增生的一种特殊表现。多见于中年妇女。常为体积小、直径 0.5～5cm、乳腺内界限不清楚的硬结。活检可确诊，手术切除可治愈。

（8）大导管内乳头状瘤　乳管开口至壶腹部一段乳管发生的乳头状瘤称为大导管内乳头状瘤。多为单发，常见于中年妇女。表现为乳头自动间歇性溢液或溢血性或浆血性液，局部疼痛，约 70% 的患者可触知肿块。多位于乳房中心部或近乳晕处。分泌物涂片查癌细胞或针吸或活检做病理检查。手术切除治疗。

十、治疗

一般认为，乳腺癌与其他癌症一样，一开始即是一种全身性疾病，多数患者在临床确诊时已有全身性转移。所以，尽管手术仍是治疗乳腺癌的主要手段，但任何方式的乳腺癌手术都只是局部治疗，不能去除所有的乳腺癌细胞。当前对乳腺癌的治疗方针是尽早施行手术，并辅以化学药物、放射、激素、免疫等综合治疗。

（一）手术治疗

1. 适应证

通过手术可达到预期根治的乳腺癌，称为"可切除的乳腺癌"。主要包括国际临床分期的 0、Ⅰ、Ⅱ 及部分Ⅲ期患者。

2. 禁忌证

（1）弥散型癌如炎性乳腺癌。

（2）远处转移，尤其是肺、肝、骨转移，也包括锁骨上淋巴结转移、腋窝淋巴结癌块大于乳房内癌块，或与深部组织紧紧粘连。

（3）乳房及其周围有多数转移性皮肤结节，或有广泛的皮肤水肿。

（4）乳腺癌广泛地与胸壁粘连而且固定。

（5）患侧手臂水肿。

3. 乳腺癌手术方式

（1）单纯乳腺切除术　仅做全乳切除，包括癌肿周围正常皮肤 5cm，适用于Ⅲ期乳腺癌伴有溃疡、感染或出血并引起疼痛者。术后可配合化学治疗或放射治疗。有可能取得与根治术相同的疗效。

（2）根治术　是指切除一侧全乳，包括肿瘤周围至少 5cm 的皮肤以及乳腺周围的脂肪组织，同时切除胸大肌、胸小肌及其筋膜，清除腋窝和锁骨下所有的脂肪和淋巴结。适用于

Ⅰ、Ⅱ期乳腺癌。

（3）扩大根治术　指根治术的基础上，同时行内乳淋巴结清除。适用于Ⅱ、Ⅲ期乳腺癌，特别是乳腺内侧肿瘤。

（4）改良根治术　单纯乳房切除加腋窝淋巴结清除。适用于Ⅰ期乳腺癌。可保留胸肌及保持上肢肌力，引起的上肢水肿也比根治性乳房切除术引起的轻，且使以后的乳房重建术较为容易。

（5）部分乳房切除术　切除肿瘤及其周围的一块楔形乳房组织，包括皮肤及肿瘤后面胸肌包膜。有些医师也做部分或全部腋下淋巴结的清扫术，以便检查有无肿瘤的转移。术后通常再给予辅助性放疗。

4. 术后并发症

（1）出血　是术后常见的并发症之一。在行肿块切除或根治性切除术后均可有此种并发症的出现。出血的原因常为以下几点。

① 术中止血不彻底，遗留有活动性出血点。

② 术后由于应用持续负压引流、体位改变或剧烈咳嗽等原因使电凝的凝血块脱落或结扎的丝线滑脱，导致引流出血。

③ 术前应用化疗或激素类药物使伤口容易渗血。术中彻底止血，尤其是胸骨旁的肋间血管穿透支应予以结扎；对肌肉残端及剖面的出血点应予以注意，可结扎或电凝；术毕冲洗创面并仔细检查有无活动性出血；注意引流管放置的位置，适当加压包扎有助于防止术后出血；此外术后要注意负压引流管的通畅及引流量、引流液的性质，对有凝血机制不良的患者应针对病因及时对症处理。

（2）积液　指皮瓣与胸壁或腋窝间有液体积聚，造成皮瓣不能紧贴于创面。它也是乳腺肿瘤术后常见的并发症之一。常见的原因有以下几点。

① 引流不畅使创面的渗出液不能及时引出而积聚。

② 创面内血液凝固形成凝血块，不能引流出，以后液化形成积液。

③ 解剖腋静脉周围的淋巴脂肪时，一些小的淋巴管损伤而未结扎伴引流不畅形成积液，一般发生在腋窝外侧。

④ 用电刀解剖腋静脉时发生积液的机会较使用手术刀为多，可能电刀对创面的愈合有一定的影响，且经电刀解剖后一些小的淋巴管暂时封闭而在负压吸引后又开放，造成积液。

⑤ 此外，皮瓣张力过大使伤口不易覆盖以及引流管拔除过早等也有一定的关系。术时腋部解剖发现有细小的渗液时应予以结扎，减少皮瓣的张力，保持负压通畅，适当加压包扎将有利于减少积液的发生。如出现积液，若量较少时可以反复用空针抽吸；若量较大或多次抽吸无效时，宜重置负压吸引或皮片引流以及加压包扎。

（3）皮瓣坏死　也是乳腺癌术后常见的并发症。由于皮片坏死愈合延迟可能影响后续的治疗。乳腺癌根治术常需切除较多的皮肤，加之皮瓣分离的范围较大，皮瓣剥离得过薄或厚薄不均会使真皮内毛细血管破坏而影响术后皮瓣的血供；或者皮瓣缝合时张力过大，术后伤口积液时也会引起皮瓣的缺血坏死；有时因使用电刀操作不当造成局部皮肤烧伤或血管凝固性栓塞也容易导致皮瓣坏死。皮瓣坏死一般术后 24h 即见缺血的皮肤变苍白，逐步呈青紫色水肿，表面有小水疱，3～7 日后坏死区域的界限逐步清楚，皮肤逐渐呈黑色硬痂状。

手术前合理设计切口，避免一侧皮瓣过长；注意皮瓣分离的层面，减少皮瓣张力，必要时予以植皮；避免积液，适当的包扎等措施将有助于减少皮瓣的坏死。如果发生皮瓣坏死，在坏死区域界限明显后可将坏死皮瓣去除。如为切口边缘性坏死，面积小于 2cm，在清创后予以湿敷、换药，常可自行愈合；坏死面积较大者应予以植皮；若坏死面积大而患者又不愿接受植皮时，常使伤口愈合延迟，且以后生长的表皮常呈白色且菲薄，摩擦后易破损。

（4）上肢水肿　乳腺癌根治术后，由于上肢的淋巴及血液回流障碍易引起上肢水肿，上肢水肿的发生率5%～40%不等。近年来严重上肢水肿的发生率已明显下降，不超过5%。造成上肢严重回流障碍的原因有以下几点。

① 腋窝清扫范围不当，破坏了局部的侧支循环。以往对腋静脉周围的淋巴脂肪解剖，常同时将腋鞘一并删除，亦影响术后的淋巴回流，因而手术时如未见有明显肿大淋巴结时，可不必将腋血管鞘拔除，实际上腋窝如有肿大淋巴结侵犯腋鞘时，常已非手术所能完全达到根治目的。

② 腋区有积液或感染，造成局部充血、纤维化、瘢痕形成，妨碍了侧支循环的建立。

③ 术后锁骨上、下区及腋区的放射治疗引起结缔组织增生，局部纤维化，继而引起水肿。

上肢水肿可在术后数天其至数年后出现，肿胀部位往往在上臂，亦可在前臂或手背。术后经常锻炼上肢功能，避免上肢进行过重的体力劳动以及避免上肢的感染可以减少上肢水肿的发生。一旦上肢出现水肿仅能应用对症治疗以减轻水肿。

（5）上肢及手部肌肉萎缩常因手术时损伤臂丛神经或其鞘膜所致，常见有小鱼际肌的萎缩。

（二）放射治疗

常用^{60}Co和深部X线。

（1）适应证　①腋窝淋巴结有转移而行乳腺癌根治切除术后患者；②炎性乳腺癌；③癌块位于乳房内侧上下象限或中央区乳腺癌；④原计划术后需行放疗患者（如单纯乳房切除术、改良乳腺癌根治切除术），以作为综合治疗的一部分；⑤骨转移患者。

（2）术前放疗　可破坏和抑制原发癌及转移至局部淋巴结的癌细胞；或缩小局部晚期不能手术的乳腺癌，使之可行手术治疗。

（3）术后放疗　可提高生存率。适用于：①单纯乳腺切除术；②根治术后腋部淋巴结有转移者；③根治术切除淋巴结阳性超过3个或占淋巴结总数一半以上的病例；④内乳淋巴结有转移者；⑤病变位于中央部或内侧未做扩大根治术者。

（4）姑息性放疗　用于Ⅳ期癌、炎性癌或治愈后发生局部复发、区域淋巴结和远处转移者。尤其骨转移灶能缩小或消失，止痛效果明显。

（三）化学药物治疗

主要用于乳腺癌术后的辅助治疗。目的是控制潜在的微小转移。

1. 单药化疗

单药化疗达到完全缓解者很少，有效期一般只有4～6个月，故现今除新药试用外，一般很少应用单一药物。但有效的单一药物是联合化疗成功的基础，对年龄较大或有器官功能严重不全者，不宜进行强烈的联合化疗的病例可采用单剂化疗。

① 多柔比星60～75mg/m^2，静注，3周1次，总剂量500mg/m^{2}为一疗程。

② 噻替哌10mg，静注，每日1次，每个疗程总剂量200mg。

③ 氟尿嘧啶500mg，静注，每日1次或隔日1次，每个疗程总剂量为10g。

2. 联合化疗

常用的联合化疗方案有以下几个。

（1）CMF 方案

CTX 500mg/m² 静脉 d1，d8；

MTX 12～20mg/m² 静脉滴注 d1，d8；

5-FU 500mg/² 静脉滴注 d2，d9。

21 天或 28 天为一周期，3～4 周期为一疗程。

（2）CAF 方案

CTX 500mg/m² 静脉滴注 d1，d8；

ADM 40mg/m² 静脉 d1；

5-FU 500mg/m² 静脉滴注 d2，d9。

21 天为一周期，3～4 周期为一疗程。

（3）CMFVP 方案

CTX 2.5mg/（kg·d）口服；

MTX 0.7mg/kg 静脉 1 次/周×8 周；

5-FU 12mg/kg 1 次/周×8 周；

VCR 0.035mg/kg 1 次/周×（4～5）次

（每次最大限量为 2mg）；

PDN 0.75mg/（kg·d），口服；

21 天为一周期，3～4 周期为一疗程。

（4）AC 方案

ADM 50mg/m² 静脉 d1；

CTX 500mg/m² 静脉 d1。

21 天为一周期，3～4 周期为一疗程。

（5）CAP 方案

CTX 500mg/m² 静脉 d1，d8（或 200mg/m²，d1，d3，d5）；

ADM 40mg/m² 静脉 d1；

DDP 40～50mg/次 d3～5（或 30mg/m² 静脉 d1，d3，d5）。

21 天为一周期，3～4 周期为一疗程。

（6）NA 方案

NVB 25mg/m² 静脉滴注 d1，d8；

ADM 40～50mg/m² 静冲 d1。

21 天为一周期，3～4 周期为一疗程。

（7）TP 方案

紫杉醇 135～150mg/m² 静冲 d1（多西他赛 60mg/m² 静脉滴注 d1）；

顺铂 80～100mg/m² 静脉滴注 d3 或分 2～3 天静脉滴注。

对癌性胸腔积液的化学治疗，可在抽净积液后，选用硝卡芥 40～60mg、氮芥 20mg、噻替哌 30mg、丝裂霉素 6～10mg、氟尿嘧啶 1000mg、顺铂 90～120mg，注入胸腔。除顺铂为每 3 周注射 1 次（同时全身水化）外，一般每周胸腔内注射 1 次。

（四）内分泌治疗

正常乳腺细胞内存在甾体激素受体，其中与雌二醇相结合的称雌激素受体（ER），在乳腺癌细胞内如有 ER 称为激素依赖性癌细胞。内分泌治疗仅适用于激素依赖型肿瘤，通过测定乳腺癌组织中的 ER，有助于了解肿瘤是否为激素依赖型；ER 阳性者内分泌治疗有效率达 50％以上。方法有去势疗法（卵巢切除或 X 线照射、肾上腺切除等）及应用药物。常用内分泌治疗药物如下。

1. 他莫昔芬（三苯氧胺，TAM）

对于 50 岁以上患者，TAM 使年复发率和病死率分别降低 30％与 19％，但化疗仅能使年复发率和病死率降低 22％与 14％。对腋淋巴结转移数目较少（1～3 个），绝经时间较长的患者，可以单用 TAM 治疗，而对于淋巴结转移数目的，或受体阴性的患者，可以考虑化疗或 TAM 合并化疗。TAM 口服剂量为每次 10～20mg，每日 2 次，一般应服 5 年。TAM 作为一线药物首次用于转移性乳腺癌（MBC）的有效率为 30％以上，对年龄较大、ER 阳性的患者，有效率约为 60％。TAM 可用于 ER 与孕激素受体（PR）阳性的 MBC 患者。TAM 亦可用于绝经前、ER 阳性的患者。常用剂量为 10～20mg，口服，每日 2 次，加大剂量并不能提高疗效。可长期口服直至肿瘤进展时停药。

托瑞米芬的化学结构与 TAM 相似，但雌激素样作用比 TAM 弱。临床疗效和 TAM 相近，有待进行对比研究。其剂量和用法与 TAM 相同。

2. 孕激素

常用的孕激素有醋酸甲羟孕酮（MPA，安宫黄体酮）和甲地孕酮。两者均为孕激素衍生物，一般作为 MBC 的二线治疗药物。两者的疗效与受体状况有关，ER 与 PR 均阳性者的有效率为 50％左右，而 ER 与 PR 均阴性者的有效率仅为 25％左右。MA 和 MPA 尚有改善患者一般状况、保护骨髓造血功能等作用。

在 TAM 治疗有效的病例，改用孕激素治疗仍可取得与一线药物 TAM 相似的疗效。但是，如果用 TAM 治疗无效时，改用孕激素治疗的有效率低于 10％。

孕激素的一般用法为：MPA 每次 500mg，每日 1～2 次。MA 每次 160mg，每日 1 次。

3. 芳香化酶抑制剂

此类药物能够抑制肾上腺分泌的雄激素转变为雌激素过程中的芳香化环节，从而降低雌二醇水平，达到治疗乳腺癌的目的，一般作为绝经后 MBC 的二线或三线治疗药物。

第一代芳香化酶抑制剂的代表药物为氨鲁米特（AG），作为一线药物治疗 MBC 的客观有效率约为 35％（25％～53％），作为二线药物的有效率约为 25％。

第二代芳香化酶抑制剂有法屈唑和福美司坦（4-羟雄烯二酮，兰他隆）。兰他隆的有效率为 23％～39％，尚有 14％～29％的患者用药后病变稳定。该药尚可用于辅助治疗后复发患者的一线治疗，兰他隆的用法为 250mg/次，肌内注射，每 2 周 1 次。

来曲唑是新一代芳香化酶抑制剂，为人工合成的苄三唑类衍生物，来曲唑通过抑制芳香化酶使雌激素水平下降，从而消除雌激素对肿瘤生长的刺激作用。

阿那曲唑是一种强效的选择性非甾体芳香酶抑制剂，可显著降低血清中雌二醇的浓度。

近年来，又先后开发了新一代芳香化酶抑制剂阿那曲唑、Iveson 和伏氯唑。新一代芳香化酶抑制剂对于芳香化酶的抑制作用更强，且有高度选择性，因而不良反应较小。其临床疗效与兰他隆相似。阿那曲唑的用法为 1mg，口服每日 1 次。

4. 黄体生成素释放激素（LHRH）拮抗剂

LHRH 作用机制是通过减少卵泡刺激素（FSH）、黄体生成素（LH）以及催乳素的分泌，从而降低雌激素水平，其作用相当于"药物性卵巢切除"。此类药物主要用于治疗绝经前 MBC。

戈舍瑞林用法：每 4 周深部肌内注射 3.6mg。亮丙瑞林用法：每 4 周深部肌内注射 3.7mg。一般连续注射 4～6 次为一疗程。

（五）生物学治疗

是综合治疗的一个组成部分，常用药物有 LAK 细胞、干扰素、白介素-2、胸腺肽、转移因子、曲妥珠单抗等。

（六）其他药物治疗

1. 卡培他滨（希罗达）

希罗达是一种口服氟嘧啶类药物，在治疗乳腺癌中具有高度活性。希罗达关键性临床及其后验证试验均证实希罗达对乳腺癌治疗安全有效。对于转移性乳腺癌希罗达单药一线治疗的有效率30%～36%，蒽环类或紫杉醇类化疗失败的转移性乳腺癌希罗达单药二线有效率18%～26%，并且在延长患者生存期方面较现在常用药物有明显优势。希罗达已成为目前治疗蒽环类、紫杉醇类耐药的晚期乳腺癌首选化疗药物之一。希罗达联合其他化疗药物亦可产生良好效果。由于希罗达口服具有抗肿瘤活性高、安全性好等特点，希罗达联合其他化疗药物被推荐作为转移性乳腺癌或其他药物耐药性乳腺癌的一线化疗方案。

2. 曲妥珠单抗注射液（赫赛汀）

赫赛汀是以 HER2（人类表皮生长因子受体 2）为靶点的特异性针对肿瘤细胞的抗肿瘤生物制剂。赫赛汀目前已在全球 79 个国家上市，临床试验及应用证实赫赛汀治疗乳腺癌安全有效。目前越来越多的资料显示将赫赛汀用于一线治疗可以获得更高的有效率和更长的疾病缓解时间。总有效率可达 35%，中位生存期 24.4 个月，且具有良好的耐受性。

3. Faslodex

Faslodex 是唯一在他莫昔芬治疗失败后仍然有效的雌激素受体拮抗剂，是一种抗雌激素药物（雌激素受体拮抗剂），被批准用于治疗激素受体阳性转移性乳腺癌。Faslodex 是一种治疗乳腺癌的新药，它将为进展期乳腺癌患者提供了新的治疗选择，国外对其抗肿瘤作用进行多起研究，研究显示该药在治疗乳腺癌方面优于较他莫昔芬及阿那曲唑。

4. 多西他赛（多烯紫杉醇）及新型白蛋白溶剂型纳米紫杉醇

多西他赛是一种新型抗肿瘤药物，属于紫杉类化合物，国外批准用于治疗晚期乳腺癌和非小细胞肺癌。另外，多西他赛对前列腺癌、胰腺癌、软组织肿瘤、头颈部癌、胃癌、食管癌等实体肿瘤均有显著疗效。

（七）分子靶向治疗

近年来，分子靶向治疗作为乳腺癌治疗的一种新手段，在乳腺癌治疗中显示出一定的疗效，日益受到学术界的重视。目前对于乳腺癌的治疗主要有手术、放疗、化疗和内分泌治疗等四种手段。近年来，随着对恶性肿瘤发病的基因和分子机制研究的不断深入，针对致癌基因的分子靶向治疗技术被应用于医学临床。分子靶向治疗是以肿瘤细胞中特有的基因片段为治疗位点，通过调节或阻断这些基因片段功能达到治疗疾病的目的。靶向治疗特异性强，效果显著，基本上不损伤正常组织，因此肿瘤靶向治疗是肿瘤治疗中最有前景的方案。

乳腺癌分子靶向治疗是指针对乳腺癌发生、发展有关的信号通路及其癌基因相关表达产物进行治疗。分子靶向药物通过阻断肿瘤细胞或相关细胞的信号转导来控制细胞基因表达的改变，从而抑制或杀死肿瘤细胞。常用药物有曲妥珠单抗、贝伐单抗等。

（八）中医治疗

1. 肝郁痰凝证

主症：乳房肿块，随月经周期变化的乳房胀痛，精神抑郁或性情急躁，胸闷，胁胀，舌淡，苔薄白，脉弦。

治法：疏肝理气，化痰散结。

方药：逍遥蒌贝散加减。

常用药：柴胡、赤芍、郁金、青皮、制香附、茯苓、白术、枳壳、川厚朴、瓜蒌、浙贝母、山慈菇。

随症加减：乳房胀痛明显者，加川芎、橘核、青皮等；情志不畅多抑郁者加佛手、木香；伴有失眠者加合欢皮、夜交藤。

2. 痰瘀互结证

症候特点：乳房肿块坚硬，乳房刺痛，舌质紫暗或有瘀斑，脉涩或弦。月经色暗或有瘀块，舌底脉络增粗，苔腻。

治法：活血化瘀，化痰散结。

方药：血瘀逐瘀汤合逍遥蒌贝散加减。

常用药：柴胡、赤芍、当归、丹参、莪术、益母草、郁金、青皮、全瓜蒌、浙贝母、山慈菇、桃仁。

随症加减：伴有痛经者加香附、延胡索；伴有偏头痛者加天麻、白芷。

3. 冲任失调

症候特点：乳房肿块，多伴有月经不调，面色晦暗，黄褐斑，多次流产史或大龄未育，服用内分泌药物治疗者。舌质淡红，苔薄白，脉弦细。

治法：滋补肝肾，调摄冲任。

方药：二仙汤加味。

常用药：仙茅、淫羊藿、肉苁蓉、制何首乌、女贞子、菟丝子、莪术、王不留行、郁金、知母、黄柏、青皮。

随症加减：伴有腰酸、足跟疼痛者加杜仲、桑寄生、川续断；伴有夜尿频多者加台乌药、益智仁；潮热多汗者加银柴胡。

4. 正虚毒炽或正虚毒蕴

症候特点：乳房肿块迅速增大，局部皮肤发热或间有红肿，或乳房肿块溃破呈翻花状或创面恶臭溃口难收。精神欠佳，面色晦暗或淡白，舌紫或有瘀斑，苔黄，脉弱无力或脉细数。

治法：健脾补肾，佐以清热解毒；健脾补肾，佐以解毒散结。

方药：六味地黄丸、四君子汤合五味消毒饮。

常用药：怀山药、泽泻、山茱萸、牡丹皮、熟地黄、茯苓、党参、白术、紫花地丁、蛇舌草、半枝莲、漏芦。

随症加减：热毒盛、疮流脓血者加芦根、冬瓜仁；大便不通加胖大海、千层纸、麦冬；乏力精神不振者加黄芪。

本证为局部晚期，需行新辅助化疗，还应结合化疗期辨证论治。

十一、康复

（1）给患者创造一个幽静、安静、舒适、和谐的家庭休养环境，使患者逐渐了解自己的病情变化，学会自我护理的方法。

（2）晚期肿瘤患者发热甚多。发热时，应嘱咐患者多饮开水、淡盐水或橘汁之类含维生素 C 和钾元素的饮料。发热较高者，可用温水或 50％酒精擦拭。

（3）防止感染。

（4）调整好患者饮食，适当增加蛋白质、糖类以及水果、蔬菜的摄入。饮食应本着少而精、少食多餐的原则，注意饮食卫生，避免肠道感染。

（5）对卧床不起的患者，应防止发生压疮，家属要给患者勤翻身、勤擦洗、勤按摩，促进局部组织血液循环，保持皮肤清洁。对能活动的患者，应鼓励和协助患者进行体育锻炼，增强体质，提高对疾病的抵抗。

（6）注意引导癌症患者自己管理自己，有的癌症患者，特别是早期和中期患者，经过治疗病情得到缓解。

（7）在家庭中护理患者应注意言谈话语，语言是人们重要的感情交流工具。癌症患者容易急躁、发脾气，家属应该多注意谈话方式。

（8）晚期乳腺癌患者可有骨转移，易出现病理性骨折，且多数营养不良，身体衰竭，卧床不起。应早期使用防压疮的气垫床，定时翻身叩背，翻身时动作要轻柔。避免拖、拉、推等动作，防止擦伤皮肤。并按摩受压部位，及时更换床单、衣物。易发生压疮的骨隆突处应放置海绵垫、气圈，防止受压，预防压疮的发生。

（9）便秘者可给予灌肠或药物通便。小便潴留或失禁者可留置导尿管，保持尿管通畅及尿道口清洁，苯扎溴铵消毒尿道口，1 次/天。大小便失禁的患者，可用尿布垫于臀部下，及时更换，保持会阴皮肤清洁和干燥。

（10）饮食指导

① 强调均衡营养，注重扶正补虚：乳腺癌患者"内虚"是疾病发生、发展过程中的主要矛盾。因虚而致癌，因癌而致虚，虚中夹实，以虚为本。食疗的目的是保证乳腺癌患者有足够的营养补充，提高机体的抗病能力，促进患者的康复，应以扶正补虚为总原则。故《黄帝内经》说："谷肉果菜，食养尽之，无使过之，伤其正也。"在扶正补虚的总则指导下，对乳腺癌患者的食疗应做到营养化、多样化、均衡化。正如《黄帝内经》所云："五谷为养，五果为助，五畜为益，五菜为充。"失之偏颇，则有害无益。

② 熟悉性味归属，强调辨证施食：乳腺癌与其他疾病一样，患者都有阴阳偏胜、寒热虚实之不同。食物也有寒热温凉、辛甘苦酸咸四气五味之别。热证宜寒凉，寒证宜温热；五味入口，各有所归，甘入脾，辛入肺，咸入肾，苦入心，酸入肝。辛味温散，如生姜、葱白；甘味和缓，如山药、芡实、饴糖；淡味渗利，如冬瓜、薏苡仁；酸味收涩，如乌梅、山楂；咸味软坚，如海藻、昆布、牡蛎等。

③ 选择抗癌食品，力求有针对性：药食同源，部分食品兼具食疗抗癌作用，可有针对性地选择应用。民间用其配丁香、柿蒂治疗食管癌、乳腺癌、肝癌等，实验已证实其对致癌病毒引起的小鼠移植性肿瘤有抑制作用。日常生活中的食物如大蒜、豆制品、绿茶等，也都是抗癌良药。

a. 宜多吃具有抗乳腺癌作用的食物，如海马、鲨、蟾蜍肉、文蛤、牡蛎、海带、芦笋、石花菜。

b. 宜多吃具有增强免疫力、防止复发的食物，包括桑葚、猕猴桃、芦笋、南瓜、菜豆、山药、香菇、虾皮、蟹、青鱼、对虾。

c. 肿胀宜吃薏米、丝瓜、赤豆、芋艿、葡萄、荔枝、荸荠、鲫鱼、塘虱、鲛鱼、泥鳅、黄颡鱼、田螺。

d. 胀痛、乳头回缩宜吃茴香、橘饼、柚子、鲎。

e. 忌烟、酒、咖啡、可可。

f. 忌辣椒、姜、桂皮等辛辣刺激性食物。

g. 忌肥腻、油煎、霉变、腌制食物。

h. 忌发物。

（11）心理指导

① 对于患者的真实病情，特殊情况应采取适度保密的措施，避免患者过度恐惧、紧张，避免产生消极情绪。对于已得知病情的患者，应主动与患者沟通交谈，为患者讲解相关的疾病知识，安慰与鼓励患者，使患者对乳腺癌有正确的认识。

② 对患者提出的问题给予慎重、科学、耐心的解答，以沉着、冷静的态度疏导患者的不安情绪，排除不利于乳腺癌治疗的心理因素及社会因素。

③ 对于极度悲观与失望的患者要分析原因，做好心理安慰的同时向患者介绍有关乳腺癌治疗新进展以及取得成功的典型病例，并介绍患同种疾病并且治疗效果及心态较好的患者相互认识，促进患者之间对抗疾病经验的交流，从而获取战胜疾病的信心。医护人员应耐心听取患者的心理感受，告诉患者乳腺癌并不是想象中那么可怕，早期发现，早期治疗，效果很理想，使患者尽快摆脱癌症带来的精神折磨。

④ 医务人员应以高度的同情心和责任感，积极真诚的态度，和蔼的言行去关心体贴患者。在患者情绪不佳、出言不逊时，做到克制忍让，以情感人，有意识地多接近患者，鼓励患者倾吐内心的痛苦。同时，取得其周围患者的理解、关心与支持，并帮助家属分析患者情绪失控的原因，亲属与医护人员的鼓励支持是扭转患者自卑心理的关键。

⑤ 医护人员应掌握患者的病史、治疗手段和心理变化，用自己娴熟的护理技术取得患者的信赖，讲解相关疾病知识和药物知识，使患者对治疗方法得以理解和正确认识，帮助患者角色适应，通过医务人员耐心、细心给予患者精神支持，使其积极配合治疗。

⑥ 保证病房的安静、整洁和舒适，定时开窗通风，维持病房适宜温度，促进病友之间良好的人际关系，使患者在轻松乐观的氛围中接受治疗，避免各种不良因素刺激患者。

十二、预防控制

乳腺癌的病因尚不完全清楚，所以还没有确切的预防乳腺癌的方法。从流行病学调查分析，乳腺癌的预防可以考虑以下几个方面。

（1）建立良好的生活方式，调整好生活节奏，保持心情舒畅。

（2）坚持体育锻炼，积极参加社交活动，避免和减少精神、心理紧张因素，保持心态平和。

（3）养成良好的饮食习惯。婴幼儿时期注意营养均衡，提倡母乳喂养；儿童发育期减少摄入过量的高蛋白和低纤维饮食；青春期不要大量摄入脂肪和动物蛋白，加强身体锻炼；绝经后控制总热量的摄入，避免肥胖。平时养成不过量摄入肉类、煎蛋、黄油、奶酪、甜食等饮食习惯，少食腌、熏、炸、烤食品，增加食用新鲜蔬菜、水果、橄榄油、鱼、豆类制品等。

（4）积极治疗乳腺疾病。

（5）不乱用外源性雌激素。

（6）不长期过量饮酒。

（7）在乳腺癌高危人群中开展药物性预防。美国国立癌症中心负责开展了三苯氧胺与雷洛昔芬等药物预防乳腺癌的探索性研究。

十三、预后

乳腺癌预后因素相关的因素很多，其中主要的有肿瘤侵犯范围及病理生物学特性有关。

1. 肿瘤侵犯范围

（1）肿瘤大小　在没有区域淋巴结转移及远处转移的情况下，原发灶越大和局部浸润越严重，预后越差。

（2）腋淋巴结转移　腋淋巴结无转移时预后好，有转移时预后差。且转移数目越多预后越差。转移位置高，预后差。

（3）远处转移　多于1年左右死亡。

2. 肿瘤的病理类型、分化程度

肿瘤的侵袭性以及宿主对肿瘤的免疫能力是影响预后的重要因素。特殊型乳腺癌的预后较非特殊型好，非特殊型癌中非浸润性癌比浸润性癌预后好，分化好的肿瘤预后比分化差的好。有些肿瘤恶性程度高，在生长迅速时可出现坏死，肿瘤坏死严重说明肿瘤的侵袭性强，预后较差。

3. 临床分期

TNM分期为临床医师所熟悉，期别越高预后越差。但需认识两点，其一，从分期来讲同属一个期别的病例，腋淋巴结有无转移较肿瘤大小更为重要；其二，临床腋淋巴结检查有无转移常有误差。

4. 甾体激素受体与预后

甾体激素受体测定不仅可作为选择激素治疗的参考，也可作为估计预后的一个指标，受体阳性患者的预后较阴性者好，两者的预后相差约10％，尤其在淋巴结转移阳性的病例中更明显。在雌激素受体和孕激素受体中，孕激素受体更为重要，两项都是阳性者的预后较单一项阳性或两项都是阴性者预后好。

第二节　食管癌

食管癌系指由食管鳞状上皮或腺上皮的异常增生所形成的恶性病变，其发展一般经过上皮不典型增生、原位癌、浸润癌等阶段。食管鳞状上皮不典型增生是食管癌的重要癌前病变，由不典型增生到癌变一般需要几年甚至十几年。

食管癌是常见的消化道肿瘤，全世界每年约有30万人死于食管癌。其发病率和死亡率各国差异很大，我国是世界上食管癌高发地区之一。食管癌典型的症状为进行性咽下困难，先是难咽干的食物，继而是半流质食物，最后水和唾液也不能咽下。

食管癌在30岁以下的人少见，以后发病率随年龄的增长而显著增加。各年龄组发病率和死亡率的曲线基本相似。食管癌死亡的构成比以60~69岁组占的比重最大（37％~39％）。其次为70岁以上和50~59岁两组（分别为28％和23％）。50~69岁约占全部死亡的60％以上。病死率越高的地区，年龄率曲线越向左移，高发区比低发区平均发病大约提前10年。

国外各地的报告也说明了同样的规律，即在发病率或病死率低的地区内，开始发病的年龄及最多发病的年龄都较高，而发病率或病死率较高的地区则开始发病的年龄及最多发病的年龄都较低。

食管癌在中国有明显的地理聚集现象，高发病率及高病死率地区相当集中。其发病率在河北、河南、江苏、山西、陕西、安徽、湖北、四川等省在各种肿瘤中高居首位，其中河南省病死率最高，以下依次为江苏、山西、河北、陕西、福建、安徽、湖北等省。

对流行地区分布的深入分析发现，同一省的不同地区可以存在迥然不同的发病情况，高、低水平地区相距很近，而病死率水平却可相差几十倍到二三百倍。由高病死率水平到低病死率水平常形成明显梯度，呈不规则同心圆状分布。主要的高病死率水平地区分布在：河南、河北、山西三省交界（太行山）地区，四川北部地区，鄂豫皖交界（大别山）地区，闽南和广东东北部地区，苏北以及新疆哈萨克族聚居地区。

一、高危人群

（1）高危年龄组　45～65 岁的中老年人发病机会最大，是食管癌的高发年龄。

（2）有家族史的遗传易感人群　食管癌高发区存在着明显的家族聚集现象。

（3）长期接触致癌物的人群　我国食管癌的主要致癌因素是致癌性亚硝胺和真菌毒素。这些致癌物广泛暴露于高发区居民的生活环境中，与人们的不良饮食生活习惯有密切的关系。长期接触致癌物的人群应该定期接受预防性检查。

（4）患有食管癌前期病变和癌前疾病的人群　食管癌前病变有食管上皮增生，重度增生更是严重。

（5）食管癌术后患者　食管癌常多点发生，其癌灶周围有广泛的上皮细胞增生改变，即癌前期病变。术后复发，往往都是这些上皮增生病灶在致癌因素的作用下发生癌变。所以，食管癌术后患者也属于高危人群，应定期接受检查。

（6）饮食不良物理刺激容易诱发食管癌　长期喜爱热饮、热食、快食及食物过于粗糙、坚硬而未能细嚼慢咽等，均会烫伤或刺激食管黏膜上皮引发弥漫性炎症或坏死，可继发上皮不典型增生，久之可发生癌变。有临床统计表明，在食管癌患者中，75％～95％是喜好过热、过粗硬及过急快进食者。

（7）吸烟、嗜酒肯定与食管癌发病有关　烟酒越多危险性越大。国际癌症研究中心调查发现，每天摄入酒精 40g 以下、吸烟 9 支以下者，食管癌相对危险性为 1，而每天摄入酒精 120g 以上、吸烟 30 支以上者，危险性达 155.6。

二、病因

食管癌的确切病因尚未完全清楚，但某些理化因素的长期刺激和食物中致癌物质，尤其是硝酸盐类物质过多是食管癌的重要病因，同时食物中微量元素和无机盐的缺乏、酗酒、抽烟、基因突变、遗传因素等，也可能参与本病发生。

（1）亚硝胺类化合物和真菌毒素　现已知有近 30 种亚硝胺能诱发实验动物肿瘤，国内已成功地用多种硝酸盐代谢产物诱发了大鼠的食管癌；同时，我国学者通过降低我国食管癌高发区内食物和饮水中硝酸盐类物质的含量也降低了高发区内食管癌的发病率。真菌霉素的致癌作用早为人们所注意。我国林州食管癌的研究结果证明，当地居民喜食的酸菜中含有大量白地霉菌和高浓度硝酸盐、亚硝酸盐和二级胺，其中包括亚硝胺，食用酸菜量与食管癌的发病率呈正相关。

（2）饮食习惯　流行病学调查发现，食物的物理性刺激如粗糙或过硬的食物、过热的食物或液体、食物酸菜、饮用浓茶、饮酒、咀嚼槟榔、吸烟等似与食管癌的发生有一定的关系。

（3）营养因素和微量元素　饮食中缺乏动物蛋白、脂肪、新鲜蔬菜和水果等，可引起必需营养成分（如维生素 A、B 族维生素、维生素 C、维生素 E 等）的缺乏，与食管癌的发生有关。水及食物中的钼、钴、锰、铁、镍、锌、氟、铝、铜等缺乏，直接或间接地与食管癌的发病有关。

（4）霉菌及其毒素　已知食用被串珠镰刀霉、白地霉、圆弧青霉、黄曲霉、交链孢霉等污染的食物，可能与亚硝胺有协同的促癌作用。霉变食物的致癌作用已在动物实验中被证实。实验研究发现，黄曲霉毒素，以及圆弧青霉、交链孢霉、串珠镰刀霉的代谢产物，可能与食管癌的发生有关。人乳头瘤病毒也可能是食管癌的病因。

（5）食管损伤、食管疾病及食物的刺激作用　在腐蚀性食管灼伤和狭窄、食管贲门失弛缓症、食管憩室或反流性食管炎患者中，食管癌的发病率较一般人群为高，这可能与食管黏膜上皮长期受炎症、溃疡及酸性、碱性反流物的刺激导致食管上皮增生及癌变有关。研究资料表明，反流性食管炎患者的食管下端鳞状上皮有时可被柱状上皮替代而形成 Barrett 食管，Barrett 食管的癌变危险平均为 1%/年，其癌变率比同龄对照组高 30～125 倍。生活习惯与食管癌的发病也有关，如新加坡华裔居民中操福建方言者有喝烫饮料的习惯，其食管癌的发病率比无此习惯、讲广东方言者要高得多；酗酒与食管鳞癌的发病有关，烈性酒的危险要大于葡萄酒和啤酒。

（6）遗传因素　食管癌的发病有明显的家族聚集现象，这与人群的易感性与环境条件有关。在食管癌高发区，连续 3 代或 3 代以上出现食管癌患者的家族屡见不鲜。在我国山西、山东、河南等省的调查发现，有阳性家族史的食管癌患者占 1/4～1/2，高发区内阳性家族史的比例以父系最高，母系次之，旁系最低。

（7）食管癌基因　近研究发现癌基因（如 *c-myc*、*EGFR*、*CyclineD*、*int-2*、*hst-1* 等）的激活和抑癌基因（如 *p53*、*Rb*、*APC*、*MCC*、*DCC* 等）的失活可能在食管癌的发病机制中起重要作用。

三、发病机制

食管癌主要的病变出现在食管上，引起饮食困难，因此，食管癌患者往往容易出现营养不良等症状，而食管癌的发病因素极为复杂，具有多种多样的病因，其发病机制与发病因素有直接的关系，发病因素不同发病机制亦不同。

（1）因饮食刺激与食管损伤、食管疾病发病　一般认为食物粗糙、进食过烫，咀嚼槟榔或烟丝等习惯，造成对食管黏膜的慢性理化刺激，可致局限性或弥漫性上皮增生，形成食管癌的癌前期病变。食管损伤和某些慢性食管疾病如腐蚀性食管灼伤和狭窄、胃食管反流病、食管贲门失弛缓症或食管憩室等，由于食管内容物滞留而致长期的慢性炎症、溃疡或慢性刺激，引起食管上皮增生，导致癌变。

（2）因遗传因素发病　食管癌的发病常表现家族性聚集现象。在我国高发地区本病有阳性家族史者达 25%～50%，其中父系最高，母系次之，旁系最低。食管癌高发家族的外周血淋巴细胞染色体畸变率较高，可能是决定高发区的食管癌易感性的遗传因素。调查还发现林县高发区居民迁至他县后，食管癌发病率与病死率仍保持较高水平。这些现象说明遗传与食管癌有一定的关系。

（3）因营养不良和微量元素缺乏发病　无论国内外，食管癌高发区都在贫困不发达地区，自然条件差，水资源少，物产不丰，食品匮缺。饮食缺乏动物蛋白、脂肪、新鲜蔬菜和水果。摄入的维生素 A、B 族维生素和维生素 C 缺乏。流行病学调查表明，食物、饮水和土壤内的元素钼、铜、硼、锌和铁含量较低。这些都可能与食管癌的发生间接相关。如微量元素钼是某些氧化酶和硝酸盐还原酶的重要组成成分，钼缺乏可以引起植物中硝酸盐的积聚。

（4）因亚硝胺类化合物和真菌毒素发病　各种霉变食物能产生致癌物质。镰刀菌、白地霉菌、黄曲霉菌和黑曲霉素等真菌不但能还原硝酸盐为亚硝酸盐，并能增加二级胺的含量，促进亚硝胺的合成。在邻近真菌感染侵犯部位的食管上皮细胞，可呈现单纯性增生、轻度至重度的不典型增生，甚至明显的癌变。在食管原位癌旁增生上皮内可分离出白色念珠菌的纯株。故食管真菌病可能是食管癌的癌前病变之一。亚硝胺是被公认的化学致癌物，其前体包括硝酸盐、亚硝酸盐、二级或三级铵等，普遍存在于高发区的粮食和饮水中，含量高，且与当地食管癌和食管上皮重度增生的患病率呈正相关。这些物质在胃内酸性条件下，特别是在维生素 C 摄入不足时，胺类和亚硝酸盐易合成亚硝胺。国内已成功用甲苄亚硝胺、肌氨酸乙酯亚硝胺、甲戊亚硝胺和二乙基亚硝胺素诱发大鼠的食管癌，并证实亚硝胺能诱发人食管鳞状上皮癌。

四、病理

（一）大体标本所见

食管癌的大体标本分为早期和中晚期两大类。

1. 早期癌

指的是原位癌和早期浸润癌。早期食管癌按其形态可分为隐伏型、糜烂型、斑块型和乳头型。

（1）隐伏型　病变黏膜局部轻度充血，呈粉红色，镜下为原位癌。

（2）糜烂型　病变黏膜轻度糜烂充血，形态不规则，与正常的粉红色黏膜混杂如地图状，镜下原位癌和早期浸润癌各占一半。

（3）斑块型　病变处黏膜略高起，肿胀增厚，表面粗糙不平，固定后黏膜呈苍白色，黏膜的纵行或横行皱褶变粗或中断，组织学原位癌占 1/3，早期浸润癌占 2/3。

（4）乳头型　病变如乳头或息肉，凸向腔内，表面黏膜大多光滑，偶有轻度糜烂，镜下大多是早期浸润癌。

2. 中晚期癌

病理形态可分为髓质型、蕈伞型、溃疡型、缩窄型、腔内型。其中髓质型所占比率最高。少数中晚期食管癌不能为归入上述各型者，称为未定型。

（1）髓质型　占 56.8%。癌已侵犯食管壁各层，并向管腔内扩展，该段食管壁显著增厚，累及食管周径的大部甚至全部，使管腔明显狭窄。肿瘤上、下端的边缘呈坡状隆起，癌瘤表面常有深浅不等的溃疡。肿瘤切面呈灰白色，质韧硬，为均匀致密的实性肿块，多数侵透肌层或穿透食管纤维膜而到达食管外。镜下特点为癌细胞呈片状或串状排列，癌细胞分化程度不等，间质中见轻度或中度结缔组织增生，炎症反应轻微。

（2）蕈伞型　约占 20%，瘤体为扁平卵圆形肿块，向食管腔内呈无蒂蘑菇样隆起，表面有溃疡，边缘外翻，与周围食管黏膜境界清楚。多仅累及食管壁的一部分，外侵及梗阻表现常不明显。

（3）溃疡型　约占 10%，食管黏膜面呈深陷溃疡而边缘多平整，溃疡深达肌层，甚至达食管周围软组织。肿瘤多仅累及食管周径一部分，管腔阻塞不明显。

（4）缩窄型　约占 8%，此型肿块不明显，主要在食管黏膜面呈环形狭窄，累及食管全部周径。癌上、下端食管黏膜皱襞呈辐射状集中于狭窄部位，近口侧食管腔显著扩张，切面癌组织灰白、致密、质硬。

（5）腔内型　占 3%。瘤体巨大，向腔内突入，故管腔明显扩张。肿瘤表面见不规则形，表面糜烂，与食管壁有蒂相连，蒂以外的食管黏膜和肌层正常。瘤体质地软硬不同，如为癌则较硬，如为肉瘤则较软而有弹性，似鱼肉。癌组织多数仅侵犯肌层的环形肌，侵透全肌层者较少。镜下癌细胞分化不一，多数分化差，弥散性分布。间质内血管相当丰富，炎症细胞浸润不明显，但血管和淋巴管内常见癌栓。食管肉瘤可见有关章节。

（二）显微镜下表现

食管癌绝大多数为鳞状细胞癌，少数为腺癌，更少者为腺角化癌。

1. 鳞状细胞癌

癌组织呈片块状，为多少不等的纤维组织所分隔。癌细胞呈多角形，细胞边界较清楚，细胞核呈圆形或卵圆形，位于细胞中央，深染，分化良好的癌组织可见多少不等的角化或细胞间桥。根据癌细胞的分化程度，通常将鳞状细胞癌分为三级。

（1）Ⅰ级（高分化鳞状细胞癌）　癌细胞分化良好，细胞体积较大，胞质丰富，呈圆形或多角形，大小较一致，有明显的角化珠或细胞间桥，很少见核分裂象。

（2）Ⅱ级（中分化鳞状细胞癌）　癌细胞分化中等，癌细胞呈圆形、卵圆形或多角形，大小可不一致，角化珠偶见，核分裂象较多，有中度的细胞角化趋向。

（3）Ⅲ级（低分化鳞状细胞癌）　癌细胞可呈梭形、长椭圆形或不规则形。体积较小，胞质不多，核分裂象多见。可见细胞内角化，但不见癌角化珠。

这种分级简明扼要，容易掌握。但在同一肿瘤中，因部位不同，食管鳞癌的分级可有所不同。一般而言，肿瘤中心部位的癌细胞分化较好，而边缘部位则生长活跃，分化较差。在肿瘤整体大切片检查上，肿瘤向深层浸润可成乳头状、片块（或团块）状、条索（或网形）状及弥漫状。以乳头状浸润生长者恶性度较低，以弥漫状浸润生长者恶性度最高，片块状和条索状浸润生长者的恶性度介于其间。在扩展形态上，肿瘤中心部多呈团块状，而边缘区又常为索条弥漫状。个别病例可全部呈弥漫细索状，此时恶性度极高，预后恶劣。

肿瘤侵犯深度与淋巴结转移的关系甚为密切。癌瘤限于黏膜固有膜者极少见淋巴结转移，侵入黏膜下层时有少数病例出现转移，侵入肌层时转移率上升，侵入肌层愈深，则转移率愈高，若侵入食管纤维膜，则半数以上可见淋巴结转移。

2. 腺癌

在我国原发性食管腺癌少见，在欧美国家其所占比例较大，大部分来自 Barrett 食管。通常认为食管腺癌的组织学来源有三种：食管黏膜腺体、胃黏膜异位及 Barrett 食管。由于食管腺癌组织学变化呈多样性，食管腺癌又分为以下几种。

（1）单纯型腺癌　是最常见的食管腺癌。根据癌组织的分化程度，腺癌分为三级：Ⅰ级称为高分化，癌组织排列成腺管状或乳头状；Ⅱ级称为中分化，癌细胞排列成条索状；Ⅲ级称为低分化，癌细胞呈片块状排列。

（2）腺棘细胞癌　或称腺鳞癌，在腺癌基础上，部分腺癌细胞向鳞癌细胞转化，形成腺癌和鳞状细胞癌混合性结构。

（3）黏液表皮样癌　组织形态学由黏液细胞、表皮样细胞和中间细胞组成，黏液细胞呈柱状或杯状，表皮样细胞类似鳞状细胞，中间细胞类似黏液上皮的基底细胞。肿瘤常为多囊性伴实性结构。

（4）腺样囊性癌　组织形态上由两种细胞构成，即导管上皮细胞和变异肌上皮细胞。肿瘤的恶性程度取决于肿瘤大小和浸润范围。

3. 腺鳞癌

极少见，多见于食管下段，尤其是邻近贲门处。镜下主要为鳞状上皮与柱状上皮，均呈明显的恶性，两者均有异型性，腺癌部分有明显的完整或不完整腺腔结构，鳞状上皮部分，亦呈恶性形态，有时可见角化或细胞间桥。

4. 基底细胞样鳞状细胞癌

基底细胞样鳞癌主要由基底样细胞所组成，细胞呈立方形，胞质稀少，嗜碱性。核圆或卵圆，与细胞长轴平行。核染色深，分裂象较多，偶可见基底样细胞向鳞状细胞分化，可见角化珠。在这片以基底样细胞为主的背景中，偶有鳞状上皮分化的特点，这种状态称为基底样细胞鳞状细胞癌。癌组织多数构成巢状，有时构成条索状。有时癌巢内可有假腺样结构。瘤组织内常有坏死。

5. 食管未分化癌

食管未分化癌比较少见，主要为小细胞未分化癌，占食管癌的 $1\% \sim 2\%$，其中绝大多数为燕麦细胞癌，形态学主要特点是：瘤细胞较小，呈圆形、卵圆形或短梭形，胞质稀少，胞核染色深。癌组织呈巢状、片状或条索状排列，有时可见假菊花状结构或假腺状结构。它和肺燕麦细胞癌均来自嗜银细胞，属于 APUD 瘤的一种。此种肿瘤属高度恶性，生长快，预后差。

（三）食管癌的生长与转移

1. 局部生长与扩展

癌瘤开始于食管黏膜，表现为原位癌，在经过相当一段时间之后，才突破基底膜形成侵犯癌，可侵入黏膜下层，同时向四面八方扩展。深层可侵犯肌层，甚至食管纤维膜及食管以外。向周围可累及食管周径的大部乃至全周。向上下可累犯食管纵径的相当远部分。在黏膜以下部分可沿脉管、淋巴管、神经周围及其间隙出现跳跃性生长。瘤细胞可因分化程度和纤维组织反应的轻重，而出现不同的表现形式。有些表现为团块，可向食管内生长；有些以瘤细胞坏死为主，形成溃疡；有些癌细胞呈条索状浸润生长为主，引起严重的纤维组织反应，造成癌组织的收缩性变化。癌向食管外直接扩展者后果严重，如侵犯气管可出现食管气管瘘，侵犯大血管可造成大出血，侵犯纵隔可引起纵隔炎，侵犯肺组织可引起肺炎乃至肺脓肿，皆为致命性的并发症。食管下端癌可向下生长累及贲门，但不如贲门癌向上侵犯食管者多见。

2. 淋巴结转移

食管上段癌主要转移到锁骨上淋巴结和颈内静脉淋巴结。中段癌主要转移到食管旁淋巴结、肺门淋巴结、胸气管旁淋巴结、隆突下淋巴结、主动脉旁（即后纵隔）淋巴结。下段癌主要转移到食管旁淋巴结（包括膈肌上食管旁者）和贲门旁及胃周围淋巴结。晚期患者，无论癌瘤位于食管哪一段，皆可转移到锁骨上和颈部气管旁淋巴结，以及腹腔内淋巴结。一般能行手术治疗的患者，出现膈肌下腹内淋巴结转移的机会，在上段癌约占 4%，中段癌约占 1/3，下段癌约占半数。

3. 血运转移

食管癌发生血运转移者较少。临床偶尔可见肝、肺与胸膜的转移。根据大宗的食管癌患者尸检材料报告，淋巴结转移约占半数，次之为肝、肺、胸膜、骨、肾、大网膜及腹膜、肾上腺等。

五、临床病理分期

食管癌的临床病理，对治疗方案的选择及治疗效果的评定有重要意义。

（一）食管癌病变分段

为了便于临床诊断与治疗，根据食管癌病变位置，临床上将食管分为数段。一般，食管入口距上门齿约 15cm，食管胃连接部距上门齿约 40cm，食管全长约 25cm。目前国内外仍然使用国际抗癌协会（UICC）与美国癌症联合会（AJCC）联合制定的食管病变分段标准（UICC，2002）。

1. 目前应用的食管病变分段标准（UICC，2002）

（1）颈段食管　自食管入口至胸骨柄上缘，内镜下测量距上门齿 15～18cm。

（2）胸上段食管　自胸骨柄上缘至气管分叉水平，内镜下测量距上门齿 18～24cm。

（3）胸中段食管　自气管分叉平面至食管胃连接部全长的上 1/2 部分。内镜下测量距上门齿 24～32cm。

（4）胸下段食管　自气管分叉至食管胃连接部全长的下 1/2 部分。内镜下测量距上门齿 32～40cm。

2. 拟修订的食管病变分段标准（AJCC，2009）

2006 年美国癌症联合会主导了一项国际食管癌协作项目，以评价及改进第 6 版 AJCC/UICC 食管癌 TNM 分期标准，并拟于 2009 年出版第 7 版。其中对食管病变的分段也进行了重新修订。拟采用的食管病变分段标准如下。

（1）颈段食管　上自下咽，下至胸廓入口。内镜下测量距上门齿 15～20cm。

（2）胸上段食管　上起自胸廓入口，下至奇静脉弓下缘。内镜下测量距上门齿 20～25cm。

（3）胸中段食管　上起自奇静脉弓下缘，下至下肺静脉下缘。内镜下测量距上门齿 25～30cm。

（4）胸下段食管　上起自下肺静脉下缘，下至胃（包括长短不一的腹段食管）。内镜下测量距上门齿 30～40cm。

（二）食管癌 TNM 分期

正确地评估食管癌分期，对于制定相应的治疗方案，评价疗效和判断预后有重要意义，并便于比较疗效、进行学术研究和交流。与食管病变分段标准同样的情况，目前国内外使用的是 2002 年出版的第 6 版 AJCC/UICC 食管癌 TNM 分期标准（UICC，2002，表 9-2），新的食管癌 TNM 分期标准拟于 2009 年出版。

表 9-2　AJCC/UICC 食管癌 TNM 分期标准（2002）

UICC 期别	肿瘤 T	淋巴结 N	转移 M
0	Tis	N_0	M_0
I	T_1	N_0	M_0
II a	T_2	N_0	M_0
	T_3	N_0	M_0
II b	T_1	N_1	M_0
III	T_3	N_1	M_0
	T_4	任何 N	M_0
IV a	任何 T	任何 N	M_{1a}
IV b	任何 T	任何 N	M_{1b}

注：以上分期以术后病理检查为依据。

1. 目前应用的食管癌 TNM 分期标准（UICC，2002）

（1）T 分期　指临床或病理的原发瘤体分期。

Tx：原发瘤不能测定。

T_0：无原发肿瘤证据。

Tis：原位癌。

T_1：肿瘤只侵及黏膜固有层和黏膜下层。

T_2：肿瘤侵及肌层。

T_3：肿瘤侵及食管纤维膜。

T_4：肿瘤侵及邻近器官。

（2）N　区域淋巴结。

Nx：区域淋巴结不能测定。

N_0：无区域淋巴结转移（要求手术清扫淋巴结数目不应少于 6 个）。

N_1：有区域淋巴结转移。

（3）M　远处转移。

Mx：无远处转移。

M_1：有远处转移。

M_{1a}：胸上段食管癌有颈部淋巴结转移、胸下段食管癌有腹腔动脉旁淋巴结转移。胸中段食管癌无 M_{1a}。

M_{1b}：出现其他脏器转移，或胸中段食管癌出现非区域性淋巴结转移。

2. AJCC（2009 年版）食管癌 TNM 分期标准可能修改的内容

（1）T 分期可能修改的内容

① 由于肿瘤侵及黏膜固有层和侵及黏膜下层的患者，远期生存率有明显差异，可能将肿瘤侵及黏膜固有层定为 T_1；将肿瘤侵及黏膜下层定为 T_2。

② 由于肿瘤侵及食管周围不同组织器官的手术切除率和预后也不相同，可能将肿瘤侵及胸膜、心包、肺周边和膈肌定为 T_{4a}；将肿瘤侵及气管、隆凸、心脏和大血管定为 T_{4b}。

（2）N 分期可能修改的内容　许多研究报告证实，食管癌淋巴结转移数量是影响食管癌术后远期生存率的重要因素，因此，可能以区域淋巴结转移数量划分 N 分期，如 1～2 枚区域淋巴结转移为 N_1；3～5 枚区域淋巴结转移为 N_2；≥6 枚区域淋巴结转移为 N_3。

（三）食管癌 TNM 分期类型

（1）临床分期（cTNM）　指治疗前根据临床检查结果进行的分期。诊断依据主要是钡餐造影、内镜检查及活检、超声内镜检查、CT 扫描、PET-CT 检查等，必要时进行颈部淋巴结活检、纵隔镜检查和支气管镜检查。

（2）病理分期（pTNM）　指根据手术切除标本病理检查结果进行的分期，也是最准确的分期。

（3）复发分期（rTNM）　经过手术后一段无瘤生存期后，肿瘤复发进行的 TNM 分期。

（4）尸检分期（aTNM）　根据尸检结果进行的病理分期。

（四）食管癌的其他分级指标

1. 肿瘤组织分化程度分级（G）

Gx：组织分化程度不能确定。

G_1：高分化。

G_2：中分化。

G_3：低分化。

G_4：未分化。

2. 手术治疗后肿瘤残留分级（R）

Rx：肿瘤残留不能确定。

R_0：无肿瘤残留。

R_1：显微镜下肿瘤残留。

R_2：肉眼下肿瘤残留。

六、食管的临床解剖学

（一）食管三个生理狭窄

成人食管长度约为 25cm，门齿距贲门长约 40cm。食管有三个生理性狭窄。

① 环状软骨下缘，即食管入口处，相当于第 6 颈椎水平。

② 主动脉弓下缘及气管分叉后方，相当于第 4 胸椎下缘水平。

③ 膈食管裂孔处，相当于第 10～11 胸椎水平。

（二）食管毗邻

（1）颈段食管　前方为疏松结缔组织构成的气管后间隙，食管纵行肌层的部分肌纤维止于气管后壁，称为气管食管肌。后壁的翼状筋膜和椎前筋膜构成食管后间隙；两侧与气管之间的间隙内有左、右喉返神经通过。

（2）胸段食管　在支气管水平以上，食管前壁与气管及左主支气管毗邻，在支气管水平以下与左心房毗邻。第 4 胸椎水平，左侧壁受主动脉弓压迫，右侧壁为奇静脉弓，此后与降主动脉、胸导管、奇静脉伴行。后壁与脊柱之间，为颈部食管后间隙的延续，内含右肋间动脉、胸导管、奇静脉、半奇静脉等。左、右迷走神经沿食管两侧下行，在肺门以下左迷走神经转至食管前壁，右迷走神经转至后壁。

（3）腹段食管　从膈裂孔到贲门，个体长度差异很大，平均为 3cm。左壁及前壁包盖腹膜，后者在食管后膈下反折成胃膈韧带的一部分，腹段食管的右壁被小网膜覆盖，其左侧壁与胃底间连接成 His 角。

（三）食管壁组织结构

食管壁分为四层即黏膜层、黏膜下层、肌层及外膜。黏膜又分为三层即上皮层、固有膜及黏膜肌层。食管上皮层为 20～25 层细胞组成的非角化复层鳞状上皮，固有膜含丰富淋巴管，黏膜下层内含有大量的血管、淋巴管及神经丛，食管腺也位于此层内。食管肌层分为（内）环形肌层及（外）纵行肌层。食管因缺乏浆膜层，代之以疏松组织的纤维层外膜，从而成为消化道中抗缝线拉力最弱的组织。

（四）食管血运

1. 动脉

食管动脉血供呈节段性、多源性特点。颈部食管血液来自双侧甲状腺下动脉，最多见为 4 支。胸上段来自支气管动脉或支气管食管动脉，一般为 5 支。胸下段来自源于降主动脉的食管固有动脉，一般 3 支，是主要的食管供养动脉。腹段食管的血供主要来自胃左动脉，其次是左膈下动脉。一般1~3支。颈、胸、腹三段供养食管的动脉借吻合支彼此连通，但吻合支行走距离短，且细小，不能远距离供血。因食管供血的多源性及节段性，一般不提倡过度游离食管。

2. 静脉

食管静脉回流分为三组。

（1）食管壁内静脉　分为固有膜内的上皮下静脉丛、黏膜下静脉丛及肌层的穿行静脉三组，前二者因贯穿于食管全长，成为门静脉、腔静脉交通支。

（2）迷走神经伴行静脉　接收食管壁内静脉血，最主要功能是门静脉、腔静脉交通支，其通过支气管后静脉、半奇静脉或直接连接胃左静脉与奇静脉。在门静脉高压时，食管壁内的上皮下静脉丛、黏膜下静脉丛及食管外膜的迷走神经伴行静脉均曲张，而以后者分流的血量最多。

（3）食管壁外静脉　颈段食管静脉回流到甲状腺下静脉、椎静脉，胸段食管静脉主要回流到奇静脉，腹段食管静脉部分回流到奇静脉，部分回流到胃左静脉。

（五）食管淋巴引流

食管黏膜内及黏膜下层淋巴管形成一个复杂的互联网络，并贯穿食管全长。黏膜下淋巴管主要为纵行，并断续穿过肌层，回流到局部淋巴结，部分可直接回流到胸导管，纵隔淋巴管直接回流到胸导管或奇静脉。

七、临床表现

（一）症状

吞咽困难是大多数患者的第一个症状，吞咽疼痛也可能会发生。液体和软性食物通常可接受，而较硬的固体食物（如面包或肉类）就会困难许多。体重下降可能同时是营养不足合并癌症活动的一个表现。常见症状为疼痛，特别是灼烧样痛，可为剧痛，伴随吞咽加重，或为阵痛。

癌肿可能扰乱正常的胃蠕动，导致恶心、呕吐和食物逆流，由此还会导致咳嗽和发生窒息的危险。肿瘤表面可能易破易出血，临床表现为呕血。晚期食管癌因癌肿压迫局部组织，还可能引发上腔静脉综合征等症状。另一个并发症是食管和气管之间发生瘘管。异物经瘘管入肺导致的肺炎常表现为咳嗽、发热或肺吸入。

已经远端转移的食管癌还会在转移部位引起其他症状，例如肝脏转移导致黄疸、腹水，肺转移导致呼吸困难等。

1. 早中期症状

（1）咽下哽噎感　最多见，可自选消失和复发，不影响进食。常在患者情绪波动时发生，故易被误认为功能性症状。

（2）胸骨后和剑突下疼痛　较多见。咽下食物时有胸骨后或剑突下痛，其性质可呈灼热样、针刺样或牵拉样，以咽下粗糙、灼热或有刺激性食物为著。初时呈间歇性，当癌肿侵及附近组织或有穿透时，就可有剧烈而持续的疼痛。疼痛部位常不完全与食管内病变部位一致。疼痛多可被解痉剂暂时缓解。

（3）食物滞留感染和异物感　咽下食物或饮水时，有食物下行缓慢并滞留的感觉，以及胸骨后紧缩感或食物黏附于食管壁等感觉，食毕消失。症状发生的部位多与食管内病变部位一致。

（4）咽喉部干燥和紧缩感　咽下干燥粗糙食物尤为明显，此症状的发生也常与患者的情绪波动有关。

（5）其他症状　少数患者可有胸骨后闷胀不适、胸痛和嗳气等症状。中期食管癌的典型症状：进行性吞咽困难，可有吞咽时胸骨后疼痛和吐黏液样痰。

2. 晚期症状

（1）咽下困难　进行性咽下困难是绝大多数患者就诊时的主要症状，但却是本病的较晚期表现。因为食管壁富有弹性和扩张能力，只有当约 2/3 的食管周径被癌肿浸润时，才出现咽下困难。因此，在上述早期症状出现后，在数月内病情逐渐加重，由不能咽下固体食物发展至液体食物亦不能咽下。如癌肿伴有食管壁炎症、水肿、痉挛等，可加重咽下困难。阻塞感的位置往往符合癌肿部位。

（2）食物反应　常在咽下困难加重时出现，反流量不大，内含食物与黏液，也可含血液与脓液。

（3）其他症状　当癌肿压迫喉返神经可致声音嘶哑；侵犯膈神经可引起呃逆或膈神经麻痹；压迫气管或支气管可出现气急和干咳；侵蚀主动脉则可产生致命性出血。并发食管气管瘘或食管支气管瘘或癌肿位于食管上段时，吞咽液体时常可产生颈交感反应。

（二）体征

早期体征不明显。晚期可出现打嗝、吞咽困难。由于患者进食困难导致营养不良而出现消瘦、贫血、失水或恶病质等体征。当癌肿转移时，可触及肿大而坚硬的浅表淋巴结或肿大而有结节的肝脏。还可出现黄疸、腹水等。其他少见的体征尚有皮肤、腹白线处结节、腹股沟淋巴结肿大。

八、辅助检查

（一）X 线检查

X 线检查方法简便，患者容易接受。由于早期食管癌的病变多局限于黏膜层，此种细微病变 X 线虽难查明，但仔细观察食管黏膜皱襞的改变和管腔的舒张度，对于确认早期食管癌具有重要意义；再辅以纤维食管镜或胃镜结合细胞学检查，对于提高早期食管癌的诊断率有帮助。早期食管癌中不易显示病变，检查时必须调好钡餐，令患者分次小口吞咽，多轴细致观察才不易漏诊。中晚期食管癌均可在食管 X 线钡餐检查发现明显充盈缺损等典型的 X 线征象。

利用食管 X 线造影检查或 X 线电视透视或录像可检查食管上端口咽部及食管下端贲门部的吞咽功能，食管腔内外病变，食管造影轴向变化，良恶性肿瘤鉴别及食管癌切除可能的估计。为使造影对比清晰，可将钡剂与发泡剂混合在一起检查，利于观察食管黏膜及舒张度的改变、食管癌形态及合并的溃疡。在贲门癌中显示食管、贲门端的舒张度，胃底是否有软组织肿块。在 X 线透视下用呃气检查，令患者在钡造影时自己呃气，使钡与气体在管腔内混合达到双重造影的目的。

1. 常规钡餐检查

食管钡餐检查常规在空腹时进行，多采取立位多轴透视，必要时取卧位。服钡剂后，通过 X 线详细观察食管的充盈、通过及排空的情况，重点注意黏膜的改变。在显示病变最佳的位置摄片，可摄充盈像及黏膜像。检查前应详细问问病史。若梗阻严重，可用稀薄钡剂，以免造成堵塞影响检查；若梗阻较轻，可用较稠钡剂，以利观察；如疑有食管气管瘘，可用碘油或少量稀钡检查；如病变在颈部，为防止钡剂快速流过食管，可取头低脚高位，使钡剂在颈段食管停留时间延长。

（1）早期食管癌影像　X线钡餐检查在早期病例中的阳性率约70%。早期食管癌的病变为局限于黏膜固有层或已侵入黏膜下层，但食管肌层完好。故X线所见为浅表癌的表现。

① 乳头状充盈缺损：X线显示食管乳头状或息肉状充盈缺损，肿块边界清楚，但不完整，肿块表面黏膜不整或消失，可有小龛影，但食管舒张度尚正常。

② 局限浅在充盈缺损：食管壁可见小的充盈缺损或锯齿样改变。

③ 黏膜不整：食管黏膜皱襞不整、增粗、扭曲或中断、消失。在双对比造影片中见病变处有不规则的小斑片影或局部黏膜迂曲、增粗，或在不整的黏膜中见到小颗粒样、斑块样充盈缺损。

④ 小龛影及黏膜破坏：局部黏膜破坏、不整、有小龛影。

（2）中晚期食管癌影像　因癌组织已侵入肌层甚至穿透食管纤维膜，累及食管周围组织和器官，而有不同的表现。

① 髓质型：病变显示为不规则的充盈缺损，有不同程度的管腔狭窄，病变的上缘、下缘与正常食管交界处呈斜坡状，病变区黏膜消失或破坏，常有大小不等的龛影，常见软组织肿物阴影，钡剂通过有梗阻，病变上部食管多有较明显的扩张。

② 蕈伞型：有明显的充盈缺损，其上下缘呈弧形，边缘锐利，与正常食管分界清楚，可有浅表溃疡，病变区黏膜破坏、紊乱，伴明显软组织阴影者少见。钡流部分受阻，上部食管有轻度至中度扩张。

③ 溃疡型：显示大小和形状明显不同的龛影，在切线位可见龛影深入食管壁内甚至突出于管腔轮廓之外。溃疡边缘隆凸者，X线显示半月征。钡剂通过无明显阻塞，或管腔仅轻度狭窄，上部食管亦多无扩张。

④ 腔内型：病变部位管腔明显增宽，呈梭形扩张。病变大多数呈大的息肉样充盈缺损。病变部位的食管边缘有缺损，不连贯。病变部位的黏膜不整齐，钡剂分布呈不规则斑片状，不均匀。少数病例有龛影。虽然多数病例肿块巨大，但管腔梗阻并不严重，故上部食管扩张不明显。

⑤ 缩窄型：病变为短的环状狭窄，通常累及全周，长度不超过5cm，表面糜烂，多无溃疡，缩窄上方高度扩张。

以上分型以髓质型最常见，蕈伞型次之，其他各型较少见。此外还有少数病例从X线上不能分型。

2. 腹部加压法

患者取仰卧位，用加压带紧压在左上腹部，使患者感到不能耐受时为止。颈段食管采取仰卧头低位，胸段食管取平卧位，腹段食管可用立位。因腹部加压，服钡剂后食管可显示极度扩张，钡剂下行缓慢，利于透视检查。对于甚小的病变亦清晰可见。

3. 纵隔充气造影

方法为在胸骨柄上气管旁注入氧气或空气800～1000ml，视纵隔内压力而定。注气后以气管隆突为中心，拍正位及矢状面断层，断层间隔越密越好。根据肿瘤周围气体的分布来推测肿瘤周围有无粘连和粘连的轻重程度。本法对判断胸段食管癌能否手术切除有一定的帮助。

（二）生化检查

1. 食管脱落细胞学检查

细胞学检查有确诊价值，方法简便，受检者痛苦小，假阳性率低。主要为拉网细胞学检查，检查者吞下双腔管带网气囊，当气囊通过病变后将空气注入气囊，逐步拉出气囊并使其表面细网与病变摩擦，直到距门齿 15cm 刻度时抽尽空气取出网囊，去除网囊前端的黏液后将网囊表面的擦取物涂片并行巴氏染色细胞学检查。采用气囊拉网法采取脱落细胞标本直接涂片，用巴氏染色是普查时发现及诊断早期食管癌、贲门癌的重要方法，其诊断阳性率可达95％以上。为了避免发生误差，每例至少要获两次阳性才能确诊。若要确定肿瘤部位可行分段拉网。食管脱落细胞学检查结合 X 线钡餐检查可作为食管癌诊断依据，即可免去食管镜检查，但全身状况较差或有高血压、心脏病、晚期妊娠及出血倾向者不宜做此检查。若有食管狭窄不能通过脱落细胞采集器时，应行食管镜检查。

2. 肿瘤标志物

食管鳞癌尚未发现此种具有一定准确性的标记物。最敏感的免疫标记物鳞癌相关抗原（SCC）在良性食管瘤中常为阴性，而在食管癌患者中的血清阳性率为 40％～52％，并随病变不断侵袭、淋巴结转移、病期变晚以及肿瘤体积加大而增高，但在早期癌中很少出现阳性，即使在低分化癌中也是阴性。另一免疫指标为表皮样生长因子（EGF）受体。用 ^{125}I EGF 结合测试发现高结合率者淋巴结转移多，预后差。其他肿瘤标记物如癌胚抗原（CEA）、CA-50、CA 19-9 等经过研究，无一能提供可靠的预后指标。

3. DNA 倍体

其与肿瘤的组织学关系密切，但与临床病期无关。在非整倍体患者中发现较高的淋巴结转移率及较多的食管外扩散，非整倍体与双倍体相比，在 12 个月内肿瘤复发率高达 83％（双倍体仅为 17％），中数生存较短，5 年生存率较低。但此种相关性仅适用于进展期病例。

（三） CT、EMR 检查

1. CT 检查

（1）CT 扫描方法　常规空腹检查。患者取仰卧位，连续扫描，在扫描时吞咽 1～2 口对比剂或空气，以便显示病变部位的食管腔。CT 扫描前肌内注射解痉剂，有助于正常段的食管扩张及明确病变范围。再静脉注射对比剂作增强扫描，以显示纵隔血管及淋巴结。扫描范围从胸骨切迹到脐水平，以显示肝及腹部淋巴结。可照局部放大相以最好地显示食管和其周围组织。上段食管癌应自食管入口开始扫描，扫描间隔 1cm。

（2）食管癌 CT 影像　显示管壁呈环状或不规则增厚，可形成肿块突向腔内或腔外，管腔变小而不规则，或偏向一侧。CT 能发现气管、支气管、心包及主动脉有无受侵，CT 对判断纵隔器官受侵的灵敏度均很高。若管壁外轮廓不清，相邻组织脂肪层消失，表明肿瘤已蔓延到管壁之外；相邻的胸主动脉、气管或主支气管、肺静脉或心包与食管分界不清，变形，提示肿瘤广泛浸润。如 CT 见食管癌向腔外扩展，肿块与降主动脉、椎前软组织粘连在一起不能分开，或前壁与隆突及两侧主支气管后壁分界不清，则提示食管癌可能已侵及这些组织器官而不能手术切除。X 线钡餐造影怀疑不能手术切除的病例，可做 CT 扫描以显示癌瘤与周围的关系，对估计能否手术有一定帮助。

（3）CT 扫描分期　Botet 等利用食管内镜超声和动态 CT 扫描对食管癌的术前分期进行了对照研究，并将食管癌术前 CT 扫描病期分为四期。

Ⅰ期：肿瘤局限于食管腔内，食管壁无增厚征象。

Ⅱ期：肿瘤局部的食管壁增厚。

T_1：肿瘤局部增厚的食管壁的厚度小于 5mm。

$T_{2\sim3}$：肿瘤局部增厚的食管壁的厚度 5～15mm。

Ⅲ期：肿瘤有局部浸润的 CT 表现及局部淋巴结有转移。

Ⅳ期：食管癌发生远处转移。

一般认为对食管癌患者进行胸部 CT 扫描及上腹部 CT 扫描的价值在于 CT 扫描可以显示纵隔淋巴结和膈下淋巴结。在 CT 扫描断面图像上，淋巴结的大小为 1～1.5cm 或者更大，可以判断转移性淋巴结。但 CT 对食管病变旁淋巴结转移不易显示；对正常体积淋巴结有无转移，不能鉴别；无法确定肿大的淋巴结是炎症性还是转移引起，更无法发现直径小于 10mm 的转移淋巴结。此外 CT 还可显示其他脏器有无转移。

2. MRI 检查

食管癌表现为软组织肿块，在 T_1 加权像上病变呈中等信号，T_2 加权像上信号有增强，内信号不均。因可做横断面、冠状面及矢状而三维成像，故显示肿物的大小、外侵的程度、是否侵及邻近器官等十分清楚。能显示是否侵及气管、支气管、肺门、肺动脉、心包及降主动脉等。此外显示纵隔淋巴结肿大较 CT 为优，因此 MRI 在食管癌的分期、估计癌瘤能否手术切除以及随诊观察方面均很有用。

中晚期食管癌 MRI 主要表现如下。

① 食管局限性增厚>5cm。

② 食管腔内和腔外肿物，增厚的管壁和肿块在 T_1 加权像上与肌肉信号相似，T_2 加权像信号明显升高呈中等信号，其内信号不均，注射 Gd-DTPA 后肿瘤可见强化。

③ 肿瘤边缘常不规则，在对比剂对比下溃疡型食管癌可见壁内龛影。

④ 癌肿以上食管扩张，严重者可见液气平面。

⑤ 淋巴结转移表现为直径>1cm，T_2 加权像为高信号。与 CT 一样，MRI 不能发现正常大小的淋巴结转移。

⑥ 肿瘤侵犯气管时表现为肿瘤组织压迫气管甚至突入气管腔，气管管腔塌陷、变形，可见 T_2 加权像上气管内壁高信号黏膜线中断。

（四）超声检查

胸部食管受肺、胸骨影响显示困难，颈部及腹部食管超声检查均能获得较好的效果。以肝脏做声窗，超声可以显示腹部食管，观察内腔、壁结构及周围组织，有助于食管癌及黏膜下病变的检出。超声显示正常食管壁为三层结构，壁厚不超过 4mm。

（1）腹部食管癌　管壁不均匀增厚，呈弱回声；内腔异常，偏移、不平、细窄，合并溃疡时局部回声异常增粗、增强，并可见溃疡凹陷。

（2）腹部食管癌壁内转移　病变位于黏膜下，为边界不清的弱回声团块。内腔回声正常或轻度受压。

（3）诊断锁骨上淋巴结、腹主动脉旁淋巴结及肝、脾、胰等转移情况。

（五）食管内镜检查

对于食管疾病的诊断，食管镜检查几乎列为常规方法。近年由于 X 线检查技术的提高和食管脱落细胞学检查的进展，多数食管疾病可不做食管镜检查，即可获得确诊，尤其是中晚期食管癌患者，在进行治疗前已无食管镜检查的必要，但在不宜手术治疗而需放疗又无病理证实时，食管镜检查仍属必要。

正常食管在食管镜下可以看到 4～6 条纵行的食管黏膜皱襞。这些皱襞在食管充气扩张时便消失，其表面黏膜上皮在食管镜下呈白色或粉红色。在检查中食管腔内充气不足，食管腔不能充分扩张，部分食管黏膜皱襞未能展开，黏膜表面微小而表浅的病灶显示不清或被未能展开的黏膜皱襞遮盖，便会导致漏诊。

食管癌的镜下表现如下。

1. 早期食管癌

病变形态不典型，可分为以下四种类型。

（1）充血型　仅表现为小片状不规则充血，质脆，易出血。

（2）糜烂型　在充血病变基础出现中央凹陷、糜烂，色素内镜检查可显示病变范围。

（3）斑块型　病变黏膜呈橘皮或颗粒状，表面不平，可伴有浅糜烂。

（4）乳头型　病变呈乳头样或结节息肉样，大小约 1cm，多数小于 2cm，表面充血，轻度糜烂。

为了提高早期食管癌的诊断准确率，可通过内镜用 1%～2% Lugol 碘液或 1% 甲苯胺蓝进行活体食管染色后再做食管内镜检查。具体方法见诊断技术篇相关章节。

2. 中晚期食管癌

内镜下表现为五种类型。

（1）肿块型　约占 10%。瘤体向食管腔内生长，呈息肉样、蕈伞样突起。多数大于 3cm，表面充血、糜烂，边界清楚、肿块周围黏膜正常。

（2）溃疡型　肿瘤沿食管壁生长，约占食管腔的 1/2。边缘呈结节样隆起，充血、糜烂，溃疡底部不平，覆污秽苔，在溃疡边缘取活检阳性率高。

（3）肿块溃疡型　除具肿块型的主要特征外，同时有明显的溃疡形成。

（4）弥漫浸润型　溃疡范围较广，累及食管周径的 1/2 以上，肿瘤周边黏膜受侵犯，致管壁僵硬，活动差。

（5）环形狭窄型　癌肿侵犯食管四周，形成环形狭窄，内镜难通过。

（六）腔镜

（1）胸腔镜　胸腔镜对于胸部淋巴结的评价有重要的作用，还可以观察癌肿有无穿透食管外膜或侵犯邻近脏器。与腹腔镜联用可以得到比较准确的 TNM 分期。但对于胸膜粘连严重、凝血机制障碍及心肺功能不全者不宜行此项检查。

（2）腹腔镜　腹腔镜与胸腔镜联合使用可以得到比较准确的食管癌分期。腹腔镜能够直接观察肝脏、腹膜有无转移性病灶以及检查胃周淋巴结。Bryan 在腹腔镜下进行腹腔灌洗用以判断患者的预后。方法是镜下用 200ml 生理盐水冲洗腹腔，然后回吸 100ml 行脱落细胞学检查，结果发现脱落细胞学检查阳性者平均存活时间为 122 天，而脱落细胞学检查阴性者平均存活时间为 378 天。Bryan 进一步指出脱落细胞学检查阳性者只宜做姑息性治疗而不宜手术切除。

（七）放射性核素检查

PET 的出现使放射性核素检查在肿瘤治疗和诊断方面起了根本性的变化，因为 CT 扫描和 MRI 检查对疾病的诊断是基于组织结构和器官的解剖学图像的异常变化作为诊断基础的，然而 PET 扫描是根据病变组织的代谢特点，即通过观察组织的葡萄糖代谢率的变化诊断疾病。

另有其他一些研究表明，PET 全身显像在了解食管癌的远处转移和引流区淋巴结转移方面的诊断优于其他常规检查，但在估计肿瘤侵犯食管壁的深度方面无诊断意义。

（八）正电子发射断层

PET 与 RII 有共同特点，均为功能性显像技术，正电子发射断层（positron emission

tomography，PET）是一种非创伤性的用于探测体内放射性核素分布的影像技术。近 10 年来，PET 临床应用最重要的方面是在肿瘤学。国内有关 FDP-PET 在食管癌方面的报道还不多，但近年来国外已有许多报道。国外文献报道 FDP-PET 在食管癌区域淋巴结的状态方面有不同的应用价值。

PET 对区域淋巴结的敏感性低，主要应用是探测远处转移。Rice（美国）在评价 CT、内镜超声（EUS）和 PET 在食管癌临床定期的作用时指出，CT 能提供胸腹部的解剖细节，它对于辨别食管癌有否外侵（T_4）最为可靠。EUS 对 T 的测定最为精确，但对于远处转移无能为力。FDG-PET 对于扫描远处转移优于 CT，但它的主要缺点在于不能测出直径<1cm 的转移灶，缺乏解剖学分辨力，也无助于 T 的测定，并且对淋巴结转移的测定有时不准确。此法费用昂贵，故用途受限。Von Rahden 等报道，PET 增加了系统远处转移的检测率，但对区域淋巴结转移的评估效果不理想。Liberale 等报道，PET 对区域淋巴结的敏感性较低，其主要应用方面是探测远处转移。Kneist 等报道，作为常规的 CT 诊断的补充，FDG-PET 并不是外科方法选择的决定因素。治疗前的 FDG-PET 显像并不能增加已经被 CT 证实的淋巴结分期准确性。因而并不会产生对外科治疗方案的因果关系。由于费用高，目前 FDG-PET 显像对淋巴结分期仅限于 CT 不能提供准确结果时的临床研究。

PET 对区域淋巴结具有合理的敏感性和特异性。Flamen 等报道，对初诊食管癌患者，PET 相对于常规的诊断方法可检测出更多远处受累的常见区域淋巴结和器官转移，可以选择最准确的适宜治疗方案。Sharma A 等报道，PET 相对于 CT 测出更多远处受累的常见区域淋巴结转移，特别是 CT 表现正常的孤立结节。FDG PET 对颈、上胸部及腹部区域淋巴结转移具有高的准确性，而对胸中段及下段区域敏感性低。FDG-PET 可以探测的最小转移淋巴结是 6mm。FDG-PET 未能探测到的转移淋巴结大小平均为 7.3mm（1～17mm）。FDG-PET 对食管鳞癌患者区域淋巴结转移比 CT 具有较高的敏感性、特异性、准确性。鉴于 FDG-PET 高特异性的观点，对指导选择食管癌治疗方案具有价值。Yoon 等报道，FDG-PET 对食管鳞癌患者区域淋巴结转移的敏感性高于 CT。

九、诊断与鉴别诊断

（一）诊断

1. 食管功能的检查

（1）食管运动功能试验　①食管压力测定，适用于疑有食管运动失常的患者；②酸清除试验，用于测定食管体部排除酸的蠕动效率。

（2）胃食管反流测定　①食管的酸灌注试验；②24h 食管 pH 监测；③食管下括约肌测压试验。

2. 影像学诊断

（1）X 线钡餐检查　是诊断食管及贲门部肿瘤的重要手段之一，可为研究早期食管癌提供可靠资料，结合细胞学和食管内镜检查，可以提高食管癌诊断的准确性。食管癌 X 线钡餐检查不但要确定病灶部位、长度及梗阻程度，还需判断食管病灶有无外侵及外侵范围。

（2）CT 检查　CT 扫描可以清晰显示食管与邻近纵隔器官的关系，但难以发现早期食管癌。将 CT 与 X 线检查相结合，有助于食管癌的诊断和分期水平的提高。

3. 食管脱落细胞学检查

食管脱落细胞学检查方法简便，操作方便、安全，患者痛苦小，准确率在 90% 以上，是食管癌大规模普查的重要方法。但对食管癌有出血及出血倾向者，或伴有食管静脉曲张者应禁忌作食管拉网细胞学检查；对食管癌 X 线片上见食管有深溃疡或合并高血压、心脏病及晚期妊娠者，应慎行食管拉网脱落细胞检查；对全身状况差、过于衰弱的患者应先改善患者一般状况后再作检查；合并上呼吸道及上消化道急性炎症者，应先控制感染再行检查。结合 X 线钡餐检查可作为食管癌的诊断依据，使大多数患者免受食管镜检查的痛苦。但食管狭窄有梗阻时，不能使用此法，应进行食管镜检查。

4. 食管镜检查

纤维食管镜已经广泛用于食管癌的诊断。食管镜检查可以直接观察肿瘤大小、形态和部位，为临床医生提供治疗的依据，同时也可在病变部位做活检或镜刷检查。食管镜检查与脱落细胞学检查相结合是食管癌理想的诊断方法。

（二）鉴别诊断

1. 食管良性肿瘤

最常见为平滑肌瘤，可发生于食管的各个部位，以下段多见。病程较长，无特异的临床症状与体征。X 线吞钡检查显示突向管腔内的光滑圆形的附壁性充盈缺损，表面无溃疡。局部管腔扩张度正常。其内镜表现常为一隆起型肿物，表面覆盖着光滑、完整的黏膜。偶尔在其中央由于没有充分的血供而有溃疡形成。触及肿物有滑动感。EUS 特征有边界明确的均质低回声或弱回声，偶呈无回声病变，少数患者有不均质回声和小规则的边缘。表面为超声扫描正常表现的黏膜，其通常位于黏膜下固有肌层。平滑肌瘤可压迫，但不侵犯到周围组织。若伴有不均质回声、边缘不清晰或不规则的黏膜下肿瘤多考虑平滑肌肉瘤。CT 征象有突入腔内或腔外的软组织密度的圆形肿块，有时呈新月状，表面光滑，内部密度均匀，管壁局灶性增厚，体积较大的肿块可使周围组织受压、移位。MRI 多呈中等 T_1 和 T_2 的肌肉信号，边缘光整的肿块影。确诊需靠获得组织病理学证据。

2. 食管结核

比较少见，多为继发性，常位于食管中段。其缺乏特异性症状，临床表现主要取决于病理类型和侵犯的范围，可有不同程度的吞咽困难或疼痛、阻塞感、体重减轻等。病程进展慢，多见于青壮年，常有结核病史。X 线吞钡造影无特异性表现，可见病变部位缩窄僵硬、黏膜溃疡充盈缺损或破坏、瘘管、食管旁淋巴结肿大、食管移位等。内镜可见浅表、不规则、基底灰白色的溃疡，边缘黏膜有黄色结核小结节。增殖型见黏膜水肿、增厚、管腔狭窄。粟粒型见黏膜黄色粟粒样结节。活检标本发现结核性肉芽肿和抗酸杆菌可确诊。

3. 贲门失弛缓症

病程较长，吞咽困难时轻时重，多呈间歇性发作，常伴胸骨后疼痛、反流症状，多在进餐后发作。服用硝酸甘油类、钙通道阻滞药、解痉药等常能使症状缓解。X 线吞钡检查典型的表现为食管下段呈光滑鸟嘴状或漏斗状狭窄，食管体部不同程度扩张。食管腔内压力测定发现患者下食管括约肌（LES）压力升高，LES 长度大于正常，吞咽后 LES 松弛障碍等。内镜可见食管腔呈同心圆狭窄，黏膜光滑，色泽正常或有充血、水肿、增厚，有时可见黏膜糜烂或浅小溃疡等。黏膜活检病理检查有助鉴别诊断。EUS 可发现胃与食管连接处和远端食管壁同心增厚，尤其是固有肌层增厚，但更常见所有组织层均有受累。若是肿瘤浸润引起的假性失弛缓症时，EUS 表现为管壁偏心增厚，伴有不规则外缘与低回声不对称的病变，正常层次结构破坏，常侵犯邻近组织。

4. 食管静脉曲张

患者常有肝硬化、门脉高压症的体征和症状，诉有吞咽困难。X 线吞钡检查可见食管下段黏膜皱襞增粗迂曲、或呈串珠样充盈缺损、管壁柔软、管腔扩张不受限。内镜可见曲张的静脉，或呈直行、略迂曲，或呈蛇行迂曲、隆起于黏膜面，或呈串珠结节状隆起、部分阻塞管腔。EUS表现为圆形无回声、蛇行盘旋状管样结构，可行于壁内或壁外，多位于黏膜下层。

5. Barrett食管

其主要症状是与反流性食管炎及其伴随病变有关。最常见的症状为吞咽不适、胸骨后疼痛、烧心、反胃等。X线吞钡检查可见滑动性裂孔疝；食管下段局限性环状狭窄、溃疡、黏膜网格状或颗粒状微细结构改变等。内镜是最常用、最可靠的方法，可见食管贲门交界的齿状线上移，呈全周形、舌形、岛形；黏膜充血水肿、糜烂、狭窄或溃疡。确诊靠组织学检查。从内镜活检孔向可疑部位喷洒Lugol碘液，柱状上皮不着色，在此取活检有助于提高诊断率。EUS可显示食管壁局灶性增厚。由于EUS可获得食管壁高分辨率的影像，因此可能是在Barrett食管患者中发现早癌的有用方法。

6. 食管良性狭窄

多有化学灼伤史（吞服强碱、强酸、某些药物等）。患者常于吞服后立即发生严重的灼伤及不同程度的胸痛、吞咽困难、作呕与流涎。由瘢痕狭窄所致咽下困难，多有明确的诱因。X线吞钡检查可见食管狭窄、黏膜消失、管壁僵硬等。内镜能在直视下评估食管灼伤的部位、范围及严重程度，但操作务必慎重，避免食管穿孔。

十、治疗

（一）治疗原则

食管癌的治疗方法主要为外科手术，辅以放疗、化疗、内镜治疗。目前仍推崇手术与放疗、化疗相结合的综合治疗。Ⅰ期患者手术切除；Ⅱ、Ⅲ期可先手术切除，术后配合放化疗，也可先做放疗后化疗或同时放化疗，再争取手术；Ⅳ期患者以化疗和放疗为主。

（二）一般治疗

加强营养支持，晚期不能进食患者，应给予肠外营养，可考虑深静脉穿刺置管，给予足够的能量（糖类、氨基酸、脂肪以一定的比例），补充足够的维生素与微量元素，维持水电解质平衡。对于癌痛，遵照WHO三阶梯止痛原则。对于轻中度疼痛可用阿司匹林等效解热镇痛药，如不能很好控制可加用曲马朵或可待因，如不理想可改用吗啡类药物，如吗啡10mg，2次/天，或更大剂量的硫酸吗啡控释片30mg，2次/天，也可改用芬太尼贴剂经皮给药。遵照"口服给药，按阶梯给药，按时给药，个体给药"的原则。

晚期癌症患者，不少合并焦虑、抑郁等心理问题。以焦虑为主的给予阿普唑仑0.4～0.8mg，2次/天，或黛力新1片，2次/天，或曲唑酮（美抒玉）50～100mg，1次/天，也可以用盐酸丁螺环酮片；以抑郁为主的给予SSRI类药，如氟西汀（百忧解）20mg，1次/天，甚至起效更快的奥氮平（再普乐）。

对于入睡困难的患者可给予地西泮、阿普唑仑、唑吡坦或三唑仑、佐匹克隆等药物；对于睡眠时间短、易早醒的患者可给予氯硝西泮。

（三）手术治疗

外科手术仍是治疗食管癌的首选方法。但必须结合患者的全身情况，病变部位与范围及有无转移等情况，选择适当的手术方法。

1. 手术适应证

食管癌切除，不论用胃、结肠或小肠重建食管，都是创伤较大并具有一定危险的手术。食管癌手术治疗病例的选择要有一定的指征，主要根据患者自身情况（包括体质、重要器官功能等情况）能否耐受手术治疗以及肿瘤病理情况。下列肿瘤病理情况可以考虑食管癌外科治疗。

（1）早期食管癌应积极采取手术治疗，此外患者无临床症状或临床症状较微者，食管细胞学检查2次以上为阳性，X线食管造影及食管镜检查都有早期发现，均应采取手术彻底切除。

（2）中下段食管癌病变在5cm以下、上段在3cm以下适宜手术。

（3）食管病变位于中上段者，病变超过5cm，有条件术前放疗与手术切除综合治疗。下段食管病变虽在6～7cm者也可手术切除。

（4）食管癌放疗后复发，病变范围不大。无远处转移，全身情况良好，也可采取手术切除。

（5）食管癌病变侵犯较广，CT显示未侵犯邻近器官，无远处转移，估计切除有一定可能性时，虽切除效果欠佳，但如患者身体允许，也可切除，此类患者疗效不佳，但也可以获得一定姑息效果。

（6）食管癌高度梗阻，无明显远处转移，患者周身情况允许，应积极探查，采取姑息切除、减量切除或转流吻合减张手术。

总之，在确定手术治疗时，患者的性别、年龄、病期、症状、周身情况及器官功能检查情况、病史部位及肿瘤病理情况，都要综合考虑。

2. 手术禁忌证

（1）恶病质患者。

（2）有严重心、肺功能不全者。

（3）食管癌病变范围广泛或累及邻近器官如气管、肺、纵隔者。

（4）有肝、脑等远处转移或肿瘤侵犯引起声音嘶哑及有霍纳综合征患者。

3. 术前准备

（1）营养支持　大多数食管癌患者因不同程度吞咽困难而营养不良、水电解质失衡，使机体对手术的耐受力下降。故术前应注意患者营养状况、水电解质失衡的程度，给予高热量、高蛋白、丰富维生素的流质或半流质饮食。观察进食反应，如患者感到食管黏膜有刺痛时，可给予味淡无刺激的食物；若进食较大、较硬的食物不易通过，可进食半流质或水分多的固体食物，如肉冻、酸乳酪、香蕉等；若仅能进食流质而营养状况较差的患者，可行静脉高价营养；若长期不能进食且一般情况差者，可行空肠造口管喂饮食。

（2）口腔卫生　口腔是食管的门户，口腔的细菌可随食物或唾液进入食管，在梗阻或狭窄部位停留、繁殖，造成局部感染，影响术后吻合口愈合。因此，术前应积极治疗口腔慢性病灶，保持口腔的清洁卫生。呕吐后给予漱口，以消除口腔臭味，增进食欲。

（3）呼吸道准备　术前患者戒烟2周以上。对于患有慢性支气管炎、肺气肿的食管癌患者，术前应用抗生素、支气管扩张药改善肺功能。术前学会有效咳痰或腹式呼吸，并且每天坚持练习。

（4）胃肠道准备

① 术前3天改为流质饮食，术前一天禁食，对梗阻明显者给予食管冲洗。用庆大霉素、甲硝唑加生理盐水100ml经鼻胃管冲洗，以减轻局部充血水肿，减少术中污染，防止吻合口瘘。

② 结肠代食管手术患者，术前 3～5 天口服新霉素、庆大霉素或甲硝唑，术前 2 天进无渣流食，术前晚进行清洁灌肠。

③ 术前放置胃管，如果通过梗阻部位困难时，不能强行置入，以免戳穿食管。可将胃管留在梗阻上方食管内，待手术中再放入胃内。

4. 手术方法

食管癌切除的手术入路包括单纯左胸切口、右胸和腹部两切口、颈-胸-腹三切口、胸腹联合切口，以及不开胸经食管裂孔钝性食管拔脱术等不同术式。目前临床常用经右胸的两切口或三切口入路，因其更符合肿瘤学原则。消化道重建的部位也因为食管癌的位置而有所不同，食管下段癌的吻合口部位通常在主动脉弓上，而食管中段或上段癌则吻合口多选择颈部。消化道重建中最常用的食管替代物是胃，也可根据患者个体情况选择结肠和空肠。目前以胸（腹）腔镜为代表的微创技术广泛应用于食管癌外科。各种术式的选择取决于患者的病情和肿瘤的部位。吻合口瘘是较严重的术后并发症之一，其他并发症包括吻合口狭窄、乳糜胸、喉返神经损伤等。

（1）**手术方法选择原则** 用于治疗食管癌的有效术式很多，临床上往往遵循以下原则选择手术方法。

① 食管下段癌：最常用的手术方法是单纯开胸或胸腹联合切口，行食管部分切除食管胃主动脉弓下吻合或弓上吻合。这种手术方法的优点是通过一个切口施术，简单易行，创伤相对较小，在我国应用广泛，是治疗食管下段癌的标准术式。缺点是不容易清扫腹腔淋巴结。

② 食管中段癌：可以采用经左胸食管部分切除，胸内食管胃主动脉弓上吻合术或颈部食管胃吻合术；也可采用经右胸加腹部入路（又称为 Lewis-Tanner 手术）；还可以采用右胸、腹部及颈部三切口手术（又称 Mckeown 手术）。采用哪种术式除了术者的手术经验和个人习惯外，选择主要依据肿瘤的位置。当肿瘤位于主动脉弓后方奇静脉水平，经左胸手术受主动脉弓影响，不容易解剖肿瘤，可能造成术中大出血。而选择右胸加腹部入路或三切口手术方式更为安全、容易。

③ 食管上段癌：食管上段癌由于其位置特殊，实施外科治疗需特别慎重。术前应常规做气管镜检查，了解有无气管膜部受累。可供选择的手术方法包括右胸、腹部及颈部三切口手术，左胸并颈部切口手术，以及非开胸食管拔脱颈部食管胃吻合术。后者适于肿瘤无外侵且无纵隔淋巴结转移的病例。

④ 颈段食管癌：颈段食管癌应施行全食管切除颈部吻合，或全食管-咽-喉切除术。这是一种创伤极大的致残性手术，只有经过各种检查后确认，无法行单纯食管切除颈部吻合，全食管、咽和喉完全性切除可行时方可施术。可采用非开胸食管拔脱、结肠代食管手术。

（2）**经左胸食管部分切除、胸内食管胃吻合术**

① 手术切口：常采用第 6 肋间或第 6 肋床切口；或采用第 5 肋间或第 5 肋床切口，此种切口对显露主动脉弓上部分较好，但胸廓较长、有慢性阻塞性肺疾病患者，游离腹部脏器尚有一定困难。

② 探查：对食管癌能否切除的评估应仔细、全面，多数情况下需边解离边评估。进胸后助手将肺推向前方，首先观察有无胸腔积液，纵隔胸膜有无充血水肿及牵拉性改变。然后以手探查肿瘤的部位及其活动度，与主动脉的关系，并注意有无肿大转移的淋巴结。有些情况下需打开纵隔胸膜，游离肿瘤处食管，进一步探查肿瘤与主动脉、肺静脉及气管、支气管的关系，以确定能否切除。若肿瘤有严重外侵，与肺门或主动脉呈冰冻状，或有广泛胸内转移，则判断为不能切除。如胸腔内能切除，尚需进一步探查腹腔内情况。弧形切开膈肌，切

口可先小一些，尽量少损伤膈神经。术者以右手伸入腹腔，依次探查肝脏、脾脏、贲门周围、胰腺、胃大小弯、胃左动脉、肝总动脉及幽门，检查有无肝脏转移及淋巴结转移，并探查盆腔有无转移结节。若发现肝脏转移或转移淋巴结融合成团、固定，则根据患者具体情况决定是否终止手术或姑息性切除。

③ 食管的游离：经探查肿瘤可以切除后，则开始进行食管的游离。以电刀沿食管表面切开膈肌至主动脉弓间的纵隔胸膜，如纵隔胸膜受累，则一并切除。可先游离出一小段食管并套带牵引，有利于术野的暴露及其余食管的解离。分离食管与降主动脉之间的间隙，此间隙有一明显的解剖层次，分离并不困难，这里有2~3支食管固有动脉，从降主动脉直接发出，要注意结扎，遇有小的静脉可电凝止血，不必结扎。值得一提的是，食管癌真正侵犯主动脉壁的情形并不多见，多为侵犯主动脉外膜，此时虽然以手触摸感觉二者关系紧密，且质地较硬，但只要有足够耐心，以剪刀仔细分离，切除受侵的主动脉外膜，多数都能将二者分开。

主动脉分开后，可往深部继续分离并推开对侧纵隔胸膜，尽量不要剪破，若有侵犯可一并切除。胸膜破口不必修补。在术毕胸腔冲洗时嘱麻醉师膨肺，排出对侧胸腔积气、积液并尽量吸净即可。胸导管位于降主动脉与奇静脉之间，注意不要损伤，如被肿瘤侵犯亦可做部分切除，其上端、下端要予以结扎，以免术后出现乳糜胸。在胸导管旁会有肿大的淋巴结，要注意清除。

把食管往后牵拉，以电刀分离食管与心包的间隙，此间隙一般情况下也比较疏松，没有大的血管，小血管均可以电凝处理。此时可清扫下胸段食管旁淋巴结。若有心包或肺受侵犯，均可予以切除。

分离至主动脉弓下及隆突下时，要清扫主肺动脉窗、左右主支气管旁、隆突下淋巴结，前二者较易清扫，后者清扫时需用拉钩或压肠板将主动脉向后拉开，并用压肠板将左肺门向前外推压，这样可清楚暴露隆突和左、右主支气管，方便清扫。清扫此区域时，经常需要结扎2~4支支气管动脉，特别是隆突下支，有时可粗达2mm，压力较高，一旦损伤出血较多，且血管回缩后止血困难，要多加注意。

若准备行主动脉弓下吻合，则食管游离至此已足够。对于拟行弓上吻合者，尚需游离食管上段。a. 食管上段左侧的分离主要是分开主动脉后与食管的粘连，要结扎切断从主动脉弓发出的左上支气管动脉，然后以手指钝性分离食管与主动脉弓之间的粘连。若有困难，可以切开主动脉外侧的胸膜，切断1~2支肋间动脉，以手或拉钩将主动脉小心推开，暴露出弓后食管，以方便游离。b. 食管上段右方的游离，主要是小心不要损伤奇静脉弓。此处位置较深，奇静脉弓在食管右侧汇入上腔静脉，应在胸膜下紧贴食管进行分离，由于奇静脉无瓣膜，一旦损伤可从上腔静脉倒流，出血量大。c. 食管上段前方要分开与气管膜部的粘连，以剪刀进行锐性分离，动作要轻柔，以防撕破膜部。此过程中注意不要损伤左喉返神经，并清除其周围的淋巴结。d. 食管上段后方是胸椎，其间隙较疏松，容易分离。至此，食管上段已完全游离，在主动脉弓上三角区的后上方打开纵隔胸膜，便可将食管拉出。

在游离食管的过程中，要避免挤压肿瘤或过度牵拉，以减少引起肿瘤细胞扩散的机会。

④ 胃的游离：进入腹腔需切开左膈肌。切口从膈裂孔左前方开始，向前内侧方切开，以切至膈神经和心包膈动脉处为止。切断左膈下动脉时，需要妥善缝扎，以防术后腹腔内出血。将膈肌两切缘牵引增加显露。探查肝脏、贲门旁、脾门、胃大小弯、胰腺、胃左动脉周围、腹主动脉处及幽门附近有无肿大淋巴结。决定继续手术即切开膈裂孔部分。

胃的游离包括离断胃网膜左动脉、胃短动脉和胃左动脉。因胃壁内血管分支呈网状相互交通，故保留胃网膜右动脉和胃右动脉供血即可。游离方法是将胃提至胸腔由助手牵拉，术者分别切断胃网膜左动脉及胃短动脉。因胃短动脉很短，要细心解剖，边切断边结扎，既不能损伤胃壁，也不要损伤脾脏。助手将胃向上前翻转显露胃小弯，从胰腺上缘解剖胃左动脉，在近腹腔动脉处切断结扎，胃左动脉处的淋巴结需一并切除。切断胃左动脉是游离胃的重要步骤，术者要谨慎细心。一般放置三把血管钳，于第二、三把血管钳之间剪断，即在胃左动脉之近端保留两把血管钳，以防血管钳意外滑脱。在两把血管钳间分别结扎，或结扎第一把血管钳后，再贯穿缝扎后放开第二把血管钳。正常胃经过充分游离，可以提至颈部与食管吻合而无张力。

⑤ 肿瘤切除及吻合：食管和胃游离完毕后，紧贴小弯侧胃壁切断胃左、右动脉进入胃壁的分支，将胃小弯的淋巴结和纤维脂肪组织完整清除，在预定切除处分别切断食管和胃，把胃上提到胸腔内，以手工缝合或器械吻合来完成食管胃的吻合。若行弓上吻合，胃可从食管床或主动脉弓外侧拉到弓上。胸胃要做成管状，以缩小其体积，减少对肺的挤压，避免影响呼吸功能。

⑥ 缝合膈肌、关胸：食管胃吻合完成后，清点手术器械和纱布。正确无误后，先缝合膈肌。用小针4号丝线采用膈-胃-膈缝合方法重建食管裂孔。再用7号丝线间断缝合膈肌。食管裂孔重建后需检查胃网膜右动脉搏动情况，以防缝合食管裂孔过紧将胃网膜右动脉阻断。生理盐水冲洗胸腔，仔细检查有无出血部位，安置胸腔闭式引流管，逐层关胸。

（3）经左胸食管部分切除、左颈部食管胃吻合术

① 手术切口：需要做左胸部切口和左颈部切口两个切口。可以采用一个体位同时做两个切口，也可以完成胸部操作后关胸，改为仰卧位，重新消毒、铺单，再做颈部切口。左胸切口多采用第6肋间或第6肋床进胸。左颈部切口沿胸锁乳突肌前缘，上超甲状软骨上缘，下至胸骨上切迹。切开皮肤、颈阔肌及深筋膜，将胸锁乳突肌与甲状舌骨肌向后牵拉，显露胸骨舌骨肌并切开。在甲状腺与颈动脉鞘之间常常能暴露出甲状腺中静脉，钳夹切断结扎后，在甲状腺外缘及气管旁解剖食管，注意勿损伤气管食管沟中的喉返神经。

② 游离食管肿瘤：与经左胸食管部分切除及胸内食管胃吻合术基本相同。需要做颈部吻合者，食管肿瘤的位置大多位于主动脉弓上水平，游离肿瘤更容易损伤食管周围的大血管。在主动脉弓附近和食管沟处，应注意避免损伤左迷走神经和喉返神经。食管胃连接部切断后，提起食管断端向上游离，手术野暴露较好。食管从主动脉弓后绕过，向胸顶部继续游离，并由胸顶部沿食管周围向颈部分离达锁骨上，以便做颈部切口时容易拉出食管。

③ 胃的游离：与食管胃胸内吻合相比，胃上提的位置更高。因此，需要将胃全部游离，并将幽门及十二指肠从腹后壁作适当的游离可以提供更充分长度。另外，也可用直线缝切器沿胃小弯向胃底部做部分胃切除，做成管状胃，可延长胃的伸展长度，并减少胸胃容积，从而减少胸胃对心脏和肺的压迫。注意做成管状胃时的血运，血运不良可产生吻合口瘘或胸胃瘘。

肿瘤切除后将管状胃从食管床上拉至左颈与食管行端侧吻合。在上拉胃的过程中，动作一定要轻柔，必要时可涂以少许石蜡油，以免损伤胃壁。既往我们主要以手工缝合来完成颈部吻合，近年来则多以器械完成，降低了颈部吻合口瘘的发生。吻合结束后，为了防止吻合口掉入胸腔，可将吻合口下方胃壁与椎前筋膜或颈前肌缝合固定2～3针，或者经左胸切口将胃与胸顶部胸膜缝合固定数针。

放置橡皮引流片于吻合口周围，颈部切口只缝合皮肤即可，针距适当大一些，并于术后1周左右再拔除橡皮片，目的是形成颈部窦道，一旦发生颈部吻合口瘘，脓液易于从颈部切口流出，不致因局部压力过高而流入胸腔。

（4）经右胸食管癌切除、胸内或颈部食管胃吻合术

① 手术切口：如果在右胸内做食管胃吻合，需行右胸后（前）外侧切口和上腹部正中切口（Ivor-Lewis 式式）。此种术式不切开膈肌，术后呼吸功能影响较小，有利于术后咳嗽排痰、维持正常呼吸。缺点是同时做胸部、腹部两个切口，一个体位两个切口，暴露食管不如前者好。

如果做颈部食管胃吻合，需要做右胸后外侧切口、上腹正中切口和颈部切口共三个切口。三切口手术有两种方法：一种是患者先取左侧位，做第 5 或第 6 肋间（或肋床）后外侧切口，将食管游离后关胸。变换体位成平卧位，腹部组取上腹正中切口，颈部组取左颈部切口，分别游离胃和颈段食管。最后将胃经胸骨后或右胸腔提至颈部做食管胃吻合。此法术中患者变换体位，延长手术时间，但颈、胸、腹的术野暴露好。另一种手术方法是患者取与手术台成 45°～60°角的半左侧卧位，沿第 4 或第 5 肋间做前外侧切口。游离食管肿瘤后，将手术台摇向术者侧倾斜，使患者成近平卧位，做腹部正中切口，进而游离胃。颈部取左（或右）侧胸锁乳突肌前缘切口，游离颈段食管，胃通过膈肌裂孔由原食管床提至颈部，进行食管胃吻合。此法的优点是简便、不需搬动体位、缩短手术时间。缺点是显露不清，特别是肺门以下水平，多因肺的阻挡，常在非直视下钝性分离。

② 右胸游离食管：入胸后观察有无胸腔积液，纵隔胸膜有无受累，肺组织有无受侵等，然后剪开纵隔胸膜，先结扎、切断奇静脉，沿肿瘤周围做锐性分离，并逐一结扎食管的营养血管。清除隆凸下、食管旁及心包旁淋巴结。胸段食管全部游离后，于膈上平面切断食管，上、下断端各包套胶皮套。食管下断端从食管裂孔推至腹腔。若做颈部吻合，在胸顶用手指将颈下部食管充分游离，以减少从颈部解剖食管操作。若在胸内吻合，于拟定切除平面处夹一气管钳，从钳下切除病变食管。

③ 腹部胃的游离：一般多采用上腹部正中切口。首先探查腹腔，如决定继续手术，切断肝三角韧带，将肝左叶向右翻转，开始游离切断胃大弯血管。分离胃短血管时，因位置较深显露不好，易损伤脾脏，可先将贲门断端结扎线经膈裂孔向腹腔牵拉，有助于胃小弯及胃底解剖游离。胃大小弯游离之后，切开十二指肠右上方腹膜，使胃获得更充分长度。术者用手指扩张膈肌，约能容纳 4 个指尖即可，最后经膈裂孔将胃上提到胸腔或颈部，与食管在胸腔或颈部做吻合。

④ 胸内或颈部食管胃吻合：与左胸食管胃吻合或左颈部食管胃吻合相同。

（5）食管癌切除及结肠移植食管重建术

① 结肠代食管手术适应证

a. 颈、胸中上段食管癌。

b. 喉癌侵及食管需做全喉切除及部分食管切除。

c. 用空肠或胃代食管失败或发生吻合口瘘需要再次手术。

d. 胃部有病变或曾有远侧胃大部切除史。

e. 晚期食管癌严重梗阻，为了解决进食问题，行结肠食管分流术。

② 结肠代食管的优缺点

优点：a. 结肠及其系膜易于游离保证有足够长度，可在任何部位与食管吻合；b. 其血管弓发育稳定，血运充足；c. 耐酸性强，可抗胃液反流；d. 不需游离胃，适合于胃切除术后等复杂条件。

缺点：a. 结肠本身疾病和肠道细菌容易污染，术前需做必要的检查和准备；b. 术后并发症及病死率高，主要是因为需做三个吻合口，特别是结肠间置后因静脉梗阻而造成血运障碍；c. 手术繁杂，操作多，时间长，术后并发症及病死率高。根据文献统计，国内手术病

死率为12％，吻合口瘘发生率为22％，总的并发症高达43％，比用胃代食管手术危险性高得多，因此必须严格掌握手术的适应证。

③ 代食管结肠段的选择：根据结肠系膜血管的解剖分布及其长度来判断，选择代食管的结肠袢。原则是首先保证游离的结肠袢有充分血运；此外，如有顺蠕动结肠袢就不采用逆蠕动结肠袢。常用的结肠选择方法如下。

a. 横降结肠：保留中结肠血管，选用左结肠动脉两分支远处的横结肠及降结肠，优点是顺蠕动，便于操作，特别是左胸或左胸腹入路。

b. 横结肠：保留左结肠血管，选用横结肠及部分升结肠或降结肠，优点是操作较为方便，管腔口径较升结肠小，缺点是中结肠血管偏右，多选用逆蠕动。

c. 升结肠：保留中结肠血管，可包括部分回肠，优点是顺蠕动，回肠与食管吻合，利用回盲瓣防止反流。

④ 体位与切口：患者取仰卧位，右胸垫高30°～45°，头转向右侧，右上肢悬吊于患者头侧的手术台支架上。胸部为前外侧第4肋间切口进胸，上腹正中或左上腹部旁正中切口开腹。

⑤ 手术操作：分颈胸部、腹部两组同时手术，一般先进胸探查，若肿瘤能够切除再开始腹部手术。胸部和颈部的操作同前。

a. 腹部的工作主要是选择好结肠血管。有4条结肠动脉：回结肠动脉供应回肠末端、回盲部及盲肠；结肠右动脉供应升结肠；结肠中动脉供应横结肠；结肠左动脉供应降结肠，其间有吻合弓相通（图9-1）。首先仔细观察结肠左、中、右动脉的分布及其吻合弓的情况，然后用无创伤钳暂时阻断结肠中动脉、静脉或结肠左静脉5min，同时用手阻断结肠右动脉，观察结肠远端末梢小血管和肠壁情况。如果小动脉搏动好、静脉回流无受阻、肠壁蠕动及色泽正常，即可选用结肠左动脉或结肠中动脉作为游离的结肠段供血血管。应当强调，在切断血管及肠管之前还必须用绳带测量血管弓的长度，而不是结肠长度，是否足以提至颈部吻合。

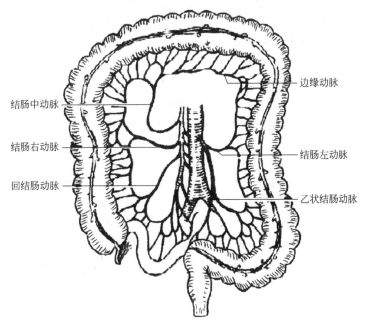

图 9-1　结肠的血液供应

b. 游离结肠段。供应血管选好后，游离横结肠、脾区结肠及部分降结肠。必要时游离部分肝区结肠及部分升结肠。一般血管弓的长度应在 25～35cm。如果利用结肠左动脉，则切断结肠中动脉，结肠呈顺蠕动，如果利用结肠中动脉，则切断结肠左动脉，结肠呈逆蠕动。有时，如果利用结肠中动脉，切断回结肠动脉及结肠右动脉，将结肠回盲部上提，结肠仍呈顺蠕动。

结肠可经食管床、胸骨后、胸骨前上提至颈部，其中胸骨后路径最常采用。两组人员分别从上方、下方做胸骨后隧道，胸骨后间隙宽度约 5cm，注意勿损伤两侧胸膜。将带血管蒂的结肠通过隧道提至颈部，要注意避免血管扭曲及受压。可手工或器械完成结肠与食管的吻合，腹部结肠段与胃前壁吻合。结肠两端行端端吻合，或回肠与结肠吻合，缝合结肠系膜裂孔。腹部切口留上端约 5cm 腹膜敞开不缝，以免压迫结肠血管影响血运。

5. 手术后处理

食管癌患者由于术前进食困难，常处于负氮平衡，虽经处理纠正一阶段后手术，然而因体质一般较弱，术后仍需精心处理与护理。

（1）患者术后应居于恢复室或重症室　病情危重者应居于重症医疗病房，由专任的医师、护士严密观察、护理及处理。使用较先进的自动记录仪显示或定时记录脉搏、血压、呼吸。

（2）呼吸运动及排痰　患者清醒后宜置于低斜坡位以利呼吸、气体交换及胸腔引流。每 2～4h 做深呼吸运动，并协助咳嗽促进肺膨胀。必要时鼻管吸氧，术后第 1 天开始超声雾化吸入。

（3）胸腔引流　术后保持胸腔引流通畅非常重要，胸腔引流起到排除胸内积气、积液，使肺及早复张和预防感染。同时也反映胸内生理、病理变化。术后注意胸引流瓶水柱高度、波动幅度、引流量及引流液颜色，如术后水柱波动消失，就应考虑各种原因所致的管腔不畅。手术当日要严密注意胸内有无出血现象。术后大量非血性胸腔积液则可能是胸导管损伤所致的乳糜胸。一般术后第 2～3 日胸透或胸片示肺膨胀良好，且引流管内水柱波动消失，引流液少，可予以拔出。若术后高热、白细胞计数高则应排除吻合口瘘后再拔引流管。

（4）胃肠减压　患者回病房或恢复室即将胃减压管连接负压，进行持续吸引，若胃液黏稠，则 4～6h 用 20～30ml 生理盐水冲洗，以保持胃管通畅，术后 2～3 天胃肠道功能恢复后可拔除。

（5）十二指肠营养管　安置十二指肠营养管虽然使患者有不适感，但可早期给予鼻饲，一旦吻合口瘘可行全肠道内营养治疗，代替空肠造口。

（6）抗生素的应用　抗生素的治疗可预防感染及肺部并发症，一般持续 7～10 天，在体温正常后 2～3 天停药。

（7）术后输液及营养　术后患者胃肠道功能恢复之前主要靠静脉营养。根据患者液体排出量（如胃肠吸引液、胸腔引流液、尿量、出汗及其他丢失水分）、血压、脉搏等来调节静脉输液量，一般日总量 2500～3500ml。若安置十二指肠营养管，可在术后早期由十二指肠管滴入营养液，可促进肠蠕动尽早恢复。开始时营养液滴入速度要慢些，20～30 滴/分，液体温度在 35℃左右，若滴入过快、液体温度低可造成腹胀、腹痛，则需暂时停滴或减慢滴入速度。若 3 天后体温正常，可给饮水，进少量无渣流质，不足部分由静脉补液或经十二指肠管滴入，术后第 7 天可进流质全量，2 周后改进半流质。

（四）放射治疗

放射治疗是食管癌的重要治疗手段之一，适应范围比手术广，包括根治性放疗和姑息性放疗两大类，照射方法有外放射和腔内放射、术前放射和术后放射。治疗方案的选择需根据病变部位、范围、食管梗阻程度及患者的全身状况而定。

1. 常用的照射野

照射范围应包括原发灶及区域淋巴结。常用的照射野如下。①胸前垂直野和背部垂直野：照射野上、下界超出肿瘤上、下缘各 3～5cm，野宽根据肿瘤大小而定，一般为 6～7cm。②背部斜野：背部斜野是等中心或非等中心的背部左和右斜野。上下界同垂直野，野宽一般为 5cm，射线束倾斜角度及升床读数因患者而异，以避开脊髓为目的。③胸前斜野加楔形板：胸前非等中心左右斜野，两野夹角约 100°，加用 45°楔形板。

食管癌根治性放射治疗最常用的是胸前垂直野加背部两斜野的三野交叉法；颈段和胸廓入口处的上段食管癌一般采用胸前两斜野加楔形板照射；术前放射治疗和姑息性放射治疗可采用胸背垂直两野对穿照射。锁骨上区淋巴结转移者加锁骨上照射野。

2. 放射源的选择

食管癌放射治疗多选用 ^{60}Co 或 4～8MV 高能 X 线，胸部中下段患者可应用 8～15MV 的 X 线。颈段食管癌前正中野照射可选用电子束照射。

3. 照射剂量

根治性放射治疗剂量为（60～70）Gy/(6～7) 周，淋巴引流区预防照射剂量为 50Gy/5 周；术前放射治疗剂量为 40Gy/4 周；术后放射剂量为（50～60）Gy/(5～6) 周；姑息性放射剂量为 50Gy/5 周。

食管癌放射治疗剂量分割以常规分割为主。近几年也采用后程加速超分割方法，取得了较好疗效。

4. 摆位技术与要求

认真阅读放射治疗医嘱单，并按治疗需要准备物品，患者进入治疗室后，脱去上衣，充分暴露照射野，协助患者平卧于治疗床上。

方法：①按医嘱要求调节好灯光野的面积大小。②如为非等中心斜野照射，先按医嘱要求给好机架角度，再对源皮距。如为等中心照射，应先升床对准距离再给机架角度。③按医嘱要求调好机头方位角，使灯光野的大小、走向方位与体表野完全吻合。因为人体的表面是一曲面，再加上机架旋转一定角度，所以定位时标在体表的照射野不是成规则的正方形或长方形，治疗摆位时灯光野应与体表野重叠，如果不重叠，则可能机架角或面积大小不符。④如患者取仰卧位照射背后两野时，应将治疗床挡板去掉，便于对距离、体表野，并减少床板对照射剂量的影响，同时注意使床架避开射野。⑤转大角照射时，应注意适当移动床面，以免机架与床面相碰。⑥胸前斜野加楔形板摆位方法，按仰卧位要求摆好体位，头稍后仰。按医嘱要求对准机架角及源皮距，将灯光野对好体表野，按医嘱选用并安放楔形板，应注意楔形板尖角向下。

注意事项：①等中心照射要求升床后的源皮距一定要准确，而非等中心给角照射要求机架角度一定准确。升床或机架角不准确会使照射野中心偏离肿瘤，影响治疗效果，并有可能照射到脊髓超过其耐受量，而造成严重后果。②体位严格按医嘱要求躺正、固定。灯光野一定要与体表标记完全重合，如反复校对仍不符合者，应及时向主管医生反映。③严格执行照射剂量和照射时间。超分割照射者一定注意两次照射的间隔时间在 6h 以上。

5. 等中心照射技术

等中心照射技术患者体位简单、舒适，容易固定，每次照射重复性好，照射准确性高。

（1）食管癌等中心照射定位　①患者标准仰卧体位，口含钡剂。②定升床高度，患者吞咽钡剂后，机架垂直位定出前野中心线，然后把机架旋转至 90°或 270°，升高治疗床，使病变中心线与照射野中心线一致，机架重回 0°位，记录此时的源皮距，然后用 100cm 减去此源皮距即为升床高度。③确定前野，根据患者肿瘤长度、外侵情况、走行等确定前野大小及范围。④确定后背两斜野，旋转机架角度，根据食管走行调整机头方位角度，使射野避开脊髓为准，并记录照射野大小及深度。

（2）等中心治疗摆位 ①准备工作，认真核实治疗单上的医嘱，包括照射野的大小、机架角度及治疗剂量等。根据需要撤掉或更换治疗床面。②按医嘱摆好体位，有激光定位要求，则对准激光定位点或"十"字线。③将灯光野中心"十"字对准定位时体表标记的"十"字，再把床升至所需高度，按医嘱要求设置灯光野（有的治疗机可在操作台上设置）。④按要求给大机架角度及小机头方位角，一定要准确。注意在给大机架夹角时，开始转速可快，接近所需角度时应放慢速度，以使角度准确。

6. 食管癌近距离腔内治疗技术

近距离腔内治疗主要用于食管癌外照足量后局部病变残存、放疗后局部复发、颈段外照射后加量等。

（1）治疗前准备 向患者介绍腔内治疗的过程及注意事项，让患者放松，配合治疗。患者当天禁饮食，治疗前半小时肌内注射苯巴比妥 0.1g，阿托品 0.5mg，治疗前 5min 含服2%利多卡因 5ml。

（2）治疗过程 ①治疗的前一天在模拟机或 X 线机下钡餐透视确定病变位置，并在患者体表用铅丝标记。②治疗前从鼻腔或口腔将施源器插至病变处，并在模拟机或 X 线机下校正，位置准确后固定施源器。③插入定位尺拍正侧位片，确定照射范围，将资料输入治疗计划系统，设计治疗计划。④执行治疗计划，进行腔内照射。⑤照射结束后，拔出施源器，清洗后浸泡于消毒液中。

（3）治疗后处理 照射后注意观察患者有无不良反应，腔内照射 1h 后方可进饮食，以流质食物为好。治疗后如患者进食痛明显，可适量口服利多卡因等局麻药。需进行多次腔内照射者，应经常询问患者有无进食呛咳，以便及时发现食管气管瘘。

（五）化学药物治疗

化疗对一些中晚期食管癌患者不但能缓解症状，还可使瘤体缩小。但总的说来，化疗对食管癌的远期疗效还不够理想，关于化疗方案，目前较为一致的意见是联合化疗而不主张单一用药。联合化疗中一种是以治疗鳞癌的 BLM 为主的方案；另一种是以治疗胃肠道腺癌的5-FU 为主的方案。

1. DVB（DDP-VDS-BLM）方案

DDP 3mg/kg 或 120mg/m^2，iv drip（水化）d1；

VDS 3mg/m^2，iv，d1，d8，d15，d22；

BLM 10U/m^2，iv，d3 或 d3～6；

29 天重复一个周期，见轻后 DDP 1 次/6 周，VDS 1 次/2 周维持，CR+PR 45.2%～66%。

2. DDP-VDS-PYM 方案

DDP 60mg/m^2，iv drip，d1；

VDS 3mg/m^2，iv，d1，d8；

PYM 30mg，im，d3，d6，d10，d13，d17，d20；

21 天为一周期，2～3 个周期为一疗程，CR+PR 52.1%。

3. DVP（DDP-VCR-PYM）方案

（1）低剂量 DVP 方案

DDP 15～20mg/m^2，iv drip，d1～5；

VCR 0.3mg/m^2，iv drip，3 次/周，共 7 周；

PYM 6mg/m^2，im，3 次/周，共 7 周。

每 7 周为一疗程，CR＋PR 46.8%。

（2）高剂量 DVP 方案

DDP 80～100mg/m^2，iv drip，d1；

PYM 6mg/m^2，im，d3，d5，d10，d12；

VCR 1～2mg/m^2，iv drip，d3，d10；

用药 2 周休息 1 周为一周期，3 周期为一疗程。

4. BMP（BLM-MTX-DDP）方案

BLM 10U，im，d1，d8，d15；

MTX 40mg/m^2，im，d1，d14；

DDP 50mg/m^2，in dirp，d4；

21 天重复治疗，2～3 周期为一疗程，CR＋PR 50%。

5. FAP（5-FU-ADM-DDP）方案

5-FU 600mg/m^2，iv，d1，d8；

ADM 30mg/m^2，iv，d1；

DDP 75mg/m^2，iv，d1（加水化）。

6. DBVP（DDP-BLM-VCR-5-FU）方案

DDP 50mg/m^2，iv drip，d1；

VCR 1.4mg/m^2，iv，d1；

BLM 10U，im，3 次/周，d1～3；

5-FU 500mg/m^2，iv drip，d1～5；

21 天重复。

7. DCVU（DDP-CTX-VCR-UFT）方案

DDP 30～40mg/m^2，iv drip，d1；

VCR 1.4mg/m^2，iv drip，d1，d8；

CTX 600mg/m^2，iv，d1，d8；

3 周重复，2 周期为一疗程。UFT 4 片/次，po，tid，连用 6 周。

8. DVPM（DDP-VCR-PYM-MMC）方案

DDP 20mg/次，iv drip，d1～5；

VCR 2mg/次，iv，1 次/周，3 周；

PYM 10mg/次，im，3 次/周，3 周；

MMC 6～8mg/次，iv，1 次/周，3 周；

4 周重复，2 周期为一疗程。

（六）选择性食管动脉灌注化疗

食管癌的选择性动脉灌注化疗是一个重要的给药途径，国内外虽然起步较晚，但从目前仅有的资料即显示出了它的疗效和其潜在的研究价值及与手术、放疗联合应用的临床意义。

目前食管癌常用灌注药物有 DDP 80～100mg/m^2，CBP 300～400mg/m^2，BLM 20～25mg/m^2，PYM 25～30mg/m^2，MMC 14～20mg/m^2。ADM 40～60^2，THP 60～70mg/m^2，5-FU 750～1000mg/m^2 等；联合灌注方案多采用 DDP＋PYM、DDP＋5-FU、ADM 或 THP＋MMC、DDP＋MMC＋PYM 等。4～5 周 1 次，2～3 次后评价疗效，然后手术或放

疗。内经导管直接向肿瘤供血动脉灌注抗癌药物，可增加局部肿瘤组织中的药物浓度和作用时间，故临床疗效较全身化疗高，不良反应轻。

（七）生物学治疗

给食管癌患者应用生物反应调节剂，如胸腺肽、干扰素等，有利于恢复机体的免疫功能。食管癌有颈淋巴结转移者可用 α 干扰素及肿瘤坏死因子，每次分别以 60 万 U 和 50 万 U 行瘤体内多点注射，用药次数为 15～16 次，有近 30％的病例可见瘤体缩小。

（八）综合治疗

食管癌综合治疗的方式有：术前或术后放疗；化疗后手术；化疗加放疗后手术；放疗加化疗。其中术前化疗加放疗最显著，其手术切除率可达 50％～90％。5 年生存率可达 30％以上。

（九）内镜治疗

适用于不能手术或术后复发或吻合口狭窄的患者，可采用激光、微波治疗；对于有梗阻症状者可采用探条扩张的手段以缓解梗阻症状，也可采用食管金属支架置入的方法来解决进食问题，近年来带膜的金属支架及防反流支架亦被广泛应用。另外，早期食管癌有人采用内镜下黏膜切除术的方法，取得较好的疗效。

（十）中医中药

食管癌与中医的"噎膈"相类似，噎膈之病多由七情内伤，阴伤不润，饮酒过度，致使气血凝滞，痰火丛生，日久不散，阻塞食道，噎膈乃成。

1. 辨证施治

（1）肝郁气滞型　症见饮食哽噎，胸骨后隐痛或胸胁胀痛，胸闷口苦，烦躁失眠。舌苔薄黄，脉弦。治宜疏肝理气、降逆散结，方用逍遥丸和旋覆代赭汤加减。药用：柴胡 12g，杭芍 20g，茯苓 15g，赭石 30g，旋覆花 12g，陈皮 10g，竹茹 10g，山豆根 30g，郁金 12g，白花蛇舌草 30g，水蛭 15g，地龙 30g。

（2）痰瘀互结型　症见饮食哽噎，食入即呕吐痰涎，胸闷脘胀，咳嗽痰盛。苔白腻而厚，舌质紫暗或有瘀斑，脉弦滑。治宜化痰散结、祛瘀消瘤，方用海藻玉壶汤和旋覆代赭汤加减。药用：旋覆花 15g，赭石 30g，竹茹 12g，海藻 30g，昆布 30g，黄花子 30g，蜂房 15g，水蛭 15g，莪术 15g，三棱 15g，清半夏 15g，土贝母 15g，守宫 12g，干蟾皮 15g，山豆根 30g。

（3）热毒津伤型　症见口干唇燥，咽痛烦渴，胸背灼痛，夜间加重，午后低热，或有盗汗，大便干结，声音嘶哑，舌红少津，苔黄，脉弦数。治宜清热解毒、生津养阴，方用沙参麦冬汤加减。药用：南沙参 30g，北沙参 30g，天冬 30g，生地黄 20g，天花粉 15g，桑叶 15g，白花蛇舌草 30g，鱼腥草 30g，白英 30g，紫草 30g，白茅根 30g，生大黄 12g，山豆根 30g，地龙 30g。

（4）阴液枯竭型　症见病程日久，吞咽困难，形体消瘦，乏力气短，面色萎黄或苍白，低热盗汗，口干咽燥，大便燥结，舌红绛无苔或光亮如镜，脉沉细无力。治宜滋阴养血、润燥生津，方用一贯煎和大补阴丸加减。药用：北沙参 30g，天冬 30g，麦冬 30g，当归 12g，生地黄 20g，枸杞子 15g，黄柏 15g，知母 20g，龟甲 20g，女贞子 20g，玄参 15g，天花粉 15g，仙鹤草 30g，槲寄生 30g，薏苡仁 30g，守宫 12g，干蟾皮 12g。

2. 单方验方

（1）守宫 70 条焙干研粉，加三七粉 50g，空腹服 3～4g，日 2 次。党参、黄芪、茯苓各 15g，夏枯草 20g，姜竹茹 10g，姜半夏、旋覆花各 12g，白花蛇舌草、赭石、丹参、半边莲各 30g，蜂房 9g，炙甘草 6g。并随证加减。日 1 剂水煎服。

（2）生黄芪 30g，白及 30g，生乌贼骨 30g，煅珍珠 9g，枯矾 10g，麝香 2g，马勃 30g。共研细末备用。先用藕粉或山药粉 15g 加水 15～20ml，用文火制成稠糊状，取补瘘散药粉 4～5g 放入糊内搅匀，待不烫时服用。食管后壁穿孔可取仰卧位，穿孔在左侧取左侧卧位，在右侧取右侧卧位，徐徐吞咽，不可咽之过快。每日 3 次，临睡前服药最重要。服药后不要饮水。

（3）活蟾蜍大小不等 50 只，饿养 2 天，用水洗净，不切头，不去皮，不去内脏，以河水 5000ml 烧开，放入活蟾蜍，先武火后文火煮 3～4h，使成烂糊状，倾出经纱布过滤、去渣，再入锅内煮 1～2h，使成 500ml 左右半流膏，取出加入炒熟玉米粉 1kg，搅匀晒干备用。每次 10g，日 2 次，连服 3 天停 1 天，用 1 匙蜂蜜送服。

（4）茯苓、姜半夏各 13g，陈皮、炒神曲、炒麦芽、鸡内金各 10g，炒山楂 13g，炒柿蒂 9g，急性子、黄药子各 15g，石打穿 16g。日 1 剂水煎后兑蜂蜜 120g 煎服。南沙参、玉竹各 24g，麦冬 15g，山药 24g，黄药子、急性子、石打穿各 16g，白茅根 60g，白花蛇舌草 120g。日 1 剂水煎后兑蜂蜜 120g 煎服。生水蛭 80g，白鹅尾毛烧成灰 30g，熊胆 16g。研细，每日 7g 冲服。

（5）南沙参、玉竹各 15g，怀山药 24g，麦冬、旋覆花各 9g，白茅根、白花蛇舌草各 60g。日 1 剂水煎后兑蜂蜜 120g 煎服。白鹅 1 只宰后饮其热血，鹅肉另做汤菜食用。

（6）沙参 12g，川贝、桃仁各 6g，砂仁 2g，郁金、茯苓、丹参、荷叶各 10g，米糠、白蜜（冲）各 30g。日 1 剂水煎服。

（7）泽泻 100g，守宫 50 条（夏季用活守宫 10 条与锡块 50g），蟾皮 50g，浸黄酒 1000ml 中，每日搅动 2 次，注意密封，浸泡 5～7 天，滤出药渣，静置 2 天后口服。每次 25～30ml，每日 3 次，饭前服。能进食者，再每次调服守宫粉 2g，蟾皮粉 1g。

十一、康复

（一）健康指导

1. 心理指导

患者有进行性吞咽困难，日益消瘦，对手术的耐受能力差，对治疗缺乏信心，同时对手术存在着一定程度的恐惧心理。因此，应针对患者的心理状态进行解释、安慰和鼓励，建立充分信赖的护患关系，使患者认识到手术是彻底的治疗方法，使其乐于接受手术。

加强情志护理，安慰患者，消除紧张、恐惧、抑郁、颓丧等心理，耐心做好治疗解释工作。如有脱发者，可配置发套。病情允许情况下，可以组织患者散步及娱乐活动，尽量使患者在接受化疗过程中处于最佳身心状态。

2. 加强营养

尚能进食者，应给予高热量、高蛋白、高维生素的流质或半流质饮食。不能进食者，应静脉补充水分、电解质及热量。低蛋白血症的患者，应输血或血浆蛋白给予纠正。

（二）饮食指导

重视饮食调护，治疗期间应给予清淡、营养丰富、易于消化的食物，并应注重食物的色、香、味、形，以增进食欲，保证营养；治疗间歇阶段则宜多给具有补血、养血、补气作用的食品，以提高机体的抗病能力。

（1）当患者出现哽噎感时，不要强行吞咽，否则会刺激局部癌组织出血、扩散、转移和疼痛。在哽噎严重时应进流食或半流食。

（2）避免进食冷流食，放置较长时间的偏冷的面条、牛奶、蛋汤等也不能喝。因为食管狭窄的部位对冷食刺激十分明显，容易引起食管痉挛，发生恶心、呕吐、疼痛和胀麻等。所以进食以温食为好。

（3）不能吃辛、辣、臭、腥的刺激性食物，因为这些食物同样能引起食管痉挛，使患者产生不适。对于完全不能进食的食管癌患者，应采取静脉高营养的方法输入营养素以维持患者机体的需要。

以下食疗方可供参用。

（1）半夏附子饮

配方：半夏 30g，附子 5g，栀子 15g，白糖 20g。

功效：除烦止呕。食管癌患者饮用尤佳。

制作：① 将半夏、附子、栀子洗净，附子放入瓦锅内先煮 30min。

② 将半夏、附子、栀子同放瓦锅内，加清水适量，置武火上烧沸，再用文火煎煮 30min，过滤，去渣，留汁液，加入白糖搅匀即成。

食法：每日 3 次，每次饮用 150ml。

（2）板蓝根饮

配方：板蓝根 15g，猫爪草 15g，硇砂 0.6g，威灵仙 10g，制南星 6g，人工牛黄 1g，白糖 30g。

功效：清热解毒，化结抗癌。食管癌患者饮用有疗效。

制作：① 将以上药物洗净，同放瓦锅内，加清水适量。

② 将瓦锅置武火上烧沸，再用文火煎煮 25min，滤去渣，留汁液，加入白糖搅匀即成。

食法：每日 3 次，每次饮用 100ml。

（3）大蒜鲫鱼汤

配方：大蒜 30g，鲫鱼 300g，绍酒 8g，姜 4g，盐 3g，味精 3g。

功效：化瘀血，消癌肿。食管癌患者食用有疗效。

制作：① 将鲫鱼宰杀后，去鳞、鳃、肠杂；大蒜去皮、切片，姜切片。

② 将鲫鱼、大蒜、姜、绍酒同放炖锅内，加清水适量，置武火上浇沸，再用文火煮 30min，加入盐、味精即成。

食法：每日 1 次，每次吃鱼、大蒜共 100g，喝汤。可佐餐，也可单食。

（4）韭菜牛奶

配方：韭菜 500g，牛奶 250g，白糖 30g。

功效：养胃，消肿，止呕。食管癌患者食用，对呕吐、恶心等有疗效。

制作：① 将韭菜洗净，切碎，用纱布绞出汁液，与牛奶混合均匀。

② 将韭菜汁和牛奶混合液放入锅内，置中火上烧沸，加入白糖即成。

食法：每日 1 次，早晨饮用。

（5）诃子菱角饮

配方：诃子（藏青果）15g，菱角 15g，薏苡仁 30g，白糖 20g。

功效：祛湿，利水，消瘀，散结。食管癌患者效用尤佳。

制作：① 将诃子、菱角洗净，一切两半；薏苡仁淘洗干净，去泥沙。

② 将菱角、诃子、薏苡仁放入锅内，加清水适量，置武火上烧沸，再用文火煮 35min，加入白糖即成。

食法：每日 3 次，每次饮 100ml。

（6）蒲葵子饮

配方：蒲葵子 50g，大枣 6 枚，白糖 20g。

功效：补气血，消癌肿。食管癌患者食用疗效。

制作：① 将蒲葵子、大枣洗净去核。

② 将蒲葵子、大枣放入瓦锅内，加清水适量，置武火上烧沸，再用文火煎煮 25min，过滤去渣，在汁液内加入白糖，搅匀即成。

食法：每日 3 次，每次饮 100ml。

（7）水蛭散

配方：水蛭 10g，海藻 50g，白糖 20g。

功效：散痞结，消癌肿。食管癌患者食用有益。

（三）术后指导

食管癌术后并发症的处理在食管癌治疗中具有重要的意义。食管癌术后往往会伴有不同程度的并发症，临床指出，食管癌术后并发症除吻合口瘘外，患者还可出现腹泻、反流性食管炎、功能性胸胃排空障碍及呼吸道感染等，对于食管癌术后并发症的处理主要表现在以下几个方面。

（1）功能性胸胃排空障碍　食管癌切除术后，常易出现胃运动失常，引起胸胃功能排空障碍而导致大量胃内容物潴留，这也是食管癌术后的并发症之一。

处理措施：根据具体情况积极予以倒置胃管引流、胃管胃肠减压、空肠造口或胃液回输等治疗，并给予肠内、肠外营养支持和药物调理胃肠道功能等处理，改善恶心、呕吐症状，促进患者胸胃功能的恢复，提高生活质量。

（2）反流性食管炎　是食管癌术后常见的并发症，主要表现为每于餐后平卧或夜间卧床睡觉时有酸性液体或食物从胃食管反流至咽部或口腔，伴有胸骨后烧灼感或疼痛感、咽下困难等症状。

处理措施：食管癌术后患者饮食应取半卧位或坐位，可选用流食、半流食，宜少量多餐，吞咽动作要慢，更要忌烟酒、辛辣等刺激性较强的食物；避免餐后即平卧，卧时床头抬高 20～30cm，裤带不宜束得过紧，避免各种引起腹压过高的情况。

（3）食管癌术后呼吸道感染　表现为咳嗽、胸闷、呼吸困难等症状，为食管癌术后最常见的并发症之一。

（4）严重腹泻　食管癌切除术后胃肠功能紊乱导致腹泻，目前临床多认为与迷走神经切断、胃泌素浓度增高有关。

十二、预防控制

预防食管癌的发生无疑是控制食管癌的最根本措施，根据食管癌发生发展的多阶段性，即启动、促进、演进阶段，从病因学、发病学和临床医学演进的观点出发，预防食管癌的发生发展分为三级预防。

1. 一级预防

一级预防即病因学预防，是降低食管癌发病率的根本途径，与流行病学研究和病因学研究的进展密切相关，这是最理想的方法，但困难很大，目前还很难全面开展。

（1）改变喜食霉变食物的习惯　目前已有充分证据说明食用霉变食物特别是酸菜、霉窝窝头和鱼露是食管癌发病的重要因素之一，因此应大力宣传这类食品对人体健康的危害，使群众少吃或不吃，同时鼓励种植蔬菜和水果，以增加新鲜蔬菜和水果的摄入，补充维生素C。霉变的食物，一方面产生霉菌毒素或代谢产物，另一方面促进亚硝胺的内合成，是导致食管癌的主要病因，多吃新鲜蔬菜或补充维生素C可阻断体内亚硝胺的合成，可使胃内亚硝胺含量降低，从而降低了胃内亚硝胺的暴露水平。另外河南林县的营养预防试验发现，补充维生素 B_2 和烟酸能降低食管癌的发病率15％。同时也应积极研究科学的酸菜制作和保存方法，以满足当地居民世代以来养成的传统饮食习惯。

改变不良饮食习惯，不吃霉变食物，少吃或不吃酸菜。改良水质，减少饮水中亚硝酸盐含量。推广微量元素肥料，纠正土壤缺钼等微量元素状况。应用中西药物和维生素 B_2 治疗食管上皮增生，以阻断癌变过程。积极治疗食管炎、食管白斑、贲门失弛缓症、食管憩室等与食管癌发生相关的疾病。易感人群监视，普及防癌知识，提高防癌意识。

（2）粮食的防霉　霉变的粮食含有多种致癌的毒素，因此积极开展粮食的防霉去毒工作非常重要，特别是应宣传家庭储粮防霉的重要性。一般粮食的含水量在13％以下可达到防霉的要求，一旦发现粮食已经霉变，应采取勤晒，食用时挑拣，多次清洗并加碱处理，可有效减少霉菌毒素的摄入。

（3）加强饮用水的卫生管理　现已发现食管癌高发区水中的亚硝胺含量明显高于低发区。因此搞好环境卫生，防止水源污染十分重要，逐渐减少饮用沟塘水的地区，推广土自来水。对食用的沟塘水也应进行漂白粉消毒，可明显降低水中亚硝胺含量和杀灭其他传染病病原。

（4）遗传致病因素的预防　食管癌具有较普遍的家族聚集现象，表明有食管癌家族史的患癌易感性确实存在，应加强同代人群的监测工作。患者为男性，就加强男性监测，特别是49岁前的人群，患者是女性，加强女性监测，特别是50～69岁的人群，并且应把三代人中发生过2例或2例以上食管癌死亡的家庭当作危险家庭，对这些家庭中40～69岁的成员当作风险人群，定期体检，提供预防性药物或维生素，劝导改变生活习惯等，对降低食管癌发病具有一定的积极意义。

2. 二级预防

对于食管癌，当前要完全做到一级预防是不可能的。由于食管癌的发生、发展时间较长，如能做到早期发现、早期诊断并予以及时治疗，特别是阻断癌前病变的继续发展，是当前切实可行的肿瘤预防方法。

（1）普查　将高发区年龄在35岁以上、有食管癌家族史或存在食管上皮增生的患者定为高危人群，予以重点监测，并且对食管癌高发区35岁以上居民尽量予以普查。普查以食管拉网细胞学检查为主，发现可疑患者，应尽快进行内镜检查，以达到早期诊断的目的。对食管癌的早期表现如"吞咽不适感"应使高发区广大人群所熟知，可提早患者的就诊时间，以便早日诊断和治疗。

（2）癌前病变的药物预防　食管癌的癌前病变主要指食管上皮重度增生，用抗癌乙Ⅲ片（山豆根、败酱草、白鲜皮、黄药子、夏枯草、重楼六味药组成的抗癌乙片内加2mg氟尿嘧啶）、抗癌乙片和太洛龙治疗食管上皮重度增生，治疗组均较未治疗组有显著差异且恢复正常者亦多于未治疗组。

十三、预后

早期食管癌及时根治预后良好。症状出现后未经治疗的食管癌患者一般在一年内死亡。

食管癌位于食管上段、病变长度超过 5cm、已侵犯食管肌层、癌细胞分化程度差及已有转移者，预后不良。一般中晚期病例，癌的切除率由早年的 60％上升到近年来的 90％以上；癌的切除后病死率从 25％下降至 1％～5％；吻合口瘘的发生率约在 3％以下，术后 5 年生存率在 30％上下。特别是食管癌高发区现场防治研究和早诊手段的改进，早期癌的手术切除率达 100％，手术病死率在 2.5％以下，术后 5 年生存率达 92.6％。

影响食管癌术后预后的因素很多，根据文献报道及中国医学科学院肿瘤医院胸外科 3603 例组的分析，比较肯定的有关因素是 TNM 分期、淋巴结转移、食管癌外侵程度、切除性质、切缘有无残余癌等。影响远期生存主要有以下因素。

（1）国际 TNM 分期 可较全面地反映癌的浸润深度和广度，以及淋巴结转移的级别，是决定预后的主要依据。国内报道的 9107 例外科治疗结果，Ⅰ、Ⅱ、Ⅲ、Ⅳ期的 5 年生存率分别为 90％、50％、35.8％和 16.9％。

（2）淋巴结转移 局部淋巴结转移阴性者 5 年生存率为 39.3％；阳性者为 10％。贲门癌有无淋巴结转移 5 年生存率各为 8.3％和 26.8％。

（3）浸润深度 细胞学普查发现的上皮内癌术后 5 年生存率达 100％，早期浸润癌可达 95％以上。浸润癌（中晚期癌），分浸透肌层与未浸透肌层两组比较，前者 5 年生存率为 24.4％，后者为 40.4％。

（4）恶性度分级 按三级分类法Ⅰ级 5 年生存率为 38％，Ⅱ级为 24％，Ⅲ级为 33％。大切片法分析癌前缘分级，按四级分类，Ⅰ级 5 年生存率为 55.2％，Ⅱ级为 43.3％，Ⅲ级为 11.1％，Ⅳ级为 5.9％，差异非常显著。

（5）宿主抵抗性因素 癌的生长受宿主间质抵抗，甚至有人提出间质淋巴细胞浸润是免疫现象。从癌与宿主相关观点分析癌周淋巴样细胞反应（LCR）、癌的纤维性间质反应、尤其食管纤维膜有无增厚等发现，5 年生存率与 LCR 的强弱，有无纤维间质的胶原化"包围"，有无食管纤维膜增厚及有无癌侵犯显著相关，癌旁淋巴结的滤泡生发中心增生（GH）反应的有无及强度也与 5.10 年生存率有关。已有大量研究证实，癌的间质反应是宿主抗癌免疫的形态学表现，应予以充分重视。

（6）远期疗效的影响因素 早期食管癌和贲门癌切除后食管复发癌占首位，其次是第二器官癌，二者占死亡总数一半以上。说明早期浸润癌也可发生转移。

第三节 贲门癌

贲门癌是发生在胃贲门部，食管胃交界线下约 2cm 范围内的腺癌。2000 年世界卫生组织将贲门癌称为食管-胃交界腺癌。按 2018 年 AJCC 颁布的第八版 TNM 分期标准，贲门癌是指食管胃交界线下约 2cm 范围内的腺癌。①肿瘤侵犯胃食管结合部但中心位于胃食管交界线以下 2cm 以外区域；②肿瘤中心位于胃食管交界线以下 2cm 以内，但肿瘤未侵及胃食管交界线的，应按照胃癌标准进行分期；③肿瘤侵及胃食管交界线且中心位于胃食管交界线 2cm 以内的，应按照食管癌标准进行分期。幽门螺杆菌感染与胃远侧部位肿瘤发生关系密切，饮酒和吸烟是贲门癌发病的重要因素。中国贲门癌的病死率和发病率在各类恶性肿瘤中位居前列。有资料表明，贲门癌的死亡率约占总病死率的 12％左右。而在河南的鹤壁市郊、林州市等食管癌高发地区，贲门癌引起的死亡占居民总死亡原因的 20％。

一、病因

贲门癌与以下因素有关。

（1）贲门失弛缓症、贲门黏膜上皮增生、反流性食管炎等食管慢性炎症。

（2）人体外环境中微量元素锌、钼、镍、铜的含量低。

（3）食用亚硝胺化合物含量高的某些食物和饮用水的人群发病率高。

（4）热、硬、粗、辣食物，饮酒、吸烟及营养缺失等与发病有关。

（5）经常食用霉变食物可诱发贲门癌或鳞癌，霉菌与亚硝胺有促癌作用。

（6）遗传易感性。

二、病理

（一）大体分型

1. 进展期

胃肠道分型一般沿用 Borrman 分型，其基本分类有蕈状、溃疡Ⅰ型、溃疡Ⅱ型与浸润型。我国据此对贲门癌分为四型。

（1）隆起型　肿瘤为边缘较清晰的向腔内隆起的肿块，呈菜花、结节巨块或息肉状，可有浅溃疡。

（2）局限溃疡型　肿瘤为深溃疡，边缘组织如围堤状隆起，切面与正常组织境界清晰。

（3）浸润溃疡型　溃疡边缘不清晰，切面与周围组织分界不清。

（4）浸润型　肿瘤在贲门壁内浸润生长，受累处均匀增厚，与周围组织无界限，周围黏膜常呈放射状收缩。

大体分型与组织学类型有关，（1）、（2）两型以高分化腺癌和黏液腺癌较多。浸润溃疡型中低分化腺癌及黏液腺癌的比例增多。浸润型则多数是低分化弥漫型的腺癌或黏液腺癌。外科治疗预后以隆起型最好，局限溃疡型第二，浸润溃疡型较差，浸润型最差。

贲门腺癌的组织学类型主要有两类：腺癌与有明显黏液分泌的黏液腺癌。此二类又根据分化程度各自分为高分化、低分化和弥漫型三个亚型。分化程度之高低与手术预后关系密切。除了腺癌与黏液腺癌、贲门癌，还有一些少见的组织学类型如腺鳞癌、未分化癌、类癌（嗜银细胞癌）以及癌肉瘤等。

2. 早期

早期贲门癌大体形态与胃其他部位和食管的早期癌相似。可以简单分为三型。①凹陷型：癌瘤部黏膜呈不规则的轻度凹陷，有少数为浅溃疡，与周围正常黏膜分界不明确，镜下分化常较差。②隆起型：癌变部黏膜增厚粗糙，稍有隆起，部分表现为斑块、结节或息肉状，以高分化腺癌占多数。③隐伏型：病变部黏膜颜色略深，质地略粗，此外大体无明显改变，经组织学检查方可确诊，是三型中较早的形态。

（二）贲门癌的组织发生

过去胃癌的组织发生学中，胃溃疡、胃息肉（腺瘤）及慢性萎缩性胃炎皆被认为是胃癌的癌前期病变。近年的研究发现上述几种情况发生癌变的概率很低。特别是在贲门部这三种情况比胃的其他部分更少发生。所以显然与贲门癌的组织发生关系不大。

目前比较被承认的观点是贲门癌起源于贲门腺的颈部干细胞，因有多方向分化的潜能，可以形成具有贲门或腺上皮特点的腺癌。多数贲门癌的光镜、电镜和组化研究发现是混合型，是该观点的有力支持，不典型增生是贲门癌的癌前病变，它也是与上述贲门癌发病有关的溃疡、息肉、萎缩性胃炎共有的关键病理过程。当它们发生不典型增生的改变时才可能癌变，其中结肠型化生多数具有不典型增生的性质。

三、临床表现

临床常把贲门肿瘤同胃肿瘤或食管肿瘤混在一起。早期患者无明显不适，随病情发展及肿瘤范围的扩大，逐渐开始出现异常感觉。但这种感觉仍不会影响生活起居，不易引起患者警觉。贲门肿瘤的症状如下。

（1）出血　食管癌、贲门癌患者有时也会呕血或便血，贲门癌的肿瘤可浸润大血管而发生致命性大出血。

（2）疼痛　胸骨后或背部肩胛区持续性钝痛，表示贲门癌的癌外侵，引起食管周围纵隔炎，贲门癌引起的疼痛也可以发生在上腹部，应注意贲门癌的肿瘤有穿孔的可能。

（3）梗阻　贲门癌患者还可有持续呕吐黏液，这是食管癌的浸润和炎症反射性地引起食管腺和涎腺分泌增加所致，黏液积存于食管内可以导致反流，引起呛咳，甚至发生吸入性肺炎。这也是贲门癌的临床表现之一。

（4）吞咽困难　是贲门癌临床表现中较典型的症状，一般出现此症状说明肿瘤已侵及食管周径2/3以上，常伴有食管周围组织浸润和淋巴结转移，总趋势是进行性加重，呈持续性。

（5）体重下降、消瘦　患者因进食困难出现营养不良、身体消瘦，肿瘤广泛转移后会出现厌食症状。

（6）声音嘶哑　常是肿瘤直接侵犯或转移淋巴结压迫喉返神经所致。

（7）早期症状　①胸骨后胀闷或轻微疼痛。这种症状并非持续发生，而是间歇性或在劳累后及快速进食时加重；②吞咽食物时的异物感；③吞食停滞或顿挫感；④胸部胀闷或紧缩感，且常伴咽喉部干燥感；⑤心窝部、剑突下或上腹部饱胀和轻痛，以进干食时较明显，呈间歇性。

（8）中期症状　介于早期症状和晚期症状之间，呈进行性发展。有中度恶病质，贫血、水肿、全身衰竭，肝、肺、脑等重要器官转移及腹腔、盆腔转移，引起腹水甚至血性腹水，肝功能衰竭，昏迷，消化道梗阻等。

（9）晚期症状　中晚期患者可见贫血、低蛋白血症、消瘦甚至脱水。如果腹部出现包块、肝大、腹水征、盆腔肿物（肛门指诊），均为不适于手术的征象。晚期病例除吞咽困难，还可出现上腹和腰背持续隐痛，表明癌瘤已累及胰腺等腹膜后组织，是手术禁忌证。除食管癌的症状外，贲门癌的其他症状如下：①咽下障碍（包括喝水）；②上腹部有沉重感；③上腹部疼痛；④恶心、呕吐；⑤逐渐消瘦。

（10）并发症　多数是食管癌的并发症及压迫症状。如肿瘤侵及相邻器官，可发生食管气管瘘、纵隔脓肿、肺炎、肺脓肿及主动脉穿孔大出血等。转移淋巴结压迫气管引起呼吸困难，压迫喉返神经引起声音嘶哑，压迫膈神经可引起膈肌矛盾运动。

四、辅助检查

贲门癌诊断在临床上主要有X线钡餐造影检查、内腔镜检查、B超检查、CT检查等几种常用的诊断方法，其中X线钡餐造影检查是贲门癌重要诊断方法。

（1）X 线钡餐造影检查　早期表现为细微的黏膜改变，可以发现溃疡龛影以及不很明显的充盈缺损。晚期贲门癌 X 线观察非常明确，包括软组织影、溃疡、充盈缺损、黏膜破坏、龛影、下段食管受侵、贲门通道扭曲狭窄以及胃底、大小弯、胃体都有浸润，胃壁发僵，胃体积缩小。在早期 X 线钡餐造影检查中必须进行纤维胃镜检查合并涂刷细胞学及活检病理才能很好确诊。

（2）内腔镜检查　纤维食管镜或胃镜均可以作为诊断贲门癌的重要的检查方法。可以了解病灶发生的部位、长度、食管狭窄程度等的诊断。贲门癌没有明确确诊时应在短期内做内腔镜复查。

（3）B 超检查　贲门部 B 超检查可以发现贲门癌的位置、形态、大小、与周围组织关系以及癌肿浸润食管深度及附近淋巴结是否肿大能显示清楚，有助于贲门癌和食管癌的早期诊断。

（4）CT 检查　贲门癌的 CT 检查能够了解贲门部与食管及周围脏器的关系。肿瘤浸润的情况、大小、部位，食管壁的增厚，上段食管扩张，淋巴结及远处脏器转移等情况。有利于贲门癌与食管癌的诊断和鉴别诊断。

（5）细胞学检查　细胞学检查又称拉网细胞学检查；贲门癌的细胞学检查的阳性率低于食管癌。对具有反复使用钡餐透视及纤维镜检查未能发现病灶或有可疑病灶而未能确诊者，进行拉网细胞学检查，能提高检出率，拉网细胞学检查可为诊断提供很好的依据。

五、诊断

（1）早期咽食有异物感，吞咽时有顿挫感，常伴咽干燥感。还会有胸闷或紧缩感，胸骨后不适或疼痛。中期还会有疼痛和消瘦的症状。晚期可出现低蛋白血症、贫血、体重减轻及恶病质。

（2）X 线钡餐造影检查、内镜检查、病理学检查是贲门癌的确诊方法。

六、鉴别诊断

贲门癌的鉴别诊断包括贲门痉挛（贲门失弛缓症）、食管下段慢性炎症导致的狭窄以及贲门部消化性溃疡等。贲门痉挛病例的临床特点是年轻、病史长、吞咽困难时间长，但仍能保持中等的健康状况。X 线食管造影可见对称光滑的贲门上方漏斗形狭窄及其近侧段食管高度扩张。

下段食管炎常伴随有裂孔疝及胃液反流，患者有长期烧心反酸史，体态多矮胖，炎症时间长引发瘢痕狭窄，出现吞咽障碍。X 线钡餐表现下段食管贲门狭窄，黏膜可以不整，食管镜检查见到炎症肉芽和瘢痕，肉眼有时与癌不易区分。反复多点活检如一直为阴性结果，可以确诊。

七、并发症

多数是食管癌的并发症及压迫症状。如肿瘤侵及相邻器官，可以发生食管气管瘘、纵隔脓肿、肺炎、肺脓肿及主动脉穿孔大出血等。当转移淋巴结压迫气管引起呼吸困难，压迫喉返神经引起声音嘶哑，压迫膈神经可引起膈肌矛盾运动。

八、治疗

（一）手术治疗

1. 手术适应证

迄今为止，手术治疗是公认的贲门癌的首选治疗。由于其组织学为腺癌或黏液腺癌，放射治疗几乎无效，化学治疗效果也甚微。贲门癌手术适应证如下。

（1）经 X 线、细胞学及内镜确诊。

（2）超声检查、腹部 CT 扫描或腹腔镜检除外淋巴结、肝、肾上腺、网膜、腹膜及盆腔转移，无腹水。

（3）一般情况中等以上，无重大心、肺或其他脏器合并症。

2. 手术的禁忌证

（1）肿瘤范围广泛或侵及相邻的重要器官，如肝脏、胰腺及主动脉等，已不能将癌完整切除者。

（2）已有肿瘤远处转移的征象，如骨骼、肺、肝、肾、脑等转移及腹腔血性腹水者。

（3）重要脏器有严重合并症，如肺功能低下、心脏疾病伴心力衰竭或半年以内的心肌梗死等，不能耐受手术者。

（4）高度恶病质者。

3. 术前准备

（1）食管高度梗阻者，术前 3 天冲洗食管。

（2）入院后即口服食管消炎药。

（3）加强营养，纠正水、电解质紊乱。

（4）结肠移植者则按结肠癌准备。

4. 手术方法

食管下段癌及贲门癌切除术。

（1）切口选左胸后外侧第 7 肋间或肋床切口。

（2）左肺下叶向前上方牵开，于心包和胸主动脉之间纵行剪开纵隔胸膜。

（3）用手指掏出食管下段，套以纱布条牵引。应尽量避免损伤对侧纵隔胸膜。

（4）探查病变。注意肿瘤的部位、大小；与前方有无浸润；纵隔内有无淋巴结的转移等。明确肿瘤可切除后，则应暂停对食管的游离。

（5）于肝左叶和脾之间切开膈肌。切开时应妥善止血，同时避免损伤膈神经。

（6）探查腹腔脏器有无转移，特别注意肝、脾及胃左动脉周围淋巴结有无转移。

（7）打开胃结肠韧带，逐一钳夹、切断、结扎胃网膜左动脉及胃短动脉。

（8）游离胃小弯。于胰腺上缘分离出胃左动脉，钳夹后切断，近心端结扎并缝扎。其周围淋巴结均应清除。处理以上胃血管时，随时注意，避免损伤胃大小弯侧的边缘血管弓。

（9）距离肿瘤边缘 5cm 以远切断胃。切面呈斜行，多保留胃大弯。

（10）胃远侧端先用连续（或间断）全层缝合，然后间断浆肌层缝合。

（11）食管胃端侧吻合：胃底前壁近大弯侧和距肿瘤上缘 5cm 以远处的食管，作为吻合平面。第一排用细丝线间断缝合食管后壁肌层与胃底前壁浆肌层 5 针，针间距 0.3cm。全部缝完后再打结。

（12）距此排缝线 1cm 处，对应于食管的宽度切开胃壁浆肌层，缝扎黏膜下血管。剪开黏膜，吸尽胃液。以同边距剪开食管后壁肌层，其黏膜应多保留 0.3cm。

（13）第二排行间断全层缝合。一般 8～10 针，针间距 0.3cm，边距 0.5cm。要求两缘黏膜整齐对拢。胃管经吻合口送入胃，达幽门区。

（14）第三排缝线自吻合两端向中间边剪除食管前壁边行间断全层内翻或外翻缝合。

（15）最后间断缝合食管肌层与胃浆肌层。一般 5～7 针，距上排缝线 1cm。吻合口形成一套叠样人工瓣膜，可减少术后的食物反流。

（16）食管胃端端吻合：因胃大弯延展性极大，断胃后，保留胃远端大弯侧切口 3～4cm 暂不缝合，作为吻合口。小弯侧缝合后，残胃自然呈管状。食管与胃大弯行端端吻合，方法与食管胃端侧吻合相同。

（17）粗丝线缝合膈肌，胃壁与膈肌切缘用细丝线间断缝合固定，针距 1cm。应注意勿损伤或压迫胃壁血管弓。

（18）冲洗胸腔，安置闭式引流管，放置抗生素，缝合切口。

5. 术后处理

（1）持续胃肠减压，待肠蠕动恢复后拔除胃管，进少量流质。逐日增加至全量。

（2）静脉中补充水及电解质，加强营养支持。

高老龄食管癌、贲门癌的发病率近年来相对增加，这是随着社会的发展和人们生活水平的提高，人口预期寿命延长，老龄社会悄然而至的结果。高老龄（年龄在 80 岁以上）患者群在生理、心理及社会生活方面有其特殊性，有关的治疗问题应予以重视。

近年来随着麻醉技术、手术器械设备、材料药品以及围术期监护手段的进步，高老龄食管癌、贲门癌的手术指征较以往扩大了许多。但手术适应证的扩大，使术后并发症也相应增多。术后 30 天内的手术死亡，多在这一年龄组中。手术并发症与手术死亡的增加一方面与开胸大手术的高打击及重创有关，另一方面也与高老龄食管、贲门癌患者身体状况较差，既往病史多较复杂，常同时合并有多种脏器疾病等有关。

高老龄患者较常见的合并症有营养不良、贫血及糖尿病；心脑血管和呼吸系统疾病；陈旧的胸腹腔疾病及外科手术经历、多脏器潜在的亚临床低功能状态、长期吸烟饮酒、心理及社会家庭方面的某些不确定因素也都会对术后产生严重的影响。甚至一些看似普通的并发症也会成为高老龄患者生命不可逾越的障碍。常见的术后并发症：在肺部方面有肺炎包括感染性及吸入性肺炎、肺不张、肺水肿、呼吸衰竭等；心血管方面有各种房性或室性心律失常、高血压、心力衰竭、心肌梗死、深静脉栓子脱落致肺栓塞等；其他包括低蛋白血症、糖尿病相关并发症等致吻合口、伤口水肿愈合不良，重症感染包括霉菌感染以及多脏器衰竭等。

因此，对于高老龄患者在治疗上应严格区分、认真对待。在经过详尽的术前检查，充分了解患者心肺及其他脏器功能的基础上，术前认真查房讨论，综合评价患者的病情及身体状况，特别是抗手术打击能力。同时要了解患者及家属对治疗费用的承受能力。制定适宜的不同个体化治疗方案。

对于一般身体情况较好，手术切除的可能性及把握性较大，特别是能够根治性切除的患者，应积极交代及解释病情，充分做好术前准备，包括治疗及缓解心肺等脏器疾病，改善营养状况，纠正贫血及低蛋白血症，呼吸功能训练等以争取手术治疗。术中尽量减少手术打击，减少出血，轻柔操作，缩短手术时间，要与麻醉师良好配合，加强呼吸道管理，尤其是拔管前彻底吸痰。

术后严密监护，充分雾化有效排痰，经常拍背揉腿，鼓励床旁活动。对于具有血液高凝倾向的患者，可在术后给予丹参等预防深静脉血栓形成。由于高老龄患者心肺储备功能不足，术后容易出现心肺并发症，一定要及时处理，包括必要时的气管镜吸痰、气管切开以及机械通气辅助呼吸等。

有些患者，入院前由于较长时间食管梗阻进食困难，营养状况很差。入院后即给予鼻饲高热量营养如豆奶、肉汤等，以迅速提升身体状况，增强对手术打击的耐受能力。术后翌日，即经鼻饲营养启动肠道功能，质与量逐步增加。一般术后5天开始进食，9天开始进细烂面条。这可避免术后输注血、血浆及蛋白等，减少术后长时间大量肠道外营养带来的并发症，也降低了治疗费用。针对高老龄食管胸中下段癌手术，采取经食管床上提胃，从主动脉弓后、弓上与食管机械吻合，术后胃居于纵隔食管床内，避免了术后常见的"胸胃综合征"，减少了肺功能的损失。这种术式尤其适合低心肺功能及超高龄患者。

部分高位病变，包括颈段及高位胸上段食管癌，在保证肿瘤外科治疗根治性原则的基础上，采用左颈上腹正中二切口食管拔脱术，避免了开胸操作，提高了安全性；或采用经右胸后外侧一切口，经食管裂孔游离胃，右胸超胸顶食管胃吻合，避免了创伤较大的常规左颈、右胸后外侧及上腹正中三切口手术。将胃经胸骨后比经食管床上提颈部吻合，对心肺功能的影响要小得多。对于既往曾行胃大部切除的残胃食管癌，可采取将残胃、脾、胰尾拉入胸腔食管胃弓下吻合的方式，必要时可用结肠代食管。部分病变位置较高较长，可能外侵气管膜部或大血管，龛影较大将穿孔的髓质型或溃疡型食管癌，术前可给予半量放疗（40000Gy），会提高手术切除率，增加手术的安全性。

在贲门癌手术方面，采用经胸腹联合小切口（长10～12cm）轻创手术入路，保留食管裂孔及膈肌，使手术操作更为简便容易，对腹腔胃左血管旁的淋巴结清扫也更为彻底，提高了手术的根治性。比起常规单纯开胸方式明显缩短了手术时间，术后伤口疼痛较轻，易于咳嗽排痰，减少了肺部并发症。一旦术中发现需要全胃切除，稍微扩大切口，即可方便地完成操作。

对于贲门癌全胃手术，采用R-Y全机械吻合闭合方式，减少了手术时间和术后并发症，效果很好。一些肺功能很差不能耐受开胸打击，以及左胸腔粘连闭锁经胸入路将会极为困难或造成严重创伤的患者，可以采用经上腹路径手术，但要注意上切缘应足够大，即对于食管胸下段的切除应足够长，以保证上切缘的干净。

根据"生物-心理-社会"医学模式，患者在完成医院治疗后，要在医护人员和家人的帮助下，进行必要的心理调整，要鼓励患者回到正常人群生活中来，开始新生活，树立战胜疾病的信心和勇气。要注意术后生活质量，应少量多餐。患者出院一段时间后，面色红润，体重增加，则表示营养状况较佳，身体恢复良好。术后定期复查，不可忽视。

对于病期较晚，具有手术的绝对或某些相对禁忌证，或由于心理情绪、经济等各种原因不能手术的患者，也应想方设法给予治疗。WHO曾提出对于晚期肿瘤治疗的三个目标是"减少痛苦、改善生活质量、尽最大可能延长生命"。在对症治疗的基础上，采用先安放食管或贲门记忆金属支架，解决进食问题后，再给予放疗或进行其他综合治疗，达到了上述三个目标，节省了治疗费用，减少了不必要的痛苦，受到了患者和家属的认可。

6. 术后并发症

贲门癌术后常见的并发症主要有出血，常常是由于患者的凝血功能障碍或者结扎的血管脱落导致的出血。对于小范围的出血，临床上不需要特殊处理，比较大的出血可能需要给予药物治疗，必要时再次行手术治疗。

（1）感染 由于贲门癌是一个消化道手术，而消化道内有大量的细菌，因此会出现术后的感染，术前给予抗感染治疗可以降低患者感染的概率。

（2）吻合口瘘 常常是由于患者的营养功能不良或者术中切口张力比较大，导致的这种情况，这个时候治疗上需要给予禁食水，营养支持对症处理，并且给予抗感染治疗。粘连性肠梗阻主要是由于消化道重建以后瘢痕形成导致的这种情况，术后早期的下床活动可以降低发病的概率。

（二）中医治疗

贲门癌中医中药治疗配合贲门癌手术治疗有着很好的疗效。由于贲门癌对放射治疗几乎无效，化学治疗效果也不很理想，所以术后采用贲门癌中药治疗在临床上广泛应用。中医学没有贲门癌的名称，该病在中医属于噎膈证的范畴，中医认为，贲门癌发病原因为阳气虚弱，机体功能下降，治疗宜温阳益气、扶助正气，提高机体功能，所以治疗主要体现这一中医治疗原则。

贲门癌的分类不同，治疗方法也各不相同，这就是中医治疗贲门癌的辨证施治原则，一人一方，因人而异，但治法主要是疏肝理气、降逆化痰、活血化瘀、软坚散结、扶正培本、生津润燥、清热解毒、抗癌止痛、温阳益气等。现对贲门癌的分类与治疗方式介绍如下。

1. 哽噎型

（1）主证　症状单纯，轻度哽噎或吞咽不利。X线检查多属早中期髓质型、蕈伞型贲门癌。舌质暗青，苔黄白，脉弦细。

（2）治法　抗癌散结，理气降逆，温阳扶正。

2. 痰湿型

（1）主证　吞咽困难，痰涎壅盛，胸咽噎塞，膈肋胀满，浊气上逆，舌质暗青，舌体肥大，周有齿印，苔白厚腻多津，脉象滑细。X线检查多为晚期髓质型、缩窄型贲门癌。

（2）治法　温阳益气，健脾祛湿，降逆化痰。

3. 血瘀型

（1）主证　症状除吞咽不利外，以胸痛为主，且痛有定处，或伴口臭等。X线检查多为中晚期髓质型、溃疡型贲门癌。舌质紫暗，舌面有瘀点或瘀斑，舌下静脉怒张，舌苔黄腻，脉沉涩而紧。

（2）治法　活血化瘀，温阳益气，通经止痛。

4. 阴枯阳衰

（1）主证　病期已晚，咽下困难，近于梗阻，呕恶气逆，形体消瘦，气短乏力，烦热唇燥，大便干如粪，舌质暗绛，瘦小，少苔乏津或无苔，也有苔黄黑干而裂者，脉细数或沉细无力。

（2）治法　滋阴温阳，补气养血。

5. 气滞型

（1）主证　早期贲门癌的表现，无明显吞咽困难，只为吞咽时感食管内挡噎、异物感或灼痛，胸郁闷不适及背部沉紧感，时隐时沉的吞咽不利感。X线检查主要为早期贲门癌的病变。舌质淡暗，舌苔薄白，脉弦细。

（2）治法　疏肝理气，温阳益气，扶正抑瘤。

6. 壅阻型

（1）主证　咽下完全梗阻或近于全梗阻，干呕或伴口吐黏液，舌绛干裂或暗淡胖大，多津，苔黄而厚腻或少苔，脉沉细。

（2）治法　开道通管，疏壅透膈。

九、康复与防控

（1）改掉吸烟饮酒的习惯，改良水质，减少饮水中亚硝酸盐的含量。

（2）不要吃太烫的食物，饮食太烫容易烫伤食管和胃黏膜，引起炎症，时间长了，就会慢慢从炎症转变为癌症。

（3）有人喜欢蹲着吃饭，这样腹部的压力比较高，食物滞留在食管和贲门的时间比较长，这可能和食管癌、贲门癌的发生有关。

（4）要普及防癌知识，提高防癌意识。对易感人群进行检测，对高危人群要定期进行防癌体检。

（5）积极治疗食管上皮增生、食管炎、贲门失弛缓症等与食管癌、贲门癌发生相关的疾病。

（6）吃饭别太快，要细嚼慢咽。吃饭太快，食物没有经过很好地咀嚼就咽下去，不仅不利于消化，而且会刺激食管和胃黏膜。

（7）提倡多吃新鲜的蔬菜和水果，尽量少吃腌制的泡菜、咸菜、酸菜等。不食用发霉变质的食物，尤其是发霉的花生、玉米等，其中含有大量致病的黄曲霉毒素。不要吃过于粗糙的食物，最好少吃油煎油炸食品，这些食品都不容易嚼碎，应增加一些优质蛋白质食品，比如鸡蛋、牛奶等。

（8）贲门癌是完全有可能治愈的，因此患者对自己的病情和治疗期间的不良反应要有正确的认识，务必保持乐观开朗的情绪，坚信自己一定能够战胜疾病。只有调整心态，树立信心，积极配合治疗，才能调动身体内部的抗病机制，消极悲观对康复是非常不利的。

（9）出院后可继续半流质饮食，如藕粉、蒸蛋、麦片粥、大米粥、烂糊面等，逐渐由稀变稠，术后1个月左右可过渡到软食乃至正常饮食。注意少食多餐，根据需要每天可进餐5～8顿，进食时要细嚼慢咽。各种食物只要是清淡、新鲜、富于营养、易于消化的都可以吃，不吃辛辣刺激和不易消化的食物，禁烟酒。

（10）不要躺着进食，饭后不要马上平卧，可适当散步约30min后再睡觉，睡觉时可将上半身垫高30°，尽量朝向手术的一侧睡觉。

（11）对于反酸、易饱胀、呛咳等不适感，不必紧张，因为切除了贲门，加上胃肠排空功能减弱，所以胃肠内的食物和胃液有时会反流到食管引起不适，经过上述饮食和体位的调整措施后，一般可以缓解，如仍不能缓解，可以服用一些药物如奥美拉唑、多潘立酮等加以控制。如果有腹泻症状，往往与术后胃肠功能紊乱有关，除了注意食物要清洁以外，应避免进食油腻食物，以免加重腹泻症状，经过饮食调理后，如仍不能控制腹泻，可服用一些止泻药物。如果感觉手术伤口有针刺样疼痛和麻木感，与手术时切断了胸壁的神经有关，数月后，这种不适感才会慢慢消退。

（12）应坚持长期定期随访。术后两年内每3～4个月复查一次，之后每半年复查一次，至第五年后可延长至每年复查一次。复查内容包括胸片、胸部CT、腹部B超等，根据需要还可能行全身骨扫描、磁共振等其他检查。

（13）如果需要接受术后化疗，一般于术后1个月左右开始。化疗前半小时可注射止吐药物减少胃肠道反应。化疗一般需每个月重复1次，视情况可能需要2～6次。每次化疗前应查血常规和肝、肾功能，若白细胞$< 3.5 \times 10^9/L$或肝肾功能异常，则应暂时中止化疗。每次化疗后间隔3～4天应复查血常规，至少查4次，如有异常随时复诊。

（14）如果需要接受放疗，应听从放疗科医生的安排，每日坚持放疗，一般于术后3～4周开始，疗程需要2～6周。

（15）可以在放化疗的同时服用中药，包括中成药和中草药。建议在有经验的中医师的指导下用药，不要随便服用一些所谓的秘方或偏方，以免毒副作用的危害。请注意，所谓中药没有不良反应的说法是完全错误的。必要时，也可以在医生的指导下应用一些免疫调节药物和生物制品如干扰素等，以增强机体内的抗癌机制。

（16）可以服用一些保健品来加快恢复，提高免疫力，减轻放化疗的毒副作用。但请注意，目前保健品市场较为混乱，请不要轻信一些不法厂商的不实宣传，警惕上当受骗。如果需要服用某些保健品，最好事先征求一下医生的意见。

（17）因手术创伤较大，术后常辅以化疗或放疗，需要一段时间的休养和恢复，待这些治疗结束，再休息 2～3 个月，可视体质情况逐步恢复工作，一般可以胜任除较重体力劳动以外的任何工作。

第四节　支气管癌

支气管癌是呼吸系统中主要的恶性肿瘤，临床表现为咳嗽，伴或不伴咯血等。

支气管癌的发病率和病死率在呼吸系统恶性肿瘤中占较大比例，由于支气管的解剖位置与肺关系密切，发病原因、临床表现等都非常相似，且其发病有时也难以分辨，医学界常以支气管肺癌来概括这两种疾病。支气管癌的病因复杂，迄今尚未完全清楚。吸烟是支气管癌的主要原因，占男性患者 90％以上，女性 80％以上，87％的支气管癌与接触烟草有关。

支气管癌是男性和女性癌症死亡的最主要原因，在男性为 32％，在女性为 25％。女性发病率正在迅速上升。本病大多发生于 45～70 岁。

一、病因

支气管癌的病因主要有以下几种。

（1）吸烟　目前已公认吸烟是支气管癌的重要危险因素。诱发支气管癌的因素包括烟叶、烟雾中含有焦油和苯并芘等多种致癌剂、促癌剂。据估计，约 85％的支气管癌与吸烟有关，吸烟者发生支气管癌的概率比不吸烟者高 12～22 倍。

（2）大气污染　随着社会的进步与工业的发展，许多含有致癌物质的工业原料与产品的生产量与使用量增加，不仅使直接接触的工人患支气管癌者增多，也使致癌物污染大气的程度加重。汽车排出的废气、道路与房屋建筑中使用的沥青等都含有致癌物质，使大气污染日益严重。工业发达国家的支气管癌发病率高于工业落后的国家。

（3）职业性因素　这是诱发支气管癌的病因之一，经过多年的调查研究，目前大家都意识到了，长期接触铀、镭、石棉、砷、铬、镍、铍、煤焦油、芥子气、二氯甲醚、氯甲醚等可致癌，放射性物质如铀、镭衰变过程中产生的氡和氡子体、电离辐射、微波辐射等，以及长期接触与吸入粉尘，均可诱发支气管癌。

（4）肺部慢性疾病　如肺结核、硅沉着病、肺尘埃沉着病等也都属于支气管癌的导致因素。这些病例癌肿的发病率一般高于正常人。此外肺支气管慢性炎症以及肺纤维瘢痕病变，在愈合过程中可能引起鳞状上皮化生或增生，在此基础上，部分支气管癌患者可发展成为癌肿。因此，这也是诱发支气管癌的病因之一。

（5）厨房油烟污染　厨房油烟污染是诱发女性支气管癌的重要因素之一，女性做饭的比例要比男性高，容易受到油烟的侵袭，尤其是在油炸、煸炒菜肴时，高温情况下会散发出很多油烟，这些油烟微粒经证明具有致癌的危险性，这也是中老年女性高发支气管癌的主要原因。

（6）雌激素的影响　研究表明，外源性或内源性雌激素对支气管癌的发生存在一定的影响，研究发现在支气管癌细胞中雌激素受体的数量比正常细胞多很多，雌激素以一种比较隐匿的过程加速支气管癌的生长，尤其是小细胞支气管癌，这一点可通过行经周期长、行经年限长女性易罹患支气管癌的结果得到印证。

（7）其他原因　此外，病毒感染、真菌毒素（如黄曲霉毒素）、维生素 A 缺乏、机体免疫状态低下、内分泌失调及家族遗传、原癌基因活化如基因突变、扩增、过度表达以及抑癌基因缺失、突变，失去了对细胞调控的平衡能力等因素，对支气管癌的发生可能起综合性的作用。

二、发病机制与病理

原发性气管、支气管肿瘤起源于黏膜上皮的有鳞状上皮细胞癌、腺癌、乳头状瘤；起源于黏膜腺体或黏膜下腺体的有腺样囊性癌、黏液表皮样癌；起源于黏膜上皮嗜银的 Kulchitsky 细胞的有分化不良型癌和类癌；起源于间质组织的有平滑肌瘤、血管瘤、软骨瘤、神经纤维瘤、错构瘤、癌肉瘤等。气管、支气管的原发性肿瘤，无论良性、恶性，多起自气管、支气管后壁的膜状部与软骨环交界处的两个后角。

（1）气管鳞状上皮癌　多发生于气管的下 1/3 段，占原发性气管恶性肿瘤的 40%～50%，可表现为定位明确的突起型病变，亦可为溃疡型，呈浸润性生长，易侵犯喉返神经和食管，在气管内散在的多发性鳞状上皮癌偶可见到，表面溃疡型鳞状上皮癌亦可累及气管全长。大约 1/3 的原发性气管鳞状上皮癌患者在初诊时已有深部纵隔淋巴结和肺转移，气管鳞状上皮癌的播散常先到邻近的气管旁淋巴结，或直接侵犯纵隔结构。发生在气管近端的肿瘤，有时很难辨明病变来自气管本身、喉的基底部或是喉部肿瘤侵犯气管。当肿瘤同时累及气管和食管时，经支气管镜活检的组织很难从病理形态学上鉴别肿瘤来自气管或食管。气管鳞癌的预后差。

（2）气管腺样上皮癌　约占气管恶性肿瘤的 10%，体积较小，质硬，坏死少，患者在就诊时往往已有肿瘤的深部侵袭，预后差。其他少见的气管癌还有燕麦细胞癌。起源于气管间质的恶性肿瘤包括平滑肌肉瘤、软骨肉瘤、脂肪肉瘤等。气管的癌肉瘤和软骨肉瘤通过手术切除有治愈的可能。

（3）类癌　起源于气管、支气管黏膜的 Kulchitsky 细胞，细胞内含有神经分泌颗粒，病理上分为典型类癌和非典型类癌。类癌好发于主支气管及其远端支气管。临床症状与肿瘤发生的部位有关，发生在主支气管的类癌可引起反复肺部感染、咳血丝痰或咯血。少数类癌伴有类癌综合征及库欣综合征。纤维支气管镜检查能判断肿瘤的位置并可直接观察肿瘤外形，通过活检获得病理学诊断，但活检的阳性率仅 50% 左右，因为 Kulchitsky 细胞分布于支气管黏膜上皮的基底层，向腔内生长的肿瘤表面常被覆完整的黏膜上皮，所以在活检时不易取到肿瘤组织。对于气管、支气管类癌的外科治疗原则是，在尽可能切除肿瘤的同时最大限度保留正常组织。位于主支气管、中间段及叶支气管的肿瘤，如远端无明显不可逆改变的患者应争取行支气管成形术，肺门有淋巴结转移则应同时行肺门淋巴结清扫，如远端肺组织因反复感染已有明显不可逆性改变，则需行肺叶或全肺切除术。类癌对放疗有一定敏感性，术后可以辅以放疗。气管、支气管类癌手术治疗后预后良好，术后 5 年生存率可达 90%。非典型类癌的预后相对较差。

（4）腺样囊性癌　腺样囊性癌多发于女性。腺样囊性癌约 2/3 发生于气管下段，靠近隆突和左、右主支气管的起始水平。肿瘤起源于腺管或腺体的黏液分泌细胞，可呈息肉样生长，但多沿气管软骨环间组织呈环周浸润性生长，阻塞管腔，亦可直接侵犯周围淋巴结。突入管腔内的肿瘤一般无完整的黏膜覆盖，但很少形成溃疡。隆突部的腺样囊性癌可向两侧主支气管内生长。腺样囊性癌在组织学上分为假腺泡型和髓质型，细胞内、外含 PAS 染色阳性的黏液是其主要特征。腺样囊性癌临床上有生长缓慢的特性，患者的病程可以很长，即使发生远处转移，其临床行为亦表现为相对良性。较大的气管腺样囊性癌往往先引起纵隔移位。气管的腺样囊性癌可沿气管黏膜下层浸润生长，累及长段气管，而在大体组织上辨别不出。有些病变恶性度较高，在原发于气管的肿瘤被发现之前已经有胸膜和肺的转移。在临床上见到的气管腺样囊性癌患者，几乎均接受过反复多次气管内肿瘤局部切除或气管节段性切除，这些患者往往都有远处转移。治疗包括外科手术切除、内镜下切除或激光治疗，化疗可作为辅助治疗，腺样囊性癌对放射治疗很不敏感，但可用于病变不能彻底切除、有纵隔淋巴结转移或有手术禁忌证者。

(5) 黏液表皮样癌　发病率较低，多发生在主支气管、中间段支气管和叶支气管，肿瘤表面一般有黏膜覆盖。其临床表现与肿瘤所在部位有密切关系。经支气管镜活检病理检查可明确诊断。黏液表皮样癌在临床上具有浸润性，沿淋巴途径转移。手术治疗包括肺叶切除或全肺切除、肺门及纵隔淋巴结清扫，术后可辅以放射治疗。黏液表皮样癌手术治疗后容易复发，预后较腺样囊性癌和类癌差。

(6) 继发性恶性肿瘤　继发性气管肿瘤常由黏膜外的癌灶向内扩展至气管下段黏膜所致。胃癌、乳腺癌、肺癌可在气管支气管树内引起广泛淋巴性播散。恶性黑色素瘤和肾癌可以发生气管黏膜内息肉样转移。食管癌常直接侵犯气管，引起食管气管瘘。甲状腺癌包括甲状腺滤泡样癌，甚至甲状腺乳头状癌可直接通过颈部软组织或从颈部淋巴结转移，从而侵及气管前壁或侧壁。霍奇金淋巴瘤能从颈部淋巴结扩散进入或穿过气管壁，形成气管内结节。气管淋巴瘤常为淋巴细胞性淋巴瘤或急性白血病，产生气管内局限性阻塞。

三、临床表现

(1) 咳嗽　是气管肿瘤最常见的症状。一般来说气管肿瘤的临床症状出现较晚，早期除轻微咳嗽外，可以毫无临床迹象。咳嗽常为刺激性干咳，可随体位变化或触诊时气管移位而加剧。如果肿瘤是可活动性的，如带蒂的肿瘤，咳嗽发作前常有气管内异物感。总之，咳嗽本身并无明显特征可以提示气管肿瘤的诊断。咳嗽可以有少量白色痰液。肿瘤表面溃破则有血性痰，血量不多，痰表面有血丝或血点，一般不与痰液完全混合溶解。少有大量血痰。咯血最常见于鳞状细胞癌，良性肿瘤少见。大咯血更少见，是血管瘤的主要症状。由于气管肿瘤在胸片上常常无法显示，因此胸片很难诊断气管肿瘤，这也是临床上气管肿瘤常常延误诊断的原因。如果患者有咯血症状，可能有助于明确诊断。因为，即使胸片正常，对咯血患者也要做纤支镜检查。

(2) 上呼吸道梗阻症状　典型症状有气短、气急、喘息、喘鸣、呼吸困难、发绀等，体力活动、体位改变、气管内分泌物蓄积均可使症状加重。这种情况通常是在气管管腔堵塞超过 2/3 时才会出现，这也是迅速致命的原因。患者的第一症状往往是活动后气短，并逐渐加重。通常呼吸困难症状进展较慢，迁延数月至数年。少数症状严重的患者，只能采取强迫体位，坐立位呼吸困难较轻，平卧时加重，无法呼吸，甚至不能说完一句话。肿瘤坏死时可有腐臭味。偶可咳出一些瘤组织块，呼吸困难便随之缓解。气管腔缩小到一定程度，呼吸时可出现特殊的喘鸣音，犹似鸭嘎声，吸气相延长，就不难引起注意。气管管腔直径小于 0.5cm 时可出现明显的呼吸困难，患者活动受限。再严重时，出现典型的三凹现象，甚至完全不能活动。但有时也会例外，一些气管严重狭窄的患者可以坚持日常工作，这是因为气管肿瘤所致的管腔狭窄是慢性狭窄，管腔一点点变窄，患者能逐渐适应。气管肿瘤所致的呼吸困难与支气管哮喘或肺气肿引起的呼吸困难不同，多是吸气性呼吸困难。带蒂可活动的气管肿瘤通常仅引起呼气性或吸气性呼吸困难，症状通常缓慢加重。不少患者一直当作喘息性支气管炎或支气管哮喘治疗很长时间。因此，当患者有呼吸困难时，除了要考虑心肺疾病外，还应当排除气管病变。气管肿瘤患者，呼吸道感染或分泌物潴留均可引起肺炎，严重者窒息死亡。临床上可以出现反复发作的单侧或双侧肺炎，抗生素或物理治疗有效。如果没有咯血，常常会被误诊治为哮喘发作。文献报告，1/3 患者被延误半年以上。

（3）声音嘶哑或音色改变　是气流量及气流速度改变造成的。原因是一侧喉返神经受累或直接侵犯声带所致，是气管肿瘤的晚期表现。主支气管受侵可造成一侧肺反复发生肺炎。少数患者可出现下咽困难，提示食管受到肿瘤压迫。

气管肿瘤通常并不引起疼痛，仅胸部或颈部有一种压迫感。从最初的咳嗽到有明显的症状出现，如气急、喘息及声音嘶哑等，良性肿瘤通常要 2 年以上，恶性肿瘤可以不足 8 个月。恶性气管肿瘤晚期可有远处转移。伴食欲下降、消瘦、贫血、发热等。多数死于窒息或肺炎。有相当数量的患者在濒临窒息状态时才来医院急诊就医，更增加了麻醉和手术的困难。

四、分型

支气管癌一般分为四种组织学类型：①鳞状上皮细胞癌，常发生于较大的支气管，通常通过直接蔓延或淋巴结转移而扩散；②小细胞未分化癌，早期产生血源转移；③大细胞未分化癌，常经血流扩散；④腺癌，常为周围性，一般通过血流扩散。

五、辅助检查

1. 实验室检查
目前暂无相关资料。

2. 其他辅助检查

（1）X 线检查　气管的后前位及侧位体层像、气管分叉体层像对诊断气管、支气管肿瘤有重要意义。这些检查可清晰地显示气管腔内肿瘤的轮廓、位置、范围和病变与邻近器官的关系。良性肿瘤可有钙化，基底有细蒂。恶性肿瘤基底宽，边界、轮廓均不完整。摄后前位气管体层像时，嘱患者说"E"，可以很好地显示后前方向的喉部以及气管全长的详情；摄侧位气管像时做吞咽动作，能使喉部抬高，从而清晰地显示喉与气管的关系；摄左、右后斜位气管体层像对显示器官，尤其是支气管各主要分支的病变有很大帮助。

（2）CT 检查　对气管肿瘤的诊断有很大帮助。CT 可显示气管腔内的密度增高的软组织影，多为偏心性，气管壁增厚，气管呈不规则狭窄，大约 10% 的气管肿瘤沿气管周围生长，30%～40% 的气管肿瘤直接累及纵隔。支气管肿瘤在 CT 上可表现为向腔内生长或向腔外浸润，引起支气管不全或完全梗阻，出现阻塞性肺炎或肺不张，根据支气管肿瘤的浸润程度，Naidich 等将其分为 6 种表现：①支气管壁显示正常；②支气管壁均匀狭窄；③支气管不规则狭窄；④支气管腔完全阻塞；⑤支气管腔内肿块；⑥支气管受压移位。

（3）MRI 检查　可以从横断面、矢状面和冠状面来重建气管的影像，因此可给出气管肿瘤非常精确的位置、范围和浸润程度，甚至可以清晰地看到肿瘤累及的软骨数目。MRI 通过纵向弛豫时间（T_1 值）和横向弛豫时间（T_2 值）的不同成像可判断出，T_2 增强的病理性组织影像。对于支气管肿瘤，MRI 可通过气管分叉的冠状面重建比气管分叉体层 X 像更清楚地显示支气管腔内被阻塞的情况和程度。

（4）支气管造影检查　气管支气管肿瘤梗阻不严重时亦可行支气管碘油造影，此时可更清晰地显示管腔受阻的部位和程度。

（5）纤维支气管镜检查　可以直接观察到腔内肿瘤的形态，并可进行活检，取得病理学证据，但有些肿瘤如腺样囊性癌，其表面常被覆坏死组织，纤维支气管镜活检钳常不能取到肿瘤组织；有些肿瘤如类癌，其血运丰富、肿瘤质脆，极易出血，给活检带来一定的困难；有些良性肿瘤如软骨瘤、错构瘤等，质地较硬，亦难通过活检取得组织。一般来说，对于气管肿瘤合并有明显气管狭窄的患者，纤维支气管镜检查的时间往往要推迟到手术前，甚至在手术台上行纤维支气管镜检，以防出现紧急情况来不及处理。

（6）肺功能检查　气管管腔堵塞时，肺功能检查表现为阻塞性通气障碍，特征是第 1 秒时间肺活量及最大通气量均下降。另外，肺功能检查还能提示肺实质是否有病变。可疑病例做肺功能检查能使医生发现有气道阻塞，从而考虑是否有气管肿瘤的可能，有助于确定诊断。如果肺功能检查表现为阻塞性通气障碍，同时对支气管扩张药物无反应，提示有上呼吸道固定性阻塞。呼吸流量图可清楚显示上呼吸道阻塞，并因肿瘤在纵隔里位置的高低不同，吸气与呼气相曲线平台的高低也不相同。多数病例呼吸流量图 2 条曲线均变平坦。Gelb 等曾强调过假阴性的问题。Fredbers 等描述了经口腔超声检查直接测定上呼吸道直径。这种"气管超声图"可提供相当准确的呼吸道直径数值，以及阻塞部位到声带的准确距离。同时也可检查出呼吸流量曲线不能反映的相对较轻的阻塞部位。

六、诊断与鉴别诊断

1. 诊断

诊断资料的主要来源是病史和胸部 X 线。病史中如有早期局部症状，会引起对肿瘤的怀疑；胸部 X 线检查可明确病变部位，并可显示其对周围组织结构的影响，但多个肿瘤中心的大规模研究并未证实胸部 X 线和痰标本检查有助于筛查支气管癌。

气管肿瘤的诊断应包括以下几个方面。

（1）肿瘤的组织类型。

（2）肿瘤的部位。

（3）生长方式　腔内生长、沿管壁浸润或外侵性。

（4）分期（恶性肿瘤）　Ⅰ期局限于黏膜内。Ⅱ期局限于管壁内。Ⅲ期肿瘤侵犯周围组织或器官，或有局部淋巴结转移。Ⅳ期有远处转移。

（5）呼吸功能受损害的程度　代偿期、代偿不足期（呼吸困难、辅助呼吸肌参与呼吸、三凹征）或失代偿期（喘鸣、发绀）。

（6）并发症　如出血、肺不张、气管食管瘘等。

对气管恶性肿瘤，不推荐采用 TNM 分期。因为大部分患者的临床表现、治疗及预后取决于原发肿瘤的范围及气管狭窄的程度，而淋巴结的受累及远处转移是相对次要的因素。

2. 鉴别诊断

（1）支气管扩张症　本病多伴有咯血或痰中带血，有大量脓痰及慢性咳嗽，多见于儿童及青年，多因长期感染而出现消瘦、贫血、低热及杵状指。查体可闻及双肺湿性啰音。X 线检查仅肺纹理粗乱，支气管造影可确诊。气管肿瘤虽有痰中带血及咯血，但无上述其他表现及体征。

（2）气管良性狭窄　除气管肿瘤外，气管良性狭窄可出现进行性呼吸困难等症状，但根据引起狭窄的原因不同尚有其特点。常见的有：①气管损伤引起的狭窄，多有气管外伤、手术史。②气管结核时可伴有结核中毒症状，如低热、盗汗、乏力、消瘦，痰中查到结核菌。③气管硬结病多伴有鼻硬结病，鼻腔分泌物中及黏膜浸润处可培养出鼻硬结菌。

（3）慢性气管炎和支气管炎　本病为呼吸系统常见病，主要表现为长期咳嗽、咳痰或伴有喘息症状，多在寒冷季节反复发作，一般痰量较多，很少有咯血。气管肿瘤多为刺激性咳嗽，多有痰中带血或咯血。气管炎时，多有肺部感染，偶伴有喘息，听诊双肺可闻及干湿性啰音及哮鸣音，但以呼气时明显。气管肿瘤双肺多无啰音，哮鸣音在胸骨区和吸气时明显。

（4）支气管哮喘　本病主要症状为反复发作的带有哮鸣音的呼气性呼吸困难，持续时间一般较短，多在春秋季节发病，年龄多在 30 岁以下。气管肿瘤的喘鸣并非真正哮喘，一般症状出现缓慢，进行性加重，可随体位变动而加重或缓解。查体时，支气管哮喘多见胸廓饱满，呼吸动度变小，听诊双肺满布哮鸣音，以呼气末最明显；而气管肿瘤多无上述体征，其哮鸣音多在胸骨区，平喘药物治疗效果不明显。

七、治疗

（一）手术治疗

气管肿瘤一旦明确诊断，应首先考虑手术治疗。气管支气管外科手术的主要目的是彻底切除病变，消除梗阻，解除通气障碍，重建呼吸道。外科手术应根据瘤体的大小、部位选择不同的术式进行病变气管段切除和气管重建术。

1. 手术适应证

气管肿瘤一旦诊断明确，均应首先考虑手术切除，病变切除虽力求彻底，但气管可切除的长度有限，要权衡利弊。病变广泛者，气管切除过长，术后会因吻合口张力过大影响愈合，故手术治疗只适用于有限的病例。病变较长、外侵明显的病例，应先行放射治疗后再考虑手术；气管肿瘤并发喉神经麻痹造成声音嘶哑或压迫上腔静脉造成上腔静脉阻塞综合征时，应为手术禁忌；如有远处转移，原则上亦为手术禁忌，但如患者气管梗阻明显，严重威胁生命，亦可行简单的手术，解除气管梗阻，姑息性解决通气障碍，缓解症状。

2. 手术注意事项

（1）气管内体积小并带蒂的良性肿瘤，可切开气管壁，在腔内将蒂部切断或连同蒂部黏膜一并切除。应仅做气管前壁的局部游离，尽量避免游离两侧壁而损伤侧壁血管，进而影响愈合。

（2）对基底部较宽的良性肿瘤和范围小、局限的低度恶性肿瘤，可连同病变气管壁一并切除，气管壁缺损可用心包、胸膜和筋膜等修补，如行局部楔形切除时也可直接缝合。

（3）对环形生长或肿瘤累及范围大的，应行气管袖式切除术加对端吻合术。切除范围应以 <6cm 为安全。两切缘应送病检，避免瘤体组织残留影响愈合。

（4）靠近环状软骨的肿瘤不能做环形切除，因此外腔较窄容易损伤声带；环状软骨的后角必须保留，否则可导致喉返神经损伤；环状软骨受到侵犯时只能做喉切除术、颈部气管永久造口术。

（5）气管隆突部肿瘤应行气管隆突切除重建术，术中灵活应用多种游离气管的方法来减轻吻合口的张力。

（6）当原发于左、右支气管和上肺的恶性肿瘤累及隆突时，应行隆突及相应肺叶和全肺切除术。

3. 术前准备

气管手术前应重视痰液细菌培养和药物敏感试验，以便选用有效抗生素，手术前日晚和手术当日晨各用一次，使组织的抗生素浓度在切皮前达到满意水平。很多患者气管造口或实性病灶中可能已有病原菌存在，故术后持续应用抗生素5天。雾化吸入加入抗生素可控制呼吸道感染，稀释痰液，宜术前就开始使用。术前还应训练在颈前屈位进食和咳痰。

4. 麻醉

气管外科麻醉特别要求保证通气，随时清除呼吸道分泌物，确保患者不发生缺氧和窒息。麻醉前和麻醉中避免使用肌肉松弛药，保证术中有自主呼吸，减少通气抑制。气管阻塞严重者，宜行清醒气管插管。应准备两套气管插管和延长螺纹管，一套为常规插管，另一套无菌气管插管和延长螺纹管为术中切开肿瘤下方气管时将其插入远端维持呼吸之用。

气管高度梗阻患者，施行麻醉应缓慢、轻柔，采用恩氟烷吸入技术。气管高度梗阻患者，诱导也许需要很长时间，此时应备纤维支气管镜守候在旁，以防诱导过程中加重梗阻。如果病变造成气管狭窄，气管直径小于5mm时，应先行气管扩张。若气管直径大于5mm则气管插管应刚好达到狭窄上方，不要压迫或顶住狭窄部，否则容易加重狭窄。用较细的插管可通过肿瘤旁进到气管远端，患者可通过插管自如通气。对有蒂的气管肿瘤，行气管插管时要格外小心，麻醉前在X线片、CT气管重建像上仔细测量声门到肿瘤的距离，将气管插管置于肿瘤上方，避免插管过深造成肿瘤脱落，阻塞远端主支气管。有经验的麻醉师，可以在气管插管刚过声门，用纤维支气管镜通过插管引导插管，达到理想的部位和深度。气管外科中，高频通气是有效的临床手段。为了减少气管插管对缝合线的损伤，手术结束时应使患者恢复自主呼吸。

5. 根治性和姑息性手术方法

（1）气管袖式切除对端吻合术

① 手术适应证：气管切除重建的适应证有插管后狭窄、呼吸道灼伤、特发性狭窄、良性及恶性肿瘤、先天性畸形以及一些少见的情况如气管软化。气管恶性肿瘤出现症状时局部已有浸润，需要做广泛切除，并使用所有目前能用的方法保证满意的Ⅰ期气道重建。

② 术前检查：术前检查包括病史和体格检查、各种影像学及支气管镜检查。根据影像学和内镜检查，即可在术前精确地估计病变的性质、位置及病变长度。这些情况有助于决定手术入路和解剖游离的步骤。

有几个重要的危险因素需要加以注意：活动性炎症或感染；糖尿病；手术野放疗史；大剂量类固醇激素治疗；年龄。

③ 手术方法：涉及气管上1/2～2/3的病变可通过常规颈部领状切口获得满意的显露。患者取仰卧位，在双肩下放置可以充气的垫，使颈部过伸，在需要时可以放气使颈部位置复原。有时需要延长切口切开胸骨。气管下1/3病变一般通过第4或5肋间右后外侧切口开胸手术。胸骨正中切口是另外一种显露纵隔气管的方法。

④ 气管切除：从舌骨到中下1/3交界处的纵隔气管通常都可以经颈部领状切口显露。切除此范围内的气管很少需要正中胸骨切开，除非患者颈部粗短，有脊柱后凸，或是气管缺乏弹性的老年患者。

在颈阔肌前方游离皮瓣，显露由甲状软骨下缘到胸骨上切迹的气管。沿正中线向两侧分离颈前条带形肌束显露气管前壁。为了显露充分，有时需要切断甲状腺峡部。使颈部充分过伸，上纵隔气管即可上升至手术野内，确定准备要切除的范围。有时病变部位不好准确定位，表面看不出明显异常。此时可参考术前支气管镜和CT检查结果进行定位。甲状软骨下缘、环状软骨或隆突均可以作为协助定位的标志。对于恶性肿瘤，喉返神经应在肿瘤的上下方辨认清楚，然后才能决定为彻底切除肿瘤是否需要牺牲喉返神经，或者将其游离出来，解救喉返神经。切除段气管上下方的环形解剖越少越好，一定不要超过 1cm。

气管切断之后，麻醉医师可将气管导管撤至近端气管内，然后向远端气管另插入一根无菌气管导管，用无菌螺纹通气管经手术野连至麻醉机上维持麻醉和通气。然后在病变上方正常气管水平切断气管，以同样的方式留置牵引线。恶性肿瘤切缘一定要做冰冻病理检查，在保证能够Ⅰ期吻合或重建气道的情况下，尽可能做到切缘阴性。

在进行气管端端吻合之前，先将肩下的充气垫放气，并屈曲颈部以缩短气管上下断端之间的距离。吻合从后面的膜样部开始，用可吸收缝线，可以连续亦可间断缝合膜部，线结一定打在腔外。打结时，牵拉牵引线可以减少张力。膜部缝合完毕，即可撤除远端气管导管，将上段气管内的气管导管通过吻合口送入远端气管。随后用 2-0 Vicryl 线间断缝合，完成软骨部气管壁吻合，线结打在腔外。针距 2mm，环绕 1 个软骨环，缝针最好不穿过软骨。

吻合完成后，吻合口张力应保持在最小限度，需要时可加强缝合。

吻合完成后，气管要以 20～30cmH$_2$O 压力通气检查吻合口是否漏气。可用周围组织如甲状腺、条带肌、胸腺或胸膜等包绕保护吻合口。颈部切口可以沿气管放置引流条，另外戳孔引出体外。开胸手术者安放胸腔闭式引流。

（2）隆突切除重建术　隆突切除和重建存在特殊困难，不仅手术中维持麻醉问题，在选择和完成吻合重建技术、术后气管分泌物清理和维持肺脏良好膨胀等方面也比较难解决。

① 一侧全肺切除，隆突部分切除，气管成形术。

② 左主支气管部分切除，全隆突切除，气管与右主支气管端端吻合，左主支气管与右中间段支气管端侧吻合。

③ 一侧全肺切除，全隆突切除，气管与对侧主支气管端端吻合，亦称袖式全肺切除。

④右肺上叶切除，部分隆突切除并重建。

⑤全隆突切除，气管与右主支气管端端吻合，左主支气管与右中间段支气管端侧吻合，或气管与左主支气管端端吻合，右主支气管与左主支气管端侧吻合。

⑥ 全隆突切除，气管与左主支气管端端吻合，右主支气管与气管端侧吻合，或气管与右主支气管端端吻合，左主支气管与气管端侧吻合。

⑦ 全隆突切除，两侧主支气管根部侧侧吻合，重建隆突，修剪上端而成一个开口，与气管行端端吻合。

（3）复杂性气管重建术　某些复杂病例如气管广泛破坏或肿瘤侵犯较广以及既往有外科手术史所致气管缺失，为了重建气管，必须从第一软骨环以下就切断颈部气管，并使其带着血运下放入纵隔。这种复杂的手术只能用于最棘手的情况下，即喉部松解失败，此类患者可一期行前胸双横切口，用带蒂皮瓣做皮管间置手术，皮肤管置放于功能喉和重建的气管之间，然后在胸骨后方行气管造口，皮肤管中放入塑料环，以备后期在颈部与气道两端吻合时用。此种手术死亡率高，应当慎用。

（4）全喉气管切除术　肿瘤累及喉部同时累及大部上段气管时，临床上需行根治性全喉气管切除。

（5）气管开窗肿瘤切除术　适合于病变局限、基底部较宽的良性肿瘤，或低度恶性肿瘤。遗留的缺损处可将上下缘拉拢缝合。气管壁切除 4cm 以下时，一般均可直接缝合，张力不大，术后不致狭窄，也不会造成成角畸形。可使用丝线，单针间断缝合或褥式外翻间断缝合，也可用带缝针的无创伤不吸收性合成缝线，以减轻组织反应，减少肉芽肿形成。如切除肿瘤后缺损为长形，不能上下拉拢缝合，而纵行缝合可能造成管腔狭时，则需使用气管替代物进行修补，气管替代物包括阔筋膜加心包、阔筋膜加胸膜、阔筋膜加皮肤，也有用带蒂的肋间肌加胸膜，还有使用 Marlex-Mesh 加带蒂的心包。

（6）气管肿瘤局部刮除术　某些气管肿瘤由于临床上诊断延误，导致患者就诊时表现为严重呼吸道梗阻，呼吸困难，病情危重。此时，简单而有效地疏通呼吸道是外科手术的首要目的。对此，局部刮除气管肿瘤也不失为治疗气管肿瘤的有效方法。

6. 术后处理

气管手术后保持呼吸道通畅十分重要，室内空气保持一定湿度，可用雾化吸入帮助患者排痰，如痰液黏稠阻塞支气管，可用纤维支气管镜冲洗吸痰。一般尽量不做气管切开，以免增加创伤和感染机会，缓慢进食进水，以免误吸。术后患者采用颈前屈位，保持 10～14 天，以后逐渐增加伸展程度，但应避免仰头，防止增加吻合口张力，3 个月后头部可自如活动。一般主张术后应用短期中剂量激素，有扩张支气管、减轻水肿、减少肉芽组织及瘢痕形成的作用。用法是地塞米松 5～10mg，每日 1～2 次，或氢化可的松 100mg，每天 1～2 次，静脉滴注，5～7 天后逐渐减量，3 周内停药。术后远期如出现反复刺激性咳嗽，伴咯血，应考虑吻合口线头刺激或肉芽出血，可在纤维支气管镜直视下拔除线头或电灼肉芽肿止血。如果吻合口形成瘢痕造成吻合口狭窄，可在高频通气下行球囊狭窄部扩张或置入记忆合金气管支架。

（二）经支气管镜治疗

随着现代麻醉技术的提高，静脉全麻患者可以保留自主呼吸，气道安全得到保障，这为硬支气管镜的检查及治疗提供了有利条件。通过硬支气管镜及纤维支气管镜可以摘除良性肿瘤，对恶性气管肿瘤造成的堵塞及出血也能达到姑息治疗的目的。

（1）YAG 激光、光动力（激光-血卟啉）或电灼治疗　能够切除带蒂的良性肿瘤，达到治愈的目的。对恶性肿瘤能够达到有效的姑息治疗目的，解除气道堵塞，使萎陷的肺复张，改善肺功能和生活质量。

（2）冷冻治疗　近年来临床上应用得越来越广泛。可以用硬支气管镜，冷冻后用活检钳咬除肿瘤，也可以用纤维支气管镜冷冻后将肿瘤摘除。尤其适合治疗吻合口瘢痕狭窄，治疗后复发率较激光治疗明显低。而且不易造成气管穿孔，比激光安全。

（3）近距离放疗　采用放射性核素^{192}Ir，通过后装机对气管内某一部位的照射野进行大剂量的照射以达到有效治疗肿瘤的目的。

（4）内支架置入　包括硅橡胶的 T 形管及各种自扩性金属支架。对严重的狭窄可以在激光冷冻或放射治疗后置入支架，以维持气道的通畅，防止再狭窄，达到减轻症状的目的。但应指出，既往应用的记忆合金支架，由于两端开口直径明显较大呈喇叭口形，而且表面并不覆膜，记忆合金丝完全裸露，因此，容易磨损气管壁，引起肉芽增生，甚至形成致命性的气管食管瘘。近年国产的西格玛支架，克服了上述缺点，而且容易回收。

（三）放射治疗

已证实放疗对控制骨痛、上腔静脉综合征、脊髓压迫、脑转移、咯血和支气管阻塞有好处。采用术后放疗对Ⅰ期和Ⅱ期肺癌并无益处或有改善。有时放疗也用于因心肺功能不足或其他严重疾病不能行胸廓切开术者。放疗后 3 个月，应严密观察患者有无放射性肺炎的 X 线及临床症状（包括咳嗽、呼吸困难和发热），可用泼尼松 60mg/d 口服控制持续 1 个月，以后逐渐减量用以控制放射性肺炎。预防性头颅放疗对于小细胞肺癌治疗完全缓解者可不使用。该方法可减少脑转移，但尚未显示可延长总的生存期。近距离放疗对支气管内病灶阻塞了大支气管时，可缓解症状。

（四）化学治疗

有效的药物包括含铂制剂（顺铂和卡铂）、长春碱类（长春碱、长春新碱和异长春新碱）、紫杉碱类（docetaxel 和 paclitaxel）以及多种拓扑异构酶抑制剂。

（五）中医治疗

1. 肺郁痰热型

咳嗽痰多，胸闷短气，少气懒言，纳呆消瘦，腹胀便溏。舌质淡暗或淡红、边有齿印、苔白腻，脉濡或滑。

证属肺气虚弱，子病及母，脾失健运，痰湿内阻。

治宜补气健脾，除痰散结。

方用参苓白术散加减。处方：党参、生薏苡仁各 20g，茯苓、白术、浙贝母、白扁豆各 15g，山药 25g，桔梗、砂仁（后下）各 10g，陈皮、甘草各 6g。

2. 阴虚痰热型

咳嗽少痰，或干咳，咽干不适，或咳痰带血丝，胸满气急，潮热盗汗，头晕耳鸣，心烦口干，小便黄，大便干结。舌质红绛、苔光剥或舌光无苔，脉弦数无力。

证属肺肾阴虚、痰热互结。

治宜滋肾清肺，除痰清热。

方用泻白散加味。处方：桑白皮、生地黄、知母、沙参、麦冬、浙贝母、鳖甲（先煎）、生薏苡仁、鱼腥草各 15g，甘草 6g。

3. 气阴两虚症

干咳痰少，咳声低微，或痰少带血，消瘦神倦，口干短气，目瞑失寐，烦躁心悸，纳差体乏，舌红干或嫩红、苔白干或无苔，脉沉细。

证属肺脾两虚，肾阴枯竭。

治宜益气养阴，扶正除积。

方用生脉散合六味地黄汤加减。处方：党参、麦冬、五味子、茯苓、熟地黄、山茱萸、百合、浙贝母各 15g，山药 25g，桔梗 10g，冬虫夏草、甘草各 6g。

八、康复

1. 生活指导

患者要养成良好的生活习惯，戒烟限酒；不要过多地吃咸或辣的食物，不吃过热、过冷、过期及变质的食物；有良好的心态应对压力，劳逸结合，避免过度疲劳；加强体育锻炼，增强体质，生活要规律；不偏食，不挑食，不要长期食用高脂肪、高蛋白饮食，经常吃含有维生素和纤维素的新鲜蔬菜，防止便秘，保持大便通畅。

2. 饮食指导

平时要注意饮食习惯，多吃木耳、番茄、胡萝卜、香菇、花生、百合、海蜇、杏仁、莲子、梨、荸荠、香蕉、牛奶、黄豆、动物肝脏等；忌食牛肉、羊肉、带鱼、辣椒、韭菜、大蒜等。

3. 食疗方

（1）蜂蜜润肺止咳丸　蜂房、僵蚕各等份，蜂蜜适量。将上述药研末，炼蜜为丸。每日2次，每次 6g。

（2）甘草雪梨煲猪肺　甘草 10g、雪梨 2 个、猪肺约 250g。梨削皮切成块，猪肺洗净切成片，挤去泡沫，与甘草同放砂锅内。加冰糖少许、清水适量，小火熬煮 3h 后服用。每日 1 次。

（3）猪肺川贝梨　猪肺 250g，川贝 10g，雪梨 2 个（切片），再加冰糖少许，加水后以小火熬煮 5h 后服用。

九、预防控制

预防支气管癌首先要禁止和控制吸烟；其次，要注意职业防护，对开采放射性矿石的矿区应采取有效的防护措施，尽量减少工作人员受辐射的量，对暴露于致癌化合物的工人，必须采取各种切实有效的劳动防护措施，避免或减少与致癌因子的接触。

十、预后

原发性支气管癌预后不良。一般来讲，原发性支气管癌未经治疗者可生存 8 个月，10％～35％的肿瘤可切除，但总的 5 年生存率约 13％。边界清楚、生长缓慢的肿瘤患者，切除肿瘤后 5 年生存率可在ⅢA 期非小细胞肺癌的 15％到Ⅰ期非小细胞肺癌的 70％范围内变化。周围小结节病灶经肺叶切除效果最佳。对于生存者应认真随访，因有 6％～12％的人会发生第二次肺癌。因大多数小细胞肺癌患者在诊断时癌肿就已扩散至原发病灶以外部位，常无法手术。极少数情况下，早期小细胞肺癌可手术切除，但由于肿瘤容易复发，故主张使用顺铂和依托泊苷辅助化疗，早期小细胞肺癌治疗后第二次原发性癌发生率为 25％～50％。

第五节　肺癌

肺癌是最常见的肺原发性恶性肿瘤，绝大多数肺癌起源于支气管黏膜上皮，故亦称支气管肺癌。肺癌的分类较多，可从解剖学、组织学分类，分类是因为各种肺癌的病理特点、治疗及预后不甚相同。

肺癌是发病率和病死率增长最快、对人群健康和生命威胁最大的恶性肿瘤之一。肺癌的病因至今尚不完全明确，大量资料表明，长期大量吸烟与肺癌的发生有非常密切的关系。长期大量吸烟者患肺癌的概率是不吸烟者的 10～20 倍。开始吸烟的年龄越小，患肺癌的概率越高。此外，吸烟不仅直接影响本人的身体健康，还对周围人群的健康产生不良影响，导致被动吸烟者肺癌患病率明显增加。城市居民肺癌的发病率比农村高，这可能与城市大气污染和烟尘中含有致癌物质有关。因此应该提倡不吸烟，并加强城市环境卫生工作。

肺癌是目前对人类健康及生命危害最大的恶性肿瘤之一，在很多国家肺癌已成为肿瘤患者的第一大死因，我国是其中之一。过去 20 年间，西方国家男性肺癌发病率和病死率有所下降，而发展中国家则持续上升；女性肺癌病死率在世界大部分地区仍在上升。2015 年我国新发肺癌人数 73.3 万，其中男性 50.9 万，女性 22.4 万；肺癌死亡人数 61.0 万，其中男性 43.2 万，女性 17.8 万。男性发病率在所有癌症中列首位，女性发病率仅次于乳腺癌列第二位，病死率则均列首位。

肺癌不仅呈现高发病率及病死率，而且发病年龄亦有年轻化趋势，目前肺癌发病高峰年龄为 51～60 岁，比以往报道的 71～80 岁明显提前。也有报道证实，我国平均肺癌发病年龄每 5 年降低 1 岁。除发病年龄年轻化趋势外，肺癌发病率的性别差异亦日益缩小。以往我国各地区肺癌发病率男女性别比范围为（1.70～3.56）：1。近年来由于部分地区女性肺癌发病增长速度高于男性，男女性别比已出现下降趋势。

肺癌发病率同样存在明显种族和地域差异。以色列一项研究比较了以色列犹太人与阿拉伯人患肺癌的风险，并与美国白人和黑人进行对比，结果发现以色列犹太人与阿拉伯人的吸烟率虽高于美国人，但患肺癌的风险却低于美国人，可能与遗传因素有关；以色列犹太人肺癌发病率低于阿拉伯人，可能与吸烟因素有关。我们国家由于地域宽广，社会、文化和经济发展存在区别，肺癌发病率也有着明显的地域差异。首先是发病率差异：城市发病率显著高于农村，而且城市越大肺癌发病率越高。其次是增长速度差异：近年来农村增长速度高于城市，由于农村城市化进程加快，一些经济比较发达的农村地区肺癌发病率已接近一些城市水平，而部分城市如上海、大连的男性肺癌发病率则出现趋稳或下降趋势，可能与人口老龄化有关。

一、高危人群

（1）人群大于 50 岁以上的中老年人属于肺癌的高发人群。

（2）香烟中含有对人体有害的物质，尤其是焦油和尼古丁，都是强致癌物质，烟中的有毒物质还会逐渐破坏一些绒毛，使黏液分泌增加，于是长期吸烟者肺部出现慢性疾病，容易感染支气管炎，进而导致癌症的发生。因此，经常吸烟的人患肺癌的概率要比不吸烟的人高出好多倍。

（3）长期有二手烟接触史的人群，因为也吸入了香烟中的有害物质，这类人群也要重视。

（4）因职业长期接触致癌因素的人群如长时间接触煤烟或油烟的人群，接触煤气、沥青、炼焦工人以及长期接触厨房油烟的厨师和家庭主妇，这些人群肺癌发病率较一般人群高。

（5）受环境严重污染人群长期生活在环境污染严重的地区，其患肺癌概率比其他地区人大。经研究发现，80% 恶性肿瘤是由于环境因素诱发的，人类生存的环境中存在大量的致癌物质，这也是癌症发病率逐年攀升的主要原因。

（6）有肺癌家族遗传史的人群要提高警惕。

二、病因

肺癌的病因至今尚不完全明确，大量资料表明肺癌的危险因子包含吸烟（包括二手烟）、石棉、氡、砷、电离辐射、卤素烯类、多环性芳香化合物、镍等。

1. 吸烟

肺癌的病因比较复杂。其发生与吸烟和环境因素有密切关系。长期吸烟可引致支气管黏膜上皮细胞增生，诱发鳞状上皮癌或未分化小细胞癌。无吸烟嗜好者虽然也可患肺癌，但以腺癌较为常见。烟草的组成成分及燃烧时的烟雾中含有 3,4-苯丙芘、砷、亚硝胺类等多种致癌和促癌物质。据统计，70%～80% 的肺癌是由长期吸烟引起的，吸烟人群肺癌病死率比不吸烟人群高 10～20 倍，吸烟时间越长，吸烟的支数越多和开始吸烟的年龄越小，患肺癌的概率越大；妇女被动吸烟，其肺癌的发病率较配偶不吸烟者高 2 倍以上。

2. 职业因素

指从事石棉、砷、铬、镍、煤焦油以及放射性元素有关的职业，由于长期接触致癌物质，肺癌的发病率高。

3. 大气污染

已知工业废气、煤和汽油燃烧造成的大气污染，是城市较农村肺癌发病率高的因素之一。长期接触铀、镭等放射性物质及其衍生物，致癌性碳氢化合物，砷、铬、镍、铜、锡、铁，煤焦油、沥青、石油、石棉、芥子气等物质均可诱发肺癌，主要是鳞癌和未分化小细胞癌。

4. 肺部慢性疾病

如肺结核、硅沉着病、肺尘埃沉着病等可与肺癌并存，这些病例的癌肿发病率高于正常人。此外，肺支气管慢性炎症以及肺纤维瘢痕病变在愈合过程中可能引起鳞状上皮化生或增生，在此基础上部分病例可发展成为癌肿。

5. 人体内在因素

如家族遗传，免疫功能降低，代谢活动及内分泌功能失调等。

6. 饮食营养状况

关于饮食营养因素与肺癌发病的关系，尽管因不同研究者观察的角度不同，研究的结果存在差异，但越来越多的研究报道认为，饮食营养因素与肺癌的发病相关。Pillow 等认为高脂、低蔬菜水果的饮食增加了肺癌发病的危险性。有报道饱和脂肪的摄入量与肺腺癌有较强的关系（OR＝2.3，95％，CI 1.2～4.4），食物胆固醇摄入量与小细胞肺癌危险性有关（OR＝2.8，95％，CI 1.1～7.5）。Ziegler 等认为增加蔬菜和水果的摄取，无论对吸烟者、被动吸烟者和非吸烟者来说都有可能降低肺癌发病的危险性，这可能与蔬菜水果中含有多量丰富和维生素有关。

类胡萝卜素、硒、维生素 C 等属饮食中具有抗氧化作用的微量营养素，它们在清除烟草及其污染所产生的内源性或外源性氧自由基方面具有重要作用。研究发现类胡萝卜素不仅具有抗氧化活性，还具有激活免疫系统的作用，在动物肿瘤模型中发现其具有预防肿瘤发生的作用。硒对于男性和吸烟者而言，在预防肿瘤发生方面具有保护作用；有研究发现摄入硒水平低的人群与摄入量高的人群比较，其肺癌发病相对危险性为 1.1～2.0。维生素 C 也具有抗氧化和增强免疫功能的作用。但尚无血浆维生素 C 水平与发生肺癌危险性关系的前瞻性研究资料发表。

7. 遗传因素

肺癌发病机制的分子生物学、免疫学和遗传学领域的研究目前十分活跃。虽然尚未发现确切的基因改变来解释肺癌发病的危险性，但越来越多的证据表明，遗传因素在肺癌发病的危险性方面起重要作用。这是因为致癌因子的代谢物可引起细胞增殖，最后导致细胞恶性变，而产生这些代谢物的途径是由遗传所决定的。Heighway 等对比观察非小细胞肺癌患者和对照组出现等位基因 $\alpha 4\text{-}Aa\text{-}ras$ 的频率，结果肺癌组为 29％，而对照组仅为 15％（$P＝0.03$）。在非小细胞肺癌中常见的基因异常改变包括抑癌基因 $p53$ 突变，肺腺癌常出现 $\kappa\text{-}ras$ 异常。此外，肺癌特别是小细胞肺癌常存在染色体的缺损和重排。但这些细胞和分子遗传学事件是直接引起肺癌发病还是恶性转化过程中产生的基因不稳定，尚不清楚。

近 20 年来，分子生物学、分子遗传学技术迅速发展，为医学科学研究提供了新的方法和手段，并广泛应用于医学研究各个领域。虽然目前尚未获得突破性进展，但对这些与肺癌发病相关的分子生物学和分子遗传学事件的深入研究，有可能发现肺癌早期诊断和治疗的新方法，并为肺癌预后的判断提供新的指标。

8. 其他

美国癌症学会将结核列为肺癌发病因素之一。有结核病史，尤其是结核瘢痕者，男性患肺癌的危险是正常人群的 5 倍，女性患肺癌的危险是正常人群的 10 倍。有结核病史肺癌的主要组织学类型是腺癌。

近年研究表明，肺癌的发生与某些癌基因的活化及抗癌基因的丢失密切相关。

此外，病毒感染、真菌毒素、机体免疫功能低下、内分泌失调等因素对肺癌的发生可能也起一定的综合作用。

三、病理和分类

肺癌绝大多数起源于支气管黏膜上皮，亦有源于支气管腺体或肺泡上皮者。生长在叶、段以上的支气管，位于肺门附近者称中央型，以鳞状上皮细胞癌和小细胞未分化癌较为常见；生长在段以下的支气管、位于肺的边缘部者称周围型，以腺癌较常见；生长在气管或气管隆凸的癌少见。肺癌的生长和发展多样化，肿瘤起源于黏膜，或向支气管腔内生长，或沿支气管黏膜向下蔓延，使黏膜皱襞增粗肥厚、管腔变窄；或穿透管壁向邻近肺组织浸润，形成肿块；或直接侵犯纵隔、胸膜、胸壁、膈肌、心包等引起病变。癌细胞常循淋巴管播散到肺门、纵隔、锁骨上和腋下淋巴结；瘤细胞常循淋巴管播散到肺门、纵隔、锁骨上和腋下淋巴结；瘤细胞亦可直接侵犯血管，发生癌栓，造成远处转移。肝、脑、肾上腺、骨、肾和皮下组织是常见的转移部位。癌细胞可经支气管直接播种到肺的其他部位。癌组织可因缺血、坏死形成空洞，或阻塞支气管引起肺不张。

（一）早期肺癌的病理分型

肺癌的肉眼观形态多样，根据其位置和形态可将其分为三种主要类型：中央型、周围型、弥漫型。

1. 中央型

癌块位于肺门部，主要位于主支气管或叶支气管，但也有位于肺段或亚肺段支气管者。右肺较左肺多见。上叶较中叶、下叶多见。诊断标准是：一是无淋巴结转移；二是癌组织局限在支气管壁内生长，尚未侵及周围肺实质。可分为原位癌、管内型和管壁周围型。

（1）原位癌　癌组织仅限于支气管黏膜内。一般为低分化鳞癌。支气管黏膜原位癌或早期浸润癌由于 X 线检查呈阴性，早期诊断较为困难，而表现为隐性肺癌。仅在做痰细胞学检查时癌细胞阳性。

（2）管内型　表面上皮癌变的组织及其间质成分向支气管腔内生长。形成乳头状结构，甚至堵塞管腔。

（3）管壁周围型　原位癌继续发展，癌细胞可向支气管壁黏膜下浸润生长，甚至穿过支气管软骨环，直至外膜，使管腔狭窄。

中央型肺癌的病理表现，开始时支气管管壁呈白色髓样增厚，向黏膜下浸润扩展导致支气管管腔狭窄甚至闭塞，直接蔓延或到肺淋巴结、胸膜，或经管内扩展，沿支气管直至分叉处并向纵深扩展，形成所谓癌性肺炎。到晚期原发癌呈树根样长入肺组织，与肺门转移淋巴结融合形成巨大癌块，并将来源的支气管包埋其中，癌块和肺组织边界有时较清，有时不清。

2. 周围型

癌块位于肺叶的周边部，边界不清，呈结节状或球形。直径一般小于 2cm，多发生在肺段及亚肺段支气管，继续发展可侵犯胸膜。

3. 弥漫型

此型罕见，癌组织沿肺泡呈弥漫性浸润生长，生长迅速，短时间内侵犯肺大叶的一部分或全部，外观呈肺炎样或双肺密布无数小结节。有些转移癌也可如此，应加以区别。

（二）中晚期肺癌的病理类型

中晚期肺癌和早期肺癌一样，也可分为中央型和周围型。中央型以鳞癌、小细胞癌、大细胞癌为多，腺癌较少。周围型以细支气管肺泡癌、腺癌为多。大多为孤立瘤结节。

中晚期肺癌，根据其肿块的大小、数量、范围及部位，可分为以下五种类型。①结节型：多在肺外局部。一般呈球形，直径小于 5cm，与肺组织分界清楚。②巨块型：较多见，多为中央型，肿块直径超过 5cm，以鳞癌为多，常伴有明显坏死，有的甚至可形成空洞。③多灶性或多结节型：癌组织在一侧或双侧肺内形成多数小结节，较罕见，可见于类癌及细支气管肺泡癌。④弥漫型：癌组织在肺内呈弥漫性扩散，使肺组织发生实变，与周围肺组织之间无明显分界。在影像学上，犹如肺炎。此型一般为细支气管肺泡癌，少见。⑤支气管内息肉样型：较少见，主要是鳞癌、类癌。癌组织主要在支气管腔内呈息肉样生长，而向支气管外扩散较轻。

（三）肺癌的组织学类型

关于肺癌的组织学类型，目前国内外公认并广为采用的是 WHO 提出的分类方案，见表 9-3。

表 9-3　WHO 肺癌组织学类型

上皮性肿瘤
1.1　良性肿瘤
1.2　侵袭前病变
1.2.1　鳞状细胞间变
　　　　原位癌
1.2.2　不典型腺瘤样增生
1.2.3　弥漫性特发性肺内神经细胞增生
1.3　恶性
1.3.1　鳞状细胞癌
　　　　变异型
1.3.1.1　乳头状
1.3.1.2　透明细胞
1.3.1.3　小细胞
1.3.1.4　基底细胞样
1.3.2　小细胞癌
　　　　变异型
1.3.2.1　复合性小细胞癌
1.3.3　腺癌
1.3.3.1　腺泡状
1.3.3.2　乳头状
1.3.3.3　细支气管肺泡细胞癌
1.3.3.3.1　非黏液性Ⅱ型肺泡细胞
1.3.3.3.2　黏液性杯状细胞型
1.3.3.3.3　混合性黏液性或非黏液性或不能确定
1.3.3.4　实性腺癌伴有黏液
1.3.3.5　腺癌伴有混合亚型
1.3.3.6　变异型
1.3.3.6.1　分化好的胎儿型腺癌
1.3.3.6.2　黏液性腺癌
1.3.3.6.3　黏液性囊腺瘤

1.3.3.6.4 印戒细胞癌

1.3.3.6.5 透明细胞癌

1.3.4 大细胞癌

变异型

1.3.4.1 大细胞神经内分泌癌

1.3.4.2 复合性大细胞神经内分泌癌

1.3.4.3 基底细胞样癌

1.3.4.4 淋巴上皮样癌

1.3.4.5 透明细胞癌

1.3.4.6 具有横纹肌表型的大细胞癌

1.3.5 腺鳞癌

1.3.6 具有多形性、肉瘤样或肉瘤成分的癌

1.3.6.1 具有多形性和(或)巨细胞癌

1.3.6.1.1 多形癌

1.3.6.1.2 梭形细胞癌

1.3.6.1.3 巨细胞癌

1.3.6.2 癌肉瘤

1.3.6.3 肺母细胞瘤

1.3.6.4 其他

1.3.7 类癌

1.3.8 唾液腺型癌

1.3.9 不能分类的癌

目前，国内外对肺癌的组织分类颇不一致，但大多按细胞分化程度和形成特征区分为鳞状细胞癌、腺癌、大细胞癌、小细胞癌和其他五类。

1. 鳞状细胞癌

鳞状细胞癌约占肺癌的 40% 以上，是肺癌中最常见的类型。大多由近肺门处较大支气管黏膜上皮细胞经鳞状化生癌变而成。

（1）大体特征 大多数鳞状细胞癌发生于主支气管到段支气管，最常发生的部位是段支气管，其次为肺叶支气管，肉眼观多呈中央型。

（2）组织学 鳞状细胞癌按分化程度可分为分化良好、分化较好和分化差三种。其主要由小的多角细胞或菱形细胞组成，显示鳞状细胞分化的特点，即角化和（或）有细胞间桥。角化和细胞间桥是鳞状细胞癌的组织学标准。分化良好的鳞状细胞癌由增生的多边形到扁平形上皮细胞所组成，可形成片状、多层假管状结构，其中心区角化和坏死，可见小巢状结构及有规则分布的细胞间桥，或出现细胞内角化，常见上皮角化珠，癌细胞成团出现，形成小旋涡状或癌巢，胞核轮廓不清，深染，巨大，核仁清楚，可见核分裂象，胞质较丰富，呈嗜酸性。分化较好的鳞状细胞癌很少见上皮角化珠或细胞角化，核异型却更多见。分化差的鳞状细胞癌主要为间变细胞所组成，呈典型的复层片状或假管状结构。

鳞状细胞癌占原发性肺癌的 40%～50%。多见于老年男性，与吸烟关系非常密切。由于支气管黏膜柱状上皮细胞受慢性刺激和损伤，纤毛丧失，基底细胞鳞状化生、不典型增生和发育不全，最后突变成癌。以中央型肺癌多见，并有向管腔内生长的倾向，常早期引起支气管狭窄，导致肺不张或阻塞性肺炎。癌组织易变性、坏死，形成空洞或癌性肺脓肿。生长缓慢，转移晚。手术切除机会多，5 年生存率高；但放射和化学药物治疗不如小细胞癌敏感。

2. 腺癌

（1）大体特征　大多数腺癌是周围型，肿块直径多在 4cm 以上，其中绝大多数是乳头状腺癌。周围型腺癌的特点是具有炭末沉着的中心纤维化灶，累及 2 个或 2 个以上的亚肺段或肺段。常见的征象是支气管和血管向肿瘤收拢集中，且常伴有胸膜凹陷。分化良好的肺腺癌，肿瘤与周围肺组织边界不清；而分化不良的肺腺癌，其肿瘤与正常肺组织的边界则清楚。

腺癌几乎全是周围型肺癌，肿瘤可侵犯、压迫局部肺组织，经支气管黏膜下淋巴播散。常累及胸膜出现胸腔积液，易发生肺门淋巴结转移，骨、肝、脑是其易转移的器官。

（2）组织学　腺癌可分为以下亚型：腺泡癌、乳头状癌、细支气管肺泡癌和有黏液形成的实体癌。腺泡腺癌和乳头状腺癌按分化程度可再分为分化良好、分化中等和分化不良三种。镜下，可见肺泡管及肺泡异常扩张，内壁被覆单层或多层柱状癌细胞，形成腺泡样或腺管状结构，可有明显的管腔内乳头状结构，有黏液分泌，或有诱发基质的纤维组织增生。

① 分化良好型：由增生的立方和柱状癌细胞排列成腺泡或腺管状；管腔内可见乳头状突起，细胞内或管腔内有黏液，胞质丰富，胞核中等大小，可见核异常分裂象和砂粒体。

② 分化中等型：为立方或矮柱状癌细胞，癌细胞排列成巢、片、索条或分散状。趋向于形成腺泡、腺管。胞质较丰富，胞核多形性，核仁明显，不规则。基质内常见纤维组织增生。

③ 分化不良型：由大小不一、形状各异的间变细胞所组成，细胞排列成小索条状、巢状或多层片状，中心区见坏死。细胞内偶有黏液和分泌泡，有大量黏液时可诊断为黏液腺癌。胞质较少，胞核增大，偶见巨核和多核，核仁多，不规则，核仁明显。基质常见纤维组织增生。

腺癌以女性多见，占肺癌的 1/4，与吸烟关系相对较小，多倾向于管外生长，此型患者症状的出现相对较晚，约有 25% 患者在就诊时尚无症状。腺癌血管丰富故局部浸润和血行转移均较鳞癌早，易转移至肝、脑和骨，更易累及胸膜引起胸腔积液。此型肺癌对化疗、放疗敏感性均较差。

细支气管肺泡癌（肺泡癌）是腺癌的一个亚型，发病年龄较轻。男、女发病率相近，占肺癌的 2%～5%。有人认为，肺泡癌的发生与肺部慢性炎症有关。

3. 大细胞肺癌

大细胞肺癌由多形性、胞质丰富的大细胞组成，约占肺癌的 15%。此癌好发于肺的周围部分或肺膜下，与支气管无关。局部侵犯，易血行转移。

（1）大体特征　大细胞癌常发生于亚肺段或较远支气管。常形成巨大局限性团块，中心见坏死，常是圆形并具有清楚的边界，似有包膜。有时可在支气管腔内看到息肉样病变。

（2）组织学　大细胞癌的定义是无鳞状细胞特征、小细胞特征或腺癌特征的未分化癌。大细胞癌是由中等量到大量胞质的多角细胞的弥散瘤实质巢所组成。偶尔见到不同程度的炎性细胞反应，这在巨细胞型最为常见和显著。一般情况下，细胞呈多形性，有明显的细胞膜。胞质丰富，胞核大，形态不一，核仁明显。偶见巨核和多形核细胞。

巨细胞型者，细胞质丰富，胞核多奇形怪状，染色质粗大、深染，核仁明显，可有玻璃样小滴和核内包涵体。巨细胞的胞质内可见吞噬的白细胞、红细胞和核碎片。

4. 小细胞肺癌

小细胞肺癌来源于支气管黏膜的基底细胞或储备细胞。其特点是生长迅速和早期转移。小细胞（未分化）癌血道转移比鳞癌和腺癌早且较多出现。

（1）大体特征　小细胞肺癌不但发生在大的支气管，也发生在肺的周围。发生在肺门附近的主支气管、叶支气管者颇多，较少发生在小支气管。癌瘤起始于支气管黏膜上皮，沿黏膜下淋巴管生长，早期即可侵犯淋巴结。在癌细胞的浸润下，黏膜可呈弥漫性增厚、充血、粗糙，肺门附近的主支气管可早期受累，常可累及隆突的嵴部。也有相当病例黏膜的外观大致正常，病变主要在黏膜下蔓延，沿支气管的管周生长（较少呈分支状生长），挤压支气管管腔，使其狭窄。

原发癌瘤体一般较小，而转移淋巴结常较大。瘤体易与肺门纵隔淋巴结融合成团块，形成纵隔肿瘤样的改变。瘤块切面呈脑髓样，灰白色，偶可呈粉红色。

（2）WHO分类　将小细胞肺癌分三种亚型，即燕麦细胞型、中间型和混合型。

① 燕麦细胞型：细胞体积很小，是淋巴细胞的 1.5～2 倍。细胞呈弥散生长，癌细胞排列成团块状、巢状或条索状；细胞核小，呈圆形、卵圆形或麦粒状，深染，核仁不明显，核染色质呈细颗粒状分布，核膜薄，胞质极少，近似裸核，核分裂象较多。间质极端稀少，还可见到实性巢、小梁、带状和丝球样构造。常见癌组织坏死。癌细胞常被富含血管的纤维间质所分隔。癌组织较脆，常见挤压现象。

② 中间型：包括梭形细胞癌、多角形细胞癌和其他类型癌。其癌细胞较燕麦细胞稍大，核梭形、卵圆形或多角形，胞质稀少或不明显，较燕麦细胞癌之胞质丰富，核分裂象多见，细胞边界有时清楚。瘤细胞排列成团块状、巢状、条索状，有时可是腺管和菊形团块样，电镜下癌细胞内可见大量神经分泌颗粒，来源于嗜银细胞（Kulchistky 细胞，属 APUD 系统），属于一种具有内分泌功能的肿瘤，易误诊为腺癌。癌细胞由纤维间质所支持，也常见挤压现象。

③ 混合型：是小细胞癌与鳞癌或腺癌混合，较罕见。

小细胞肺癌的特征是有神经分泌颗粒、局限膜和致密的中心。它常发生于细胞质形成过程中，并位于细胞膜下，可见微管。另外，有些肿瘤中可有少量张力细丝、微绒毛、纤毛、桥粒和基底板。

小细胞肺癌为肺癌中恶性程度最高的一种，占原发性肺癌的 10%～15%。发病率次于鳞癌和腺癌。患者年龄较轻，多在 40～50 岁，多有吸烟史。燕麦细胞型和中间型可能起源于神经外胚层的 Kulchistky 细胞或嗜银细胞，该细胞内含有神经分泌型颗粒，具有内分泌和化学感受器功能，能分泌 5-羟色胺、儿茶酚胺、组胺等物质，可引起副癌综合征。本型肺癌好发于肺门附近的大支气管，倾向于黏膜下层生长。常侵犯管外肺实质，易与肺门、纵隔淋巴结融合成团块。癌细胞生长快，侵袭力强，远处转移早；手术时发现 60%～100% 有淋巴结转移，常转移至脑、肝、骨、肾上腺等脏器。本型肺癌对放射和化学药物治疗特别敏感。

5. 其他

类癌、支气管腺体癌等。

四、临床分期

隐性癌：$T_x N_0 M_0$。

0 期：$T_{is} N_0 M_0$。

Ⅰ 期：$T_{1\sim2} N_0 M_0$。

Ⅱ 期：$T_{1\sim2} N_1 M_0$。

Ⅲ$_A$ 期：$T_{1\sim3} N_2 M_0$，$T_3 N_{0\sim1} M_0$。

Ⅲ$_B$ 期：任何 $T N_3 M_0$，$T_4 N_{0\sim2} M_0$。

Ⅳ期：含 M_1 的任何组合。

美国联合癌症分类委员会（AJCC）和国际抗癌联盟（UICC）2002 年制定的 TNM 分期及其与临床分期的关系，见表 9-4、表 9-5。

表 9-4　肺癌的 TNM 分期

原发肿瘤（T）

Tx：原发肿瘤不能评价；或痰、支气管冲洗液找到癌细胞，但影像学或支气管镜没有可视肿瘤

T_0：没有原发肿瘤的证据

Tis：原位癌

T_1：癌肿最大径≤3cm；周围为肺或脏层胸膜所包绕，镜下肿瘤没有累及叶支气管以上[①]（即没有累及主支气管）

T_2：肿瘤大小或范围符合以下任何一项

　　肿瘤最大径＞3cm

　　累及主支气管，但距隆突≥2cm

　　累及脏层胸膜

　　扩展到肺门的肺不张或阻塞性肺炎，但不累及全肺

T_3：任何大小的肿瘤已直接侵犯下述结构之一者，胸壁（上沟癌）、膈肌、纵隔、胸膜、心包，肿瘤位于距隆突 2cm 以内的主支气管但尚未累及隆突；全肺的肺不张或阻塞性炎症

T_4：任何大小的肿瘤已直接侵犯下述结构之一者，纵隔、心脏、大血管、气管、椎体、隆突；恶性胸腔积液或恶性心包积液[②]；原发肿瘤同一叶内出现单个或多个卫星结节

区域淋巴结（N）

Nx：区域淋巴结不能评价

N_0：没有区域淋巴结转移

N_1：转移至同侧支气管周围淋巴结和（或）同侧肺门淋巴结，和原发肿瘤直接侵及肺内淋巴结

N_2：转移至同侧纵隔和（或）隆突下淋巴结

N_3：转移至对侧纵隔、对侧肺门淋巴结、同侧或对侧斜角肌或锁骨上淋巴结

远处转移（M）

Mx：远处转移不能评价

M_0：无远处转移

M_1：有远处转移[③]

① 任何大小的不常见的局限支气管壁的表浅肿瘤，即使累及主支气管，也定义为 T_1。

② 大部分肺癌患者的胸腔积液是由肿瘤所引起的，但如果胸腔积液的多次细胞学检查未能找到癌细胞，胸腔积液又是非血性和非渗出性的，临床判断该胸腔积液与肿瘤无关，这种类型的胸腔积液不影响分类。

③ 同侧非原发肿瘤所在叶的其他肺叶出现转移性结节定义为 M_1，在原发肿瘤所在的叶内出现癌性卫星结节定义为 T_4；在其他出现的癌性结节包括粟粒病灶定义为 M_1，心包积液的定义原则等同于胸腔积液。

表 9-5　TNM 与临床分期的关系

隐性癌	Tx，N_2，M_0
0 期	Tis，原位癌
Ⅰ$_a$ 期	T_1，N_0，M_0
Ⅰ$_b$ 期	T_2，N_0，M_0
Ⅱ$_a$ 期	T_1，N_1，M_0
Ⅱ$_b$ 期	T_2，N_1，M_0
	T_3，N_0，M_0
Ⅲ$_a$ 期	T_1，N_2，M_0
	T_2，N_2，M_0
	T_3，N_1，M_0

	T_3, N_2, M_0
Ⅲ_b 期	T_4,任何 N,M_0
	任何 T,N_3, M_0
Ⅳ 期	任何 T,任何 N,M_1

五、临床表现

（一）症状

肺癌的临床表现比较复杂，症状和体征的有无、轻重以及出现的早晚，取决于肿瘤发生部位、病理类型、有无转移及有无并发症，以及患者的反应程度和耐受性的差异。肺癌早期症状常较轻微，甚至可无任何不适。中央型肺癌症状出现早且重，周围型肺癌症状出现晚且轻，甚至无症状，常在体检时被发现。肺癌的症状大致分为局部症状、全身症状、肺外症状、浸润和转移症状。

（二）局部症状

局部症状是指由肿瘤本身在局部生长时刺激、阻塞、浸润和压迫组织所引起的症状。

（1）咳嗽　咳嗽是最常见的症状，以咳嗽为首发症状者占 35%～75%。肺癌所致的咳嗽可能与支气管黏液分泌的改变、阻塞性肺炎、胸膜侵犯、肺不张及其他胸内合并症有关。肿瘤生长于管径较大、对外来刺激较敏感的段以上支气管黏膜时，可产生类似异物样刺激引起的咳嗽，典型的表现为阵发性刺激性干咳，一般止咳药常不易控制。肿瘤生长在段以下较细小支气管黏膜时，咳嗽多不明显，甚至无咳嗽。对于吸烟或患慢性支气管炎的患者，如咳嗽程度加重，次数变频，咳嗽性质改变如呈高音调金属音时，尤其在老年人，要高度警惕肺癌的可能性。

（2）痰中带血或咯血　痰中带血或咯血亦是肺癌的常见症状，以此为首发症状者约占 30%。由于肿瘤组织血供丰富，质地脆，剧咳时血管破裂而致出血，咯血亦可能由肿瘤局部坏死或血管炎引起。肺癌咯血的特征为间断性或持续性、反复少量的痰中带血丝，或少量咯血，偶因较大血管破裂、大的空洞形成或肿瘤破溃入支气管与肺血管而导致难以控制的大咯血。

（3）胸痛　以胸痛为首发症状者约占 25%。常表现为胸部不规则的隐痛或钝痛。大多数情况下，周围型肺癌侵犯壁层胸膜或胸壁，可引起尖锐而断续的胸膜性疼痛，若继续发展，则演变为恒定的钻痛。难以定位的轻度的胸部不适有时与中央型肺癌侵犯纵隔或累及血管、支气管周围神经有关，而恶性胸腔积液患者有 25%诉胸部钝痛。持续尖锐剧烈、不易为药物所控制的胸痛常提示已有广泛的胸膜或胸壁侵犯。肩部或胸背部持续性疼痛提示肺叶内侧近纵隔部位有肿瘤外侵可能。

（4）胸闷、气急　约有 10%的患者以此为首发症状，多见于中央型肺癌，特别是肺功能较差的患者。引起呼吸困难的原因主要包括：①肺癌晚期，纵隔淋巴结广泛转移，压迫气管、隆突或主支气管时，可出现气急，甚至窒息症状。②大量胸腔积液时压迫肺组织并使纵隔严重移位，或有心包积液时，也可出现胸闷、气急、呼吸困难，但抽液后症状可缓解。③弥漫性细支气管肺泡癌和支气管播散性腺癌，使呼吸面积减少，气体弥散功能障碍，导致严重的通气/血流比值失调，引起呼吸困难逐渐加重，常伴有发绀。④其他：包括阻塞性肺炎、肺不张、淋巴管炎性肺癌、肿瘤微栓塞、上气道阻塞、自发性气胸以及合并慢性肺疾病如COPD。

（5）声音嘶哑　有5％～18％的肺癌患者以声嘶为第一主诉，通常伴随有咳嗽。声嘶一般提示直接的纵隔侵犯或淋巴结肿大累及同侧喉返神经而致同侧声带麻痹。声带麻痹亦可引起程度不同的上气道梗阻。

（三）全身症状

（1）发热　以此症状首发者占20％～30％。肺癌所致的发热原因有两种。一为炎性发热，中央型肺癌肿瘤生长时，常先阻塞段或支气管开口，引起相应的肺叶或肺段阻塞性肺炎或肺不张而出现发热，但多在38℃左右，很少超过39℃，抗生素治疗可能奏效，阴影可能吸收，但因分泌物引流不畅，常反复发作，约1/3的患者可在短时间内反复在同一部位发生肺炎。周围型肺癌多在晚期因肿瘤压迫邻近肺组织引起炎症时而发热。二为癌性发热，多由肿瘤坏死组织被机体吸收所致，此种发热抗炎药物治疗无效，激素类或吲哚类药物有一定疗效。

（2）消瘦和恶病质　肺癌晚期由于感染、疼痛所致食欲减退，肿瘤生长和毒素引起消耗增加，引起严重的消瘦、贫血、恶病质。

（四）肺外症状

由于肺癌所产生的某些特殊活性物质（包括激素、抗原、酶等），患者可出现一种或多种肺外症状，常可出现在其他症状之前，并且可随肿瘤的消长而消退或出现，临床上以肺源性骨关节增生症较多见。

1. 肺源性骨关节增生症

临床上主要表现为杵状指（趾），长骨远端骨膜增生，新骨形成，受累关节肿胀、疼痛和触痛。长骨以胫腓骨、肱骨和掌骨，关节以膝、踝、腕等大关节较多见。杵状指（趾）发生率约29％，主要见于鳞癌；增生性骨关节病发生率1％～10％，主要见于腺癌，小细胞癌很少有此种表现。确切的病因尚不完全清楚，可能与雌激素、生长激素或神经功能有关，手术切除癌肿后可获缓解或消退，复发时又可出现。

2. 与肿瘤有关的异位激素分泌综合征

约10％患者可出现此类症状，可作为首发症状出现。另有一些患者虽无临床症状，但可检测出一种或几种血浆异位激素增高。此类症状多见于小细胞肺癌。

（1）异位促肾上腺皮质激素（ACTH）分泌综合征　由于肿瘤分泌ACTH或类肾上腺皮质激素释放因子活性物质，使血浆皮质醇增高。临床症状与库欣综合征大致相似，可有进行性肌无力、周围性水肿、高血压、糖尿病、低钾性碱中毒等，其特点为病程进展快，可出现严重精神障碍，伴有皮肤色素沉着，而向心性肥胖、多血质、紫纹多不明显。该综合征多见于肺腺癌及小细胞肺癌。

（2）异位促性腺激素分泌综合征　由于肿瘤自主性分泌LH及HCG而刺激性腺类固醇分泌所致。多表现为男性双侧或单侧乳腺发育，可发生于各种细胞类型的肺癌，以未分化癌和小细胞癌多见。偶可见阴茎异常勃起，除与激素异常分泌有关外，也可能因阴茎血管栓塞所致。

（3）异位甲状旁腺激素分泌综合征　是由于肿瘤分泌甲状旁腺激素或一种溶骨物质（多肽）所致。临床上以高血钙、低血磷为特点，症状有食欲减退、恶心、呕吐、腹痛、烦渴、体重下降、心动过速、心律不齐、烦躁不安和精神错乱等。多见于鳞癌。

（4）异位胰岛素分泌综合征　临床表现为亚急性低血糖症候群，如精神错乱、幻觉、头痛等。其原因可能与肿瘤大量消耗葡萄糖、分泌类似胰岛素活性的体液物质或分泌胰岛素释放多肽等有关。

（5）类癌综合征　是由于肿瘤分泌 5-羟色胺所致。表现为支气管痉挛性哮喘、皮肤潮红、阵发性心动过速和水样腹泻等。多见于腺癌和燕麦细胞癌。

（6）神经-肌肉综合征（Eaton-Lambert 综合征）　是因肿瘤分泌箭毒样物质所致。表现为随意肌力减退和极易疲劳。多见于小细胞未分化癌。其他尚有周围性神经病、脊根节细胞与神经退行性变、亚急性小脑变性、皮质变性、多发性肌炎等，可出现肢端疼痛无力、眩晕、眼球震颤、共济失调、步履困难及痴呆。

（7）异位生长激素综合征　表现为肥大性骨关节病，多见于腺癌和未分化癌。

（8）抗利尿激素分泌异常综合征　是由于癌组织分泌大量的 ADH 或具有抗利尿作用的多肽物质所致。其主要临床特点为低钠血症，伴有血清和细胞外液低渗透压（＜270mOsm/L）、肾脏持续排钠、尿渗透压大于血浆渗透压（尿比重＞1.200）和水中毒。多见于小细胞肺癌。

3. 其他表现

（1）皮肤病变　黑棘皮病和皮肤炎多见于腺癌，皮肤色素沉着是由于肿瘤分泌黑色素细胞刺激素（MSH）所致，多见于小细胞癌。其他尚有硬皮病、掌跖皮肤过度角化症等。

（2）心血管系统　各种类型的肺癌均可出现凝血机制异常，出现游走性静脉栓塞、静脉炎和非细菌性栓塞性心内膜炎，可在肺癌确诊前数月出现。

（3）血液学系统　可有慢性贫血、紫癜、红细胞增多、类白血病样反应。可能为铁质吸收减少、红细胞生成障碍或寿命缩短、毛细血管性渗血性贫血等原因所致。此外，各种细胞类型的肺癌均可出现 DIC，可能与肿瘤释放促凝血因子有关。肺鳞癌患者可伴有紫癜。

（五）浸润和转移症状

（1）淋巴结转移　最常见的是纵隔淋巴结和锁骨上淋巴，多在病灶同侧，少数可在对侧，多为较坚硬，单个或多个结节，有时可为首发的主诉而就诊。气管旁或隆突下淋巴结肿大可压迫气道，出现胸闷、气急甚至窒息。压迫食管可出现吞咽困难。

（2）胸膜受侵和（或）转移　胸膜是肺癌常见的侵犯和转移部位，包括直接侵犯和种植性转移。临床表现因有无胸腔积液及胸腔积液的多寡而异，胸腔积液的成因除直接侵犯和转移外，还包括淋巴结的阻塞以及伴发的阻塞性肺炎和肺不张。常见的症状有呼吸困难、咳嗽、胸闷与胸痛等，亦可完全无任何症状；查体时可见肋间饱满、肋间增宽、呼吸音减低、语颤减低、叩诊实音、纵隔移位等，胸腔积液可为浆液性、浆液血性或血性，多数为渗出液，恶性胸腔积液的特点为增长速度快，多呈血性。极为罕见的肺癌可发生自发性气胸，其机制为胸膜的直接侵犯和阻塞性肺气肿破裂，多见于鳞癌，预后不良。

（3）上腔静脉综合征（superior vena cava syndrome，SVCS）　肿瘤直接侵犯或纵隔淋巴结转移压迫上腔静脉，或腔内的栓塞，使其狭窄或闭塞，造成血液回流障碍，出现一系列症状和体征，如头痛、颜面部水肿、颈胸部静脉曲张、压力增高、呼吸困难、咳嗽、胸痛以及吞咽困难，亦常有弯腰时晕厥或眩晕等。前胸部和上腹部静脉可代偿性曲张，反映上腔静脉阻塞的时间和阻塞的解剖位置。上腔静脉阻塞的症状和体征与其部位有关。若一侧无名静脉阻塞，头面、颈部的血流可通过对侧无名静脉回流心脏，临床症状较轻。

若上腔静脉阻塞发生在奇静脉入口以下部位，除了上述静脉扩张，尚有腹部静脉怒张，血液以此途径流入下腔静脉。若阻塞发展迅速，可出现脑水肿而有头痛、嗜睡、激惹和意识状态的改变。

（4）肾脏转移　死于肺癌的患者约35％发现有肾脏转移，亦是肺癌手术切除后1个月内死亡患者的最常见转移部位。大多数肾脏转移无临床症状，有时可表现为腰痛及肾功能不全。

（5）消化道转移　肝转移可表现为食欲减退、肝区疼痛，有时伴有恶心，血清 γ-GT 常呈阳性，AKP 呈进行性增高，查体时可发现肝大、质硬、结节感。小细胞肺癌好发胰腺转移，可出现胰腺炎症状或阻塞性黄疸。各种细胞类型的肺癌都可转移到肝脏、胃肠道、肾上腺和腹膜后淋巴结，临床多无症状，常在查体时被发现。

（6）骨转移　肺癌骨转移的常见部位有肋骨、椎骨、髂骨、股骨等，但以同侧肋骨和椎骨较多见，表现为局部疼痛并有定点压痛、叩痛。脊柱转移可压迫椎管导致阻塞或压迫症状。关节受累可出现关节腔积液，穿刺可能查到癌细胞。

（7）中枢神经系统症状

① 脑、脑膜和脊髓转移发生率约10％，其症状可因转移部位不同而异。常见的症状为颅内压增高表现，如头痛、恶心、呕吐以及精神状态改变等，少见的症状有癫痫发作、脑神经受累、偏瘫、共济失调、失语和突然昏厥等。脑转移比脑膜转移常见。脑膜转移常发生于小细胞肺癌患者中，其症状与脑转移相似。

② 脑病和小脑皮质变性脑病的主要表现为痴呆、精神病和器质性病变，小脑皮质变性表现为急性或亚急性肢体功能障碍、四肢行动困难、动作震颤、发音困难、眩晕等。有报道肿瘤切除后上述症状可获缓解。

（8）心脏受侵和转移　肺癌累及心脏并不少见，尤多见于中央型肺癌。肿瘤可通过直接蔓延侵及心脏，亦可以淋巴管逆行播散，阻塞心脏的引流淋巴管引起心包积液，发展较慢者可无症状，或仅有心前区、肋弓下或上腹部疼痛。发展较快者可呈典型的心脏压塞症状，如心急、心悸、颈面部静脉怒张、心界扩大、心音低远、肝大、腹水等。

（9）周围神经系统症状　癌肿压迫或侵犯颈交感神经引起霍纳综合征，其特点为病侧瞳孔缩小，上睑下垂、眼球内陷和颜面部无汗等。压迫或侵犯臂丛神经时引起臂丛神经压迫征，表现为同侧上肢烧灼样放射性疼痛、局部感觉异常和营养性萎缩。肿瘤侵犯膈神经时，可造成膈肌麻痹，出现胸闷、气急、X 线透视下可见有膈肌矛盾运动。压迫或侵犯喉返神经时，可致声带麻痹出现声音嘶哑。肺尖部肿瘤（肺上沟瘤）侵犯颈8和胸1神经、臂丛神经、交感神经节以及邻近的肋骨，引起剧烈肩臂疼痛、感觉异常，一侧臂轻瘫或无力、肌肉萎缩，即所谓 Pancoast 综合征。

（六）转移途径

（1）直接扩散　靠近肺外围的肿瘤可侵犯脏层胸膜，癌细胞脱落进入胸膜腔，形成种植性转移。中央型或靠近纵隔面的肿瘤可侵犯脏壁层胸膜、胸壁组织及纵隔器官。

（2）血行转移　癌细胞随肺静脉回流到左心后，可转移到体内任何部位，常见转移部位为肝、脑、肺、骨骼系统、肾上腺、胰等。

（3）淋巴道转移　淋巴道转移是肺癌最常见的转移途径。癌细胞经支气管和肺血管周围的淋巴管，先侵入邻近的肺段或叶支气管周围淋巴结，然后到达肺门或隆突下淋巴结，再侵入纵隔和气管旁淋巴结，最后累及锁骨上或颈部淋巴结。

六、辅助检查

（一）影像学检查

1. X 线表现

（1）中央型肺癌 ①肿瘤 X 线直接征象表现为肺门肿块阴影，肿块位于一侧肺门，突向肺野，边缘清楚，可有分叶。②支气管阻塞征象表现为阻塞性肺气肿，一个肺叶体积增大，透明度增加，肺纹理稀疏，纵隔、膈及叶间裂被推压移位。阻塞性肺炎为局限性斑片状阴影或肺段、肺叶实变阴影。阻塞性肺不张可发生于一个肺段、肺叶或一侧肺，其体积缩小、密度增高，周围结构，包括肺门、纵隔、膈及叶间裂向病变移位。

（2）周围型肺癌 早期较小，直径多在 2cm 以下。表现为密度较高、轮廓模糊的结节状或球形病变。由于生长不均衡或邻近血管及支气管的限制可形成分叶状肿块，边缘毛糙，有放射状细毛刺。毛刺的形成与肿瘤沿血管及肺间质浸润有关。肿瘤的成纤维反应可使邻近胸膜皱缩向肿瘤凹陷，形成胸膜凹陷征。生长快而较大的肿块，边缘可较光滑，肿块中心可以发生坏死形成癌性空洞，表现为偏于肿块一侧的透光区，壁内缘不规则或呈结节状。

（3）肺泡癌 早期可表现为孤立的结节状或肺炎样浸润影，其中可见含气的支气管或小的透明区，系部分肺泡尚含有空气所致。晚期可表现为弥漫性病变，在一侧或两侧肺内出现多处大小不等、边缘不清的结节状或斑片状影，进一步发展可融合呈较大的片状癌性实变。

2. CT 表现

（1）中央型肺癌 肿瘤直接影像：①管内型表现为支气管空腔内可见软组织肿物，呈息肉状、乳头状或蕈伞状。②管壁型表现为受累支气管壁不规则增厚，管腔狭窄甚至阻塞。③管外型多发生肺段支气管，肿瘤组织沿气管壁蔓延并穿透其外壁，在肺内形成球形或椭圆形肿块。

支气管改变可见腔内肿块、腔外压迫及管壁增厚，或造成支气管环形、鼠尾状狭窄或杯口状截断。

支气管阻塞继发征象为阻塞性肺气肿、阻塞性肺炎、肺不张和支气管扩张，范围可为一个肺段、肺叶甚至一侧肺。

（2）周围型肺癌 早期周围型肺癌 HRCT 或薄层 CT 检查较 X 线胸片更清晰。早期肺癌直径在 3cm 以下，结节或肿块内可出现空泡征及含气支气管征，为小圆形及管状低密度含气影像，少数肿块内可见斑点状钙化，位于病灶中心或偏心，一般认为是在肉芽肿基础上发生的瘢痕癌。肿瘤边缘多有分叶、放射状毛刺及胸膜凹陷征。较大的肿瘤可发生坏死，形成壁内凹凸不平的偏心性厚壁空洞。

（3）细支气管-肺泡癌 具有生长方式不同、组织学混杂和临床特征不明确的特点，病理和影像学上多将其分为三型即孤立结节型、实变型和弥漫型。

① 孤立结节型：病变位于肺的外围，呈结节型，具有周围型肺癌的影像学特点，如分叶、细短毛刺、锯齿状或小棘突状突起、胸膜凹陷等。在此基础上又有特征性改变如细支气管充气和（或）空泡征或蜂窝征以及磨玻璃样密度影。

② 实变型：病变表现为按叶、段分布的高密度阴影，累及一个肺叶或肺段的大部分或相邻肺叶、肺段。CT 表现为在不同生长时期的多样性。a. 玻璃样影，在肺窗上显示为密度较淡的云雾状阴影，其内隐约可见肺血管的分支形成的树枝状或网状结构，CT 值略低于水密度。b. 蜂窝状改变，肺窗示密度均匀的大片状阴影，在纵隔窗上可见病灶内弥漫分布、大小不一的囊状相对低密度区，大小为 5～20mm，间隔不均匀增厚，似蜂窝。c. 枯枝征，

含气的支气管壁僵硬或不规则增厚、狭窄，分支残缺、中断。

③ 弥漫型：也称多中心或多灶型，是肺泡癌向实变型发展的中间阶段表现，具有以上两型影像的表现。

(4) 小细胞肺癌　小细胞肺癌发病年龄较轻，多见于 40 岁以下的男性患者，生长快，转移早，预后差。分为燕麦细胞型、中间细胞型和混合型。

① 燕麦细胞型：多发生在肺段支气管，癌组织主要起源于支气管黏膜下，其沿支气管长轴方向发展穿透支气管壁向外生长，形成肺门区肿块，并迅速转移到肺门及纵隔淋巴结。肿瘤很少向腔内生长，支气管腔狭窄不甚明显。X 线特点是，初诊时就出现较明显的淋巴结转移，因而形成较大肺门肿块，阻塞轻，有时原发灶与转移淋巴结融合成一巨大肿块，易误为纵隔肿瘤，对放化疗敏感，手术治疗效果差。

② 中间细胞型：癌组织沿支气管壁深层浸润生长的同时常波及黏膜表面，形成不规则肿物。与燕麦细胞癌相比，中间细胞型的肺门肿块相对较小，但阻塞性改变较重，肺门、纵隔淋巴结转移仍常见。

③ 混合型是小细胞癌与鳞癌或腺癌混合。

3. MRI 表现

(1) 中央型肺癌　在显示支气管壁增厚、破坏、管腔狭窄、阻塞等方面不及 CT。但可做冠状面、矢状面及横断面扫描，对确定肺门肿块与支气管的关系较 CT 更为清楚。肺癌在 T_1WI 上呈与肌肉相似的中等均匀信号，在 T_2WI 上为高信号，信号多不均匀。MRI 检查对于肺门肿块、是否侵犯纵隔结构、有无淋巴结转移优于 CT。

(2) 周围型肺癌　周围型肺癌主要表现为肺内孤立结节或肿块，T_1WI 上呈中等信号，T_2WI 上呈中高等信号，信号多不均匀。MRI 的三维成像有助于肺内结节的准确定位。如对肺上沟瘤的定位，冠状面及矢状面用于判定臂丛受侵，横断面用于检查脊椎受侵及肿瘤向椎间孔扩散的形态。

4. 超声检查

(1) 胸壁软组织及胸膜回声光带的后方可探及肿块回声区，形态不规则，边界不规整，内侧缘常显示虫蚀样改变。

(2) 肿块内部回声多呈实质性低回声，也可有非均质性改变，并可出现液化、坏死无回声区，大小不一、数目不等的薄壁空洞。

(3) 肿块后方及周围有含气肺组织则呈强回声，并可随呼吸上下移动。

(4) 肿瘤侵及胸膜，肿瘤与胸壁间有少量无回声区，局部胸膜增厚、不平整并向内凹陷，显示模糊不清，肿瘤及胸膜、含气肺随呼吸而上下移动。

(5) 肿瘤侵及胸壁，可累及邻近肋骨与胸膜。肋骨骨板回声模糊或中断，有低回声肿块侵入肋骨。肺肿瘤两侧胸膜增厚，不平整，近肿瘤处残缺中断，附近常有少量胸腔积液，呼吸时肿瘤上下的胸膜及周围、后方的含气肺活动受限或固定不动。

(6) 常伴有胸腔积液及肺不张表现。

(7) 彩色多普勒超声显示肿块内出现丰富的血流信号，多显示短条状和分支状，呈动脉搏动型频谱，血流速度呈低阻型。

(8) 介入性超声即超声实时引导下经皮穿刺，行肺肿瘤组织学活检，明确病理性质。

由于早期肺癌的诊断标准尚无定论，且很多癌肿征象并非必然显示，亦非特征性，所以早期肺癌的 X 线诊断和鉴别诊断目前尚有困难，需注意以下几点：①对新发现的小片状病变、结节状或肿块影，特别近期内略见增大或增多者，不应视为肺炎或陈旧性病变而忽视肺癌的可能性；②细小或粗细不均的毛刺，结节呈分叶状或有小切迹，局部胸膜 V 形皱缩

（胸膜凹陷征）或肿块邻近支气管狭窄、阻塞，都是诊断肺癌的重要依据；③肿块密度不均，其中可见充气支气管征或形似数个结节凑成，或有粗大的条索影自肿块内发出等，不应排除肺癌的可能性；④肿块内小点状钙化病灶除具有良性病变的特征外，不应排除肺癌；⑤早期肺癌在 1cm 左右或更小者，发展缓慢，需密切随访观察。

多数肺癌可转移至肺门及纵隔淋巴结，表现为肺门增大及纵隔旁肿块。有时与原发癌一起形成较大肿块，易误为纵隔肿瘤。纵隔淋巴结转移也可间接表现为气管、食管受压、移位及膈神经麻痹的 X 线表现。转移到胸膜则引起胸腔积液。当胸腔积液及肺不张并存时，纵隔移位和肋间隙改变不明显。

（二）生化检查

（1）痰脱落细胞学检查　简便易行，但阳性检出率为 50%～80%，且有 1%～2% 的假阳性。此方法适合于在高危人群中进行普查以及肺内孤立影或是原因不明咯血的确诊。

（2）经皮肺穿刺细胞学检查　适用于周围型病变且由于种种原因不适于开胸的病例，其他方法又未能确立组织学诊断。目前倾向与 CT 结合用细针，操作较安全，并发症较少。阳性率在恶性肿瘤中为 74%～96%，在良性肿瘤中为 50%～74%。并发症有气胸（20%～35%，其中约 1/4 需处理），小量咯血（3%），发热（1.3%），空气栓塞（0.5%），针道种植（0.02%）。胸外科因具备胸腔镜检、开胸探查等手段，应用较少。

（3）胸腔穿刺细胞学检查　怀疑或确诊为肺癌的患者，可能会有胸腔积液或胸膜播散转移，胸腔穿刺抽取胸腔积液的细胞分析可明确分期，对于某些病例，还可提供诊断依据。对于伴有胸腔积液的肺癌来说，支气管肺腺癌有最高的检出率，其细胞学诊断的阳性率达 40%～75%。如果穿刺获得的胸腔积液细胞学分析不能做出诊断，可考虑选择进一步的检查手段如胸腔镜等。

（4）血清肿瘤标志　已发现很多种与肺癌有关的血清肿瘤标志，这些标志物可能提示致癌因素增强或某些致癌原的程度。肺癌血清肿瘤标志物可能成为肿瘤分期和预后分析的有价值的指标，并可用于评价治疗效果。肿瘤标志物检测结果必须综合其他检查结果，不能单独用于诊断癌症。

（5）单克隆抗体扫描　采用单克隆抗体普查、诊断和分期是目前的一个试验领域，用放射物质标记的抗癌胚抗原 MoAb 的免疫荧光影像已有报道，分别有 73% 的原发肿瘤和 90% 的继发肿瘤吸收放射性标记的抗体，抗体的吸收还受肿瘤大小和部位的影像。

（三）支气管镜检查

阳性检出率达 60%～80%，一般可观察到 4～5 级支气管的改变如肿物、狭窄、溃疡等，并进行涂刷细胞学、咬取活检、局部灌洗等。这种检查一般比较安全，有报道 9%～29% 活检后并发出血。遇见疑似类癌并直观血运丰富的肿瘤应谨慎从事，最好避免活检创伤。

（四）ECT 检查

ECT 骨显像比普通 X 线片提早 3～6 个月发现病灶，可以较早地发现骨转移灶。如病变已达中期，骨病灶部脱钙达其含量的 30%～50%，X 线片与骨显像都有阳性发现。

（五）纵隔镜检查

当 CT 可见气管前、气管旁及隆突下淋巴结肿大时应全麻下行纵隔镜检查。在胸骨上凹部做横切口，钝性分离颈前软组织到达气管前间隙，钝性游离出气管前通道，置入观察镜缓慢通过无名动脉后方，观察气管旁、气管支气管角及隆突下等部位的肿大淋巴结，用特制活检钳解剖剥离取得活组织。临床资料显示总的阳性率39%，病死率约0.04%，1.2%有并发症如气胸、喉返神经麻痹、出血、发热等。

（六）PET检查

全身正电子发射体层像（PET）可以发现意料不到的胸外转移灶，能够使术前定期更为精确。胸外转移病例中无假阳性率，但是在纵隔内肉芽肿或其他炎性淋巴结病变中PET检查有假阳性发现需经细胞学或活检证实。

七、诊断与鉴别诊断

（一）诊断

（1）X线检查　通过X线检查可以了解肺癌的部位和大小，可能看到由于支气管阻塞引起的局部肺气肿、肺不张或病灶邻近部位的浸润性病变或肺部炎变。

（2）支气管镜检查　通过支气管镜可直接观察支气管内膜及管腔的病变情况。可采取肿瘤组织做病理检查，或吸取支气管分泌物做细胞学检查，以明确诊断和判定组织学类型。

（3）细胞学检查　痰细胞学检查是肺癌普查和诊断的一种简便有效的方法，原发性肺癌患者多数在痰液中可找到脱落的癌细胞。中央型肺癌痰细胞学检查的阳性率可达70%～90%，周围型肺癌痰检的阳性率则仅约50%。

（4）剖胸探查术　肺部肿块经多种检查和短期诊断性治疗仍未能明确病变性质，肺癌的可能性又不能除外者，应做剖胸探查术。这样可避免延误病情致使肺癌患者失去早期治疗的机会。

（5）ECT检查　ECT骨显像可以较早地发现骨转移灶。X线片与骨显像都有阳性发现，如病灶部成骨反应静止，代谢不活跃，则骨显像为阴性，X线片为阳性，二者互补，可以提高诊断率。需要注意的是ECT骨显像诊断肺癌骨转移的假阳性率可达20%～30%，因此ECT骨显像阳性者需要做阳性区域骨的MRI扫描。

（6）纵隔镜检查　纵隔镜检查主要用于伴有纵隔淋巴结转移，不适合于外科手术治疗，而其他方法又不能获得病理诊断的患者。

原发性支气管肺癌的诊断依据包括症状、体征、影像学表现以及痰癌细胞检查。

（二）鉴别诊断

1. 肺结核病

（1）肺结核球　易与周围型肺癌混淆。肺结核球多见于青年患者。病变常位于上叶尖、后段或下叶背段，一般增长不明显，病程较长，在X线片上块影密度不均匀，可见到稀疏透光区，常有钙化点，边缘光滑，分界清楚，肺内常另有散在性结核病灶。见表9-6。

表 9-6　肺癌与结核球的鉴别

鉴别点	肺癌	结核球
部位	不定，上叶多于下叶，右侧多于左侧	好发于上叶尖段和下叶背段
大小	较大，多≥3cm	较小，多在3cm以下

鉴别点	肺癌	结核球
轮廓	清或不清,多有毛刺,兔耳征,尾巴征,成角切迹	清楚,较光滑锐利或有粗大索条影
形态	多为分叶状、结节状、不规则肿块	圆形或椭圆形
密度	多数均匀,无钙化	不均匀,见钙化
卫星灶	罕见	较常见
空洞	较少见,壁厚,偏心,内缘凹凸不平	壁薄居中,内线光滑整齐
胸膜	不见胸膜肥厚,偶有侵袭	粘连,可有肥厚
附近骨侵犯	特征性	罕见
生长速度	生长快,病程短,3个月内明显增大	发展慢,病程长,3个月内不见增长
年龄	40岁以上多见	40岁以下多见
痰检	可见癌细胞	可见结核菌
咯血	常少量咯血	少见

（2）粟粒型肺结核　X线征象与弥漫型细支气管肺泡癌相似：粟粒型肺结核常见于青年，发热、盗汗等全身毒性症状明显，抗结核药物治疗可改善症状，病灶逐渐吸收。

（3）肺门淋巴结结核　在X线片上的肺门块影可能误诊为中央型肺癌。肺门淋巴结结核多见于青幼年，常有结核感染症状，很少有咯血，结核菌素试验常为阳性，抗结核药物治疗效果好。

值得提出的是少数患者肺癌可以与肺结核合并存在，由于临床上无特殊表现，X线征象又易被忽视，临床医师常易满足于肺结核的诊断而忽略同时存在的癌肿病变，以致往往延误肺癌的早期诊断。因此，对于中年以上的肺结核患者，在肺结核病灶部位或其他肺野内呈现块状阴影，经抗结核药物治疗肺部病灶未见好转，块影反而增大或伴有肺段或肺叶不张，一侧肺门阴影增宽等情况时，都应引起结核与肺癌并存的高度怀疑，必须进一步做痰细胞学检查和支气管镜检查等。

2. 肺部炎症

（1）支气管肺炎　早期肺癌产生的阻塞性肺炎易被误诊为支气管肺炎。支气管肺炎一般起病较急，发热、寒战等感染症状比较明显，经抗菌药物治疗后症状迅速消失，肺部病变也较快吸收。如炎症吸收缓慢或反复出现，应进一步深入检查。

（2）肺脓肿　肺癌中央部分坏死液化形成癌性空洞时，X线征象易与肺脓肿混淆。肺脓肿病例常有吸入性肺炎病史。急性期有明显的感染症状，痰量多，呈脓性，有臭味。X线片上空洞壁较薄，内壁光滑，有液平面，脓肿周围的肺组织或胸膜常有炎性病变。支气管造影时对比剂多可进入空洞，并常伴有支气管扩张（表9-7）。

表9-7　空洞型肺癌和其他空洞型病变的鉴别

鉴别点	肺癌	肺结核	肺脓肿	肺囊性感染
年龄	多在40岁以上	常为青壮年	不定	不定
临床症状	咳嗽、有脓痰、起病缓慢、有慢性感染症状	咳嗽,痰中带血,低热、病程长	急性发作,有感染的全身中毒症状,脓痰,量多,有恶臭,痰液分3层	有反复多次感染痰少,发作时类似急性肺部感染

鉴别点	肺癌	肺结核	肺脓肿	肺囊性感染
空洞病变	圆形、多不规则分叶,毛刺,成角	圆形、椭圆形或成角现象	圆形或椭圆形,密度不一	圆形或椭圆形
边界表现	无感染边界清晰,有感染边界模糊	边界清楚	边界模糊	常边界模糊
大小	>5cm	多>3cm	不定	不定
位置	常呈偏心性	在中间	在中间	在中间
形态	不规则	与外形一致,其间常见钙化灶	一般为圆形	圆形或椭圆形
洞壁	厚薄不一,凹凸不平	一般2~5mm厚	壁厚	感染时壁厚,无感染时壁薄
液平	常有	常无	有	常有(可分液气体)
好发部位	肺内任何部位	上叶尖段和下叶背段	上叶后段和下叶背段或基底段	不定
胸膜反应	牵曳征	(—)	胸膜肥厚	(—)
肺门	增大	(—)	清晰,不增大	(—)
跨叶生长	无	(—)	多叶蔓延	(—)
痰检瘤细胞	(+)	(—)	(—)	(—)
抗感染、抗结核治疗	无效	有效	抗感染后可部分吸收	可减轻症状

3. 其他胸部肿瘤

(1) 肺部良性肿瘤　肺部良性肿瘤有时须与周围型肺癌相鉴别。肺部良性肿瘤一般不呈现临床症状,生长缓慢,病程长。在X线片上显示接近圆形的块影,可有钙化点,轮廓整齐,边界清楚,多无分叶状。

(2) 肺部孤立性转移癌　肺部孤立性转移癌很难与原发性周围型肺癌相区别。鉴别诊断主要依靠详细病史和原发癌肿的症状和体征。肺转移癌一般较少呈现呼吸道症状,痰细胞学检查不易找到癌细胞。

(3) 纵隔肿瘤　中央型肺癌有时可能与纵隔肿瘤混淆。诊断性人工气胸有助于明确肿瘤所在的部位。纵隔肿瘤较少出现咯血,痰细胞学检查未能找到癌细胞。支气管镜检查和支气管造影有助于鉴别诊断。纵隔淋巴瘤较多见于年轻患者,常为双侧病变,可有发热等全身症状。

4. 结节病

是一种非干酪样坏死的上皮肉芽病变,以20~40岁最多。病因目前尚不明,可能为免疫反应。可侵犯多器官,90%以上病例侵及肺部,尤其是肺门和纵隔淋巴结。肺结节病较肺癌发病年龄轻、病程长,反复发作并有自愈的可能。患者症状轻微,临床近50%的患者无症状,全身症状表现为体重下降、疲劳、软弱无力和发热;肺症状为干咳、气短,罕见咯血,长时间咳嗽可有胸痛;临床症状和X线改变程度不一,即胸部X线见肺门区肿块很大，但患者症状不明显。结节病是全身性疾病，因此，除肺内病变外可能有多处浅表淋巴结肿大，以锁骨上、颈部、腋窝和腹股沟等处淋巴结肿大较多见；皮肤和关节周围出现结节状突起和红斑，似冻疮样狼疮，为暗红色，好发于颜面部、颈、肩、手指，或表现为躯干和肢体皮肤大片银屑病样变，或下肢皮肤暂时性痛性结节性红斑；当病变累及肝、胆、眼和骨骼等时表现相应的症状。

结节病 X 线表现有四种：①淋巴结肿大，无肺部异常。此种最多见，表现为支气管和气管周围淋巴结肿大，双侧呈对称性，分叶状，边界清楚，似恶性淋巴瘤，因有自限性而停止增长，可与恶性淋巴瘤区别。②弥漫性肺病变，无或有淋巴结肿大。约占 20%，X 线见病变弥漫均匀分布于全肺，在进展期或消退期偶可不对称。③肺病变表现为结节状、网状、肺泡型（不清晰的暗影似肺泡，可分散或融合）或大结节型（大而致密的圆形病变，似肺转移癌）。④其他表现如空洞，较少见，多继发于肺段广泛浸润性结节病、支气管内病变所致肺不张、胸腔积液（罕见，系胸膜受累所致）、自发性气胸（因肺纤维化致肺大疱破裂）、骨受累（小骨或中枢骨溶骨性或硬化性改变）、肺纤维化等。

八、治疗

肺癌的治疗手段有多种，主要根据患者的机体状况、肿瘤的病理类型和临床分期采用相应的综合治疗措施（表 9-8），以期延长患者的生存时间，提高患者的生活质量。治疗的主要方式是：非小细胞肺癌（NSCLC）首选手术治疗，辅以化疗和放疗；小细胞癌（SCLC）多选用化疗加放疗加手术。

表 9-8　肺癌治疗方案的选择

	Ⅰ期	Ⅱ期	Ⅲa期	Ⅲb期	Ⅳ期
NSCLC	手术治疗,腺癌倾向于化疗,其他类型肿瘤对化疗尚有争议	手术治疗,术后化疗,有条件者考虑术后放疗	1. 化疗后争取放疗或手术为主 2. 放射治疗,争取手术和化疗 3. 符合扩大手术指征和（或）放疗者 手术＋放疗＋化疗	化疗、放疗	选择性化疗和一般内科治疗
SCLC	手术＋化疗	化疗＋手术＋化疗	化疗和放疗为主,对疗效显著者可加用手术和术后化疗	化疗和放疗为主	选择性化疗和一般内科治疗

（一）手术治疗

为治疗肺癌的首选方法。凡确诊或拟诊肺癌的患者，应及时争取手术。鳞癌切除机会多，5 年生存率高，腺癌次之，小细胞未分化癌因恶性程度高，一般不采取手术治疗。直径＜2cm 的周围型肺癌或局限在大支气管壁，无局部淋巴结转移和远处播散的中央型肺癌，术后 5 年生存率高达 50%。肺叶切除加局部受累淋巴结清除，辅以术后放射或化疗较为理想。凡有严重的心、肺、肝、肾疾病或功能不全，肿瘤已有远处转移，气管隆凸固定、增宽，膈肌或声带麻痹，癌性胸腔积液等，均已失去手术机会。

肺癌外科手术治疗的基本原则是：最大限度地切除肿瘤组织，最大限度地保留正常肺组织。

1. 手术适应证

外科手术是已被公认的治疗肺癌首选方法，到目前为止根治性切除仍是唯一有可能使肺癌患者获得治愈，从而恢复正常生活的治疗手段。根据多年来积累的外科治疗效果分析，以下几条是肺癌的手术适应证。

（1）临床分期为Ⅰ、Ⅱ及Ⅲa期的非小细胞肺癌，也就是 T 分级不超过 T_3，肿瘤仅侵及膈肌、胸壁、胸膜、心包，接近隆凸伴有全肺不张时。淋巴结上限为 N_2，同侧纵隔内有转移，但尚未扩散到更远处时。M 为 x，尚无远处转移。

（2）小细胞肺癌要求更严，分期限于Ⅰ及Ⅱ期。至于手术中确立的 N_2 病变，如果能达到根治性切除，则不应放弃手术努力。小细胞肺癌术后一律辅助化疗。

（3）尚无病理佐证的肺内阴影，根据病史、体检、影像学等表现，癌的可能性较良性病变大时，应该劝说患者接受手术探查。如开胸后直视大体仍不能肯定性质，可做快速病理或细胞学检查。对诊断不定的肺内块影应该采取比较积极的态度，尽早手术探查。术中快速病理检查可以作为确切诊断以及手术切除范围的可靠根据。若良性病变，予以局部切除，既去除病变，又消除了患者思想负担，这是无可非议的。

（4）虽然病期已经偏晚，部分 T_4 或 N_3 甚至 M_1（如孤立的脑转移时），对于无法控制的肺内并发炎症，高热不退或肺不张影响到换气功能，产生低氧血症时，或伴有不能控制的咯血，为了减轻症状，也可以施行姑息性手术，这是万不得已的例外情况。

2. 手术禁忌证

肺癌的手术禁忌证即是超出了上述适应证期别的那些情况，如各种 T_4 肿瘤已经侵入纵隔、心脏、大血管、气管、食管、椎体、气管隆凸，或有恶性胸腔积液。N 级别达到 N_3，对侧肺门、纵隔、锁骨上、腋下等处淋巴结转移。已有远处脏器转移，如转移到肝、骨、脑、肾上腺等处，M 分期为 M_1。此外，禁忌证还包括患者有较严重的合并症，如严重肺部慢性感染、肺气肿、通气换气功能低下、心力衰竭、3 个月以内的心绞痛发作史及或心肌梗死史，3 个月以内的脑血管意外等。

3. 术前准备

（1）呼吸道准备　肺癌患者多数为老年，因长期吸烟而有程度不等的慢性支气管炎、肺气肿等合并症。因此，术前戒烟是头等重要的工作。当患者已有老年性慢性支气管炎，咳嗽有黄痰时，或因肿瘤堵塞产生部分肺不张甚至阻塞性肺炎时，则应及早针对致病菌的药敏试验结果给予相应的抗生素治疗，力争术前肺内炎症得到控制，体温不超过 37.5℃。除了全身应用抗生素外，药物雾化吸入的局部治疗也可获得良好的治疗效果。在有些患者诊断不定，无法排除肺结核可能时，或是肺癌并存肺结核，术前应有 2 周足量联合用药抗结核的准备，以免术后机体免疫功能低下，患者缺乏抗结核药物保护而引起结核感染复燃或扩散。

（2）心血管准备　为了增强和保护心肌功能，术前可适当给予能量合剂（葡萄糖、胰岛素、氯化钾、维生素 C、辅酶 A、肌酐等）。如有水、电解质紊乱，应予以纠正。心律失常患者，视心律失常种类予以相应处理，可以行 24h 动态心电图监测明确其种类和严重程度。房性早搏或心房颤动可以用维拉帕米或洋地黄类药物（毛花苷 C 或地高辛）控制，室性早搏可用利多卡因类或美西律或普罗帕酮等药物控制。高血压患者每日要监测血压 2 次。用不同种类的抗高血压药物把血压控制在基本正常范围。有心绞痛或心肌梗死放置冠状动脉支架者，通常都服用抗凝药物（阿司匹林等），这些药物通常在做有创检查和术前 1 周开始停用，直至术后 1 周以后视情况恢复（如不能停用者可以用小剂量低分子肝素替代治疗）。有高凝倾向者术前一日开始可用小剂量低分子肝素治疗直至术后 3～5 天。为了增加心、肺功能储备，可以指导患者进行登楼锻炼，即令患者以中常速度爬楼梯，由少及多，逐渐增加负荷。

一般如果患者能够不停顿地步上三层楼，登楼后呼吸不超过 20 次/分，心跳不超过 100 次/分，则估计患者能够耐受肺叶切除手术。但如果有运动心肺功能检查设备，则更能准确判断患者是否适合手术。

（3）肺通气功能和运动心、肺功能测定与风险评估　肺通气功能测定中以下几个指标为手术禁忌或需慎重考虑：①最大通气量小于预计值的 50%；②第一秒末用力呼气量（FEV₁）小于 1L；③血气分析 $PaO_2 < 9.3kPa$，$PaCO_2 > 5.7kPa$；④当 $FEV_1 > 2.0L$ 时，患者应能承受全肺切除；FEV_1 在 1~2.0L 时，手术应根据患者情况慎重选择不同术式以避免出现术后严重心、肺并发症。运动心肺功能中 $VO_{2max} > 20ml/$（kg·min），则可以进行任何类型的手术；15~20ml/（kg·min）则有一定的手术风险；<15ml/（kg·min）则手术风险很大；<10ml/（kg·min）则不宜开胸手术。术后心、肺并发症的发生与患者的年龄、术前伴随疾病严重程度、心肺功能状况好坏、手术切除有功能的肺组织多少及操作范围的大小、手术相关并发症等有显著相关性。因此，术前风险的评估一定要全面综合考虑患者的各方面情况，包括病期、年龄、一般状况、术前伴随疾病、心肺功能状况、手术切除范围等做出综合评价。术前加强合并疾病的控制、选择适当的术式，术中力求操作精细和稳妥，术后加强监护和及时处理，从而可以避免严重心、肺并发症的发生。

4. 常规手术方式

（1）肺叶切除术　已成为肺癌手术的标准术式，广泛应用于临床，综合国内外报道 70% 左右的肺癌手术采用的是该术式。基本方法是行解剖肺叶切除和区域淋巴结系统清扫。这种术式的优点是较彻底地切除了病灶，尽可能地避免了肺功能的损失。

（2）全肺切除术　该术式在 20 世纪 60 年代采用较多，近年来有逐渐减少趋势。基本手术方法为全肺切除和纵隔淋巴结清扫。该术式的最大缺点是肺功能损失较大，手术并发症和手术死亡率较其他术式高。但对肺叶切除不能完全根治的肺癌病灶仍不失为一种有效的手术方式。

（3）气管、隆突、支气管和大血管切除成形术　此类手术的开展扩大了手术适应证，使得一些过去不能手术治疗的中心型肺癌获得手术治疗机会。

（4）肺段切除术　此类术式多用于由于肺功能不允许行标准肺叶切除的患者，也有外科医生在 I 期肺癌患者采用该术式治疗。方法是解剖分离和结扎肺段的供养动脉和段支气管，沿段间静脉平面切除肺段。根据目前报道资料看，该术式局部复发率较高。因此，不推荐为肺癌手术治疗的首选术式。

（5）楔形切除术　该术式的切除范围未考虑引流区域的淋巴组织的清除，因此，它不是一种完全性切除的术式，局部复发率较高。在临床上，仅作为一种患者不能耐受肺叶切除的抢救性妥协手术。术后应行辅助性放疗和化疗。

（6）肺癌的减量手术　该术式是一种不完全性切除术，属于姑息治疗。其理论基础是：减少肿瘤负荷，负荷减少后癌细胞的分裂增加将增加对化疗和放疗的敏感性。显然，该术式只是综合治疗中的辅助手段。目前，对其临床使用颇有争议，其可行性还有待进一步研究。

（7）胸腔镜　是一种近年来发展的微创外科技术，它具有创伤小、并发症少、患者康复快等特点，但它对肺癌的治疗作用还有争议。

5. 手术切口

侧卧位及仰卧位是肺切除术最常使用的体位。肺切除术常用的切口如下。

（1）后外侧切口　后外侧切口对术野显露最好，对肺下叶或全肺切除以及估计胸内粘连较多的患者较为适宜。缺点为：切断胸壁肌层较多，创伤大，流血多，费时。另外由于侧卧位，健侧肺在下受挤压，对呼吸功能差的老年患者不利。

（2）前外侧切口　此切口虽然术野显露较后外侧切口差，但可顺利完成肺上叶或中叶之切除，并有损伤胸部肌肉少、失血少、进胸快的优点。由于仰卧位对健肺干扰小，更有利于年老呼吸功能不全的患者。

（3）腋下切口　这一切口的优点是美观、创伤小，基本不切断任何肌肉。适用于周围小病变的局部切除术。

（4）胸骨正中切口　主要适用于双侧肺转移瘤的切除。

6. 胸内粘连的处理

开胸后，如果肺与胸壁广泛粘连，剪开胸膜便开始了肺的解离。但胸膜较厚时，用手术刀切开直至肺的表面，用解剖剪解离胸部切口的两缘深面，使每侧有能容纳一只手的宽度，以便能放置肋骨撑开器。正常情况下，解离循胸膜腔内即脏层、壁层胸膜之间进行。如果此层发生融合性粘连已无法解离，可循胸膜外即壁层胸膜与胸壁之间进行。在坚固的陈旧性结核性病变附近，有时需用骨膜剥离器解离肋骨的内侧面以寻找解离层。一旦解离困难的区域过去，为了尽量减少出血，应重新回到胸膜解离层。

解离过程中，用剪刀锐性解离其致密性粘连，纤维条索应先电灼后再剪断。疏松的粘连可用纱布拭子进行分离。通常将左手食指滑入张力最高处的后方，以增加肺实质和粘连组织之间的张力，有助于解离并可避免向深部危险区域的盲目操作。肺解离的主要危险在于纵隔区域，即右侧的上腔静脉和膈神经；左侧的胸主动脉及两侧胸顶部的锁骨下血管，尤其是锁骨下静脉。该血管一旦发生撕裂，很难控制和处理。

尽管解离有时很困难，但肺组织的解离应完全彻底。即使是部分肺切除，也应完全解离。否则，术后残肺不易完全膨胀，以填充其残腔。

7. 探查

开胸后，首先要做的是确定肺部病灶的部位和范围，初步估计其性质，并判断能否切除以及手术的种类及胸内各脏器的受侵情况。除非病变在肺门处呈冻结状，无法解剖血管，一般均要尽量争取切除。有时需打开心包，证明仍无法切除时，才放弃手术。

8. 手术方式

（1）全肺切除术

① 右全肺切除：当探查决定做全肺切除后，先将右上肺叶向下后方牵引，显露奇静脉，剪开奇静脉下方及肺门前方的纵隔胸膜，用血管钳夹小纱布球钝性分离胸膜下疏松组织，即可找到有肺动脉主干或其尖前段分支以及上肺静脉。由于右肺动脉主干较短，直接在纵隔中游离较困难，故一般先离断其第一分支即尖前段动脉，然后再处理主干。右上肺静脉的上缘贴近右肺动脉主干，当肺动脉主干离断后，此静脉比较容易游离。上肺静脉切断处理后，可将肺向上牵引，切断下肺韧带。将右主支气管与肺下静脉之间的间隙解剖分开后，即可在肺门的后方切断、处理下肺静脉，肺血管处理完毕后，切断处理主支气管，将右肺切除。

② 左全肺切除术：在弓下缘下方切开纵隔胸膜，并向肺门之前、后方延伸，切断通向肺门的迷走神经分支，再加钝性解剖肺门的疏松组织，即可显露左肺动脉主干及左上肺静脉。游离左肺动脉时应注意保护其后下方的左支气管及后上方的喉返神经。肺动脉经处理切断后，最好用直角钳轻轻夹住根部，用7号线再结扎1次。

在肺门前方与心脏之间解剖游离左上肺静脉，静脉近心端的结扎应留有充分的余地，避免进入心包。远端的结扎放在静脉的分支上，切断静脉后，可保证近端结扎线不易脱落，而后将左肺向前牵引，显露肺门后方，切断左下肺韧带。下肺静脉的解剖标志：上方为支气管，下方可触及下肺静脉旁淋巴结。游离后结扎切断，然后解剖出左主支气管，切断后近端闭合，切除左全肺。

③ 心包内全肺切除术：此法多在肺癌根治术见肺根严重粘连，尤其是下肺静脉难以游离时选用。方法：在肺门前、膈神经后方1cm处切开心包，于心包内游离、处理有关血管，如肺动脉干或下肺静脉，如此可延长肺血管的游离段，便于处理。可将大血管根部附近的心包组织连同病肺一并切除，然后疏松缝合心包。

（2）肺叶切除术

① 右肺上叶切除术：于奇静脉下方切开纵隔胸膜，扩大至肺门的上前方，显露右上肺动脉之尖、前段分支，给予游离、结扎、切断。然后将上叶牵向后方，解剖出上肺静脉，将其尖、前、后分支结扎、切断，注意保护中叶静脉不能损伤。显露横裂根部，切开叶间胸膜，游离出由肺动脉主干发出上行的上叶后支动脉，结扎切断。最后托起上叶，解剖离断上叶支气管，切除上肺叶。游离支气管时，防止损伤邻近的中、下叶动脉。右上叶支气管较短，注意勿损伤右主支气管。

② 右肺中叶切除术：于斜裂与横裂交界处切开叶间胸膜，显露右肺动脉干，向其内发出的2分支即为中叶内、外段动脉。中叶动脉结扎切断后，于肺门前剪开胸膜，显露中叶肺静脉，结扎、切断。勿损伤上叶的肺静脉分支。最后游离中叶支气管，切断、闭合残端，切除肺中叶。

③ 右肺下叶切除术：剪开斜裂叶间胸膜，显露肺动脉干。下叶背段动脉位于背段支气管前上方，并与中叶肺动脉相对，先将其游离、结扎、切断。注意勿损伤中叶肺动脉。下叶基底段动脉位于其支气管外前方，总干较短，宜在远端解剖出基底段动脉的4个分支，分别结扎、切断。

将下叶牵向前方，切断下肺韧带，显露出下肺静脉。如下肺静脉较短，可于总干近端结扎后，再在远端分支予以结扎切断，则所留血管残端较长，结扎线不致脱落。

最后显露下叶支气管直至中叶支气管开口水平，勿损伤中叶支气管，将下叶支气管切断，近端闭合，切除下肺叶。

④ 左肺上叶切除术：将左肺上叶牵向前下方，切开主动脉弓下的纵隔胸膜，解剖左肺门上方，游离出肺动脉。左肺上叶动脉变异较多，有4～7个分支，最上方为尖后段支，其下为前段支，解剖时应多注意，应分别予以结扎、切断。再将上肺叶牵向前上方，在斜裂深处解剖显露舌段动脉，一般为2支，予以结扎切断。

将上叶向外后牵拉，显露肺门前方，在膈神经后方剪开纵隔胸膜，显露游离出上肺静脉。近端结扎在静脉主干上，远端则结扎在分支上。切断左肺上叶静脉后，即游离上叶支气管，在近分叉处切断并缝合近端，切除左上叶。

⑤ 左肺下叶切除术：其方法与右肺下叶切除术大致相同。于下叶背段与上叶之间切开斜裂胸膜，显露游离下叶背段动脉，有时为2支，结扎切断后，沿斜裂向前方解剖，在上叶舌段动脉下方，即可游离出左下叶基底段动脉2支或3支，分别予以结扎切断。注意保护舌段动脉勿受损伤。

游离切断下肺韧带后，将下叶牵向前上方，即可显露出左肺下静脉，予以结扎切断。在距离上叶支气管分叉处0.5cm，切断下叶支气管，缝合断端，切除左肺下叶。

（3）肺楔形与局部切除术　探查确定病变部位，于病灶两侧1～2cm处，从周边向肺中心斜行夹上两长血管钳，两钳尖相遇。切除两钳远侧的楔形肺组织。于两血管钳的近侧，贯穿全层肺组织做褥式间断缝合。撤除血管钳，在肺边缘可再加一层间断或连续缝合。

9. 早期肺癌的微创治疗

微创技术是目前外科学发展的热点之一。经典肺癌外科治疗，常规后外侧开胸切口需切开背阔肌和前锯肌，手术创伤大，术后受疼痛困扰，患者生活质量受到不同程度的影响。在肺癌综合治疗过程中，要求临床医生始终要遵循提高生存率和改善生活质量并重的原则。发展迅速的微创技术在肺癌早期治疗中发挥巨大作用，成功的微创治疗不仅不降低患者生存率，而且能大大改善患者生活质量。保留胸壁肌肉的小切口开胸术是常用的微创手术方法。根据肿瘤部位和美容考虑，可选择腋下纵切口、胸前外侧切口、保留前锯肌的后外侧切口等，切口长度10～15cm。小切口开胸术对胸壁肌肉创伤小，切口愈合快，术后患者呼吸功能和上肢运动功能恢复快。此外，住院时间缩短，外形美观，无胸壁塌陷，术后疼痛轻，无明显切口并发症，是早期肺癌外科术式的发展方向。

自20世纪90年代始，电视胸腔镜技术发展迅速，应用已不局限于胸内良性疾病治疗和肿瘤局部切除，在早期肺癌尤其是Ⅰ期肺癌手术治疗中也有一定价值。该手术胸部切口进一步缩小，胸壁肌肉基本保持完整，肋骨不受外力牵拉。初步结果显示，电视胸腔镜下肺叶切除治疗Ⅰ期肺癌创伤小、恢复快、效果满意。但是，胸腔镜手术对纵隔淋巴结系统性清扫是否能达到与开胸手术相同的效果，远期疗效如何有待更长时间随诊研究，至少目前尚不能完全取代开胸手术。

10. 小细胞肺癌的外科治疗

在小细胞肺癌治疗的各个阶段化疗占主导地位，局部治疗多采取胸部放疗。随着化疗经验逐渐积累，外科治疗成为再次需要考虑的问题。经全身性治疗转移灶被控制后，外科切除作为一种局部治疗，摘除了原发灶及局部淋巴结，则清除了胸部残余病灶。这种方法的好处是避免同期进行化疗（特别是以表柔比星为基础的方案）和胸部放疗，这种同期联合治疗对纵隔和肺损伤极大。

外科治疗小细胞肺癌的理论基础包括：外科切除能减少局部复发；外科治疗不妨碍化疗强度；与放疗相比，外科手术不抑制骨髓功能；外科确切分期是影响预后的重要因素。尽管如此，单独手术的生存率仍不能令人满意。术后给予化疗结果5年生存率显著提高，术后给予化疗长期生存率为16%，明显高于单纯化疗（7%）。大量资料表明，手术加化疗可以降低发病率及病死率。外科治疗仅适于 $T_1N_0M_0$、$T_1N_1M_0$ 或 $T_2N_0M_0$，对于 T_3 和 N_2 的患者不适宜手术处理。因此，正确分期对于决定是否进行外科治疗至关重要。有报道58例临床分期为Ⅰ期的SCLC患者，最后只有28例在病理分期被证实为Ⅰ期，其余30例均由于淋巴结转移的假阴性结果而被低估。Shepherd等研究发现，临床分期为 N_1 的患者有60%在病理分期中已达到 N_2。Meyer通过对SCLC患者经纵隔镜检查后行外科治疗和化疗回顾性调查发现，80% Ⅰ、Ⅱ期患者无瘤期达30个月，50% T_3N_1 患者无瘤期达30个月，而 N_2 患者只有62.5%能行外科治疗且全部复发。因此，对SCLC患者应该进行纵隔镜和（或）纵隔活检，以排除纵隔淋巴结转移。也有不同的看法，Koba-Yashi等通过对30例Ⅲ期SCLC患者（27例为 N_2），接受外科治疗后连续研究发现，7例无瘤生存5年以上。体外细胞学研究表明，SCLC是一种异质肿瘤，即使明显 N_2 期，外科治疗以及化疗也可以通过清除耐药细胞，达到长期生存和提高生存质量目的。

（二）放射治疗

适用于手术切除性处于可能和不可能之间的患者，为局限性病变或发生较大支气管受压征象，亦应进行放疗，可以缩小肿块，从而缓解肺不张或阻塞性肺炎数周至数月，推迟临床症状的进展，提高生活质量。放疗常采用深部X线、^{60}Co直线加速器，未分化癌及鳞癌对放疗较敏感，腺癌较差。

（三）化学治疗

近年来，化疗的效果有明显提高。不同的抗癌化疗药物对不同组织类型的肺癌细胞的作用有所不同，故应按不同癌细胞类型选择化疗用药。一般认为，小细胞未分化癌对化疗最敏感，鳞状上皮癌次之，腺癌最差。对肺癌有效的常用化疗药物有：环磷酰胺（CTX）、异环磷酰胺、氟尿嘧啶（5-Fu）、盐酸多柔比星（ADR）、顺铂（DDP）、硫酸长春新碱（VCR）及其新制剂长春地辛、硫酸长春碱（VLB）、依托泊苷（VP-16）、洛莫司汀（环己亚硝脲、CCNU）、甲氨蝶呤（MTX）等。

1. 小细胞肺癌的化疗

小细胞肺癌对化疗特别敏感，疗效较肯定，并且有治愈的可能。小细胞肺癌单药治疗的有效率在 $20\%\sim63\%$，联合化疗的客观有效率已达 $80\%\sim90\%$。早些年的 CAV 方案为标准方案，近年的 CE 及 EP 方案渐成为小细胞肺癌的首选方案。适应范围：经组织学或细胞学证实者，KPS 评分 $50\sim60$ 分以上者，预期生存时间在 1 个月以上者。禁忌范围：年老体弱或恶病质者，心脏、肾功能严重障碍者，骨髓功能不佳，白细胞计数在 $3\times10^9/L$ 以下，血小板在 $80\times10^9/L$ 以下者，有并发症和感染发热、出血倾向者。常用的小细胞肺癌的联合化疗方案如下。

（1）CE 方案

CBDCA $300mg/m^2$，静脉滴注，d1；

VP-16 $80mg/m^2$，静脉滴注，d1～d5。

每 3 周重复。

（2）EP 方案

DDP $80mg/m^2$，静脉滴注，d1（水化）或 $40\sim60mg/$次，d1～d3；

VP-16 $80mg/m^2$，静脉滴注，d1～d5。

每 3 周重复。

（3）CAV 方案

CTX $600\sim1000mg/m^2$，静脉注射，d1；

ADM $40\sim50mg/m^2$，静脉注射，d1；

VCR $1.4mg/m^2$，静脉注射，d1。

每 3 周重复。

（4）VIP 方案

VP-16 $80mg/m^2$，静脉滴注，d1～d5；

IFO $1.2g/m^2$，静脉滴注，d1～d5；

Mesna $0.4g$，静脉注射，每 4h 一次，连用 3 次，d1～d5；

DDP $20mg/m^2$，静脉滴注，d1～d5。

每 3～4 周重复。

（5）TP 方案

TAXOL $135\sim175mg/m^2$，静脉滴注，d1；

DDP $60\sim80mg/m^2$ 静脉滴注，d1（水化）或 $40\sim60mg/$次，d1～d3。

每 3～4 周重复。

2. 非小细胞肺癌的化疗

非小细胞肺癌有鳞癌、腺癌及大细胞癌之分。占所有肺癌的 $70\%\sim80\%$。手术切除率仅为 $10\%\sim15\%$，大部分患者确诊时已有播散，化疗为主要的药物治疗，其单药有效率不如小细胞肺癌，通常用两药或三药联合化疗。适用范围：①经组织学或细胞学证实为鳞癌、腺癌或大细胞癌但不能手术切除的Ⅲ期患者及术后复发转移者。②由于其他原因不宜手术或拒绝手术治疗的Ⅰ、Ⅱ期患者。③经手术探查、病理检查有以下情况者：有残留病灶，胸内有淋巴结转移，淋巴管或血管中有癌栓，低分化癌。④有胸腔或心包积液者。禁忌范围同小细胞肺癌。常用的联合化疗方案如下。

（1）CAP 方案

CTX 600～1000mg/m²，静脉注射，d1；

ADM 40～50mg/m²，静脉注射，d1；

DDP 60～80mg/m²，d1（水化）或 40～60mg/次，d1～d3。

每 3～4 周重复。

（2）MVP 方案

MMC 6mg/m²，静脉注射，d1、d8；

VDS 3mg/m²，静脉注射，d1、d8；

DDP 60～80mg/m²，静脉滴注，d1（水化）或 40～60mg/次，d1～d3。

每 3～4 周重复。

（3）MFP 方案

MMC 6mg/m²，静脉注射，d1、d8；

5-FU 500～750mg/m²，静脉滴注，d1～d5；

DDP 40～60mg/次，静脉滴注，d1～d3。

每 3 周重复。

（4）MIP 方案

MMC 6mg/m²，静脉注射，d1；

IFO 1.2g/m²，静脉滴注，d1～d5；

Mesna 0.4g，静脉注射，每 4h 一次，连用 3 次，d1～d5；

DDP 60～80mg/m²，静脉滴注，d1。

每 3 周重复。

（5）TP 方案

TAXOL 135mg/m²，静脉滴注，d1；

DDP 75mg/m²（水化）或 40～60mg/次，d1～d3；

每 3～4 周重复。

（6）NP 方案

NVB 25mg/m²，静脉注射，d1、d8；

DDP 75mg/m²（水化）或 40～60mg/次，d1～d3。

每 3～4 周重复。

（7）GP 方案

GEM 1000mg/m²，静脉滴注，d1、d8、d15；

DDP 75mg/m²，静脉滴注（水化），d1、d8、d15。

每 4 周重复。

（四）支气管动脉内药物灌注治疗

应用时先行气管动脉造影确定病变供血动脉，再将抗癌药物注入该动脉，2～3 周灌注一次，可治疗 2～3 次，近期疗效好。

（五）生物治疗

1. 造血生长因子辅助放化疗

（1）粒细胞集落刺激因子（G-CSF）和粒细胞-巨噬细胞集落刺激因子（GM-CSF）可预

防和治疗放疗、化疗的血液学不良反应，增加放疗、化疗的剂量，提高疗效。

（2）重组人红细胞生成素可预防和延迟癌性贫血的发生，提高患者的一般状况。

2. 细胞因子

（1）干扰素-α（IFN-α）可与放化疗合用，提高疗效。

（2）白介素-2（IL-2）多与 LAK 细胞、DDP、肿瘤坏死因子（TNF）合用，有一定疗效。

（六）对症及支持治疗

应注意患者的一般情况，对伴咳嗽、咳痰、咯血、胸痛及感染发热等症状者给予适当处理。加强营养支持治疗，预防感染。

（七）中医治疗

肺癌的发生从中医理论认识为：外因为六淫，即风、寒、暑、湿、燥、火；内因为脏腑功能失调或功能低下，与内生痰湿、瘀血等有关。外界六淫之邪侵袭肺脏，灼伤津液，肺的功能失常，气滞血瘀，痰湿阻滞，蕴久化热，发为毒瘤；脾、肺、肾功能失调，阳气不宣，水湿不化，津液升降散布失常，凝结痰湿，日久成块，发为肿瘤；脏腑功能失调，气血运行失常，血行不畅，留滞不去，日久结块而发为肿瘤。

1. 辨证施治

国内学者根据辨证分为以下五型给予施治，收效良好。

（1）**阴虚热盛型** 症见发热呛咳，无痰或痰少咳吐欠爽，为泡沫黏痰或痰黄而稠，痰中夹血，气急胸痛，口干唇燥，心烦失眠盗汗，语声嘶哑，小便黄赤，大便干结不畅。舌苔薄黄，舌质红绛，脉象细数。治宜养阴润肺，清热解毒。方药：肺积方（经验方）。生地黄、熟地黄、玄参、天冬、麦冬各 12g，鱼腥草、漏芦、土茯苓、蒸百部、野百合各 30g，升麻 15g。

（2）**气阴两虚型** 症见咳嗽气短，痰少且黏，痰血时发，咳声低弱，动则喘促，精神疲惫，四肢乏力，面色㿠白，口干不多饮，自汗或盗汗。舌苔薄白，质淡红，脉象细弱。治宜补益肺气，润肺养阴。方药：生脉散加味。生黄芪、潞党参各 15g，麦冬、制黄精、制何首乌、枸杞子、制鳖甲（先煎）、制龟甲（先煎）各 12g，五味子 6g。

（3）**脾虚痰浊型** 症见咳嗽不扬，痰多而稀或黏，胸闷气短，胃纳呆滞，脘腹作胀，神疲乏力，少气懒言，面浮肢肿，大便溏薄。舌苔白或厚腻，舌质淡胖有齿痕，脉濡缓。治宜健脾益气，化痰软坚。方药：香砂六君子汤加减。潞党参、云苓、猪苓、夏枯草各 15g，苍术、白术各 12g，砂仁 3g（后下），陈皮、广木香各 6g，生半夏、生南星、海藻各 30g。

（4）**气血瘀滞型** 症见咳嗽频作，咳痰不畅，胸胁胀闷疼痛，面紫唇暗，肌肤甲错，大便秘结。舌苔薄腻或薄黄，舌质紫暗或见瘀点，脉弦细或细涩。治宜行气宽中，活血化瘀。方药：桃仁红花煎加减。桃仁、红花、制香附、炙甲片各 9g，赤芍、白芍各 12g，当归、生莪术各 15g，川芎 6g，延胡索、蜂房、两面针各 30g，炙全蝎粉 3g（分吞）。

（5）**阴阳俱虚型** 症见咳嗽胸闷气急，动则喘促，难以平卧，面色㿠白，神疲乏力，腰膝酸软，畏寒肢冷。苔薄白，舌质淡，脉细沉。治宜温阳滋阴。方药：附桂八味丸加减。熟地黄、怀山药、淫羊藿、菟丝子各 12g，粉牡丹皮、炮附块各 9g，山茱萸 6g，泽泻、云苓、猪苓、潞党参各 15g，上肉桂 3g（后下），煅龙骨（先煎）、煅牡蛎（先煎）各 30g。

2. 验方

（1）鱼腥草、仙鹤草、猫爪草、重楼、山海螺各 30g，天冬 20g，生半夏、浙贝母各

15g，葶苈子 12g。并随证加减，日 1 剂水煎服。蜈蚣、守宫各 30 条，全蝎、干蟾皮、水蛭各 30g。烘干研末，分 7 天服用。

（2）生麻黄 6g，杏仁、蜂房、干蟾皮各 9g，生石膏 50g，金银花、蒲公英、野菊花、紫花地丁、天葵子、鱼腥草各 30g，甘草 5g，日 1 剂水煎服。

（3）人参、白术、茯苓、甘草、黄芪、沙参、麦冬、仙鹤草。用常规量并随证加减，日 1 剂水煎服。

（4）党参、蜂房、黄芪各 12g，茯苓、猪苓、生薏苡仁各 15g，山海螺、白花蛇舌草、鱼腥草各 30g，半夏、白术各 9g，日 1 剂水煎服，并随证加减。斑蝥 1～2 只去头足翅，生鸡蛋 1 只打一小孔，放入斑蝥，外用泥包后放炭火中烧至泥干，去斑蝥吃鸡蛋，1 个月 1 疗程，休 10 天再用。

（5）夏枯草、猫爪草各 50g。日 1 剂水煎服，配服小金丹 60 粒，日 2 次。

（6）百合固金汤加减合用犀黄丸，用于肺虚痰热型。千金苇茎汤加犀黄丸，用于痰毒瘀滞型。生脉散加犀黄丸用于气阴两虚型。咳嗽痰多加竹沥水、瓜蒌皮。咯血加白及、阿胶、云南白药。发热加白薇。食少加焦三仙。有胸腔积液加葶苈子、牵牛子。

（7）鱼腥草、黄毛耳草、佛耳草、白花蛇舌草、白毛藤、蒲公英、山豆根、山海螺、海浮石、百部、百合、天冬、麦冬、仙鹤草、南沙参、紫草根、怀山药、黄精、野荞麦根。常规量日 1 剂水煎服。

（8）三棱、莪术、王不留行各 15～30g，大黄䗪虫丸（包）、桃仁各 12g，丹参 15g，海藻 30g。随证加减，日 1 剂水煎服。其他常用化瘀药：石见穿、羊蹄根、葵树子、铁树叶各 30g，大黄 3～9g，泽兰叶 15g，郁金 12g，蜈蚣 2～4 条。

（9）丹参、黄芪、薏苡、芦根、白花蛇舌草各 30g，当归、茯苓、冬瓜仁、生地黄、桔梗、半枝莲、卷柏各 15g，白术 20g，砂仁、灵芝、黄芩、白果、枳壳、重楼、生甘草各 10g，胆南星 6g。日 1 剂水煎服。生半夏、生南星、生一枝黄蒿各 3g，昆布、冰片、肉桂各 6g，生甘草 10g，轻粉 1g，蜈蚣 10 条，蜘蛛 10 只，斑蝥 4g。以白酒 500ml 浸泡 1 个月。每次取 1～3ml，日 2 次加 10 倍冷开水调服。

（10）北沙参、石斛、南沙参各 12g，川贝母、天冬、麦冬各 9g，百合、瓜蒌皮、女贞子各 15g，白花蛇舌草、铁树叶、鱼腥草各 30g。日 1 剂水煎服。

（11）黄芪、党参、茯苓、白术、陈皮、法半夏、黄精、怀山药、沙参，用常规量日 1 剂水煎服，用于肺脾气虚型。沙参、麦冬、生地黄、熟地黄、百合、枣皮、玄参、枸杞子、鳖甲、菟丝子，常规量日 1 剂水煎服，用于肺肾阴虚型。黄芪、党参、麦冬、五味子、生地黄、枣皮、枸杞子、黄精，常规量日 1 剂水煎服，用于气阴两虚型。

（12）瓜蒌、陈皮、薏苡仁、莪术各 20g，夏枯草 30g，山豆根、百合各 15g。日 1 剂水煎服。

（13）心肝宝胶囊（主要成分为虫草菌丝），每次 8 片，日 3 次。

（14）南沙参、北沙参、百部各 12g，八月札、葶苈子、鱼腥草、生薏苡仁、山海螺、金银花、白毛藤、白花蛇舌草、生牡蛎各 30g，天冬、麦冬、干蟾皮各 9g，夏枯草、苦参各 15g，天龙丸 15 粒（日 3 次吞服）。日 1 剂水煎服。

（15）干蟾皮 30g，藤梨根、鱼腥草、金银花各 30g，沙参、天冬、麦冬、百部、夏枯草各 15g。日 1 剂水煎服。芙蓉花 15g，白茅根 60g，紫草根、蒲公英、昆布、海藻各 30g，橘核 9g。日 1 剂水煎服。卷柏、生地黄、半支莲、蜂房各 30g，地榆、熟地黄各 15g，泽兰、全蝎、五味子各 9g，日 1 剂水煎服。

（16）生半夏、生南星、蛇六谷各 30g（均先煎 1～2h），重楼、羊蹄根、铁树叶、白花蛇舌草各 30g，商陆、干蟾皮各 15g，蜈蚣粉、守宫粉、土鳖虫粉各 1.5g（吞），日 1 剂水煎服。南沙参、北沙参、天冬、麦冬、白芍、紫草各 12g，野百合、百部、黄芪、党参各 15g，天花粉 30g，杏仁、怀山药各 9g，日 1 剂水煎服。生地黄、熟地黄、何首乌、黄精、薏苡仁各 12g，龟甲 15g，鹿角片、茯苓、白术各 9g，日 1 剂水煎服。

（17）半支莲、白英各 30g。日 1 剂水煎服。

（18）仙茅、淫羊藿、菟丝子、锁阳、三棱、莪术、当归各 9g，黄精、牡蛎、铁树叶、芙蓉叶、石上柏、石打穿、石见穿、山豆根各 30g，天冬、赤芍各 12g，王不留行 6g，北沙参、夏枯草各 15g。日 1 剂水煎服。

（19）昆布、海藻、蒲公英、海蛤粉、海带各 15g，橘红 9g，夏枯草 30g，日 1 剂水煎服。龙葵、金刚刺各 30g，蛇莓、白英各 15g，日 1 剂水煎服。金银花、丹参、海浮石、瓜蒌皮、板蓝根各 15g，土茯苓、桃仁、紫草根各 9g，日 1 剂水煎服。

（20）党参、沙参、瓜蒌、鱼腥草、茯苓、陈皮、鳖甲、浙贝母、枇杷叶、阿胶、麦冬、五味子、生牡蛎，用常规量，日 1 剂水煎服，用于气阴两虚型。生白术、陈皮、生薏苡仁、沙参、生山药、砂仁、瓜蒌、天冬、麦冬、清半夏、川贝、昆布、阿胶、炒麦芽、炒谷芽、酒大黄，用常规量，日 1 剂水煎服，用于脾肺两虚型。天冬、麦冬、生薏苡仁、瓜蒌仁、鱼腥草、莲子、生槟榔、百合、杏仁、阿胶、鳖甲、川贝母、白及、胆南星、昆布、仙鹤草、三七，用常规量，日 1 剂水煎服，用于阴虚痰热型。瓜蒌、鱼腥草、昆布、浙贝、莪术、没药、茜草、海浮石、枇杷叶、当归、蜂房、太子参、丹参、三七，用常规量，日 1 剂水煎服，用于气滞血淤型。

（21）鸦胆子乳注射液，第 1 天先肌内注射 25mg 异丙嗪，然后用鸦胆子乳 20ml 加生理盐水 500ml 静脉滴注；如无反应则去异丙嗪，以后每隔 2～3 天加该乳剂 20ml，直到每天 80～120ml，10～60 天为 1 疗程。

（22）生晒参、三七、玄参、百合、麦冬各 10g，黄芪 30g，南沙参、北沙参、楮实子各 12g，枸骨叶、芦根、莪术各 15g，蜈蚣 3 条，桔梗 8g，陈皮 6g。日 1 剂水煎服，可连服 60～320 剂。

（23）百合、熟地黄、生地黄、玄参、当归、麦冬、白芍、黄芩各 10g，南沙参、北沙参、桑白皮各 15g，臭牡丹、重楼、白花蛇舌草各 30g。并随证加减。

九、预后

肺癌的预后与诊断早晚、治疗是否及时密切相关。早期肺癌手术切除可获痊愈，晚期肺癌 5 年生存率极低。鳞癌预后较好，腺癌次之，小细胞未分化癌恶性度高，预后最差，但近年采用放疗加化疗为基础的综合治疗，预后得到改善。

十、康复

（1）肺癌晚期患者营养状况一般较差，有时合并全身水肿，极易产生压疮，且迅速扩展，难以治愈，预防压疮发生尤为重要。减轻局部压力，按时更换体位，身体易受压部位用气圈、软枕等垫起，避免长期受压。保持皮肤清洁，尤其对于大小便失禁的患者，保持床铺清洁、平整，对已破溃皮肤应用烤灯照射，保持局部干燥。

（2）发热为肺癌的主要症状之一，应嘱患者注意保暖，预防感冒，以免发生肺炎；对于刺激性咳嗽，可给予镇咳药；夜间患者持续性咳嗽时，可饮温热水，以减轻咽喉部的刺激；如有咯血应给止血药，大量咯血时将患者头偏向一侧，及时清除口腔内积血防止窒息。

（3）肺癌晚期患者常有不同部位的肿瘤转移，引起不同症状，应注意观察并给予相应的护理。如肝、脑转移，可出现突然昏迷、抽搐、视物不清，护理人员应及时发现并给予对症处理。骨转移者应加强肢体保护，腹部转移常发生肠梗阻，应注意观察患者有无腹胀、腹痛等症状，由于衰弱、乏力、活动减少等原因，患者常出现便秘，应及时给予开塞露或缓泻药通便。营养不良、血浆蛋白低下均可出现水肿，应通过增加营养、抬高患肢等措施以减轻水肿。

（4）肺癌术后要禁止患者吸烟，以免促进复发。有肺功能减退的，要指导患者逐步增加运动量。术后要经常注意患者恢复情况，若有复发，应立即到医院请医师会诊，决定是否行放射治疗或化疗。要经常注意患者有无发热、剧咳、咯血、气急、胸痛、头痛、视力改变、肝痛、骨痛、锁骨上淋巴结肿大、肝大等，发现上述症状，应及时去医院就诊。同时，患者应定期去医院做胸透检查，并留新鲜痰液查癌细胞。

（5）肺癌患者无吞咽困难时应自由择食，在不影响治疗的情况下，应多吃一些含蛋白质、碳水化合物丰富的食品，提高膳食质量，为手术创造良好的条件。如果营养状况较差，很难耐受手术的创伤，术后愈合慢，易感染，对手术康复不利。

（6）要求饮食含有人体必需的各种营养素　在足够热量供应时，可以补充蛋白质营养，促进肌肉蛋白的合成，在热量供应不足时，支链氨基酸也能提供更多的热量。要素膳的种类很多，应用时要从低浓度开始，若口服应注意慢饮，由于要素膳为高渗液，饮用过快易产生腹泻和呕吐。

（7）术后根据病情来调配饮食　因为手术创伤会引起消化系统的功能障碍，所以在食物选择与进补时，不要急于求成。要多吃新鲜蔬菜和水果，果蔬中含有丰富的维生素，是抑癌物质，另外大蒜也含有抗癌物质。

（8）养成良好的生活和饮食习惯，定期体格检查，及时诊断和治疗。

（9）肺癌患者饮食宜用

① 宜多食具有增强机体免疫、抗肺癌作用的食物，如薏米、菱角、牡蛎、海蜇、黄鱼、海龟、蟹、鲨、蚶、海参、茯苓、山药、大枣、四季豆、香菇、核桃、甲鱼。

② 咳嗽多痰宜吃白果、萝卜、杏仁、橘皮、枇杷、橄榄、橘饼、荸荠、海带、紫菜、丝瓜、芝麻、无花果、松子、发菜、罗汉果、桃、橙、柚等。

③ 发热宜吃黄瓜、冬瓜、苦瓜、莴苣、茄子、百合、苋菜、荠菜、蕹菜、石花菜、马齿苋、梅、西瓜、菠萝、梨、柿、橘、柠檬、桑葚、荸荠、鸭、青鱼。

④ 咯血宜吃藕、甘蔗、莲子、黑豆、豆腐、牛奶、鲫鱼、鲩鱼、乌贼、淡菜。

⑤ 宜吃减轻放疗、化疗不良反应的食物：鹅血、蘑菇、桂圆、黄鳝、猕猴桃、莼菜、金针菜、葵花籽、苹果、鲤鱼、绿豆、黄豆、赤豆、虾、泥鳅、马哈鱼、绿茶、田螺。

（10）肺癌患者饮食忌用

① 忌烟、酒。

② 忌辛辣刺激性食物如葱、蒜、韭菜、姜、花椒、辣椒、桂皮等。

③ 忌油煎、烧烤等食物。

④ 忌油腻、黏滞生痰的食物。

（11）晚期癌症患者有很多需求受到限制，进而影响情绪和行为，因此必须要认真观察患者的需求，满足患者的各种需要。

① 生存的需求：求生是癌症患者最强烈的需要，他们渴望继续感受生命的价值，需要人们的理解和支持。因此要与患者和家属建立良好的护患关系，鼓励家属和亲友对患者体贴和照顾，经常看望患者，使患者感到温暖。作为医护人员，即使是科室主任和护士长，也要经常看望患者，给患者以鼓励，使患者感到在医院这个大家庭里，处处有温馨和关爱，使他

坚定战胜疾病的信心，积极主动配合治疗。

② 生理的需求：晚期肺癌患者，最大的特点是呼吸困难，喘憋加重，导致患者生活质量低下。很多患者出现烦躁、易怒、悲观失望、失眠，甚至出现自杀倾向，应及时了解患者思想动态变化，及时发现问题，并给予相应的处理，比如向患者介绍与其患同样疾病的病友乐观对待人生的态度，鼓励患者尽可能放弃任何顾忌，寻求精神上的支持；及时对因施护，教会患者掌握几种催眠术，如数念珠、听轻音乐等，并给予对症治疗，帮助患者摆脱失眠痛苦，重新振作精神，积极配合治疗。

（12）肺癌是可以预防的，也是可以控制的。已有的研究表明，有些国家通过控烟和保护环境后，近年来肺癌的发病率和病死率已明显下降。肺癌的预防可分为三级预防：一级预防是病因干预；二级预防是肺癌的筛查和早期诊断，达到肺癌的早诊早治；三级预防为康复预防。

第六节　纵隔肿瘤

概述

纵隔肿瘤通常指位于纵隔内各种组织和结构所产生的囊肿和肿瘤。但不包括食管、气管、支气管和心脏所产生的良恶性肿瘤。纵隔肿瘤的种类繁多，常表现为肿块性病变，特征很少，鉴别诊断比较困难。继发性纵隔肿瘤，主要来源于肺癌、乳腺癌和腹腔内脏癌瘤。原发性纵隔肿瘤由所在部位纵隔内的器官或组织因胚胎发育过程异常或后天性囊肿及肿瘤形成所致。其发病率各家报告不一。国外文献报告的神经源性肿瘤最多，占 19％～24％，良性囊肿次之，占 18.4％～21％，胸腺瘤占 12％～19.4％，畸胎类肿瘤占 9.2％～17％，胸骨后甲状腺肿占 5.2％。国内近些年随着胸腔外科的发展，临床报道逐渐增多。

一、分类

（1）神经源性肿瘤　为纵隔最常见的原发性肿瘤，发病率居纵隔肿瘤之首。而且 90％发生于后纵隔，其中 50％位于脊柱旁沟，尤以上纵隔为多，10％位于前纵隔。儿童神经源肿瘤大部分为恶性，而成年人恶性发生率低于 10％。神经源性肿瘤多来自脊髓主干、肋间神经或交感神经链的主干，极少数来自迷走神经或膈神经。常侵蚀椎体或椎间孔增大，肋骨间距增宽的肿瘤常为恶性病变。根据组织发生部位不同，可分为以下几类。一类是起源于神经鞘细胞包括神经鞘瘤、神经纤维瘤、施万细胞瘤。多位于后纵隔，其中神经鞘瘤和神经纤维瘤是良性肿瘤，施万细胞瘤为恶性肿瘤。在后纵隔的神经纤维瘤常为多发性神经纤维瘤病。另一类起源于交感神经节细胞包括神经节细胞瘤、节细胞神经母细胞瘤、神经母细胞瘤，也有良性、恶性之分。此外，还有起源于副神经节细胞的嗜铬细胞瘤、非嗜铬细胞瘤，极罕见，约占 1％。可见于后纵隔，症状可有可无，如有可出现高血压、阵发性或持续性头痛、出汗、心悸、震颤等。约 50％的纵隔嗜铬细胞瘤有高血压，儿童患者为持续性高血压，并常伴有腹膜后肿瘤，家族史明显。

（2）畸胎类肿瘤、囊肿　畸胎类肿瘤是前纵隔最常见的肿瘤，少数位于后纵隔，发生率在纵隔肿瘤中居第二位。可分为畸胎瘤和畸胎囊肿两大类。畸胎瘤呈圆形、卵圆形，表面有不规则突起，切面颜色多种多样，肿瘤呈实体或以实体性为主，囊内含有外、中、内几个胚层的衍生物如皮脂、腺体、软骨、平滑肌、支气管和肠黏膜等。20％的患者可发生恶性变。畸胎囊肿为囊性瘤，呈圆形、卵圆形或分叶状，包膜完整，内有多个囊腔，部分呈实质性，囊壁常有钙化，囊内含有外胚层衍生物如毛发、皮脂和腺体。

（3）胸腺瘤　胸腺是人体免疫的重要脏器，随着年龄的增长而逐渐退化，位于前纵隔，附着心包，与纵隔的大血管有较密切的关系。外观酷似脂肪组织，重量在 $20\sim300g$。胸腺瘤发生于未退化的胸腺组织，是前纵隔的常见肿瘤，在纵隔肿瘤中占第 3 位或第 4 位。任何年龄都可发生，但以中年人常见。多数为良性瘤，约 30％为恶性。病理学上分为三型：即上皮细胞为主的上皮细胞胸腺瘤，恶性者为上皮癌；以淋巴细胞为主的淋巴细胞胸腺瘤，恶性者为胸腺淋巴瘤；上述两种细胞均有的为混合型胸腺瘤。胸腺瘤患者常伴有重症肌无力，其发病机制尚不清楚，一般认为它是一种自身免疫性疾病，因神经肌肉接头部位乙酰胆碱受体减少而引起肌无力，常表现为眼睑下垂、吞咽困难和呼吸困难。恶性胸腺瘤患者的晚期症状可有发热、胸骨后疼痛、咳嗽、体重减轻等。个别患者锁骨上淋巴结肿大，或转移至肝、肾、脑部，但远处转移少见。胸腺瘤还可伴有多种自身免疫性疾病，如全身性红斑狼疮、慢性淋巴性甲状腺炎、恶性贫血、类风湿关节炎等。上述病变和临床综合征可随胸腺瘤摘除而消失和改善。

（4）胸内甲状腺肿　其发生一方面是由于胚胎时期留在纵隔的甲状腺组织发展而来，占少数。另一方面可能是颈部甲状腺肿或腺瘤因生长过大坠入纵隔而来。胸内甲状腺肿大多数为良性，个别可为腺癌。根据甲状腺在纵隔内位置，可将胸内甲状腺肿分为三种类型：颈纵隔甲状腺肿，指甲状腺部分或大部分坠入纵隔内；纵隔内甲状腺肿，甲状腺完全坠入纵隔内，常沿气管右侧下降，不会压迫食管；异位甲状腺肿，可发生于纵隔任何部位。常见症状可因支气管受压引起咳嗽、呼吸困难。若胸骨脊柱受压可产生胸痛、背痛、胸部闷胀、甲状腺功能亢进症状、食管受压症状和上腔静脉压迫症状。如果为颈部甲状腺肿坠入纵隔者可有原颈部肿大而后逐渐消退的病史。X线征象是上纵隔块影，其上常延入颈部，有时块影随吞咽上下移动，多数病例有气管受压征，部分病例因肿瘤位于后上纵隔而出现食管受压征。当肿瘤内组织有内分泌功能时，用放射性^{131}I 及^{99m}Tc 扫描，可出现胸内甲状腺肿扫描阳性。肿瘤组织无内分泌功能或呈囊性变时，扫描阴性。扫描阴性并不能排除胸内甲状腺肿的诊断。

（5）心包囊肿　又称间皮囊肿，迄今病因不明。为一较少见的纵隔良性囊肿，它好发于前纵隔左、右心隔角部，少数位于心基部。囊肿呈圆形或卵圆形，大小不等，可为单房或多房，或带蒂，或与心包相通。它生长缓慢，一般无症状，常在体检时发现。囊肿大时可出现咳嗽、胸痛、胸闷等症状，有时有上腹部压迫感。X线检查可见前心隔角处出现密度均匀而淡的圆形或椭圆形阴影。CT 扫描有助于明确诊断，穿刺可抽出清澈透明液体。

（6）气管支气管囊肿　它起源于发生呼吸系统的腹侧前肠，在胚胎发育过程中发生缺陷形成囊肿。如发生于末梢支气管时则形成肺囊肿。囊肿多见于气管旁或气管隆突附近，右侧多见，多为良性。约半数患者可无症状，在胸部 X 线检查时偶被发现，如囊肿与气管、支气管相通合并感染时，可出现咳嗽、胸痛、咯血或发热；若囊肿压迫支气管出现肺不张、咳嗽、气短、发绀等；压迫食管引起吞咽不利等。X线检查在气管或支气管旁可见圆形或卵圆形、边缘光滑或呈分叶状、密度均匀的肿块阴影，常突向右侧，如位于隆突下，可突向双侧。肿块的外形可随体位和呼吸而改变，若与气管或支气管相通时，囊内可出现液平面。CT 扫描和磁共振成像检查有助于明确诊断。

（7）肠源性囊肿　肠源性囊肿是胚胎时期形成上消化道的空泡未能与正常消化道融合的结果，亦称胃肠囊肿、胃囊肿、食管囊肿或重复囊肿。1 岁以内的婴幼儿多见，并多伴有颈椎、胸椎脊柱裂，可发生于消化道任何部位。多见于后纵隔，接近肺根部，易向右侧生长。

囊肿呈圆形或椭圆形，囊壁光滑，外层为平滑肌，内层可衬以食管、胃或肠黏膜，囊内含透明黏液样物。如囊壁含有有功能的胃黏膜时，可分泌胃酸，产生溃疡，可穿透食管、支气管、肺或胸腔内，囊肿可与胃肠道相连接，或伴有胸腹消化道重复畸形，个别病例可发生恶性变。多无症状，囊肿大时如压迫食管、气管可出现吞咽困难、胸闷、咳嗽等。X线可见后纵隔内边缘清晰的圆形阴影，多见于右侧，常伴椎体畸形。大的囊肿在超声断层时可显示液性暗区。

（8）恶性淋巴瘤　纵隔原发性恶性淋巴瘤并不少见，转移性者更为多见，占纵隔肿瘤的2%～23%，多发生于前纵隔或中纵隔的淋巴结，常伴有膈上或膈下淋巴结侵犯，这些肿瘤很少只局限于纵隔。局部症状多见，可出现胸部闷胀不适、咳嗽或上腔静脉压迫征等，常伴有锁骨上和其他部位的淋巴结肿大。X线表现位于中纵隔上、中部，早期仅见上纵隔轻度增宽，由于生长快，不久，气管及肺门旁淋巴结即融合成块向上扩展，呈密度均匀波浪状分叶改变，有时为双侧性，气管明显受压及移位。预后主要取决于组织细胞的类型、患者的年龄、病变的分期等。治疗以放疗首选，近年对某些类型淋巴瘤化疗效果亦佳。对局限性、有手术条件者宜尽量争取摘除，但术后仍需进行放疗或化疗。

（9）脂肪瘤　可发生于纵隔的任何部位，常位于前纵隔。一般认为脂肪瘤起源于前纵隔胸膜下脂肪组织或胸壁皮下组织向内生长所致，少数也可起源于退化的胸腺脂肪组织。生长缓慢，病史较长，一般无症状。脂肪肉瘤可有胸痛、咳嗽、呼吸困难等症状。X线照片上的阴影边缘不明显，说明瘤组织易被X线穿透。若肿瘤伸入颈部或经肋间达胸壁者大多为脂肪瘤。

二、临床表现

一般而言，纵隔肿瘤阳性体征不多。其症状与肿瘤大小、部位、生长方向和速度、质地、性质等有关。良性肿瘤由于生长缓慢，向胸腔方向生长，可生长到相当大的程度尚无症状或很轻微。相反，恶性肿瘤侵蚀程度高，进展迅速，故肿瘤较小时已经出现症状。

常见症状有胸痛、胸闷、刺激或压迫呼吸系统、神经系统、大血管、食管的症状。此外，还可出现一些与肿瘤性质相关的特异性症状。

压迫神经系统：如压迫交感神经干时，出现霍纳综合征；压迫喉返神经出现声音嘶哑；压迫臂丛神经出现上臂麻木、肩胛区疼痛及向上肢放射性疼痛。哑铃状的神经源性肿瘤有时可压迫脊髓引起截瘫。

其他症状：如咳出皮脂样物或毛发时，提示畸胎类肿瘤腐蚀穿破肺组织或支气管。部分胸内甲状腺肿患者，在既往史中曾有颈部肿块自动消失的情况，少数此种患者尚有消瘦、多汗、突眼、手颤等甲亢症状。部分胸腺肿瘤常可伴发重症肌无力，临床上出现典型之表情淡漠脸型、眼睑下垂和面部肌肉松弛。高血压常并发于嗜铬细胞瘤。低血糖常伴发畸胎瘤和间质瘤。霍奇金病常引起间歇性发热。神经源性肿瘤可引起关节炎等。

三、实验室及其他检查

（1）X线透视及胸片检查　可显示纵隔肿瘤和囊肿的位置、形态、大小、密度及有无钙化，观察肿块有无波动，能否随吞咽活动，是否随体位或呼吸运动而改变形态。

（2）体层摄影检查　可显示肿块层面结构以及其与周围脏器的关系。

（3）CT扫描和磁共振检查　CT从平面了解肿块内有无液体、钙化、骨质，借以判断肿瘤性质，了解与纵隔重要组织器官的关系，判断切除的可能性。MRI可以从冠状面、矢状面、横断面上显示肿瘤或囊肿的大小、位置及与周围组织的关系。由于纵隔内不同组织器官在 MRI 上的信号不同，为手术提供参考资料。

（4）B 超检查　可显示纵隔肿瘤或囊肿的部位、大小、实质性或囊性及与周围组织器官的关系，并能在其引导下穿刺活检。

（5）同位素扫描检查　对诊断内甲状腺肿大极有价值。

（6）活体组织检查　通过穿刺活检对肿瘤定性提供了依据。表浅淋巴结切除病理检查，可以了解肿瘤来源。

（7）纵隔充气造影　可帮助前纵隔肿瘤的形态和有无纵隔淋巴结转移的诊断。

（8）食管镜、气管镜检查　若 X 线发现食管、气管受累，可分别通过食管镜、气管镜观察食管、气管受压及受侵的部位、性质及程度，必要时可取活检助诊。

四、临床分期

至今尚无统一的 TNM 分期。上皮来源的胸腺肿瘤，其分类是按照贝尔格（Bergh）1978 年建议分期。

Ⅰ期：完整包膜或在包膜内生长。

Ⅱ期：包膜周围生长至纵隔脂肪组织。

Ⅲ期：浸润性生长至周围组织或胸内转移或二者皆有。

1985 年 Verley 又建议分期如下。

Ⅰ期：完整包膜，无浸润，完整切除。

Ⅰa 期：与周围无粘连。

Ⅰb 期：与纵隔结构有纤维粘连。

Ⅱ期：局部浸润即包膜周围生长至纵隔脂肪组织或邻近胸膜或心包。

Ⅱa 期：完整切除。

Ⅱb 期：不完全切除伴局部肿瘤残存。

Ⅲ期：大量浸润性的肿瘤。

Ⅲa 期：浸润性生长至周围组织和（或）胸内种植（胸膜、心包）。

Ⅲb 期：淋巴或血行转移。

五、诊断和鉴别诊断

1. 诊断

（1）无症状或偶有胸痛、胸闷、咳嗽、气短、声音嘶哑、上肢及颜面部水肿等压迫症状。胸腺瘤常伴有重症肌无力症状。

（2）X 线检查可见纵隔肿块阴影或囊形阴影。

（3）CT 及超声检查纵隔可有占位性病变。

（4）穿刺活检可明确诊断。

2. 鉴别诊断

纵隔肿瘤需与中心性肺癌、纵隔淋巴结结核、纵隔转移癌、主动脉及无名动脉瘤、椎旁性脓肿、食管平滑肌瘤、胸内硬脊膜膨出、贲门失弛缓引起的巨食管、膈疝、包裹性胸腔积液、纵隔内棘球蚴病、结节病等相鉴别。

六、治疗

原发性纵隔肿瘤及囊肿的治疗，除淋巴肉瘤等恶性肿瘤适用于放射治疗以外，绝大多数患者应行手术切除。无症状的良性纵隔肿瘤和囊肿，在无手术禁忌证的情况下，也以手术切除为宜。因为这些肿瘤和囊肿总是要发展，甚至有的会发生恶性变，有的囊肿还可发生感染。有的纵隔肿瘤在术前也难以确定其为良性或恶性，如不及时手术，有贻误治疗时机的可能。

1. 手术治疗

（1）手术时机选择　因临床诊断而定。如判断为良性肿瘤或囊肿，则手术可择期安排，甚至可在短期内随诊观察其动态变化。疑有恶性可能或瘤体较大时，则应尽早手术。

（2）麻醉　麻醉的选择也很重要，一般采用静脉复合麻醉。前纵隔的实体瘤由于瘤体的重力可以发生心脏急性受压，要谨慎使用肌肉松弛药。为安全起见，可考虑清醒气管插管，在确保气道通畅的情况下再使用肌肉松弛药，避免手术意外。重症肌无力者应少用或不用箭毒类肌肉松弛药。

（3）术前准备　①设计好手术切口；②应用抗生素；③胸腺瘤应特别注意有无重症肌无力的情况。

（4）术中注意事项　①切口可选用胸骨正中或前胸后外侧切口；②术中取活检明确诊断；③尽量完整切除，避免破坏左、右胸膜；④注意纵隔大血管，避免造成损伤；⑤后纵隔神经源性肿瘤不要强行提出以免损伤脊神经。

（5）手术方式　肿瘤根治术或姑息切除术。

（6）术后处理　多数纵隔肿瘤和囊肿患者术后恢复顺利。少数应予特别注意。如伴有重症肌无力的胸腺瘤患者，要警惕肌无力危象和胆碱能危象的发生。一旦出现，就应果断地进行气管插管或气管切开，辅助呼吸。严重患者应在行胸腺瘤和胸腺切除的同时行气管切开术。

2. 放射治疗

主要适应于对放疗敏感的纵隔恶性肿瘤，如胸腺瘤、恶性淋巴瘤、血管内皮瘤、卡波西肉瘤等，也多用于术后或无手术指征的纵隔恶性肿瘤。

3. 化学治疗

适用于不能手术切除者，或恶性畸胎瘤、恶性胸腺瘤或神经母细胞瘤等术后、放疗后或术后复发者。

纵隔淋巴瘤

淋巴瘤属于网状内皮组织恶性肿瘤，它起源于网状内皮组织中最普通的淋巴细胞。原发性恶性纵隔淋巴瘤并不常见，然而在儿童原发性纵隔肿瘤中恶性淋巴瘤占50％左右，在成人患者中占6％～20％。原发性纵隔淋巴瘤系指临床和放射学上位于胸腔内的淋巴瘤，而且主要累及纵隔。周围淋巴结不肿大。纵隔以外其他部位没有类似疾病。根据这一定义，原发性纵隔淋巴瘤诊断包括：霍奇金淋巴瘤、纵隔大细胞淋巴瘤和淋巴母细胞性淋巴瘤，后两者归属为非霍奇金淋巴瘤。非霍奇金淋巴瘤可发生在各个年龄段，常表现为结节形，镜下见淋巴细胞形态各异，预后也相差甚多，有的没有什么症状，有的则呈爆发性，无法控制，对治疗很敏感者能够治愈。

一、病因和发病机制

病因和发病机制还不完全明确，一般认为是多种因素相互作用的结果。

1. 病毒

这是引起淋巴瘤的重要原因。霍奇金淋巴瘤患者的病变组织经连续培养后可在电镜下观察到两种类病毒颗粒：疱疹型病毒颗粒与类人猿病毒 SV_5 样颗粒。近年来对 Burkitt 淋巴瘤（好发于非洲儿童）的研究，比较肯定其发生与 EB 病毒有关。但迄今只能证明某些动物的淋巴瘤是由病毒引起的，在人类研究还缺乏足够的佐证。

（1）EB 病毒　HL 的病因一直不清，大量的流行病研究表明 HL 的发生与病毒感染密切相关。在西方国家 40% 的经典型 HL 以及在拉丁美洲 90% 的儿童 HLHRS 细胞中可检出 EB 病毒。EB 病毒尚未在淋巴细胞为主型的 L&H 细胞中发现。在 HRS 细胞中 EB 病毒以隐匿型存在，对大约一半的 HL 病例 HRS 细胞的转化起重要作用。研究证明，既往有传染性单核细胞增多症的患者发生 HL 概率增加 3 倍。血清学和分子生物学亦支持 HL 与 EB 病毒感染有关。尽管这些资料提示 EB 病毒与 HL 之间存在着重要的关系，但是仍有 50% 患者并无感染的证据，而且在一般人群中，EB 病毒感染亦非常常见，使 EB 病毒的病因学角色受到怀疑，提示感染 EB 病毒可能仅仅是几个相关因素之一。人类免疫缺陷病毒相关 HL 与 EB 病毒也有非常密切的关系。出现这些现象的原因可能是免疫功能不全或缺陷、人体基因易感性和环境因素作用的结果。

（2）HIV　早期的研究表明，感染人类免疫缺陷病毒（HIV）并不是 HL 的一个发病危险因素，而且随着获得性免疫缺陷综合征（艾滋病）的流行，HL 的发病率并没有明显升高。艾滋病毒（HIV）在感染 HIV 的患者中 HL 的发病率呈上升趋势。旧金山最近的一项以人群为基础的关于 HIV-HL 的研究发现，HIV-HL 患者中 90% 是 EB 病毒（＋）。HIV 导致淋巴瘤是仅仅与普通的免疫缺陷有关，还是 HIV 特殊的蛋白所致，还是 HIV 导致的免疫失调引发的淋巴瘤到目前为止还不是很清楚。

（3）麻疹病毒（MV）　有报道发现在 HL 患者组织中可找到 MV 抗原和 MV RNA。最近的关于在妊娠期间或围生期暴露于 MV 与 HL 发病的流行病学研究证实了 MV 和 HL 之间有关的假设。

2. 理化因素

这是淋巴瘤的诱发因素，如放射线。另外某些化学药物如免疫抑制药、抗癫痫药、肾上腺皮质激素等的长期应用，均可导致淋巴网状组织增生，最终出现淋巴瘤。

3. 免疫缺陷

免疫因素在淋巴瘤的发生和发展中占有重要地位。实验证明，淋巴瘤患者，尤其是霍奇金淋巴瘤患者都有严重的免疫缺陷。自身免疫性疾病如干燥综合征以及免疫缺陷性疾病如无丙球蛋白血症、低丙球蛋白血症、Wiskott Aldrich 综合征均较易并发淋巴瘤。但免疫缺陷究竟是淋巴瘤的病因还是疾病的后果，存在不同看法，有待进一步研究。

4. 遗传因素

淋巴瘤常伴有染色体异常但缺乏特异性，遗传与淋巴瘤的因果关系尚不清楚。

5. HRS 细胞特异性上调基因

通过基因表达系列分析（serial analysis of gene expression，SAGE）及微点阵产生的基因表达分布图来探讨 HRS 细胞的特异性基因及其功能表达意义，极大地丰富了 HL 分子生物学研究内容。一些研究尤为引人注目。最新的研究已经回答了几个问题：①HL 细胞系代表了一个独立的病种，无论其 B 细胞或 T 细胞来源；②HL 的基因表达最相似于 EB 病毒转化的 B 细胞及弥漫性大细胞淋巴瘤的细胞基因表达；③基因表达分布可以确定 HRS 的特异性基因。Kup-pers 等的研究显示，在 HRS 细胞有 27 个特异性上调基因，45 个特异性下调基因。27 个上调基因仅 4 个基因以往有报道其在 HRS 细胞中有表达。有 5 个在 HRS 细胞系中表达的基因在临床微切除肿瘤标本通过 RT-PCR 检测得到确认。Kuppers 等认为，HRS 细胞 20 种以上的特异性上调基因在 HL 的发病机制中可能起重要作用。

6. HL 微环境对细胞的作用

在 HL 病变中，约 99% 的细胞由不同类型的炎细胞构成。这种炎细胞反应可能是试图消灭肿瘤细胞的不成功尝试，也可能是由于 HRS 细胞需要依赖周围微环境中的细胞反应来生存与增生。可喜的是，HL 微环境细胞间相互作用的通路已基本阐明，这是近年来 HL 研究的又一明显进展。现已知道，HL 的 HRS 细胞表达多种趋化因子与细胞因子。在 HL 组织中表达的细胞因子至少包括 IL-1、IL-3、IL-5、IL-6、IL-7、IL-9、IL-10、IL-13、TNF-α、TNF-β、TGF-β、MIP1、MIP2 等数十种。HRS 细胞分泌大量的趋化因子 TARC，具有吸引 CD4$^+$ T 淋巴细胞的作用。成纤维细胞分泌嗜酸细胞活化趋化因子，这种因子可引起 HL 组织嗜酸粒细胞浸润。HRS 细胞分泌 IL-10 及 TGF-β 具有免疫抑制 CD8 T 淋巴细胞的作用，可使 HRS 免受细胞毒性攻击。IL-10 在 EB 病毒阳性的 HL 中的表达特别引人注目，提示 EB 病毒上调 IL-10 分泌，从而引起含有病毒的 HRS 细胞的免疫逃避。IL-13 是一种主要由活化 T 细胞产生的细胞因子，对 B 细胞的生存以及 IgG4 和 IgE 的转接具有多种作用，IL-13 的自分泌刺激促进了 HRS 细胞的生存与增生。IL-13 还通过刺激表达 IL-13 受体的成纤维细胞增生，故也是结节硬化型 HL 纤维化形成的重要因子。

7. 其他因素

（1）社会经济学地位　长期以来研究者发现 HL 的发病率与较高的社会经济学地位有关。加利福尼亚的一项研究调查了 HL 各亚型的发病率与患者所在生活地区的社会经济学地位的关系，发现两者的相关性只见于年轻人（15～44 岁）结节硬化型 HL 和白种人及西班牙男性的老年人（≥45 岁）的混合细胞亚型。

（2）其他　HL 的发病可能还与小型家庭、居住在独幢房屋、受过相对较高的教育有关，可能的机制是因为这样的人群在儿童时期患病毒感染性疾病要少于一般人群。另外，也有报道认为男性农民是 HL 的高危人群，该职业所接触的除草剂、杀虫剂和微生物可能是发病的主要因素。同样，有研究发现木工患 HL 的危险性增加，确切原因尚不明了。

二、病理和分类

近十几年来，恶性淋巴瘤（ML）的病理研究由于应用免疫组织化学、电镜、细胞定量分析、分子生物学和分子遗传学等新技术，取得了很大的进展，然而光镜观察仍是用于 ML 诊断及分类的最基本和最重要的手段。

（一）霍奇金淋巴瘤

霍奇金淋巴瘤也称为霍奇金病（HD），绝大多数患者的病变首先发生在颈部或纵隔淋巴结，原发于结外器官如消化道、呼吸道的罕见。受侵犯的淋巴结结构可有不同程度的破坏，淋巴窦与淋巴滤泡消失，皮质、髓质境界不清，但一般在早期不侵犯淋巴结的包膜与周围脂肪组织。

HL 的基本病理形态学改变是在以多种非肿瘤性炎症细胞的混合增生，包括小淋巴细胞、组织细胞、嗜酸粒细胞、中性粒细胞和浆细胞为背景中见到诊断性的 R-S 细胞，其中最为特征者为 R-S 细胞及其变异型细胞。典型的 R-S 细胞为直径 15～45μm 的巨细胞，胞质较丰富，嗜双染性，形态双核，互相相似如同"镜影"状，如一对鹰眼，核圆形，染色质稀少，最突出者为各个核均有一个大而红染的包涵体样核仁，其边界清晰，其周围有空晕围绕，有时可见核仁两端为平头形。识别典型 R-S 细胞形态颇为重要。R-S 细胞的变异型共有四种。①多倍型：多个核膜极薄，核仁小，染色质稀少的核心互相重叠，故在英文文献中俗称"爆米花细胞"，此变异型主要见于淋巴细胞为主型。②陷窝型：此型细胞大而圆，因低倍镜下它在淋巴细胞等的背景中形成与骨小梁的陷窝相似的小孔而得名，胞质丰富，在 B5 固定的材料中呈极淡的粉色，但在甲醛固定的标本中则因胞质收缩，在低倍镜下此细胞所在部位形成空洞，核一两个或更多而成串，核膜染色质和核仁均与多倍型相似，本变异型见于结节硬化型。③单核型：即典型 R-S 细胞的一半，即单个核，又称霍奇金细胞（H 细胞），在各型均可见到。④肉瘤型：细胞间变明显，大小、形态极不规则，有时和 R-S 细胞相距甚远，此型主要见于淋巴细胞削减型。这在诊断、鉴别 HL 与其他临床上类似于 HL 的炎症性及肿瘤性病变方面很有用，是 HL 诊断的基础。

这种以形态学改变诊断 HL 的时代在 Rye 分类时期达到顶峰。1969 年 Rye 会议首次提出并得到广泛接受的 Rye 分类方案将 HL 分为四个类型，即淋巴细胞为主型（LP）、结节硬化型（NS）、混合细胞型（MC）和淋巴细胞削减型（LD）。随着研究的进展，1994 年修订的欧美淋巴系统肿瘤分类（RE-AL）以及 2001 年发表的世界卫生组织的淋巴造血系统肿瘤（WHO 分类）都是在 Rye 分类的基础上增加了富于淋巴细胞型（LRC）HL 这一独立类型，并将其与 NS、MC 和 LD 一并称为经典型 HL。此四个亚型中均可见高度多形性的诊断性 R-S 细胞，淋巴细胞为主型 HL 仅有极少的诊断性 R-S 细胞，而常为一类俗称为"爆米花样细胞"的 RS 细胞。霍奇金淋巴瘤以在多形性、炎症浸润性背景上找到 R-S 细胞为特征，伴毛细血管增生不同程度纤维化。目前较普遍采用 1965 年 Rye 会议的分类方法（表 9-9）。

表 9-9 霍奇金病组织学分型（1965 年 Rye 会议）

类型	病理组织学特点	临床特点
1. 淋巴细胞为主型	结节性浸润，主要为中小淋巴细胞，R-S 细胞少见	病变局限，预后较好
2. 结节硬化型	交织的胶原纤维，将浸润细胞分隔成明显结节，R-S 细胞较大，呈腔隙型。淋巴细胞、浆细胞、中性及嗜酸粒细胞多见	年轻发病，诊断时多Ⅰ、Ⅱ期，预后相对好
3. 混合细胞型	纤维化伴局限坏死，浸润细胞明显多形性，伴血管增生和纤维化。淋巴细胞、浆细胞、中性及嗜酸粒细胞与较多的 R-S 细胞混同存在	有播散倾向，预后相对较差
4. 淋巴细胞消减型	主要为组织细胞浸润，弥漫性纤维化及坏死，R-S 细胞数量不等，多形性	多为老年，诊断时已Ⅲ、Ⅳ期，预后极差

国内以混合细胞型为最常见，结节硬化型次之，其他各型均较为少见。各型并非固定不变，尤以淋巴细胞为主型，2/3 可向其他各型转化，仅结节硬化型较为固定。

（二）非霍奇金淋巴瘤

在我国恶性淋巴瘤的患者中，非霍奇金淋巴瘤（NHL）远多于霍奇金淋巴瘤（HL）。导致 NHL 发病率增高的原因尚不明确，应是多种因素共同作用的结果。可能的原因大致归纳为：①免疫功能异常的人群增多，如艾滋病、器官移植、类风湿关节炎和遗传性免疫缺陷病等；②病毒感染，如成人 T 细胞淋巴瘤Ⅰ型病毒（human T-cell leukemia virus type Ⅰ，HTLVⅠ）、人类免疫缺陷病毒（human immunodeficiency virus，HIV）、EB（Epstein-Barr）病毒等均与 NHL 的发病有关，其中 HIV 感染者 NHL 的发病率是未感染者的 50～100 倍；③杀虫剂和除草剂等化学物质的应用增多；④其他因素，包括放射性暴露增多、HL 成功治疗后患者生存期延长导致继发的 NHL 增多等。

NHL 是具有很强异质性的一组独立疾病的总和，在病理类型、临床表现和治疗上都远比 HL 复杂。近年来随着对 NHL 发生的分子生物学机制、细胞遗传学特点等的认识逐渐清晰，上述因素对预后和治疗影响的认识也逐渐深入，使得 NHL 的病理分类越来越细化，治疗的个体化要求也越来越高。2008 年的 WHO 病理分类将 NHL 分为更多种不同的疾病体和亚型，但是根据 NHL 的自然病程，可以归为三大临床类型，即高度侵袭性、侵袭性和惰性淋巴瘤。根据不同的淋巴细胞起源，可以分为 B 细胞、T 细胞和 NK 细胞淋巴瘤。不同临床类型 NHL 的预后和治疗策略各有不同，由于篇幅所限，这里将重点介绍几种发病率高和具有代表性的 NHL。1982 年美国国立癌症研究所制订了一个国际工作分类（表 9-10）。

表 9-10　非霍奇金淋巴瘤的国际工作分类（IWF）（1982 年）

低度恶性	A. 小淋巴细胞型（可伴浆细胞样改变）
	B. 滤泡性小裂细胞型
	C. 滤泡性小裂细胞与大细胞混合型
中度恶性	D. 滤泡性大细胞型
	E. 弥漫性小裂细胞型
	F. 弥漫性小细胞与大细胞混合型
	G. 弥漫性大细胞型
高度恶性	H. 免疫母细胞型
	I. 淋巴母细胞型（曲折核或非曲折核）
	J. 小无裂细胞型（Burkitt 或非 Burkitt 淋巴瘤）
其他	毛细胞型、皮肤 T 细胞型、组织细胞型、髓外浆细胞瘤、不能分型及其他

1985 年在成都召开的全国淋巴瘤会议上，根据我国非霍奇金淋巴瘤的特点和参照国际工作分类制定了自己的工作分类（表 9-11），此分类已在国内广泛采用。

表 9-11　非霍奇金淋巴瘤工作分类方案（成都，1985）

低度恶性	中度恶性	高度恶性
1. 小淋巴细胞性		
2. 淋巴浆细胞性		
3. 裂细胞性（滤泡型）	4. 裂细胞性（弥漫型）	
5. 裂-无裂细胞性（滤泡型）	6. 裂-无裂细胞性（弥漫型）	
	7. 无裂细胞性（滤泡型）	8. 无裂细胞性（弥漫型）
		9. Burkitt 淋巴瘤
		10. 免疫母细胞性
11. 髓外浆细胞瘤（分化好）	12. 髓外浆细胞瘤（分化差）	
13. 蕈样肉芽肿-Sezary 综合征		14. 透明细胞性
		15. 多形细胞性
		16. 淋巴母细胞性
		(1)曲核
		(2)非曲核
		17. 组织细胞性
	18. 不能分类	

1999 年 WHO 又提出了淋巴类肿瘤性疾病的临床分类方案（表 9-12），并依据临床预后进行了分组，有利于指导临床治疗，其意义有待于今后的应用研究。

表 9-12　淋巴系统恶性肿瘤临床分类方案（WHO，1999）

B 细胞源性	T 细胞源性
Ⅰ 缓慢进展型(低危型)	Ⅰ 缓慢进展型(低危型)
慢性淋巴细胞白血病/小淋巴细胞淋巴瘤	大颗粒淋巴细胞白血病 T 细胞和 NK 细胞型
淋巴浆细胞淋巴瘤/免疫细胞瘤巨球蛋白血症	菌样霉菌病/Sexary 综合征
毛细胞白血病	发展缓慢的慢性成人 T 细胞白血病/淋巴瘤
脾边缘带淋巴瘤	
边缘带 B 细胞淋巴瘤　结外型(MALT-B 细胞淋巴瘤)	
结内型(单核细胞样)	
滤泡中心淋巴瘤(小细胞Ⅰ级)	
滤泡中心淋巴瘤(混合小细胞和大细胞Ⅱ级)	
Ⅱ 进展型(中危型)	Ⅱ 进展型(中危型)
前淋巴细胞白血病	前淋巴细胞白血病
浆细胞瘤/多发性骨髓瘤	外周 T 细胞淋巴瘤,非特异型
套细胞淋巴瘤	血管免疫母细胞淋巴瘤
滤泡中心淋巴瘤(大细胞Ⅲ级)	血管中心性淋巴瘤
弥漫性大细胞 B 细胞淋巴瘤(包括免疫母细胞、弥漫大细胞和中心母细胞淋巴瘤)	间变大细胞淋巴瘤(T 细胞和 Null 细胞型)
原发纵隔大细胞 B 细胞淋巴瘤	
伯基特样 B 细胞淋巴瘤	

　　在 REAL 分型基础上，2000 年 WHO 提出了淋巴组织肿瘤分型方案。该方案既考虑了形态学特点，也反映了应用单克隆抗体、细胞遗传学和分子生物学等新技术对淋巴瘤的新认识和确定的新病种，该方案还把淋巴细胞白血病也包括在内（表 9-13）。

表 9-13　淋巴组织肿瘤 WHO（2000）分型

霍奇金淋巴瘤	B 细胞	T 细胞和 NK 细胞
结节性淋巴细胞为主型霍奇金淋巴瘤(NLPHL)	原始 B 细胞肿瘤	原始 T 细胞肿瘤
典型霍奇金淋巴瘤	B-原始淋巴细胞白血病/淋巴瘤[①](B-ALL/LBL)	原始 T 淋巴细胞白血病/淋巴瘤(T-ALL/LBL)[①]
结节硬化型霍奇金淋巴瘤[①],1 和 2 级(NSHL)	成熟(外周)B 细胞肿瘤	成熟(外周)T 细胞肿瘤
富于淋巴细胞典型霍奇金淋巴瘤(LPHL)	B-慢性淋巴细胞白血病/小淋巴细胞淋巴瘤[①](B-CLL/SLL)	T-幼淋巴细胞白血病(T-PLL)
混合细胞型霍奇金淋巴瘤[①](MCHL)	B-幼淋巴细胞白血病(B-PLL)	T-大颗粒淋巴细胞白血病(T-LGL)
淋巴细胞消减型霍奇金淋巴瘤(LDHL)	B-淋巴浆细胞白血病(LPL)	侵袭性 NK 细胞白血病(ANKCL)
	脾边缘区 B 细胞淋巴瘤±绒毛状淋巴细胞(SMZL)	结外 NK/T 细胞淋巴瘤、鼻型(NK/TCL)
	毛细胞白血病(HCL)	肠病型 T 细胞淋巴瘤(ITCL)
	淋巴结边缘区 B 细胞淋巴瘤±单核细胞样 B 细胞(MZL)	肝脾 γδT 细胞淋巴瘤
	浆细胞骨髓瘤/浆细胞样淋巴瘤(PCM/PCL)[①]	皮下脂膜炎样 T 细胞淋巴瘤
	黏膜相关性淋巴样组织结外边缘区 B 细胞淋巴瘤[①](MALT-MZL)	蕈样肉芽肿[①]/赛塞里(Sézary)综合征(MF/SS)
	滤泡性淋巴瘤(FL)	间变性大细胞淋巴瘤(ALCL)T 和裸细胞,原发性皮肤型
	套细胞淋巴瘤[①](MCL)	周围性 T 细胞淋巴瘤[①],无其他特征(PTCL)
	弥漫性大 B 细胞淋巴瘤[①](DLBCL)	血管免疫母细胞性 T 细胞淋巴瘤[①](AI-TCL)
	Burkitt 淋巴瘤[①](BL)	间变性大细胞淋巴瘤[①](ALCL)T 和裸细胞,原发性全身型[①]

　　①为常见类型。

目前较公认的分类标准是 WHO 制定的分型方案（表 9-14），WHO 未将淋巴瘤单独分类，而按肿瘤的细胞来源确定类型，淋巴组织肿瘤中包括淋巴瘤和其他淋巴组织来源的肿瘤，为保持完整一并列出。

表 9-14　WHO（2001）淋巴组织肿瘤分型方案

原始 B 和 T 细胞肿瘤
①B-原淋巴细胞白血病/淋巴瘤(B-ALL/LBL)
①原始 T 淋巴细胞淋巴瘤/白血病(T-LBL/ALL)
成熟 B 细胞肿瘤
成熟 B 细胞肿瘤
①慢性淋巴细胞白血病/小淋巴细胞淋巴瘤(B-CLL/SLL)
B-幼淋巴细胞白血病(B-PLL)
淋巴浆细胞淋巴瘤/巨球蛋白血症(LPL)
脾边缘带淋巴瘤(SMZL)
毛细胞白血病(HCL)
①浆细胞肿瘤
浆细胞骨髓瘤(PCM)
浆细胞瘤
单克隆免疫球蛋白沉积病
重链病
①黏膜相关淋巴样组织结外边缘带 B 细胞淋巴瘤(MALT-MZL)
淋巴结边缘带 B 细胞淋巴瘤(MZL)
①滤泡性淋巴瘤(FL)
①套细胞淋巴瘤(MCL)
①弥漫性大 B 细胞淋巴瘤(DLBCL)
纵隔(胸腺)大 B 细胞淋巴瘤
血管内大 B 细胞淋巴瘤
原发渗出性淋巴瘤
①伯基特(Burkitt)淋巴瘤(BL)
淋巴瘤样肉芽肿
成熟 T 细胞和 NK 细胞
T-幼淋巴细胞白血病(T-PUI)
T-大颗粒淋巴细胞白血病(T-LGL)
侵袭性 NK 细胞白血病(ANKCL)
成人 T 细胞白血病/淋巴瘤(ATCL/L)
结外 NK/T 细胞淋巴瘤,鼻型(NK/TCL)
肠病型 T 细胞淋巴瘤(ITCL)
肝脾 T 细胞淋巴瘤
皮下脂膜炎样 T 细胞淋巴瘤
原始 NK 细胞淋巴瘤
①蕈样肉芽肿/赛塞里(Sézary)综合征(MF/SS)
原发皮肤 CD30$^+$ T 淋巴细胞增殖性疾病
原发皮肤间变性大细胞淋巴瘤
淋巴瘤样丘疹
界线样损害
①血管免疫母细胞性 T 细胞淋巴瘤(AITCL)
①周围 T 细胞淋巴瘤,无其他特征(PTCL)
①间变性大细胞淋巴瘤(ALCL)

①为常见类型。

WHO（2001）分型方案中较常见的非霍奇金淋巴瘤亚型包括以下几种。

1. 边缘带淋巴瘤

边缘带淋巴瘤（marginal zone lymphoma，MZL）为发生部位在边缘带，即淋巴滤泡及滤泡外套之间结构的淋巴瘤。边缘带淋巴瘤系 B 细胞来源，CD5⁺表达 *BCL-2*，在 IWF 往往被列入小淋巴细胞型或小裂细胞型，临床经过较缓，属于"惰性淋巴瘤"的范畴。

（1）淋巴结边缘带 B 细胞淋巴瘤（MZL）　系发生在淋巴结边缘带的淋巴瘤，由于其细胞形态类似单核细胞，亦称为单核细胞样 B 细胞淋巴瘤（monocytoid B-cell lymphoma）。

（2）脾边缘带细胞淋巴瘤（SMZL）　可伴随绒毛状淋巴细胞。

（3）黏膜相关性淋巴样组织结外边缘带 B 细胞淋巴瘤（MALT-MZL）　系发生在结外淋巴组织边缘带的淋巴瘤，可有 t（11；18），亦被称为黏膜相关性淋巴样组织淋巴瘤（mucosa-associated lymphoid tissue lymphoma，MALT lymphoma）。包括甲状腺的桥本甲状腺炎（Hashimoto's thyroiditis）、涎腺的干燥综合征（Sjogren syndrome）以及幽门螺杆菌相关的胃淋巴瘤。

2. 滤泡性淋巴瘤

滤泡性淋巴瘤（follicular lymphoma，FL）指发生在生发中心的淋巴瘤，为 B 细胞来源，CD5⁺，*BCL-2*（＋），伴 t（14；18），为"惰性淋巴瘤"。化疗反应好，但不能治愈，病程长，反复发作或转成侵袭性。

3. 套细胞淋巴瘤

套细胞淋巴瘤（mantle cell lymphoma，MCL）曾称为外套带淋巴瘤（mantle zone lymphoma）或中介淋巴细胞淋巴瘤（intermediate cell lymphocytic lymphoma）。在 IWF 常被列入弥漫性小裂细胞型。来源于滤泡外套的 B 细胞，CD5⁺，常有 t（11；14），表达 *BCL-2*。临床上老年男性多见，占 NHL 的 8%。本型发展迅速，中位存活期 2～3 年，属侵袭性淋巴瘤，化疗完全缓解率较低。

4. 弥漫性大 B 细胞淋巴瘤

弥漫性大 B 细胞淋巴瘤（diffuse large B cell lymphoma，DLBCL）是最常见的侵袭性NHL，常有 t（3；14），与 *BCL-2* 表达有关，其 *BCL-2* 表达者治疗较困难，五年生存率在25%左右，而低危者可达 70%左右。

5. 伯基特淋巴瘤

伯基特淋巴瘤（Burkitt lymphoma，BL）由形态一致的小无裂细胞组成。细胞大小介于大淋巴细胞和小淋巴细胞之间，胞质有空泡，核仁圆，侵犯血液和骨髓时即为急性淋巴细胞白血病 L3 型。CD20⁺，CD22⁺，CD5⁻，伴 t（8；14），与 *MYC* 基因表达有关，增生极快，是严重的侵袭性 NHL。流行区儿童多见，颌骨累及是其特点。

6. 血管免疫母细胞性 T 细胞淋巴瘤

血管免疫母细胞性 T 细胞淋巴瘤（angio-immunoblastic T cell lymphoma，AITCL）过去认为系一种非恶性免疫性疾病，称作血管免疫母细胞性淋巴结病（angio-immunoblastic lymphadenopathy disease，AILD），近年来研究确定为侵袭性 T 细胞型淋巴瘤的一种，应使用含多柔比星的化疗方案治疗。

7. 间变性大细胞淋巴瘤

间变性大细胞淋巴瘤（anaplastic large cell lymphoma，ALCL）亦称 Ki-1 淋巴瘤，细胞形态特殊，类似 Reed-Sternberg 细胞，有时可与霍奇金淋巴瘤和恶性组织细胞病混淆。细胞呈 CD30⁺，亦即 Ki-1（＋），常有 t（2；5）染色体异常，临床常有皮肤侵犯，伴或不伴淋巴结及其他结外部位病变。免疫表型可为 T 细胞型或 NK 细胞型。临床发展迅速，治疗同大细胞性淋巴瘤。

8. 周围 T 细胞淋巴瘤

周围 T 细胞淋巴瘤（peripheral T-cell lymphoma，PTCL）所谓周围性，指 T 细胞已向辅助 T 细胞或抑制 T 细胞分化，可表现为 CD4$^+$ 或 CD8$^+$，而未分化的胸腺 T 细胞 CD4、CD8 均呈阳性。本型为侵袭性淋巴瘤的一种，化疗效果可能比大 B 细胞淋巴瘤较差。本型通常表现为大、小混合的不典型淋巴细胞，在工作分型中可能被列入弥漫性混合细胞型或大细胞型。本型日本多见，在欧美约占淋巴瘤的 15％，我国也较多见。

成人 T 细胞白血病/淋巴瘤是周围 T 细胞淋巴瘤的一个特殊类型，与 HTLV-1 病毒感染有关，主要见于日本及加勒比海地区。肿瘤或白血病细胞具有特殊形态。临床常有皮肤、肺及中枢神经系统受累，伴血钙升高，通常伴有免疫缺陷。预后恶劣，化疗后往往死于感染，中位存活期不足 1 年，本型我国很少见。

9. 蕈样肉芽肿/Sézary 综合征（mycosis fungoides/Sézary syndrome，MF/SS）

常见为蕈样肉芽肿，侵及末梢血液为 Sézary 综合征。临床属惰性淋巴瘤类型。增生的细胞为成熟的辅助性 T 细胞，呈 CD3$^+$CD4$^+$CD8$^-$。属皮肤 T 细胞淋巴瘤。MF 发展缓慢，临床分为三期：红斑期（皮损无特异性），斑块期，最后进入肿瘤期。

三、临床分期

目前国内外采用的临床分期均系 1971 年 Ann Arbor 分期法。

Ⅰ期：病变仅限于一个淋巴结区（Ⅰ）或单一淋巴外器官或部位（ⅠE）。

Ⅱ期：病变累及横膈同一侧两个或更多淋巴结区（Ⅱ）；或局限性累及一个淋巴外器官或部位并同时伴有一或更多淋巴结区病变（ⅡE），但都在横膈同一侧。

Ⅲ期：横膈上下都已有淋巴结病变（Ⅲ）；可同时伴有脾累及（ⅢS），或同时伴有淋巴外器官或部位累及（ⅢE），或两者均存在（ⅢSE）。

Ⅳ期：弥漫性累及一个或更多淋巴器官或组织（骨髓、肝、骨骼、肺、胸膜、胃肠道、皮肤、肾脏等）。淋巴结可有或可无累及（Ⅳ）。

所有各期又可按有无全身症状（主要指发热、盗汗以及 6 个月内体重减轻 10％或更多）分成 A 或 B，A 表示无全身症状。

美国国立癌症研究所对中度和高度恶性淋巴瘤的分期作了修订，此可作为制定治疗方案时的参考。

Ⅰ期：局限性淋巴结或结外病变（Ann Arbor 分期Ⅰ或ⅠE）。

Ⅱ期：两个以上淋巴结区受侵或局限性结外病变加一个引流区淋巴结受侵。

Ⅲ期：Ⅱ期加如下任何一项预后不良因素。

① 一般状况计分≤70 分；

② 有 B 症状；

③ 任何肿块直径＞10cm（特别是消化道）；

④ 血清乳酸脱氢酶（LDH）＞500U；

⑤ 3 个以上淋巴结区受侵。

为了准确地进行分期，应进行各项必要的检查。一般认为应包括以下各项。

（1）详细的病史　包括首发症状，肿大淋巴结出现的时间、部位及增长速度，有无发热、盗汗及消瘦等全身症状。

（2）全面体检　特别应注意淋巴结肿大、肝脾大、咽淋巴环及皮肤损害等。

（3）血常规检查　包括血红蛋白、白细胞计数与分类（注意有无恶性细胞）、血小板计数、血沉等。

（4）血化学检查　包括肝肾功能、血糖、乳酸脱氢酶等。

（5）细胞及体液免疫测定。

（6）骨髓穿刺（最好取双侧髂嵴）。

（7）浆膜腔积液的细胞学检查　浆膜腔乳糜性积液或漏出液，无恶性细胞，不改变病理分期。

（8）影像学检查　胸正侧位 X 线片、胸部或腹部 CT 或 MRI 等。

（9）选择性诊断检查　骨扫描、腰穿及脑脊液检查、淋巴管造影及剖腹探查。

四、临床表现

临床表现很不一致，原发部位可在淋巴结，也可在结外的淋巴组织。结外淋巴组织原发病变多见于 NHL。疾病播散方式有从原发部位向邻近淋巴结依次转移如 HD，也有越过邻近而向远处淋巴结转移者，常见于 NHL。

1. 霍奇金淋巴瘤

多见于青年，儿童少见。淋巴结肿大为本病特征。浅表淋巴结的无痛性、进行性肿大常是首发症状，尤以颈部最多见，其次为腋下和腹股沟。淋巴结肿大常不对称，质坚而有弹性，呈橡皮样硬，早期可活动，不粘连，晚期则融合成块。深部淋巴结肿大可引起邻近器官的压迫症状，如纵隔淋巴结肿大可致呼吸系统及上腔静脉压迫症。约 10% 的患者可以发热、瘙痒、盗汗及消瘦等全身症状为最早出现的临床表现。有的患者长期不规则发热原因不明，经 2 年以上始发现表浅淋巴结肿大方得确诊。也有少数患者伴有隐匿病灶，长期发热，先为周期性，以后变为持续性，多方面检查不能确定原因。

持续发热、多汗、体重下降等可能标志着疾病进展，机体免疫功能的衰竭，因此预后不佳。但也有的患者单有瘙痒、发热而不伴有巨大肿块，经治疗后迅速好转者，预后反而较好。

另一种多年来为人熟知但至今机制不明的现象是部分恶性淋巴瘤患者，饮啤酒后几分钟出现受侵的淋巴结或骨疼痛。这种不能耐受啤酒的现象最多见于结节硬化型的 HL 患者，有时甚至可作为一种诊断性试验。

恶性淋巴瘤患者 10%～20% 在就诊时即有贫血，甚至可发生于淋巴结肿大前几个月。晚期患者更常出现贫血。发生贫血的原因可为：①慢性失血，特别是消化道出血，导致低色素小细胞性贫血；②动员组织内铁及重新利用血红蛋白铁的能力下降；③部分患者球蛋白试验阳性，红细胞寿命缩短；④骨髓广泛侵犯，造血功能低下；⑤脾功能亢进，血细胞破坏增多；⑥个别患者血清叶酸值降低，表现为大细胞性贫血；⑦有时血清免疫球蛋白增多，血浆量增加，血液稀释，也是引起血红蛋白降低的因素之一。进行性贫血和血沉增快是临床上判断恶性淋巴瘤发展与否的一个重要指标。

恶性淋巴瘤患者可有一系列非特异性神经系统表现，如进行性多灶性脑白质病、亚急性坏死性脊髓病、感觉或运动性周围神经病变以及多发性肌病等。病变性质可为：①变性；②脱髓鞘；③感染性；④坏死性或混合存在。

由于 HL 患者，特别是晚期患者，免疫状况低下，可发生中枢神经系统感染，如新型隐球菌感染等；也可发生血源性化脓性脑膜炎或脑脓肿。恶性淋巴瘤侵犯脑实质可伴发脑出血。多数 HL 晚期病例常表现为细胞免疫指标如旧结核菌素、淋巴细胞转化率、巨噬细胞吞噬率和吞噬指数及外周血 T 细胞水平（正玫瑰花结试验）和 T4 比例等低下。免疫球蛋白的改变则在部分 HL 和 B 细胞恶性淋巴瘤较明显。一般说来，免疫指标的动态变化与病情是平行的。免疫指标极度低下常常标志着疾病进展或复发。在有效的治疗后免疫指标可恢复到正常水平。

归纳起来，HL 的临床表现比较均一：①首发表现多以淋巴结肿大为主，可有颈部、纵隔肿块、脾大或腹部肿块；②全身症状较常见，如发热、体重下降、盗汗、瘙痒或骨痛；③实验室检查可有血小板增多、白细胞增多、嗜酸粒细胞增多、血沉快、碱性磷酸酶升高等；④少数可伴副癌综合征，其中包括皮肤表现，肾和代谢性表现如肾病综合征、高钙血症、低血糖、乳酸性酸中毒，神经系统综合征如神经元炎、感染性神经炎、急性小脑变性等。

2. 非霍奇金淋巴瘤

原发性非霍奇金淋巴瘤起病较急，平均出现症状的时间为 1～3 个月，就诊时往往已有结外转移。T 细胞免疫母细胞肉瘤患者纵隔淋巴结肿大是最常见的症状，发生率＞50%。与霍奇金淋巴瘤不同的是纵隔肿块巨大，浸润性生长，生长速度快，常伴有胸腔积液和气道阻塞。上腔静脉梗阻也较常见。非霍奇金淋巴瘤患者全身症状少，无特异性。

五、实验室及其他检查

1. 血液和骨髓检查

HL 常有轻度或中度贫血，少数白细胞轻度或明显增加，伴中性粒细胞增多。约 1/5 的患者嗜酸粒细胞升高。骨髓被广泛浸润或发生脾功能亢进时，可有全血细胞减少。骨髓涂片找到 R-S 细胞是 HL 骨髓浸润的依据。骨髓浸润大多由血源播散而来，骨髓穿刺涂片阳性率仅 3%，但活检法可提高至 9%～22%。

NHL 白细胞数多正常，伴有淋巴细胞绝对和相对增多。晚期并发急性淋巴细胞白血病时，可呈现白血病样血象和骨髓象。

2. 实验室检查

疾病活动期有血沉增速，血清乳酸脱氢酶活性增高，乳酸脱氢酶升高提示预后不良。如血清碱性磷酸酶活力或血钙增加，提示骨骼累及。B 细胞 NHL 可并发抗人球蛋白试验阳性或阴性的溶血性贫血，少数可出现单克隆 IgG 或 IgM。必要时进行脑脊液检查。

用淋巴细胞分化抗原的单抗（流式细胞仪或酶标法）测定淋巴瘤细胞免疫表型，区分 B 细胞（骨髓来源）或 T 细胞（胸腺来源）。还可根据细胞表面的分化抗原的多少了解淋巴瘤细胞的成熟程度，一般分化抗原少，细胞比较幼稚，增生比较活跃。

染色体易位的检查有助分型诊断。t（14；18）是滤泡细胞淋巴瘤的标记，t（8；14）是 Burkitt 淋巴瘤的标记，t（11；14）是外套细胞淋巴瘤的标记，t（2；5）是 Ki-1$^+$（CD30$^+$）间变性大细胞淋巴瘤的标记，3q27 异常是弥漫性大细胞淋巴瘤的染色体标志。

可应用 PCR 技术检测 *BCL-2* 基因或 T 细胞受体（TCR）基因重排和 B 细胞 H 链的基因重排。

3. 影像学检查

(1) 浅表淋巴结的检查　B 超检查和核素显像可以发现体检时触诊的遗漏。

(2) 纵隔与肺的检查　胸部摄片了解纵隔增宽、肺门增大、胸腔积液及肺部病灶情况，胸部 CT 可确定纵隔与肺门淋巴结肿大。

纵隔非霍奇金淋巴瘤累及上纵隔常表现为单侧非对称性淋巴结肿大，淋巴结间的界限清楚，很少有融合现象。侵犯后纵隔淋巴结致椎旁线增宽，侵犯心缘旁淋巴结组织使心缘模糊，造成"轮廓征"为非霍奇金淋巴瘤的特异性表现。非霍奇金淋巴瘤的肺内病变较多见，主要表现为下肺野可见胸膜下斑块和胸膜下结节，二者均倾向于分散而非聚积，胸腔积液多见。

4. 病理学检查

（1）淋巴结活检、印片　选取较大的淋巴结，完整地取出，避免挤压，切开后在玻片上做淋巴结印片，然后置固定液中。淋巴结印片 Wright's 染色后做细胞病理形态学检查，固定的淋巴结经切片和 HE 染色后做组织病理学检查。深部淋巴结可依靠 B 超或 CT 引导下细针穿刺涂片做细胞病理形态学检查。

（2）淋巴细胞分化抗原检测　测定淋巴瘤细胞免疫表型可以区分 B 细胞或 T 细胞免疫表型，NHL 大部分为 B 细胞性。还可根据细胞表面的分化抗原了解淋巴瘤细胞的成熟程度。

（3）染色体易位检查　有助于 NHL 分型诊断。t（14；18）是滤泡细胞淋巴瘤的标记，t（8；14）是 Burkitt 淋巴瘤的标记，t（11；14）是外套细胞淋巴瘤的标记，t（2；5）是 ki-1＋（CD30$^+$）间变性大细胞淋巴瘤的标记，3q27 异常是弥漫性大细胞淋巴瘤的染色体标志。

（4）基因重排　确诊淋巴瘤有疑难者可应用 PCR 技术检测 T 细胞受体（TCR）基因重排和 B 细胞 H 链的基因重排。还可应用 PCR 技术检测 *HCL-2* 基因等为分型提供依据。

六、诊断和鉴别诊断

对慢性、进行性、无痛性淋巴结肿大要考虑本病的可能，应做淋巴结穿刺物涂片、淋巴结印片及病理切片检查。当有皮肤损害可做皮肤活检及印片。如有血细胞减少、血清碱性磷酸酶增高或有骨骼病变时，可做骨髓活检和涂片以寻找 R-S 细胞或淋巴瘤细胞。近年报道 R-S 细胞可见于传染性单核细胞增多症、结缔组织病及其他恶性肿瘤。因此在缺乏霍奇金病其他组织学改变时，单独见到 R-S 细胞不能确诊霍奇金病。

七、治疗

由于放疗和联合化疗的合理应用，淋巴瘤的疗效提高较快。HD 中 60%～80% 可长期无病存活。NHL 的疗效虽较 HD 为差，但半数患者可以长期缓解。

（一）霍奇金淋巴瘤

HL 是最有可能治愈的恶性肿瘤之一。放射治疗为 HL 治疗的重要手段，用于临床分期为Ⅰ、Ⅱ期及部分ⅢA 期患者，包括次全淋巴结、全淋巴结及全淋巴组织放射治疗。1960年以前，化疗仅仅用于 HL 的姑息性治疗，1964 年，MOPP（氮芥、长春新碱、丙卡巴肼、泼尼松）方案应用于晚期 HL，并可以获得治愈，几年后，意大利推出 ABVD（多柔比星、博来霉素、长春碱、达卡巴嗪）方案是最好的一线方案。随着放射技术和化疗药物等的进步，尤其是化疗、放疗综合治疗的应用，不仅保证了治愈率的提高，而且大大减少了治疗的并发症和后遗症。

1. 手术治疗

由于放疗及化疗的进展，目前霍奇金淋巴瘤中外科手术仅限于活检及解除肿瘤压迫重要的或威胁生命的器官等。

2. 化学治疗

常用药物有烷化剂（氮芥、苯丁酸氮芥、环磷酰胺、卡莫司汀、氯乙环己亚硝脲），长春新碱，长春碱，皮质激素及丙卡巴肼为霍奇金淋巴瘤第一线药物。其余（VM$_{26}$、阿糖胞苷等）为第二线药物。多柔比星与博来霉素对成人霍奇金淋巴瘤的有效率分别为 80% 和

50％。由于单药对霍奇金淋巴瘤治疗完全缓解率较低，且不易获得长期持续缓解，故目前多数采用联合化疗。化疗方案如下。

（1）MOPP方案

HN_2 6mg/m²，静冲，第1、8天；

VCR 1.4mg/m²，静冲，第1、8天；

PCZ 80mg/m²，口服，第1～14日；

PDN 30～40mg/m²，口服，第1～14日。

21日为一周期。

（2）ABVD方案

ADM 25mg/m²，静冲，第1、8天；

PYM 5mg/m²，肌内注射，第2、9天；

VLB 6mg/m²，静冲，第1、8天；

DTIC 120～200mg/m²，静脉滴注，1次/天×（4～5）天。

21日为一周期。

（3）CEP方案（Santoro等，1986）

CCNU 80mg/m²，口服，第1天；

VP-16 100mg/m²，口服，第1～5天；

泼尼莫司汀60mg/m²，口服，第1～5天。

28日重复。

（4）CEVD方案（Pfreandschuh等，1987）

CCNU 80mg/m²，口服，第1天；

VP-16 120mg/m²，口服，第1～5天，第22～26天；

VDS 3mg/m²，静注，第1、22天；

DEX 3mg/m²，口服，第1～8天，然后1.5mg/m²口服，第6～26天。

42日重复。

（5）以MOPP方案为基础的变形方案

① B-MOPP：MOPP加博来霉素。

② BOPP：把HN_2换为BCNU。

③ MABOP：加入ADM及BLM，去除PCZ。

迄今为止，对MOPP方案的改变未见明显提高疗效。

ABVD方案与MOPP方案疗效相似且无交叉耐药。适用于对MOPP方案耐药的及对生育能力有影响可能的情况下互换使用。儿童及未成年人患者首选ABVD方案。

3. 放射治疗

⁶⁰Co治疗机或直线加速器均有效。照射方法有局部、不全及全身淋巴结照射三种。不全淋巴结照射除照射受累淋巴结及肿瘤组织外，尚需包括附近可能侵及的淋巴结区。剂量为35～40Gy，3～4周照射完毕为一疗程。霍奇金病ⅠA、ⅠB、ⅡA、ⅡB和ⅢA期等首先使用放射治疗为宜。ⅠB、ⅡA、ⅡB和ⅢA期患者均需用全淋巴结区照射。

4. 免疫治疗

有人用干扰素、卡介苗等免疫治疗，并且取得了可喜成果。

5. 造血干细胞移植

在进展期的HL，即使ABVD方案也有30％治疗失败，需考虑大剂量化疗后继以造血干细胞移植（HSCT），HSCT也用于复发性HD。未能缓解或在6～12个月内复发的患者其预后差。常规抢救治疗的疗效有限。自身骨髓或外周血干细胞的移植可选择病例进行。对强烈治疗全身情况可耐受以及对再次诱导化疗有效的患者，自身移植治愈率可达 50%。同种异基因移植似无其优越因而不予推荐，但是有骨髓浸润者应考虑同种异基因移植。回顾性研究表明高风险 HL 患者移植后全面生存率和病情无进展生存率均较拒绝移植组高 2 倍多。自身移植已在初发高危 HL 患者中进行研究，初步结果表明无疾病进展生存 65%～87%（随访 23～86 个月）。

6. 复发期治疗

①如多个淋巴结区或原放疗部位复发，血象能耐受时，用 MOPP 或其他剧烈化疗；②如多个淋巴结区复发，或放疗部位复发，血象耐受情况差时，用单一化疗；③如非照射部位淋巴结复发或淋巴结外复发，但血象条件差时，可用局部放疗。

7. 并发症的治疗

（1）上腔静脉阻塞　多发生于纵隔 NHL，亦见于 HD。急性上腔静脉压迫征应作为急症处理，对于未治 HL，联合使用利尿药和 3～4 个疗程的 ABVD 方案化疗或 MOPP/ABVD 方案＋外套式亚全淋巴放疗（40～50Gy）；对于进展期 HL，采用 MOPP/ABVD 化疗及受累淋巴区域放疗；对于既往放疗后出现纵隔部位复发引起者，则予 MOPP/ABVD 方案化疗；对于耐药者需采用与原方案无交叉耐药的化疗＋纵隔局部放疗。最好先不做放疗，因放疗可能引起充血水肿，以致呼吸压迫加重。但经化疗病情缓解后最好加用放疗。注射药物最好由下肢冲入，以免因上肢静脉回流不畅而引起广泛的静脉内膜炎。

（2）胸腔积液　约 20% 未愈 HL 患者在病程中会出现。对于纵隔淋巴阻塞引起者，对纵隔适当放疗多有效；如胸膜、肺浸润造成者［如胸腔积液和（或）胸膜活检提示结外病变］，最有效为联合化疗，可予 ABVD 或 MOPP/ABVD。对经治患者，尽可能抽除胸腔积液，反复胸腔内注射氮芥（8～12mg/m^2＋生理盐水 20～30ml）。

（3）急性感染　很多患者到了晚期感染为 HL 的主要死因之一，由于基础疾病及放化疗造成。粒细胞缺乏伴发热感染时按常规予抗感染治疗。

（4）高尿酸血症　大量肿瘤细胞增生可造成高尿酸血症，放化疗后大量肿瘤细胞崩解可引起或加重高尿酸血症，严重时可引起尿酸性肾病。放化疗前开始口服别嘌醇 0.1g，一日 3 次，直至疗程结束数天血尿酸降至正常，同时辅以充分水化和碱化可预防此致命并发症。

8. 中医治疗

（1）辨证施治

①肺胃阴虚型：症见口渴喜饮，口干咽燥，咽痛声嘶，泛恶纳呆，胃中灼热，鼻出热气，便秘尿黄。舌红少苔，脉弦。治宜生津润燥清热。方药：沙参麦冬汤加减。沙参、芦根各 30g，麦冬、丹参、谷芽、白扁豆各 15g，石斛 20g，桑叶、枇杷叶、法半夏、玉竹、天花粉、甘草各 10g。

②肝肾阴虚型：症见五心潮热，口干咽燥，头昏耳鸣，腰膝酸软。舌红苔薄，脉弦或数。治宜滋补肝肾。方药：龟甲、枸杞子、山药、丹参各 15g，鳖甲、玄参、半枝莲各 30g，生地黄、熟地黄各 20g，山茱萸、茯苓、菊花、西洋参（另包）各 10g。

③湿热中阻型：症见恶心呕吐，纳呆厌食，口黏口苦，大便坚溏不调。舌红苔厚腻，脉多弦滑。治宜芳香化浊，和胃止呕。方药：鲜藿香 12g，鲜佩兰、白扁豆、山药、谷芽、陈皮各 15g，蔻仁、法半夏、茯苓、鸡内金、川厚朴、甘草各 10g。

④心阴虚型：症见心悸多汗，口干烦热，头昏无力，口舌生疮。舌红苔少，脉细数或结代。治宜滋阴润燥，清热安神。方药：生地黄、玉竹各 20g，麦冬、晒参、车前子、石莲子（打）各 15g，五味子、生甘草各 10g，琥珀末（冲服）、远志各 6g，大枣、地骨皮

各 30g。

（2）单方验方

① 山豆根、土茯苓、蜂房、板蓝根、玄参、鬼针草、地锦草、连翘 30g，牛蒡根、天花粉各 15g，柴胡 9g，土贝母 12g。水煎服，每日 1 剂。

② 天冬、白花蛇舌草各 150g，每次加水 750ml，浓煎 3 次，得汤液 750ml，一天内分多次服完。每天 1 剂，连服 10～20 天，若无不良反应，可长期服用。

③ 苍术、厚朴、法半夏、山慈菇、重楼各 12g，陈皮、芥子、川芎各 9g，茯苓、薏苡仁、丹参各 15g，豆蔻、甘草、天南星各 6g。水煎服，每日 1 剂。

④ 大癞蛤蟆片焙干分 15 包（小者分 10 包）。每次 1 包内服，每日 3 次。脾区用癞蛤蟆片贴敷。有使症状缓解之效。

⑤ 薏苡仁、夏枯草各 30g，党参、白术、川贝母、僵蚕、蜂房、土鳖虫各 12g，云苓、守宫各 9g。水煎服，每日 1 剂或隔日 1 剂。辨证加减：配合犀黄丸（牛黄、麝香、乳香、没药）内服。

9. 霍奇金淋巴瘤治疗方案的选择

（1）初治 HL 患者

① ⅠA、ⅡA 期不伴巨大纵隔肿块者有两种治疗选择：①单用亚全淋巴结放疗（受累区域 40～44Gy，未受累区域 35Gy）。优点：可避免联合化疗的不良反应；可减少发生第二恶性肿瘤的发生率；即使复发，用包括多柔比星的联合化疗方案如 ABVD 仍可使 70％患者完全缓解。缺点：需行剖腹手术探查以确定腹部无潜在病灶；复发率高。②联合化疗＋局部受累区域放疗。优点：无需剖腹探查分期；避免遗漏对潜在病灶的治疗；治愈率高（6 年无复发生存率达 100％）。缺点：可能增加长期并发症如继发第二恶性肿瘤，但发生率仅约为每 10 年 4％（据分析 20000 例/年资料）。况且这一可能性可通过优化化疗方案（使用不含烷化剂的方案）和减少照射剂量来减少至最低限度。所以，现多数学者主张对ⅠA、ⅡA 期患者采用联合化疗＋局部低剂量放疗的治疗策略。

② ⅠB、ⅡA、ⅡB 期不伴巨大纵隔肿块：①许多放疗学家希望对临床分期ⅠB、ⅡA、ⅡB 期患者行剖腹探查分期然后单予放疗（全淋巴结放疗）。此疗法复发率 30％～50％，但复发后用 ABVD 方案或 ABVD/MOPP 方案化疗多数有效。②多数临床工作者则对ⅠB～ⅡB 期患者，尤其对具 3 个全身症状者，为尽可能延长无复发生存率（10 年时为 85％），多采用亚全淋巴结放疗或受累区域放疗，再加 3～6 个疗程的联合化疗（多采用 ABVD 或 MOPP/ABVD 方案）。或先联合化疗，再加放疗。上述两种治疗选择的优缺点与①同。

③ Ⅰ～Ⅱ期（A 和 B）伴纵隔巨大肿块加局限结外播散：多数肿瘤学家认为Ⅰ～Ⅱ期伴纵隔巨大肿块须联合化疗＋放疗，即使部分患者无明显膈下病灶。有效化疗多能迅速使肿瘤缩小，故多在放疗前先予化疗即 3～6 个疗程 ABVD 或 ABVD/MOPP 后受累区域常规剂量放疗。多数患者在化疗后已 CR 或接近 CR 时开始接受放疗。该联合治疗的 5 年、10 年无复发生存率均超过 80％。

④ ⅢA 期：对ⅢA 期患者的治疗策略仍有争议。对组织学受累限于脾、腹腔或门脉淋巴结或上述三者任何组合（病理分期 PSⅢ1），可选择全或亚全淋巴结放疗。

⑤ ⅢB 期：必须联合使用联合化疗＋放疗。即予 4～6 个疗程 ABVD 方案后，对受累区域或全身淋巴结进行放疗。也可采用 ABVD/MOPP（最少 6 个疗程或至 CR 后再用 2 个疗程巩固治疗），亦为有效方案，但如果治疗时已有巨大肿块，则为最大限度杀死肿瘤细胞，可加上对纵隔或主动脉旁（或两者）予小剂量放疗（25Gy）。

⑥ Ⅳ期（A 和 B）：对Ⅳ期（A 和 B）宜选用 ABVD 或 ABVD/MOPP 方案化疗（至少

6 个疗程或 CR 后再予 2 个疗程巩固治疗）。巩固治疗。对 Ⅳ 期伴有巨大肿块者，可加上对巨大肿块部位子小剂量的放疗（25Gy）。

（2）复发 HL 的治疗　复发前缓解期的长短显著影响复发后标准联合化疗的疗效。初治缓解期超过 1 年的患者再次获完全缓解的机会甚至大于新确诊的同病期患者（分别为 95% 与 80%），并且缓解期可持久。相反，1 年内复发的患者仅 20% 可再次获完全缓解，且复发危险较高。复发患者不良预后因素：复发时伴明显 B 组症状、初治缓解期不足 1 年以及结外复发。无上述危险因素的患者 3 年病情无进展生存率为 100%，有 1 项者为 81%，存在 2 项者为 40%，而 3 个危险因素皆有者为 0。

① 初始放疗后复发：正确的再分期后予放疗＋联合化疗。首选 ABVD 或 ABVD/MOPP 方案（最少 6 个疗程或 CR 后加 2 个疗程）。

② 初始化疗完全缓解后复发：a. 化疗 CR 后＜12 个月复发：可选用 ABVD 或类似无交叉耐药的联合化疗方案。b. 化疗 CR 后＞12 个月复发：可采用 ABVD、ABVD/MOPP、MOPP 或任何获首次 CR 的化疗方案。c. ABVD/MOPP 化疗后复发：如化疗后持续缓解＞12 个月，则可继续用同样的交替方案，但对有心肺疾病患者，需注意多柔比星和博来霉素的累积剂量。如首次 CR 持续不足 12 个月，建议大剂量化疗＋造血干细胞移植。如不可行，则采用 CEP 或 MIME 等方案。

骨髓或外周血干细胞支持下强化化疗为挽救治疗提供了另一通路，改变了复发患者的预后。尽管干细胞移植的患者已对多种标准联合化疗耐药，但多项研究发现骨髓或外周血干细胞支持下强化化疗，使完全缓解率可达约 50%，25%～50% 治疗成功的患者保持无病生存状态。

10. 疗效判断与处理

（1）疗效评定标准　采用下述几种指标：肿瘤客观疗效（缓解率）、缓解期、治疗后生存期。

① 肿瘤客观疗效

a. 完全缓解（CR）：可见的肿瘤完全消失超过 1 个月。

b. 部分缓解（PR）：病灶的最大直径及其最大垂直直径的乘积减少 50% 以上，其他病灶无增大，持续超过 1 个月。

c. 稳定（NC）：病灶两径乘积缩小不足 50% 或增大不超过 25%，持续超过 1 个月。

d. 进展（PD）：病灶两径乘积增大 25% 以上，或出现新病灶。

② 缓解时间

a. CR（完全缓解）的时间：自开始判定为 CR 起，至肿瘤开始再现的时间。

b. PR（部分缓解）的时间：自开始判定为 PR 起，至肿瘤两径增大到治疗前 1/2 以上的时间。

③ 生存时间：从开始化疗至死亡或末次随访时间。

④ 无病生存时间：CR 患者从开始化疗至开始复发或死亡的时间（未取得 CR 者无此项指标）。

（2）处理

① 有效者：继续按原方案治疗。

② 对于治疗失败或治疗后复发的患者，应采取特殊的强化处理。这些患者的肿瘤细胞大都具有一定耐药性，甚至具有多药耐药基因和 P 糖蛋白的表达。也有研究显示，R-S 细胞中 $p53$ 的低表达与 $BCL\text{-}2$ 的高表达表明细胞存在对凋亡的抵抗，预后较差。因此，选择用互不交叉的耐药的化疗如 ABVD 方案及高剂量化疗加自体骨髓移植和 G-CSF 可取得较好的

疗效。

（二）非霍奇金淋巴瘤

1. 化学治疗

NHL 的治疗在很大程度上取决于病理分型。低度恶性：病程缓慢（缓慢型），不易治愈，中位生存约 8 年。侵袭性 NHL：病程进展较迅速（进展型），60％可治愈。高度侵袭性：病变进展迅速，称高度进展型，经常在诊断过程中改变分期，30％可望治愈。故应根据不同的 NHL 制定相应的治疗策略。低度恶性：Ⅰ、Ⅱ期放疗为主，治疗不宜太积极，必要时"观察""等待"；Ⅲ、Ⅳ期化疗为主，可以考虑免疫治疗。侵袭性：Ⅰ、Ⅱ期放疗，化疗需要 4～6 周期；Ⅲ、Ⅳ期以化疗为主。高度侵袭性：宜采取积极、强烈的治疗，以化疗为主；Ⅰ、Ⅱ期局部加用放疗。

传统 NHL 治疗包括手术、放疗和化疗。目前，NHL 治疗仍以化疗为主，随着造血干细胞移植逐渐普及，生物学治疗悄然兴起，手术治疗已很少应用。

（1）低度恶性组　本组Ⅰ及Ⅱ期患者放疗后绝大多数可无复发，存活期可达 10 年。Ⅲ及Ⅳ期患者，无论放疗或化疗都难以取得痊愈。强烈化疗虽疗效尚好，但复发率高。回顾性分析一组低度恶性病例推迟化疗，中数生存期达 10 年，而且部分患者有肿瘤自发消退。所以主张尽可能推迟化学治疗，定期严密观察。如有全身症状可单独用苯丁酸氮芥（4～12mg，每日口服）或环磷酰胺（100mg，每日口服）。如病情进展或出现并发症，用 COP 或 CHOP 方案治疗（见表 9-15）。

表 9-15　非霍奇金淋巴瘤常用联合化疗方案

方案及药物	剂量和用法
COP 环磷酰胺	$400mg/m^2$，每日口服，第 1～5 天
长春新碱	$1.4mg/m^2$，静注，第 1 天
泼尼松	$100mg/m^2$，每日口服，第 1～5 天（每 3 周为一周期）
CHOP	
环磷酰胺	$750mg/m^2$，静注，第 1 天
多柔比星	$50mg/m^2$，静注，第 1 天
长春新碱	$1.4mg/m^2$，第 1 天
泼尼松	$100mg/m^2$，每日口服，第 1～5 天（每 3 周为一周期）
m-BACOB	
博来霉素	$10mg/m^2$，静注，第 1 天
多柔比星	$45mg/m^2$，静注，第 1 天
环磷酰胺	$600mg/m^2$，静注，第 1 天
长春新碱	$1mg/m^2$，静注，第 1 天
地塞米松	$6mg/m^2$，每日口服，第 1～5 天
氨甲蝶呤	$200mg/m^2$，静注，第 8 及 15 天
四氢叶酸	$10mg/m^2$，口服，每 6h 一次×6 天，第 9 及第 16 天开始（每 3 周为一周期）
COP-BLAM	
环磷酰胺	$400mg/m^2$，静注，第 1 天
长春新碱	$1mg/m^2$ 第 1 天

方案及药物	剂量和用法
泼尼松	$40mg/m^2$,口服,第 $1\sim10$ 天
博来霉素	15mg,静注,第 14 天
多柔比星	$40mg/m^2$,静注,第 1 天
丙卡巴肼	$100mg/m^2$,口服,第 $1\sim10$ 天(每 3 周为一周期)
ESHAP(用于复发淋巴瘤)	
依托泊苷	$40mg/m^2$,静脉滴注 2h;第 $1\sim4$ 天
甲泼尼龙	$500mg/m^2$,静脉滴注,第 $1\sim4$ 天
阿糖胞苷	$2g/m^2$,静脉滴注 3h,第 5 天
顺铂	$25mg/m^2$,静脉滴注,第 $1\sim4$ 天(每 3 周为一周期)

（2）中高度恶性组　基于 NHL 易远处播散及结外侵犯较多的特点,治疗策略以化疗为主。即便是Ⅰ、Ⅱ期患者也应化疗,必要时补充局部照射。其标准化疗方案目前是 CHOP 方案,每月一疗程,用 $6\sim9$ 个月,完全缓解率 70%,35%$\sim$45%患者可有较长缓解期。其疗效与治疗 NHL 的其他化疗方案类似,但毒性及费用更低。新一代化疗方案有 m-BACOB,可使长期无病存活患者增加至 55%$\sim$60%。该方案加入了中等剂量甲氨蝶呤,旨在防治中枢神经系统淋巴瘤。更强烈的化疗方案 MAACOP-B 治疗缓解率达 84%,长期无病存活患者增加到 60%$\sim$70%,但毒性过大,不宜用于老年及体弱患者。

高度恶性组中淋巴母细胞型和 Burkitt 淋巴瘤病情进展快,在数月内即可死亡。因此应采用强烈的化疗方案治疗。

2. 生物治疗

（1）干扰素（IFN）　包括白细胞 IFN、IFN-α2a、IFN-α2b、IFN-β、IFN-γ。有效率为 10%$\sim$52%。

（2）单克隆抗体　NHL 大部分为 B 细胞性,后者 90%表达 CD20。HL 的淋巴细胞为主型也高密度表达 CD20。凡 CD20 阳性的 B 细胞淋巴瘤均可用 CD20 单抗（美罗华,每次 $375mg/m^2$）治疗。已有临床报告 CD20 单抗与 CHOP 等联合化疗方案合用治疗惰性或侵袭性淋巴瘤,可明显提高 CR 率和延长无病生存时间。B 细胞淋巴瘤在造血干细胞移植前用 CD20 单抗作体内净化,可以提高移植治疗的疗效。

3. 放射治疗

原则基本上与霍奇金淋巴瘤相同。

4. 骨髓或造血干细胞移植

55 岁以下重要脏器功能正常,如属缓解期短、难治易复发的侵袭性淋巴瘤,4 个 CHOP 能使淋巴结缩小大于 3/4 者,可考虑全淋巴结放疗（即斗篷式合并倒 Y 式扩野照射）及大剂量联合化疗后进行异基因或自身骨髓（或外周造血干细胞）移植,以期最大限度杀灭肿瘤细胞,取得较长期缓解和无病存活。

自体干细胞移植治疗侵袭性淋巴瘤取得令人鼓舞的结果,其中 40%$\sim$50%以上获得肿瘤负荷缩小,18%$\sim$25%复发病例被治愈,比常规化疗增加长期生存率 30%以上。自体干细胞移植前应作移植物体外净化处理。自体外周干细胞移植用于淋巴瘤治疗时,移植物受淋巴瘤细胞污染概率小,造血功能恢复快,并适用于骨髓受累或经过盆腔照射的患者。

血管免疫母细胞性 T 细胞淋巴瘤、套细胞淋巴瘤和 Burkitt 淋巴瘤如不为化疗和放疗缓解，则应行异基因造血干细胞移植。异基因移植可以诱导移植物抗淋巴瘤作用，此种过继免疫的形成有利于清除微小残留病灶（MRD），治愈的概率有所增加。

5. 中医治疗

（1）辨证施治

① 脾湿痰凝型：症见颈、腋下肿核，不痛不痒，皮色不变，咳嗽气短，乏力纳差，面白少华，大便溏。舌苔白腻，脉濡细。治宜健脾祛湿，除痰散结。方药：异功散加味。党参、夏枯草、薏苡仁、大枣各 30g，茯苓 12g，白术、僵蚕、蜂房、陈皮各 15g，甘草、川贝各 10g，生姜 5g。

② 痰结蓄瘀型：症见肿核硬实，推之不移，隐隐作痛，两胁癥积，胸闷气促，恶寒发热，口干，大便干结，消瘦无力。舌绛苔黄，脉弦滑或滑数。治宜消痰软坚，方药：海藻玉壶汤加减。海藻、昆布、海带、黄药子、猫爪草、蛇六谷（先煎 1h）各 30g，姜半夏、象贝母、山慈菇各 9g，陈皮 6g，连翘 12g，夏枯草 15g。

③ 痰毒虚损型：症见肿核坚强如石，灼热作痛，寒热盗汗，消瘦神疲，乏力气短，面色㿠白，口干纳呆，肋下痞块；舌质暗晦；脉细数无力。治宜解毒涤痰，扶正补虚。方药：人参养营汤加减。人参、当归、甘草、茯苓、陈皮各 10g，白芍、熟地黄各 12g，大枣、白术、桑椹、枸杞子、菟丝子、僵蚕、蜂房、土鳖虫各 15g，黄芪 30g，远志、生姜各 6g。

（2）单方验方

① 熟地黄 20g，芥子、麻黄、鹿角胶各 10g，肉桂 4g，皂角刺、天南星各 9g。水煎服，每日 1 剂。

② 明雄黄 30g，研为细末，每日 1 剂，分 3 次服。

③ 牛黄醒消丸 1.5～3g，每日 2 次，开水送服。

④ 玄参、生牡蛎、浙贝母各 30g，炒僵蚕 25g。水煎服，每日 1 剂。

（3）食疗验方　核桃树枝 200～250g（鲜与干均可），鸡蛋 3 只（带壳），加水用小火煮 4h，吃蛋及部分汤汁，余下汤汁分次服完。

6. 特殊类型淋巴瘤的治疗

（1）Burkitt 淋巴瘤　特点：细胞生长快，周期短；细胞肿瘤负荷大，易侵犯中枢神经系统和早期转移；复发多在发病后 1 年内。主张：早期强化治疗，4 个月内尤其重要；提倡采取短程疗法；CHOP 方案是 I、II 期的首选方案。对于进展期患儿标准剂量化疗和造血干细胞移植常难以奏效，有人开展双周 CHOP 方案取得良效。大多数主张采用一两种烷化剂（如环磷酰胺、异环磷酰胺）和大剂量抗代谢剂（甲氨蝶呤、阿糖胞苷），联合应用等大剂量挽救化疗方案，亦可选择顺铂、依托泊苷，缓解后主张造血干细胞移植。

（2）外套细胞淋巴瘤　该型淋巴瘤化疗/放疗效果差，缓解期短，10 年生存率只有 8%，尚无病例可以治愈。因此，现在试用大剂量集落刺激因子和大剂量干细胞移植等挽救治疗方案，效果待观察。

（3）皮肤 T 细胞淋巴瘤　全身皮肤进行高能电子束照射是基本疗法。局部化疗：适用于早期患者，其疗效与放疗相似；首选盐酸氮芥 10～20mg，溶于 50～100ml 生理盐水中，将消毒棉垫或消毒纱垫浸透后覆盖于皮肤病变处；该疗法对局限性斑块病变、广泛性斑块和肿瘤性病损的完全缓解率分别为 80%、68% 和 61%，中数缓解期分别为 15 个月、5 个月和 15 个月。全身化疗：仅限于复发或对局部化疗无效或淋巴结及内脏受累的患者；可选用 CHOP、COP、CP（苯丁酸氮芥＋泼尼松）等方案，有效率达 80%～100%，缓解期也较长，但总生存期无改善；最近研究显示氟达拉滨对皮肤 T 细胞淋巴瘤有较好疗效。干扰素已证明治疗 CTCL 有效，其缓解率常接近单药化学治疗的缓解率（62%），目前已较普遍采用 IFN 治疗各期特别是早期 CTCL，作为主要或辅助治疗。

（4）滤泡性淋巴瘤　氟达拉滨治疗滤泡性淋巴瘤已经取得较好疗效。而对于应用 CHOP 治疗达完全缓解者，干扰素-α 可以延长生存期，单克隆抗体美罗华对于复发的滤泡性淋巴瘤有效率达 35％～50％。而标记放射性同位素的单克隆抗体有更好的反应率（超过 50％）。肿瘤疫苗的试验亦令人鼓舞。异基因造血干细胞移植可使复发的滤泡性淋巴瘤患者产生高的完全缓解率，部分得到根治。滤泡性淋巴瘤有很高的比例转化为弥漫性大 B 细胞淋巴瘤（每年 7％），大约 40％患者在病程的某个时期重复活检被证实有转型，此时需加强联合化疗。

7. 疗效判断与处理

（1）疗效评定标准　同霍奇金淋巴瘤相关内容。

（2）处理

① 有效：继续按原治疗方案。

② 无效患者的处理：尽管侵袭性淋巴瘤的化学治疗取得了很大进展，但耐药及随之出现的病情复发仍是攻克本病的重大障碍。临床资料表明，即使在最好的条件下，仍有约 1/3 的侵袭性 NHL 患者会发生耐药，从而导致化疗失败，病情复发、恶化，使其失去长期无病存活及治愈的可能性。有资料表明与淋巴瘤耐药相关的机制包括：MDR1/Pgp、LRP、AGT、Fas 通路异常等。部分淋巴瘤还有一些独特的耐药机制，例如 *BCL-2* 的阳性表明凋亡异常，化疗的效果比阴性者差，*BCL-2* 阳性的弥漫大 B 细胞淋巴瘤患者，对 CHOP 方案耐药的可能性比阴性者高，而加用美罗华可以抵消 *BCL-2* 对预后的不良影响。一旦出现这种情况，必须予以恰当处置。

a. 大剂量化疗（＋自体造血干细胞移植）：对出现耐药及复发的侵袭性 NHL 患者，大剂量或超大剂量常规药物单用或联合应用及随后实施的自体造血干细胞移植，是克服耐药的重要方法之一。主要是通过提高血药浓度，使进入肿瘤细胞的药物增加以达到克服多药耐药基因之目的。

b. 使用新型及二线治疗药物：当常用化疗出现耐药后或病情复发时，及时改变治疗方案，使用一些新药或某些二线药物，有时可获得良好疗效。

ⓐ 氟达拉宾（FDA）为新型抗嘌呤代谢药物，有广谱抗血液系统肿瘤作用。近年来，单独或与米托蒽醌、地塞米松配伍（FMD 方案：F 50mg，第 1～3 天；M 10mg，第 1 天；D 40mg，第 1～5 天）用于侵袭性复发及难治性 NHL 治疗，获得了较好效果。

ⓑ 紫杉醇：最初用于卵巢癌的治疗。近年发现对淋巴瘤治疗有效，多与其他药物联合应用，常用剂量 135～200mg，每 3 日 1 次，3 周 1 疗程。

ⓒ 铂类：目前常用者为顺铂及卡铂，国外近有一种药物名为 SN238，为卡铂类似物，常与 VP-16 或 VM-26 联合应用，对体腔浸润而大量积液者效果尤佳。常用剂量 100mg/d，5 日 1 疗程。

ⓓ 其他二线药物：如 MTX、Ara-C、VP-16、VM-26、羟喜树碱等，均可考虑联合府用。

c. 逆转耐药：在白血病治疗上已取得初步疗效的耐药逆转剂如卡托普利、环孢素等，在淋巴瘤治疗上尚未取得成功。

胸腺瘤

胸腺瘤是最常见的前上纵隔原发性肿瘤，占成人所有纵隔肿瘤的 20％～40％，它起源于胸腺上皮，但不包括起源于生殖细胞、淋巴细胞、神经内分泌细胞及脂肪组织的肿瘤。绝大多数胸腺瘤位于前纵隔，附着于心包，与纵隔内大血管关系密切，少数发生在纵隔以外部位，如胸膜、心膈角、肺实质内、肺门或颈部。胸腺瘤生长缓慢，多为良性，包膜完整，但临床上有潜在的侵袭性，易浸润周围组织和器官。胸腺瘤与自身免疫紊乱密切相关，常伴有重症肌无力、各类粒细胞减少症、红细胞发育不良、低丙种球蛋白血症、胶原血管病等副瘤综合征。国外文献显示胸腺瘤在人群中的年发病率是 0.15/10 万，男女比例为 1：1，发病高峰年龄在 40～50 岁。胸腺瘤伴发重症肌无力的发生率为 10％～46％，多在 30～40 岁。儿童胸腺瘤罕见，但恶性程度更高。

一、病因和发病机制

胸腺瘤的病因和发病机制目前尚不清楚。有学者认为患者既往有放射治疗和 EB 病毒感染史可能与胸腺瘤有关。导致胸腺瘤发病的主要原因就是胸腺上皮细胞和淋巴细胞转化为肿瘤细胞，发病率占胸腺肿瘤的 95％。因为胸腺瘤是具有清晰性的特征，所以当检查出来时，即可做病理检查。因为胸腺瘤的情况，周围的细胞和器官就很容易出现病变，从而导致病情逐渐恶化。

患有胸腺瘤多数都是因为表皮细胞病变，甚至还有一些是因为出现周围器官病变而导致。胸腺的细胞是有相应感染的情况，当患有胸腺瘤之后也会对周围的器官以及组织造成感染，所以周围的组织和胸腺一起出现了肿瘤化的情况。

也有一些患者在检查中发现是因为抽烟、喝酒导致身体的毒素过多，从而淋巴细胞出现；再加上平时不良生活习惯的影响，就会导致毒素无法排出体内。患者平时饮食方面没有注意，长时间食用盐分过多的食物，就会导致体内的酸碱度、代谢平衡出现问题，从而出现胸腺瘤。

二、病理与分类

所有胸腺瘤均起源于胸腺上皮细胞，仅有 4％的胸腺瘤是由单一的胸腺上皮细胞组成，绝大多数胸腺瘤是胸腺上皮细胞和淋巴细胞混合组成。多数胸腺瘤呈膨胀性生长，有完整包膜，即使瘤体较大，也容易完整切除，30％～60％的胸腺瘤呈浸润性生长，可直接侵犯周围组织和器官，如纵隔胸膜、心包、肺、大血管及神经，向颈部延伸侵及甲状腺，向下通过主动脉裂孔播散到膈下肝、肾及腹腔血管周围，胸腺瘤的淋巴道转移相对较少，可能受累的淋巴结依次是纵隔淋巴结、肺门淋巴结、颈部淋巴结、锁骨上淋巴结、腋窝淋巴结、肝门和肠系膜淋巴结等，血行转移更为少见，转移的靶器官和组织依次为肺、肝、骨、肾、脑、脾、肾上腺、乳腺和卵巢等。

1. 肉眼检查

胸腺瘤的大小不一，直径可为 1.5～25cm，以 5～8cm 多见，重量为 10～1750g，通常为 20～200g，颜色为深褐色或灰红色，外形多呈圆形、椭圆形或不规则形，表面常为结节状，良性者包膜完整，与周围无粘连，恶性者浸润性生长，包膜不完整，表面粗糙，可累及胸膜、心包、大血管，肿瘤质地软，半数以上包膜外附有残存退化胸腺脂肪组织，肿瘤多数为实质性，切面为分叶状，有明显的灰白色纤维组织间隔，切面灰红色或灰白色，呈粗或细的颗粒状，常伴有出血或囊性变，囊的大小不等，由 0.2cm 微囊到 10cm 左右的大囊，甚至瘤体的大部分为囊变者也不少见，一般囊壁薄而光滑，内含清液或血性液，可经常见到各种退行性变，如出血、钙化和囊性变等，除了整个胸腺组织已被胸腺瘤组织所取代外，绝大多数胸腺瘤与正常胸腺组织相接壤。

2. 镜下结构

Victor 和 Thomas 研究证明，所有胸腺瘤均衍生于胸腺上皮细胞，其上皮成分可用免疫组织化学技术来确认。

胸腺瘤特殊的形态学特征使它的病理分类标准一直未统一。现行的病理分类方法有 Muller-Hermelink 分类法、WHO 分类法、Suster 和 Moran 分类法，其中以 WHO 分类法使用最广泛。WHO 分类法将胸腺瘤分为 A、AB、B 三型：A 型由梭形或椭圆形上皮细胞组成，缺乏核异型性，不含典型或肿瘤淋巴细胞；B 型由圆形上皮样细胞组成；AB 型为二者的混合表现，与 A 型类似，但含有肿瘤淋巴细胞；B 型又按照淋巴细胞比例的增加情况进一步分为 B1、B2 和 B3 型。同时将所有胸腺癌分为 C 型，其表达呈明显恶性肿瘤细胞学特征，C 型又根据各自的组织分化类型进一步命名，如拟表皮样癌、鳞状上皮细胞癌、淋巴上皮癌、肉瘤样癌、透明细胞癌、类基底细胞癌、黏液表皮样癌、乳头状癌和未分化癌等。A 型和 AB 型为良性肿瘤，B1 型为低度恶性，B2 型为中度恶性，B3 型与胸腺癌均为高度恶性，侵袭性强。

三、临床分期

胸腺瘤是来源于胸腺上皮细胞的肿瘤，与其他肿瘤不同，无法完全根据组织学来确定胸腺瘤的良恶性质，其良恶性需依据有无包膜浸润、周围器官侵犯或远处转移来判定。所以目前认为所有的胸腺瘤均是潜在恶性的，主张将胸腺瘤分为非侵袭性和侵袭性两种，一般说来 30％～40 ％的胸腺瘤是侵袭性的。临床上常用 Masaoka 分期和 WHO TNM 分期来判断病变的程度和预后。

Lewis 等建议对胸腺瘤作如下划分：①上皮细胞型胸腺瘤即上皮细胞占肿瘤细胞总数的 66％以上；②淋巴细胞型胸腺瘤即淋巴细胞占肿瘤细胞总数的 66％以上；③均不符合上述两种类型肿瘤时划归混合型胸腺瘤；④肿瘤由变异的上皮细胞构成的划归纺锤形细胞型胸腺瘤，因此也有人称之为上皮细胞型的一个亚型。

四、临床表现

胸腺瘤的临床表现各异。30％～60％的患者可无症状，仅在偶然的胸部 X 线检查时发现。典型症状患者主要表现为瘤体侵犯或压迫邻近纵隔结构所引起的胸部局部症状，包括咳嗽、胸痛、喘鸣、反复发作的呼吸道感染、呼吸困难、吞咽困难、声音嘶哑、霍纳综合征、上腔静脉综合征、心脏压塞、脊髓受压等症状。全身症状有发热、体重下降、疲劳、食欲减退、盗汗等。

胸腺瘤常具有特异性表现，合并多种副瘤综合征如重症肌无力（最常见）、红细胞发育不良、低丙种球蛋白血症、多肌炎、系统性红斑狼疮、类风湿关节炎、甲状腺炎等多种疾病。某些研究还发现胸腺瘤患者患第二原发肿瘤的概率增高。

胸腺瘤最常见的转移是胸内转移（如胸膜、心包），可伴胸腔积液，引起呼吸困难、胸痛、胸部不适等症状。胸外和血行转移少见，转移部位以骨骼系统最为常见，引起相关的转移症状。胸腺瘤大部分的患者以肌无力为首发症状，患者最常见的表现是眼睑下垂、复视、咀嚼无力、吞咽困难、构音障碍、肢体无力、呼吸肌无力等。有的患者还可能会出现胸部不适感，比如患者会出现咳嗽、胸闷、气短、咯血、胸腔积液、呼吸道感染等。

小的胸腺瘤多无症状，也不易被发现。部分患者行 X 线检查或某些患者在查体胸透或摄胸片时发现纵隔肿物阴影。被忽略诊断的胸腺瘤此时常生长到相当大体积，压迫无名静脉或有上腔静脉梗阻综合征的表现。剧烈胸痛，短期内症状迅速加重，严重刺激性咳嗽，胸腔积液所致呼吸困难，心包积液引起心慌、气短，周身关节、骨骼疼痛，均提示恶性胸腺瘤的可能。

胸腺瘤特有的表现是合并某些综合征，如重症肌无力、单纯红细胞再生障碍性贫血、低球蛋白血症、肾病综合征肾炎、类风湿关节炎、红斑狼疮、巨食管症等。

五、并发症

（1）重症肌无力（MG） 临床发现重症肌无力与胸腺（或胸腺瘤）有关。重症肌无力临床上可分为三型：①眼睑下垂，视物长久感疲劳，复视，为眼肌型；②上肢伸举不能持久，步行稍远需坐下休息，为躯干型；③咀嚼吞咽费力，甚至呼吸肌麻痹，为延髓型。临床上最危险的是肌无力危象。

（2）单纯红细胞再生障碍性贫血（PRCA） 与胸腺瘤并存疾病之一是纯红细胞再障，纯红再障可为原发的，原因不清，也可继发于药物、感染和肿瘤，实验研究表明 PRCA 是一种自身免疫性疾病，未知原因导致红细胞抗原的自身免疫反应，这些抗原可存在于人体胸腺内，胸腺瘤本身对红细胞生长并无直接作用，可能的情况是胸腺瘤可增强免疫系统的敏感性，或者胸腺瘤由高度敏感的增生系统所诱发。

（3）肾病综合征肾炎 肾病综合征肾炎与胸腺瘤的关系尚不明了，肾病综合征可以是某些肿瘤，如霍奇金病，全身表现的一部分，可能的解释为胸腺瘤与肾小球肾炎的抗原抗体复合物形成交叉反应。

六、辅助检查

（1）影像学检查 胸片提供的诊断信息十分有限。胸部增强 CT 是诊断胸腺瘤的首选方法，能够显示肿瘤病变范围、有无周围组织浸润和远处转移、估计肿瘤分期，对胸腺瘤的治疗和预后有重要的指导价值。MRI 也有一定的作用。PET/CT 对胸腺肿瘤的早期诊断和良恶性鉴别具有较高的准确性，还可以在一定程度上预测胸腺瘤的恶性程度。

（2）病理诊断 穿刺活检诊断：细针抽吸（FNA）活检、经纤维支气管镜或食管镜穿刺活检、超声引导下的纵隔肿瘤穿刺活检、CT 引导下经皮穿刺纵隔肿瘤活检等方法，它们共同的特点是创伤小、操作简单、安全、有效，但这些方法获得的组织少，常无法给出明确的病理诊断，而且不能确定胸腺瘤、淋巴瘤和胸腺增生之间的病理分化。

（3）手术诊断 纵隔镜、胸腔镜、小切口开胸手术取病理适用于部分复杂的晚期患者。

七、诊断

胸腺瘤最首先的考虑就是如何进行确诊，第一方面是在临床诊断方面，根据患者的病史和临床表现，尤其是重症肌无力的患者，要主要考虑胸腺瘤的可能；第二方面就通过影像学来进行诊断，胸部 X 线片提供的诊断信息是比较有限的；第三方面通过病理诊断，可以通过穿刺活检来取得病理标本进行诊断，还可以通过超声引导下 CT 引导下经皮穿刺纵隔肿瘤活检等方法。

八、治疗

胸腺瘤的治疗方法包括手术切除、放疗和化学药物治疗。预测胸腺瘤的变化行为最重要的因素是肿瘤有无包膜。具备完整被膜且尚未密集地粘连于纵隔结构的异常新生物中有85％～90％的病例可通过外科手术切除而得到治疗。相反，那些侵入相邻软组织、肺部、大动脉外膜或心包的胸腺瘤在术后若不进行辅助性治疗则很有可能复发。目前倾向采用以手术切除为主的综合治疗方案。

（一）手术治疗

治疗原则：胸腺瘤一经诊断即应外科手术切除。理由是肿瘤继续生长增大，压迫邻近组织器官产生明显临床症状；单纯从临床和 X 线表现难以判断肿瘤的良恶性；而且良性肿瘤也可恶性变。因此无论良性或恶性胸腺瘤都应尽早切除。有能切除的恶性胸腺瘤可取病理活检指导术后治疗，部分切除者术后放射治疗可缓解症状，延长患者存活。

1. 外科手术治疗

胸腺瘤手术治疗指征如下。

（1）包膜完整的胸腺瘤。

（2）肿瘤外侵及周围组织（纵隔、胸膜、心包）但能整块切除者。

（3）肿瘤侵及部分肺叶、左无名静脉、部分主动脉外膜、部分上腔静脉壁及一侧膈神经等周围器官者，尚能完整或姑息性切除者。

（4）肿瘤明显外侵伴上腔静脉综合征，在肿瘤切除同时能行上腔静脉人造血管移植者。

（5）胸腺瘤伴重症肌无力者。

（6）巨大肿瘤化疗或放疗后相对缩小，术前判断尚能完整切除者。

（7）肿瘤巨大及压迫症状严重，术前判断虽不能完整切除肿瘤，但行姑息性切除尚能明显缓解压迫症状者。

2. 手术切口选择

（1）胸骨正中切口　由于胸腺瘤绝大多数位于前上纵隔，因此该切口是手术治疗胸腺瘤的最佳切口，其优点在于：①充分暴露整个前纵隔，便于施行扩大胸腺切除术。②便于大血管的显露，尤其是对胸腺后方的左无名静脉、右侧后方的上腔静脉的解剖分离。一旦术中大血管意外损伤，在此切口暴露下，便于迅速控制处理，使手术安全可靠。③便于前肺门的显露。在肿瘤外侵前肺门的情况下，便于解剖分离肺动静脉，从而避免不必要的肺叶切除。

（2）胸骨正中切口联合单侧胸前外侧切口（即侧 T 形切口）　肿瘤体积巨大，且同时侵犯肺、上腔静脉等重要器官，需要手术切除肿瘤同时切除一叶或一侧肺，或同时行上腔静脉切除、人造血管重建术时，此切口有其明显的优点：①使一侧肺更清晰暴露在术野中，便于全肺或肺叶切除，有效避免术中肺动脉、肺静脉的意外损伤；②便于上腔静脉整体显露，从而使上腔静脉切除、人造血管移植术在充分暴露的术野内顺利进行；③巨大肿瘤若同时伴壁胸膜转移，此切口便于同时行胸膜剥离术。

（3）胸后外侧切口　对于肿瘤偏向一侧中纵隔且瘤体较大的胸腺瘤可考虑选择胸后外侧切口。但术中需特别注意无名静脉的保护，切忌误伤。另此切口也不利于前纵隔脂肪组织（即内含散在的胸腺集合组织）的清扫。

（4）双胸横切口　Patterson 建议对瘤体巨大的中线位胸腺瘤采用双侧第 4 前肋间隙切开，胸骨横断的切开术。使得整个前纵隔和两个胸腔间隙都充分得以暴露。但由于此切口创伤较大，一般不要轻易使用。

微创手术创伤比较小，切口也比较小，手术分为经胸的微创手术和经剑突下的微创手术两大类。经胸的微创手术是发展时间最长的微创手术，一般适用于肿瘤偏向一侧的情况。一般在胸壁上打几个方便手术操作的操作孔，每个孔 2~3cm，然后伸入相应的器械完成肿瘤和肿瘤周围附属的胸腺组织、脂肪组织的切除。

最近几年有一种新的手术方式为剑突下切除手术，亦属于微创手术，胸腺瘤微创手术的适应证及注意事项包括：对于体积较小、没有侵袭的胸腺瘤，一般可选择胸腔镜的微创治疗，这种治疗创伤小，且围术期并发症少。此外，对于部分有侵袭的胸腺瘤，如瘤体侵犯了心包或胸膜，也可以通过胸腔镜治疗；对于一些体积较大、有侵袭的胸腺瘤，如侵犯了大血管等，可以通过传统的手术切除的方法来治疗。好处是从正中剑突下的位置放置器械，然后开 3~4cm 长的切口。无论胸腺瘤是在左侧还是右侧，正中的路径都能完成，同时清扫的范围会更广泛。具体清扫范围，一般是两侧膈神经之间的脂肪组织、胸腺组织、胸腺瘤还有两侧的胸腺上极。根据病理不同分期，切除范围也会不断变化。如果考虑肿瘤有外侵或侵犯肺、大血管，患者可能不采用微创的手术方式解决，而采用开放式手术来完成联合脏器切除，甚至包括血管的置换，这种情况也比较常见。

随着科学发展，微创外科技术发展，电视辅助胸腔镜手术，即腔镜 VATS，机器人辅助手术，达芬奇手术等手术损伤较小，出血较少的手术不用劈开胸骨。因此，患者术后恢复时间明显缩短，手术疼痛也会减轻。手术切除范围和效果并不比常规劈开胸骨差，患者在术后恢复过程中明显获益。

3. 术后注意事项

胸腺瘤手术后需要备好气管切开包、气管插管、人工呼吸机及抢救药品，如果出现呼吸困难的情况可以及时抢救。胸腺瘤手术后需要做气管湿化，这样可以及时清除呼吸道分泌物，并能及时提供氧气，预防肺部感染，保持呼吸道通畅和呼吸稳定，胸腺手术后还需要认真观察服药情况。

（二）放射治疗

（1）恶性胸腺瘤即使完整切除，术后也需行纵隔和全术野辅助放疗，剂量约 40Gy/4 周。但有学者主张：对淋巴细胞型给予 50Gy/5 周；上皮细胞型或混合型则给予每 6~7 周 60~70Gy；胸腺瘤伴重症肌无力则 1 次 200cGy，每周 5 次，总量达 30~40Gy 时，需及时缩小肺野，避免放射性肺炎发生。

（2）术中残留病灶，其放射范围要超过病灶 1cm（包括胸腺肿瘤和可能被浸润的组织和器官）。对已明确为心包内转移，应先给予全纵隔、全心包放疗 [（30~35）Gy/（3~3.5）周]，局部瘤床加量。对胸膜或肺转移灶也局部加量。

（3）术中放疗，对手术已完整切除的瘤床一次性放疗 20Gy；对手术有残留病灶，则一次性剂量为 25Gy；对巨大病灶无法切除者，一次剂量可达 25~30Gy。上述后两种病情者，术后休息 3~4 周后再行术后纵隔区放疗，剂量为 30~40Gy。个别者也可追加剂量至 60~70Gy。

（4）有学者主张，加用核素治疗以补足放射剂量，又不加重正常组织的照射量。其中有 ^{125}I 在术中置于残留病灶区域行组织间放疗；^{32}P 治疗转移性胸腔积液（即 ^{32}P 15ml 稀释于 150ml 生理盐水中，注入胸腔）。手术加放疗组与单纯放疗组 5 年生存率呈显著差异。

九、康复

（1）胸腺瘤术后要鼓励患者，减少患者对疾病的恐惧，防止病情恶化。

（2）胸腺瘤术后不能立即进食，一段时间之后，宜多吃具有增强免疫、抗胸壁肿瘤作用的食物。也可以多吃补肾壮骨、化痰消肿瘤的食物。不要食用过硬、不易消化的食物，尽量食用清淡、容易消化的食物。少吃精制糖。

（3）多吃蔬菜、水果。每天应吃 400～800g 果蔬，如绿叶蔬菜、胡萝卜、马铃薯和柑橘类水果。每天要吃 5 种以上，且常年坚持。

（4）每天吃红肉（即牛肉、羊肉、猪肉）不应超过 90g。最好是以鱼和家禽替代红肉。

（5）常吃海带，有报道海带可以预防乳腺癌和胸腺瘤。

（6）每天喝黑枸杞泡水、泡茶或者直接食用，对人体有多种益处。

十、预后

对于大多数胸腺瘤患者来说，预后是比较好的，它是一个倾向于良性的肿瘤。胸腺瘤术后容易复发和转移，有的甚至到后期会出现恶病质改变，尤其是胸腺瘤的一些并发症，如重症肌无力到后期会反复出现肌无力危险，并发肺部感染，可能会造成患者死亡。

第七节　胸膜间皮瘤

胸膜间皮瘤是原发于胸膜间皮组织或胸膜下间质组织的一种少见肿瘤。根据细胞类型、病变范围和恶性程度，胸膜间皮瘤可分为局限型和弥漫型两种，前者可为良性或低度恶性，后者均为高度恶性。

一、病因和病理

病因未明，目前认为弥漫型间皮瘤大多与石棉接触有关，吸烟可能与石棉接触有协同作用。而局限型间皮瘤则与石棉接触无关。本病与放射线、铍、钚、二氧化钍也可能有关。

胸膜局限型间皮瘤，一般为结节状肿物，从脏层胸膜长出，质坚实，大多为良性，少数可为恶性。胸膜弥漫型间皮瘤起源于胸膜的间皮细胞，主要特征是呈弥漫性的局部扩展，从而使胸膜广泛增厚。少数病例可包裹全肺，亦可累及壁层胸膜。胸腔常有渗液，初为浆液性，以后变为血性液体。间皮瘤常转移至局部淋巴结，但很少侵入肺实质中。镜下所见一部分细胞大而呈乳头样或腺泡状排列，另一部分则为梭形细胞。一般二者常混合存在。胸膜间皮瘤恶性者常可侵入胸壁，并转移至纵隔淋巴结以及腹腔器官。

二、临床分期

（1）1995 年国际胸膜间皮瘤小组（简称 IMIG）推出了一个最新的详细的 TMN 分期法（简称 IMIG 分期法）。见表 9-16、表 9-17。

表 9-16　恶性胸膜间皮瘤的临床分期

Ⅰ期	Ⅰa：$T_{1a}N_0M_0$　　　Ⅰb：$T_{1b}N_0M_0$
Ⅱ期	$T_2N_0M_0$
Ⅲ期	任何 T_3M_0、N_1M_0、N_2M_0
Ⅳ期	任何 T_4、N_3、M_1

表 9-17　恶性胸膜间皮瘤的 Butchart 分期法

Ⅰ期	肿瘤局限于同侧胸膜和肺
Ⅱ期	肿瘤侵及胸壁、纵隔、心包或对侧胸膜
Ⅲ期	肿瘤侵及双侧胸腹腔或胸外淋巴结
Ⅳ期	有远处血源性转移

（2）国际胸膜间皮瘤 TNM 分期法

T 原发肿瘤及范围。

T_{1a} 肿瘤限于同侧壁层胸膜（包括纵隔和膈肌侧胸膜），不累及脏层胸膜。

T_{1b} 肿瘤累及同侧胸膜面（包括壁层或纵隔、膈肌和脏层胸膜）。

T_2 肿瘤累及同侧胸膜面（包括壁层或纵隔、膈肌和脏层胸膜），且累及膈肌或肿瘤自脏层胸膜侵入肺实质。

T_3 局部广泛病变但有切除可能，肿瘤累及所有同侧胸膜面（包括壁层或纵隔、膈肌和脏层胸膜），且累及胸内筋膜或纵隔脂肪，或胸壁软组织，或心包。

T_4 局部广泛病变在技术上有无法切除的可能。

N 淋巴结。

Nx 区域淋巴结无法评价。

N_0 无区域淋巴结转移。

N_1 转移至同侧支气管、肺或肺门同侧。

N_2 转移至隆突下或同侧纵隔淋巴结，包括同侧乳房内淋巴结。

N_3 转移至对侧淋巴结。

M 远处转移。

Mx 远处转移无法评价。

M_0 无远处转移。

M_1 有远处转移。

三、临床表现

1. 局限型间皮瘤

大多数局限性恶性间皮瘤有症状，有胸痛、咳嗽、呼吸困难和发热。从未发现合并骨关节病。X 线胸片表现与局限性良性间皮瘤相似，当肿瘤侵犯胸壁可有肋骨破坏。大体检查可见肿瘤坚实有包膜，与良性间皮瘤不同，某些部分可因坏死、出血变得柔软。

局限性恶性间皮瘤切除后存活期决定于切除是否彻底。因此要求手术应进行广泛切除，肿瘤基底部侵及胸壁，单独游离肿瘤有困难，或肋骨亦有破坏时，应做肿瘤并局部胸壁整块切除术及胸壁重建。术时应小心处理切除标本，避免挤压肿瘤造成肿瘤胸膜腔种植，造成术后复发。若不能做到肿瘤完全切除，可行腔内或腔外照射放疗。完全切除后长期存活较好，而不完全切除的中期存活期为 7 个月。

恶性胸膜间皮瘤患者以 60～70 岁多见，男性患者是女性的 3～5 倍。主要症状有剧烈胸痛、干咳和气短，个别可以有发热。胸痛特点为开始隐痛，以后逐渐加剧直到患者难以忍受。疼痛常常位于病变局部，或放射至上腹部、肩部，以致被误诊为心脏疾病、胆囊炎或肩周炎。咳嗽多为干咳，无痰或痰量很少，很少有痰中带血。气短症状很明显，尤其是活动以后胸闷、憋气加重，休息后缓解。随胸腔积液和肿瘤增大，患者呼吸困难程度逐渐加剧。恶性胸膜间皮瘤患者如不经治疗，最后终因极度呼吸困难窒息死亡。个别恶性胸膜间皮瘤患者出现低热。

体格检查在病初期大多无阳性体征，以后可发现有大量胸腔积液，胸部叩诊呈浊音，呼吸音减低，纵隔移向健侧。病程晚期，胸膜间皮瘤生长很大，充满整个胸膜腔时，胸腔积液变少，肺容量减小，病侧胸壁塌陷，肋间隙变窄，纵隔被牵拉移向患侧。肿瘤侵犯邻近脏器时，可导致上腔静脉综合征，下腔静脉受挤压缩窄可出现肝大、腹水，侵犯喉返神经而声音嘶哑，累及脊椎、肋骨可产生相应部位的疼痛。除了胸部体征外，患者全身表现可有消瘦、贫血、全身衰弱。此外，还可有肺骨关节病，杵状指（趾），周身淋巴结肿大。某些患者在疾病晚期可发现胸壁肿块，其来源于间皮瘤自胸腔向外长出，也可能因胸腔穿刺后针道种植所致。一般来说，在症状出现到医生确诊一般4～6个月。穿刺抽液为黄色或血性积液，涂片检查可发现大量间皮细胞。

2. 弥漫型间皮瘤

多见于中年人。病程可快可慢，可有气短、胸闷、胸痛、咳嗽、消瘦，后期可出现恶病质。可有胸腔积液及胸膜增厚体征。

四、实验室及其他检查

（1）X线检查　局限性胸膜间皮瘤表现为呈孤立的均匀一致的球状阴影，边缘清楚，但有轻度分叶，常位于肺外周或叶间裂；切线位胸片肿瘤基底贴近胸膜，流体边缘与胸壁呈钝角；恶性者可侵及肋骨及肺，可伴有胸膜腔积液。弥漫型胸膜间皮瘤X线检查典型者为胸内侧弥漫性不规则胸膜增厚和突向胸膜腔内的多发性结节，呈波浪状或驼峰状阴影。并发大量胸腔积液者，胸廓呈大片浓密阴影，纵隔向对侧移位。CT扫描能显示病灶形态、病变范围及胸内脏器累及情况。

（2）其他　胸腔积液多为血性，也可为黄色渗出液，非常黏稠，甚至可拉成细丝，堵塞穿刺针头。比重高，可达1.02～1.028；胸腔积液的蛋白含量高，葡萄糖和pH值常降低。胸腔积液透明质酸大于0.8g/L，但其缺乏敏感性。胸膜间皮瘤患者胸腔积液多数查不到恶性肿瘤细胞，但常可见大量的间皮细胞。穿刺胸膜活检或胸腔镜直视下活检可明确诊断，前者阳性率近50%，后者可达90%。仍不能确诊者可考虑开胸活检。

根据病史及上述症状特点，结合上述检查可做诊断。

五、鉴别诊断

局限性胸膜间皮瘤在一般X线平片上，有时呈圆形块状阴影，易与包裹性胸腔积液、结核瘤、肺癌、胸壁肿瘤或纵隔瘤相混淆。切线位投影摄片可以初步判定肿瘤是否与壁层胸膜相连。必要时通过CT或磁共振检查鉴别。

弥漫型胸膜间皮瘤不伴胸腔积液者，应与一般胸膜增厚相鉴别，前者呈凹凸不平的结节影或驼峰样阴影，后者沿胸壁有较平整的密度增高影。弥漫型胸膜间皮瘤伴大量胸腔积液者，往往为血性，增长迅速，胸痛剧烈，不发热。结核性胸膜炎常为浆液性，增长慢，胸痛不明显，抽胸腔积液及抗结核治疗后胸腔积液常迅速吸收。

弥漫型胸膜间皮瘤并发血性胸腔积液与周围型肺癌并发血性胸腔积液，临床上很难鉴别，二者均有胸痛与气急，大量胸腔积液又将胸膜或肺内肿瘤掩盖，胸腔积液脱落细胞和胸膜活检是较为可靠的鉴别诊断方法。CT或磁共振检查有助于鉴别。

六、治疗

（一）手术治疗

早期弥漫型胸膜间皮瘤手术治疗效果良好。根据患者年龄、一般状况、肿瘤组织形态、病期，选择不同的手术方式。手术方式从肿瘤局部切除到胸膜切除，胸膜、肺、淋巴结、同侧心包膜与纵隔切除。术后配合放疗、化疗。局限型间皮瘤范围局限，有包膜，虽然属良性，但有潜在恶性，且可复发转移，故应积极手术治疗。切除后复发不常见，预后较好。个别病例临床呈恶性经过，术后有复发或远处转移，预后较差。故术后患者应每年摄 X 线胸片复查。

（二）化学治疗

化学治疗单一药的有效率不高，其中蒽环类最好，其次是顺铂、丝裂霉素、环磷酰胺、氟尿嘧啶、氨甲蝶呤、长春新碱等。所以目前多采用蒽环类为主的联合化疗。其中疗效较好的是多柔比星加顺铂、多柔比星加环磷酰胺、长春新碱。不含蒽环类的方案效果较好的是丝裂霉素加顺铂，顺铂加大剂量氨甲蝶呤。

（三）放射治疗

放射治疗对间皮瘤有一定疗效。早年应用^{198}Au 做胸膜内注射，有的患者可以生存 5 年以上，但以后死于远处转移，由于防护困难，目前已很少应用。体外照射 40Gy 以上可取得良好的姑息性疗效。50～55Gy 照射缓解率 67％，有的患者可以长期存活，但几乎所有患者仍死于复发转移。

（四）对症治疗

呼吸困难是主要症状。给氧与治疗性穿刺抽液可减轻呼吸困难，有时每周要抽液 1～2 次，一般初次抽液不宜超过 1000ml，对大量胸腔积液患者可在抽净胸腔积液后，注入抗癌药物或人工胸膜粘连术（注入四环素、滑石粉悬液等）暂时抑制胸腔积液增长。胸痛系肿瘤侵及胸壁所致，局部可用放疗或适当选用止痛剂处理。

第八节　恶性胸腔积液

恶性胸腔积液（malignant pleural effusion，MPE）是晚期恶性肿瘤的常见并发症，其中肺癌占第 1 位，第 2、3 位原因分别为乳腺癌和淋巴瘤，75％的 MPE 由上述 3 种肿瘤引起。临床上常表现为进行性呼吸困难、咳嗽和（或）胸痛，显著影响患者生存质量，确诊后中位生存时间 3～12 个月（取决于原发肿瘤的类型和分期）。针对 MPE 适当而有效的局部处理是整个治疗过程中重要的组成部分，可缓解症状、提高患者生存质量并改善其功能状态。

一、发病机制

（1）淋巴系统引流障碍　淋巴系统引流障碍是肿瘤性胸腔积液产生的主要机制。累及胸膜的肿瘤无论是原发于胸膜或转移至胸膜均可堵塞胸膜表面的淋巴管，使正常的胸膜腔内液体循环被破坏，从而产生胸腔积液。另外，壁层胸膜的淋巴引流主要进入纵隔淋巴结，恶性肿瘤细胞在胸膜小孔和纵隔淋巴结之间的任何部位引起阻塞，包括在淋巴管内形成肿瘤细胞栓塞、纵隔淋巴结转移，均可引起胸腔内液体重吸收障碍，导致胸腔积液。

（2）肿瘤细胞内蛋白大量进入胸腔　胸膜上的肿瘤组织生长过快，细胞容易脱落，进入胸膜腔的肿瘤细胞由于缺乏血运而坏死分解，细胞内蛋白进入胸腔，使胸膜腔内的胶体渗透压增高，产生胸腔积液。

（3）胸膜的渗透性增加　恶性肿瘤侵犯脏层和壁层胸膜、肿瘤细胞种植在胸膜腔内均能引起胸膜的炎症反应，毛细血管通透性增加，液体渗入胸膜腔。

（4）胸腔内压降低、胸膜毛细血管静水压增高　肺癌引起支气管阻塞，出现远端肺不张，导致胸腔内压降低，当胸膜腔内压由 $-1.176kPa$（$-12cmH_2O$）降至 $-4.7kPa$（$-48cmH_2O$）将有大约 200ml 的液体积聚在胸膜腔内。肺部恶性肿瘤可以侵犯腔静脉或心包，引起静脉回流障碍，胸膜表面的毛细血管静水压增高，产生胸腔积液。

（5）其他　原发性肺癌或肺转移性肿瘤引起阻塞性肺炎，产生类似肺炎的胸腔积液；肿瘤细胞侵入血管形成瘤栓，继而产生肺栓塞，胸膜渗出；胸腔或纵隔放射治疗后，可产生胸膜腔渗出性积液；恶性肿瘤消耗引起低蛋白血症，血浆胶体渗透压降低，也导致胸腔积液。

肿瘤性胸腔积液的产生往往是多种因素的综合作用。肿瘤对胸膜的直接侵犯或原发于胸膜的肿瘤引起的胸腔积液，常为血性，胸腔积液中多能找到肿瘤细胞，胸膜活检的阳性率高，一般视为外科手术禁忌证。由阻塞性肺不张、阻塞性肺炎、肺栓塞、低蛋白血症、放疗后以及肺门淋巴结肿大等引起的继发性胸腔积液，在查明胸膜未被肿瘤侵犯的情况下，非外科手术绝对禁忌证。

二、病理生理

异常胸腔积液的产生可以是单一、也可以是多种病因共同作用的结果。目前认为，壁层胸膜是胸腔积液和蛋白进出的主要部位，在胸腔积液的产生和吸收中起主要作用；淋巴引流的改变是造成 MPE 的主要原因，机制为肿瘤阻塞壁层胸膜小孔，或肿瘤淋巴播散造成壁层胸膜通透性增加，或纵隔淋巴结受累合并淋巴管受损。此外，胸腔积液也可由胸膜腔以外的因素造成：如心脏、心包疾病或上腔静脉综合征引起静水压增高；纵隔或胸部放疗损伤淋巴管；阻塞性肺不张可改变胸膜腔内压；恶性腹腔积液通过膈肌淋巴管引起继发性 MPE；肝硬化、结缔组织病、低蛋白血症等影响胸腔积液生成速率，在制订治疗方案时应考虑到以上因素的存在。

三、临床表现

大约 1/3 肿瘤性胸腔积液患者临床上无明显症状，仅在查体时发现胸腔积液。其余 2/3 患者主要表现为进行性加重的呼吸困难、胸痛和干咳。

呼吸困难主要由于胸腔内液体占据一定空间，肺脏不能充分膨胀，肺通气受到限制。在大量胸腔积液时，患侧肺脏被压迫萎陷，肺循环不能进行气体交换，从而出现动静脉短路；同时，大量胸腔积液还将纵隔压向健侧，限制了健肺通气，加重呼吸困难。呼吸困难的程度与胸腔积液量、形成速度和患者本身的肺功能状态有关。当积液量少或形成速度缓慢，临床上呼吸困难较轻，仅有胸闷、气短等。若积液量大，肺脏受压明显，临床上呼吸困难加重，甚至出现端坐呼吸、发绀等。积液量虽然不很大，但在短期内迅速形成，临床上亦可表现为较重的呼吸困难，尤其是肺功能代偿能力较差的情况下更是如此。大量胸腔积液的患者喜取患侧卧位，这样可以减轻患侧的呼吸运动，有利于健侧肺的代偿呼吸，缓解呼吸困难。

胸痛与肿瘤侵犯胸膜、胸膜炎症和大量胸腔积液引起壁层胸膜牵张有关。持续性胸痛多是壁层胸膜被侵犯的结果；膈面胸膜受侵时，疼痛向患侧肩部放射；大量胸腔积液牵拉壁层胸膜引起胀满感和隐痛。咳嗽多为干咳，因胸腔积液刺激压迫支气管壁所致。其他症状均为晚期肿瘤的表现，如体重下降、乏力、恶病质等。

体格检查可发现患侧呼吸运动减弱，肋间隙饱满，气管向健侧移位，积液区叩诊为浊音，呼吸音消失。另外，消瘦、贫血貌等随病情的进展而出现。

四、实验室及其他检查

(1) X线检查　小量积液显示肋膈角变钝，中等量积液显示有上缘斜凹外高内低的阴影，平卧时整个肺野透亮度减低。大量积液时则整个患侧呈致密影，纵隔推向健侧，包裹性胸腔积液不随体位变动，位于叶间、肺与膈之间。

(2) 胸腔积液检查　胸腔积液患者应进行胸腔穿刺抽液，做胸腔积液常规、病原体、生化、脱落细胞及胆固醇、甘油三酯、癌胚抗原、乳酸脱氢酶等检查。

① 渗出液：可由炎症或肿瘤引起。外观草黄色、半透明，比重大于 1.018，黏蛋白试验阳性，蛋白定量在 25～30g/L 以上，胸腔积液蛋白含量/血清蛋白含量＞0.5，细胞数＞100×10^6/L，脓胸时白细胞可达 (10～15)×10^9/L。中性粒细胞增多提示急性炎症；淋巴细胞为主时多为结核性；而红细胞在 5×10^9/L 以上时，呈淡红色，可由结核或肿瘤引起。胸腔积液乳酸脱氢酶（LDH）/血清 LDH＜0.6。

② 漏出液：由心衰、低蛋白血症引起。胸腔积液淡黄色，透明，比重＜1.018，黏蛋白试验阴性，蛋白定量低于 25～30g/L，胸腔积液蛋白含量/血清蛋白含量＜0.5，细胞数＜100×10^6/L，以淋巴细胞和间皮细胞为主，胸腔积液 LDH/血清 LDH＜0.6。

恶性胸腔积液多为血性，甚或血胸，亦有黄色积液，且特别黏稠，易凝固。其为胸膜间皮细胞分泌透明质酸所致。继发性胸腔积液早期为黄色，以后转为血性，亦可早期即为血性胸腔积液。细胞学检查时，间皮细胞＞5％者可考虑为间皮瘤。癌细胞在血性胸腔积液中的检出率高达 85％，在非血性胸腔积液中则为 37.5％。癌细胞检出率高低与肿瘤的类型也有一定关系。

(3) 胸膜活检　经皮胸膜活检对鉴别有无肿瘤及判定胸膜肉芽肿病变有一定帮助。拟诊结核病时，活检标本除做病理检查外，尚可做结核菌培养。脓胸或有出血倾向者不宜做胸膜活检。必要时可经胸腔镜进行活检。

(4) 超声检查　可鉴别胸腔积液、胸膜增厚、液气胸等。对包裹性积液可提供较准确的定位诊断，有助于胸腔穿刺抽液。

根据上述临床表现及 X 线和胸腔积液检查可明确诊断。有时胸腔积液原因不明，应先鉴别渗出液或漏出液。通常漏出液应寻找全身因素，渗出液多为胸膜本身病变所致；最常见是结核性胸膜炎，青壮年多见，结核菌素试验阳性，胸腔积液中以淋巴细胞为主。但中年以上患者有胸腔积液，尤其是大量血性渗出液，抽液后又迅速生长者仍考虑肿瘤的可能。

五、鉴别诊断

结核性与恶性胸腔积液常需认真鉴别，两者在临床上均较常见，但治疗与预后迥然不同。恶性肿瘤侵犯胸膜引起胸腔积液称为恶性胸腔积液，胸腔积液多呈血性、大量、增长迅速、pH>7.4，CEA 超过 $10\sim15\mu g/L$，LDH>500U/L，常由肺癌、乳腺癌转移至胸膜所致。结核性胸膜多有发热，pH 多低于 7.3，ADA 活性明显高于其他原因所致胸腔积液，CEA 及铁蛋白通常并不增高。若临床难以鉴别时，可予抗结核治疗，监测病情及随访化疗效果。老年结核性胸膜炎患者可无发热，结核菌素试验亦阴性，应予注意。若结核菌素试验阴性且抗结核化疗无效，仍应考虑由肿瘤所致，结合胸腔积液脱落细胞检查、胸膜活检、胸部影像（CT、MRI）、纤支镜及胸腔镜等，有助于进一步鉴别。CT 扫描诊断胸腔积液的准确性，在于能正确鉴别支气管肺癌的胸膜侵犯或广泛转移，对恶性胸腔积液的病因诊断、肺癌分期与选择方案至关重要。MRI 在胸腔积液诊断方面，尤其在恶性胸腔积液的诊断上，可补充 CT 扫描的不足，其特征性显然优于 CT。胸膜针刺活检具有简单、易行、损伤性较小的优点，阳性诊断率为 40%～75%。胸腔镜检查对恶性胸腔积液的病因诊断率最高，可达 70%～100%，为拟定治疗方案提供依据。

六、治疗

恶性胸腔积液系最常见的胸腔积液之一。其中肺癌、乳腺癌、淋巴瘤、卵巢癌的转移是恶性胸腔积液最常见的病因。

1. 全身性抗肿瘤化学治疗

恶性胸腔积液病变局限于胸腔局部（除原发胸膜恶性肿瘤外），因此，对于全身性抗肿瘤化疗较为敏感的恶性肿瘤，如小细胞肺癌、恶性淋巴瘤、乳腺癌等经全身性化疗约 1/3 患者胸腔积液消失。

2. 局部治疗

主要包括胸腔积液引流并胸腔内注药、放射治疗、手术治疗及胸腹分流术等。

（1）排除胸腔积液　原则是在机体能耐受的情况下，尽可能一次将胸腔积液排除干净，以使药物能充分与胸膜接触，发挥抗癌作用。排除胸腔积液的方法包括胸穿抽液和胸腔闭式引流。由于后者能够比较缓慢彻底地将胸腔积液引流干净，故临床应用越来越广泛。

（2）胸腔局部用药

① 抗癌药：常用的有顺铂（DDP）、卡铂（CBDCA）、博来霉素、多柔比星等。DDP 是一种广谱抗癌药，不经肝脏分解代谢，可直接杀伤胸膜表面及胸腔积液中游离的癌细胞，被广泛用于各种恶性胸腔积的治疗，有效率在 80% 以上。DDP 是一种细胞周期非特异性药物，疗效与剂量成正相关，即浓度越高，抗癌作用越强，为进一步提高 DDP 治疗恶性胸腔积液的疗效。近年来应用"双路疗法"，即在胸腔内注入大剂量 DDP（$80\sim100mg/m^2$）的同时，全身静脉应用硫代硫酸钠（STS）解毒。STS 活泼的巯基和 DDP 共价结合，使经胸膜吸收入血的 DDP 灭活，从而大大减轻 PDD 的全身不良反应而并不影响 DDP 的局部抗癌作用，据文献报告"双路疗法"治疗恶性胸腔积液的有效率为 85%～96%，DDP 的主要毒性为肾脏损害和消化道反应，采用水化利尿和应用解毒剂（STS）能明显减轻肾毒性的发生率。在注入 DDP 之前 15 分钟静注恩丹西酮 8mg，可大大降低 DDP 呕吐的发生率。CBDCA 为第二代铂金化合物与 DDP 相比，抗癌谱相似，其优点是肾毒性和消化道反应轻，不需水化利尿及应用解毒剂，使用方便，用法为 400～500mg 胸腔内注入，每周 1 次。此外，博来霉素、

依托泊苷也可用于恶性胸腔积液的治疗。

② 胸膜硬化剂：胸膜硬化剂能使脏层和壁层胸膜发生无菌性炎症，使胸膜腔粘连闭锁，从而达到控制胸腔积液目的，常用的药如下。

四环素：是目前最常用的硬化剂。可使胸腔积液的 pH 值显著降低，胸膜间皮细胞破坏、胸膜纤维化粘连。用法为（0.5～1.0）g/(50～100)ml 生理盐水，在胸腔插管胸腔积液完全引流后注入胸腔，其有效率达 80%。注药时疼痛较著者，可用 1% 普鲁卡因 10ml 或利多卡因 100mg 稀释后注射，以减轻疼痛。

阿的平：（100～200）mg/(20～40)ml 生理盐水，胸腔内注入，每日 1 次，连续 2～5 天（或单次剂量 1500mg），总量达 400～2 000mg。

滑石粉：10g/250ml 生理盐水 1 次注入胸腔，或以滑石粉 2～5g 直接从胸腔镜喷于胸膜表面。缺点是疼痛较剧，有时需在全麻下进行。

③ 胸腔内注入细菌或病毒性生物缓解调变剂（BMR）：此为近年来探索使用于治疗恶性胸腔积液较为成功的方法。其共同作用为使胸膜产生化学性炎症，由于纤维性粘连，使胸腔闭锁；以中性粒细胞为中心，其他如巨噬细胞、自然杀伤细胞等效应细胞之诱导，产生抗肿瘤作用。目前常用制剂如下。

短小棒状杆菌疫苗（CP）：CP 是一种厌氧的革兰氏阳性杆菌，其细菌壁的类脂质有显著的免疫刺激作用。对恶性胸腔积液的有效率为 70%～100%。用法为 7～14mg＋生理盐水 20ml，每周 1 次，胸腔内注入。待胸腔积液减少或包裹时也可改为肌内注射（以 0.5～2ml 注射用水溶解）。

OK-432：此系溶血性链球菌制备的一种免疫抑制剂。常用剂量为 5～10KE 加生理盐水 40～100ml 胸腔内注入。有报告，OK-432 与其他抗癌药物（如阿糖胞苷、MMC）使用，其疗效显著，比单用抗癌药物为佳。

沙培林：沙培林是一种经青霉素处理的 β 型溶血性链球菌低毒株冷冻干燥剂。类似 OK-432。常用剂量为 5～10KE 加生理盐水 10～20ml，宜从小剂量开始逐渐递增。沙培林对恶性胸腔积液的缓解率达 85%。

其他：用于胸腔内注射的免疫制剂尚有干扰素、白介素-3、卡介苗、细胞壁骨架及奴卡菌细胞壁骨架等。

④ 放射性同位素：放射性同位素一方面能直接作用在浆膜表面，使其产生纤维增厚，局部微小血管及小淋巴管闭塞，另一方面能直接杀死胸腔积液中游离的癌细胞。常用的放射性同位制剂有 ^{32}P 和 ^{198}Aa。由于使用放射性同位素需要特殊的防护措施，同时对引流出来的胸腔积液也要作相应处理，并存在骨髓抑制等不良反应，故放射性同位素的应用越来越少。

3. 放射治疗

对放射线敏感的肿瘤（恶性淋巴瘤、中心型肺癌）所引起的中央性胸腔积液，特别是气道被肿瘤阻塞者应采用局部姑息性放疗，据统计有效率达 80%。

4. 手术治疗

对于胸腔闭式引流及胸腔内药物注射治疗措施仍不能控制症状者，肺萎陷或剖胸探查或肺肿瘤切除时及时发现胸腔积液者，可行胸膜剥离切除术。

（1）外科胸膜融合及胸膜切除术　采用开放性胸膜切除或胸膜划痕方法可控制胸腔积液复发，有效率达 95%，但由于需要开胸手术，存在 23% 的并发症发生率和 6%～18% 的病死率，故较少采用。对于预期生存期较长，其他消除胸腔积液的方法无效，并有胸膜增厚、肺脏膨胀受限的患者，可以采用这种式式。

（2）胸-腹分流　Denver 胸腹分流装置是由一个带有瓣膜的泵腔和有孔的胸腔、腹腔硅胶管组成。用人工挤压方法，使胸腔积液逆向腹腔-胸腔压力梯度转运，瓣膜保证液体不能反向流动。胸腹分流适用于化学粘连术后反复胸腔积液或因心、肺功能不全无法承受开胸术的患者。胸-腹分流装置容易被胸腔积液内的沉渣和脱落的组织堵塞，另外，应用胸-腹分流装置最棘手的问题是随胸腔积液引流入腹腔形成肿瘤的种植。

第十章
腹腔肿瘤

第一节　肝癌

　　肝癌是病死率仅次于胃癌、食管癌的第三大常见恶性肿瘤，初期症状并不明显，晚期主要表现为肝痛、乏力、消瘦、黄疸、腹水等症状。肝癌可分为原发性和转移性（继发性）两大类。转移性多见于胃、胆管、胰腺、结直肠、卵巢、子宫、肺、乳腺等器官恶性肿瘤的肝转移。

　　中国每年死于肝癌约 11 万人，占全世界肝癌死亡人数的 45%。由于依靠血清甲胎蛋白（AFP）检测结合超声显像对高危人群的监测，使肝癌在亚临床阶段即可得出诊断，早期切除的远期效果尤为显著。加之积极的综合治疗，肝癌的五年生存率已有了显著提高。

　　流行病学调查表现，中国肝癌发病率以东南沿海最高，其中江苏启东年均发病率高达 55.63/10 万人，病死率为 47.93/10 万人。广西扶绥、广东顺德、湖南、四川等地肝癌病死率亦居恶性肿瘤死因的首位。我国肝癌的地区分布为沿海岛屿和江河海口地区比沿海其他地区高，沿海地区高于内地，东南部高于西南、西北和华北地区，地理分布呈现明显的规律性。全国肝癌死亡水平高的省市和自治区有上海、江苏、浙江、福建、广东和广西。

　　世界各地肝癌发病率以非洲撒哈拉沙漠以南和亚洲沿海地区发病率较高，欧美地区则较低。发病率大于 5/10 万人者有莫桑比克、南非、尼日利亚、新加坡、乌干达，（3.1～5）/10 万人者有日本、丹麦，小于 3/10 万人者有欧、美、澳、印度北部等地区。肝癌可发生于 2 个月婴儿至 80 岁老人，好发年龄为 40～49 岁，一般为 35 岁以上。调查资料表明，肝癌发病率高的地区，青壮年的肝癌发病率较高，而肝癌发病率低的地区，60 岁以上年龄的老人发病率较高，即高发区肝癌多发生于青壮年，低发区肝癌多发生于中老年。男性多发，男女之比为（2～6）:1，肝癌高发区男女患者比例高于 7:1。

一、高危人群

　　（1）摄入过多亚硝胺类化合物　从肝癌高发区南非居民的食物中，已分离出二甲基亚硝胺。所以将亚硝胺类化合物归为肝癌的病因之一。此类化合物也可引起其他部位的肿瘤如食管癌。

（2）有肝癌家族史　一方面许多损害肝脏的遗传性疾病如色素沉着病、糖原贮积症等都会发展为肝硬化，进而肝癌的发生率也高；另一方面，大家认为肝癌的家族性聚集主要由乙型肝炎病毒聚集所造成。但目前没有证据表明肝癌会遗传。

（3）食用受黄曲霉菌污染的食物　多年前，英国有一农场以黄曲霉菌致霉变的花生饼粕喂饲火鸡，致使10万只幼雏很快死亡。现流行病学研究证明，我国肝癌的地域分布与黄曲霉污染分布基本一致。

（4）长期酗酒　长期酗酒可明显损伤肝细胞，以及导致营养不良，肝脏易发生肝硬化，在肝硬化的基础上可发展成肝癌。

（5）生活在肝癌高发区　中国的肝癌高发区主要在东南沿海，如广西的扶绥、隆安，福建的厦门、同安，江苏的启东、海门，上海的崇明、南汇等，这些地区平均每10万人中至少有30人死于肝癌。另外，我国肝癌发病率，沿海高于内地，东南、东北高于西南、西北地区。

（6）肝炎后肝硬化患者　肝炎后肝硬化患者易发生癌变，而且多是病情反复、肝脏功能改善不良、经常出现腹水等合并症的患者。

以上便是肝癌高发的六大人群，这六类人要注意养成良好的生活习惯，做好预防肝癌的措施，此外要定期检查，及时发现肝病，降低肝癌发生的概率。

二、病因

肝癌的病因尚不完全清楚，目前认为其发病是多因素、多步骤的复杂过程，受环境和自身双重因素影响。流行病学及实验研究资料表明，乙型肝炎病毒（HBV）和丙型肝炎病毒（HCV）感染、黄曲霉毒素、饮水污染、酒精、肝硬化、性激素、亚硝胺类物质、微量元素等都与肝癌发病相关。转移性肝癌（继发性肝癌）可通过不同途径，如随血液、淋巴液转移或直接浸润肝脏而形成疾病。研究表明，肝癌与下述因素有关。

（1）病毒性肝炎　如乙型肝炎、丙型肝炎、丁型肝炎。首先，人群中乙肝表面抗原的携带率与肝癌的发病率呈正相关。其次，从医学检验情况看，肝癌患者的血清中能检出乙肝病毒感染标志者占95％。从病理资料看，肝癌大多合并大结节性肝硬化，在我国这种肝硬化多由乙肝病毒感染所致。近年的分子生物学研究证实，在肝癌细胞的DNA中整合有乙肝病毒DNA的片段。这些证据表明，乙肝病毒感染与肝癌的关系密切。在中国，慢性病毒性肝炎是原发性肝癌诸多致病因素中最主要的病因。

（2）肝硬化　在中国，原发性肝癌主要在病毒性肝炎后肝硬化基础上发生；在欧美国家，肝癌常在酒精性肝硬化的基础上发生。

（3）铁质沉积症。

（4）黄曲霉毒素　动物实验证明黄曲霉毒素为很强的致癌物质。广西扶绥的调查表明，霉变污染的食物（玉米、花生等）中的黄曲霉毒素与肝癌的发生呈正相关。在江苏启东常以玉米喂饲麻鸭，玉米如霉变产生黄曲霉毒素，可诱发人的肝癌。

（5）饮用水污染　大量的流行病学调查证明，饮水污染是独立于肝炎病毒和黄曲霉毒素以外的一个肝癌危险因素。调查发现，肝癌高发区土壤中常缺硒，肝癌患者体内亦有缺硒的迹象。

（6）遗传因素。

（7）其他　亚硝胺、有机氯杀虫剂等均为值得重视的致癌因素。中华分支睾吸虫刺激胆管上皮，也可产生胆管细胞癌。

（8）生鱼和烈酒　许多人都有吃生鱼的爱好，且多数鱼都是河塘鱼，如未煮熟会带有寄生虫，这些寄生虫进入身体后可以引起肝脏损伤，长此以往可以引起癌变。有人认为喝烈酒能够杀毒，其实这更加剧了癌变的可能。此外，饮酒可以引起肝炎等肝脏疾病，这些疾病都有癌变的可能。

（9）基因突变　近年来还有人认为，环境中的突变原和病毒作用激发肝细胞分裂反应途径的活化，引起细胞的点突变和基因易位，是加速癌细胞增殖的可能因素。

三、发病机制

原发性肝癌（HCC）是指肝细胞或肝内胆管细胞发生的癌，是恶性程度及转移率很高的肿瘤之一。近年来，随着分子生物学技术的不断进步，对 HCC 发病机制的研究愈发深入。

1. 抑癌基因与 HCC

HCC 的生成涉及许多基因的变化，基因变化的积累引起控制细胞生长和分化机制的紊乱，而生长分化间的平衡受控于两类基因——癌基因和抑癌基因。抑癌基因参与细胞增殖、凋亡和 DNA 复制等过程，其表达的失控导致 HCC 的发生和发展。

（1）WWOX 基因　位于染色 16q23、3q24，其编码蛋白具有两个 WW 结构域以及一个短链脱氢酶/还原酶结构（SRD）。它能够与 cJun、TNF、p53、p73、AP2γ 及 E2F1 等相互作用，通过转录抑制及促进细胞凋亡来达到抑癌的目的，而其中促细胞凋亡的功能显得尤为重要。WWOX 的抑癌机制为：①将转录因子 AP2γ 隔离于细胞质之内并抑制其转录活性；②触发 p73 重分布并抑制其转录活性，激活细胞凋亡；③上调 $p53$ 并下调 BCL-2 和 BCLXL，促进细胞凋亡。

WWOX 基因的缺失突变或移码突变导致其不同结构域的部分或完全丧失，形成不同形式的 WWOX 转录产物。WWOX 的多种错义突变及单核苷酸多态性（SNP）在多种肿瘤细胞系被确定，黄曲霉毒素 B1 所致的 HCC 中可见位于 16 号染色体内脆弱性部位 FRA16D 的杂合性丢失。WWOX 的表达增强能够抑制成纤维细胞生长因子 FGF2 介导的细胞增殖，并增强 cJun 氨基端激酶抑制剂 SP600129 所诱导的细胞凋亡。

（2）Parkin 基因　位于染色体脆性位点 FRA6 区域，此区域也是突变重排的热点。Parkin 属于 RBR 蛋白家族，与泛素相关蛋白分解途径有关。Parkin 的抑癌机制为：①Parkin 的缺失抑制细胞凋亡蛋白 caspase 的活化，并以卵泡抑素依赖性的方式使肝细胞抵抗凋亡，促进肝肿瘤的发生；②由于 FRA6E 的普通脆弱性部位不稳定性导致的 Parkin 表达缺失，将引起细胞快速增殖及细胞对凋亡的敏感性减弱。

Parkin 基因缺失导致肝细胞增殖及肉眼可见的 HCC。微阵列分析显示 Parkin 的缺失导致肝脏基因表达的改变。Wang 等证实 HCC 组织中 Parkin 的表达比正常肝组织低，将 Parkin 基因转染到 Hep3B 细胞中，可以增加其对凋亡的敏感性，且对其生长具有负性调节作用。因此推测 Parkin 的缺失将促进肝癌的发展。

（3）RB 基因　RB 作为转录因子 E2F/DP 家族抑制物，调节细胞增殖中的基因表达，它的失活将导致细胞周期的异常转变。RB 的抑癌机制为：①通过维持染色体的稳定性来抑制肿瘤的发生；②与转录因子 E2F 结合从而影响其转录活性，抑制细胞增殖。

总的来说，RB 失活在肿瘤发生的早期起到促进细胞增殖的作用。然而，细胞培养模型显示，RB 失活导致细胞适度增殖，而 RB 缺陷则使 DNA 复制与细胞周期解偶联，导致基因组不稳定。以上机制尚不清楚，可能与 RB 的目标信号途径有关。在小鼠的肝癌模型中，RB 基因丢失并不会刺激细胞增殖，但却使 DNA 的复制周期出错，导致异常的染色体倍数。以 DNA 损伤剂二乙基亚硝胺作为肿瘤促发物制作老鼠肝癌模型，发现 RB 丧失将大大增加肿瘤的易感性，这是由于对 DNA 损伤的不适当应答加速了基因组稳定性的丧失。

（4）第 10 染色体同源丢失性磷酸酶张力蛋白基因（PTEN） 位于染色体 10q23.3，是细胞内磷脂酰肌醇三磷酸水平的负调节因子。PTEN 的抑癌机制为：①抑制局部黏着斑激酶（FAK）和 SH2 包含蛋白（Shc）磷酸化及 RAS 介导的 MAP 激酶的活化，抑制细胞生长分化；②使 PIP3 去磷酸化，抑制 PI3K/PKB/AKT 信号通路，阻止细胞生长及促进细胞凋亡。

HCC 与哺乳动物雷帕霉素靶蛋白（mTOR）通路的抑制有关。Sieghart 等发现，47％的 HCC 中 PTEN 的减少或缺失与 mTOR 通路中磷酸化蛋白的表达呈负相关。另外，PTEN 的启动子活性丧失造成其表达减少，但 Wang 等证实 PTEN 的失活并不仅仅是因为突变或启动子甲基化，可能还与其后续调节有关。PTEN 表达的减少意味着 HCC 的进展及预后不良，这可能与 VEGF 呈负相关的表达有关。不饱和脂肪酸通过激活 mTOR 与核因子 NFκB 形成的信号复合物来抑制 PTEN 在肝癌细胞 HepG2 中的表达。表达下调的 PTEN 通过对细胞中脂肪酸的输入、酯化及输出作用诱发肝细胞脂肪变。由此证明，肝脂肪变是由于暴露于高水平的不饱和脂肪酸的肝细胞中 PTEN 表达的改变所介导的。PTEN 表达的下调及 p53 的过度表达参与了 HCC 的发病机制。它们与增殖细胞核抗原 PCNA 的高表达、HCC 的去分化及 HCC 的早期阶段有关。

非酒精性脂肪性肝炎（NASH）患者可以逐渐进展为肝硬化甚至肝癌。在 PTEN 缺失型小鼠中，已观察到能产生肝大及脂肪性肝炎并逐渐发展为肝纤维化及肝癌，类似于人类 NASH。据此认为，PTEN 的缺失导致了这一系列变化。

2. 癌基因与 HCC

（1）陷阱受体 3（DcR3） DcR3 是一种肿瘤坏死因子受体超家族的成员，在肿瘤组织中特异性表达。它与肿瘤细胞的凋亡有关，可能在肿瘤的发生及发展中起到关键的作用。DcR3 致癌机制为：①抑制 FasL 及 Lt 样诱导蛋白（LIGHT）介导的细胞凋亡；②DcR3 不仅帮助肿瘤细胞逃避免疫监视，而且可以通过阻滞 TNF 样细胞因子 1A（TL1A）的功能来诱导血管生成；③通过上调黏附分子及炎性趋化因子的表达来增强单核细胞对内皮细胞的黏附。表达 DcR3 的 HCC 细胞其凋亡指数较对照组明显降低，在肿瘤转移 20 个月以内的 HCC 中检出率为 100％，且与血清 AFP 及门静脉肿瘤栓塞的发生率呈正相关。另外，它不仅作为陷阱受体中和免疫系统对肿瘤的攻击，而且在炎症、先天免疫与肿瘤形成的联系中起到关键作用。

（2）垂体瘤转化基因 1（PTTG1） PTTG1 表达细胞周期调节蛋白 Securin，它能够抑制姐妹染色单体的分离，参与细胞转化和肿瘤形成。PTTG1 与 DNA 的修复及反式激活 c-myc、bax 和 p53 参与的不同的细胞信号通路有关。PTTG1 的致癌机制为：①通过 Securin 与 p53 相互作用，阻碍 p53 与 DNA 的结合并抑制其转录活性；②抑制 p53 的功能，促进细胞凋亡；③刺激细胞过度表达 β-FGF、VEGF 和 IL-8，促进细胞生长和血管形成。p53 在应激条件下对基因表达的调节起到至关重要的作用。Securin 是 p53 转录活性的负调节因子。PTTG1/Securin 的丧失将导致 p53 蛋白的半衰期改变。另外，PTTG1 介导的 FGF-2 的上调与瘤内的微血管密度有关。研究发现，PTTG1 在 HCC 中表达明显增加，可作为术后生存率的预测指标。

3. 生长因子与 HCC

（1）肝细胞生长因子（HGF） HGF 通过刺激细胞的运动性及血管生成效应来促进肿瘤的生长，还能通过转录因子 Egr1 促进肝细胞癌中 5α 还原酶 1 的转录来调节类固醇的代谢，可能成为女性肝癌发生的高风险因素。

（2）转化生长因子（TGF） TGF 在调节细胞生长与分化、血管形成、细胞外基质形成、免疫抑制及肿瘤发生中起到重要作用。肝癌细胞中 TGFβ 表达的异常与 HCC 的分化程度及 HBV 复制有关，但与肿瘤的大小及数量无关。TGFβ 能够上调 Rac 依赖性 NADPH 氧化酶 Nox4，通过氧化应激方式诱导肝细胞凋亡。敲除 Nox4 基因后，会引起 TGFβ 诱导的凋亡受损，引起 HCC 凋亡抵抗。

（3）血小板源性生长因子（PDGF） TGFβ 能够通过上调血小板源性生长因子 A（PDGFA）及 PDGF 受体来诱导 PDGF 的分泌。PDGF 在肿瘤的形成过程中为肿瘤提供黏附及转移的性质并刺激其增殖。

4. 病毒相关基因与 HCC

HBV 及 HCV 被公认为是 HCC 的重要发病因素，其导致肝细胞转化的机制仍然未明，至今仍未发现与 HBV 及 HCV 特异性相关的人类基因的存在。目前认为肝细胞损伤后的复制、修复导致了与肝癌发生相关的随机突变的积累。

（1）HBx 基因与肝细胞癌的发生发展密切相关。HBx 是一种反式激活因子，能够通过蛋白间的相互作用间接激活多种细胞与病毒的启动子。HBx 的构象多变性也许可以解释其功能的复杂性，即它能够与一系列信号蛋白、转录调节因子及核酸发生作用。在具有恶性表型的 HCC 中常可见细胞周期蛋白 D1（CyclinD1）的过度表达，而 HBx 通过 NFκB2（*p52*）/*BCL-3* 复合物的介导上调 CyclinD1 的表达。

许多与 HBx 表达有关的细胞信号转导活动及其激发的病毒复制与酪氨酸激酶 Pyk2 和 Src 参与的钙离子信号通路有关。HBx 可以激活 FAK 及 Pyk2/FAK 激酶家族的其他成员。而 FAK 的激活对于 HBx 的功能起到非常重要的作用。FAK 的抑制将阻碍 HBx 对 Src 及下游信号转导的激活，以及对 NFκB 和 AP1 依赖性转录的激活，并阻碍 HBV DNA 的复制。HBx 激活的 FAK 可能成为 HBV 相关性肝癌的潜在辅助因子。

（2）HCV 感染导致肝癌的发病机制仍未完全明了。病毒蛋白与宿主细胞间的相互作用可能在 HCC 的发生中起到重要的作用，并且独立于肝硬化所致的肝癌。

（3）核心蛋白 Core 能够干扰和转变细胞生长周期的各个阶段，导致有丝分裂的异常。Core 能够与双链 RNA 依赖蛋白激酶 PKR 相互作用，而 PKR 参与细胞生长的许多过程，如凋亡。PKR 能够被 IFN 激活，并磷酸化真核翻译起始因子 2A（eIF2A）来抑制细胞蛋白的合成，从而抑制细胞生长。Core 诱导 PKR 的 Thr446 位磷酸化，这将改变 PKR 对各种底物的活性，包括阻止细胞凋亡。

细胞生长周期各个不同阶段的检查点的破坏是肿瘤形成的一个重要方面。Core 能通过加强 p53 与其 DNA 结合位点的亲和力或增强其转录激活的活性而并不增加 p53 的表达来增强 p53 的功能。虽然在细胞核中找到少量的 Core，但其主要分布在细胞质内，而 p53 则定位于细胞核内。因此，p53 功能的加强并不能完全由以上机制来解释。虽然研究证实了 Core 的以上功能，但具体机制仍然未明。事实上，信号通路的复杂性及肝细胞癌变过程的多阶段性显示了肝癌的发生是一个基因上调与下调的序贯组合。这些基因受到影响并不意味着它们都参与了癌变的发生。但要强调的是，Core 确实能够改变细胞信号传导途径。

（4）非结构基因 NS5A 能够通过 PKR 通路来激活 NFκB 因子导致炎症，还能够直接抑制 PKR 通路。NS5A 中的重要序列 ISDR 能够与 PKR 结合，阻止其形成二聚物，导致其功能的丧失，并阻止 eIF2 的磷酸化。然而有研究证实，在表达 NS5A 的细胞系中，NS5A 对 PKR 似乎并没有明显的影响。由于 PKR 遍布于细胞质内，而 HCV 的其他蛋白的共同表达使得 NS5A 定位于细胞器质膜表面，从而减少 N5SA 与 PKR 结合的可能性。另外，NS5A 还能与 p53 的结合导致 p21 的下调并促使细胞生长。

四、病理与分期

（一）肝癌分类

1. 形态及分类

肝癌结节外观多数呈球状，边界不甚规则，肿瘤周围可出现"卫星结节"。肝脏周边部靠近包膜的癌结节一般凸出表面但无中心凹陷。癌结节切面多呈灰白色，部分可因脂肪变性或坏死而呈黄色，亦可因含较多胆汁而显绿色，或因出血而呈红褐色。出血坏死多见于大结节的中央部。癌结节质地与组织学类型有关，实体型癌切面呈均质、光滑且柔软；梁状型癌切面则干燥呈颗粒状；胆管细胞癌因富含胶原纤维质地致密。肝癌体积明显增大，重量可达2000~3000g，不伴肝硬化的巨块型肝癌体积更大，重量可达7000g以上。多数肝癌伴大结节性或混合性肝硬化，部分门静脉、肝静脉腔内可见癌栓形成。

2. 病理学分型

（1）块状型　直径在5cm以上。

（2）巨块型　直径在10cm以上，可呈单块、多块和合块状，占23％。

（3）结节型　癌结节直径在5cm以下，可有多个结节，占64％。

（4）弥漫型　癌结节弥散分布，占12.4％。

（5）小癌型　指单结节小于3cm者，占1.93％。

3. 组织学分型

（1）肝细胞癌　癌细胞起源于肝实质细胞。分化较好者，癌细胞类似肝细胞。分化差者，癌细胞异型性明显，呈多边形，胞质丰富，呈颗粒状，明显嗜酸性染色，有时可见胆汁小滴，胞核大、深染，可见多核分裂，癌细胞排列呈条索状或巢状，其间血窦丰富，无其他间质。此型最常见，占肝癌的80％~90％。

（2）胆管细胞癌　癌细胞起源于肝内胆管上皮。其组织结构多为腺癌或单纯癌。癌细胞较小，胞质清晰透明，胞质中无胆汁，形成大小不一的腺腔，间质多而血窦少。此型比较少见。

（3）混合型肝癌　癌组织中既有肝细胞癌又有胆管细胞癌结构。此型最少见。此外，近年来还发现有些少见类型的肝癌，如透明细胞型、巨细胞型、硬化型、纤维板状层型。这些类型肝癌预后均较好。

（4）肝母细胞瘤。

（5）纤维板层型肝癌。

4. 肉眼分型

（1）巨块型　癌组织呈大块状，可是单块，也可是多块，或由多数癌结节融合的块状；肿块直径在5cm以上，如大于10cm则属巨块型。癌块质地较软，中心部常有出血坏死，癌组织周边常有散在的卫星状癌结节。本型以右肝叶多见，占肝癌23％以上，适合做肝动脉栓塞化疗，尚未出现卫星病灶的早期肝癌可考虑手术切除。

（2）结节型　可见多数癌结节分散于肝右叶和肝左叶，直径由数毫米至数厘米不等，以3~5cm为多。结节与周围界限不甚明确，被膜下的癌结节向表面隆起致肝表面凹凸不平。此型最为常见，约占全部肝癌病例的64％，由于结节较多，手术不易根除，宜做肝动脉栓塞化疗。

（3）弥漫型　为多数从米粒至黄豆大小的结节，弥散分布于全肝脏，呈灰白色，质硬，肉眼难以将其与增生的假小叶区分。此型约占12.4％，亦不适合手术化疗，可考虑肝动脉栓塞化疗等。

（二）肝癌的分期

1. 中国分期法

1977 年全国肝癌防治研究协作会议制定了肝癌的分期分型标准。该标准将肝癌分为三期。

（1）Ⅰ期　无明显的肝癌症状与体征者。

（2）Ⅱ期　介于Ⅰ期与Ⅲ期之间者。

（3）Ⅲ期　有黄疸、腹水、远处转移或恶病质之一者。

2. 国际抗癌联盟推荐的 TNM 分期法

1987 年国际抗癌联盟在第四版《恶性肿瘤 TNM 分类》中列出了肝癌的 TNM 分期，其内容如下。

T 原发肿瘤。

T_X 原发肿瘤不明。

T_0 无原发肿瘤的证据。

T_1 孤立的肿瘤，最大直径小于或等于 2cm，无血管浸润。

T_2 孤立的肿瘤，最大直径小于或等于 2cm，但伴血管浸润；或孤立的肿瘤，最大直径大于 2cm，不伴血管浸润；或局限于一叶的多发肿瘤，最大瘤结节直径小于 2cm，无血管浸润。

T_3 孤立的肿瘤，最大直径大于 2cm，伴血管浸润。

T_4 多发肿瘤超过一叶；或肿瘤侵犯门静脉及肝静脉的主要分支。

N 区域（肝十二指肠韧带）淋巴结。

N_X 区域淋巴结不明。

N_0 无区域淋巴结转移。

N_1 区域淋巴结转移。

M 远处转移。

M_X 远处转移不明。

M_0 无远处转移。

M_1 远处转移。

五、临床表现

（1）肝区疼痛　最常见的是间歇性或持续性钝痛或胀痛，由癌迅速生长使肝包膜绷紧所致。肿瘤侵犯膈肌引起疼痛，可放射至右肩或右背；向右后生长的肿瘤可致右腰疼痛；突然发生剧烈腹痛和腹膜刺激征提示癌结节包膜下出血或向腹腔破溃。

（2）消化道症状　胃纳减退、消化不良、恶心呕吐和腹泻等，因缺乏特异性而易被忽视。

（3）乏力、消瘦、全身衰弱，晚期少数患者可呈恶病质。

（4）发热　一般为低热，偶达 39℃ 以上，呈持续发热或午后低热或弛张型高热。发热与癌肿坏死产物吸收有关。癌肿压迫或侵犯胆管并发胆道感染时也有发热。

（5）转移灶症状　肿瘤转移之处有相应症状，有时成为发现肝癌的初始症状。如转移至肺可引起咳嗽、咯血；胸膜转移可引起胸痛和血性胸腔积液；癌栓栓塞肺动脉或其分支可引起肺梗死，可突然发生严重呼吸困难和胸痛；癌栓阻塞下腔静脉可出现下肢严重水肿，甚至血压下降；阻塞肝静脉可出现 Budd-Chiari 综合征，亦可出现下肢水肿；转移至骨可引起局部疼痛或病理性骨折；转移到脊柱或压迫脊髓神经可引起局部疼痛和截瘫等；颅内转移可出现相应的定位症状和体征，如颅内高压可导致脑疝而突然死亡。

（6）其他全身症状　癌肿本身代谢异常或癌组织对机体产生的各种影响引起的内分泌或代谢方面的症候群称为伴癌综合征，有时可先于肝癌本身症状出现。

① 自发性低血糖：10％～30％患者可出现，系因肝细胞能异位分泌胰岛素或胰岛素样物质，或肿瘤抑制胰岛素酶，或分泌一种胰岛 B 细胞刺激因子，或糖原储存过多；亦可因肝癌组织过多消耗葡萄糖所致。严重者可致昏迷、休克甚至死亡，正确判断和及时对症处理可挽救患者生命。

② 红细胞增多症：2％～10％患者可发生，可能系循环中促红细胞生成素增加引起相关症状。

③ 其他罕见的尚有高脂血症、高钙血症、性早期和促性腺激素分泌综合征、皮肤卟啉症和异常纤维蛋白原血症等，可能与肝癌组织的异常蛋白合成、异位内分泌及卟啉代谢紊乱有关。

（7）肝癌体征——黄疸　黄疸是中晚期肝癌的常见体征，弥漫性肝癌及胆管细胞癌最易出现黄疸。黄疸多因胆管受压或癌肿侵入胆管致胆管阻塞，亦可因肝门转移淋巴结肿大压迫胆管所致。少数病例患者因肝癌组织向胆管内生长，肿块将胆管堵塞，引起阻塞性黄疸。

肝细胞癌侵犯胆管可能有以下途径：肿瘤直接浸润进入肝内胆管；癌细胞侵入静脉或淋巴管，逆行侵入肝管；肿瘤细胞沿神经末梢的间隙侵入肝管。肿瘤细胞进入肝内胆管后，继续生长阻塞胆总管或是脱落的肿块进入肝外胆管造成填塞。当肿瘤阻塞一侧肝出现黄疸时，可伴有皮肤瘙痒、大便间歇呈陶土色、食欲下降，少数患者可表现为右上腹绞痛、畏寒、发热、黄疸，极个别患者出现重症胆管炎的症状。肝癌患者伴发阻塞性黄疸临床并不少见，但其临床表现并无特殊之处，因此临床上误诊率较高，可高达 75％。慢性肝病患者出现阻塞性黄疸时，要想到肝癌的可能性。部分患者的黄疸也可因肝功能损害所致，此种黄疸经保肝治疗后，黄疸可得到部分缓解，而癌肿所致的黄疸经保肝治疗后无消退。

肝癌的典型症状和体征一般出现在中晚期，主要有肝痛、乏力、消瘦、黄疸、腹水等。原发性肝癌的表现主要有肝区疼痛、腹胀、乏力、纳差、消瘦、发热、黄疸以及肝脏进行性大或上腹肿块等。

1. 早期肝癌症状

（1）不明原因的发热及水肿。

（2）长时间乏力，突然消瘦。

（3）腹部闷胀，恶心、呕吐，食欲明显减退。

（4）腹部右上方感觉钝痛，有压迫感和不适感等。

2. 中晚期肝癌症状

（1）肝区疼痛　多呈持续性肿痛或钝痛，肝痛是由于肝包膜被增长快速的肿瘤牵拉所引起。若病变侵犯膈，疼痛可牵涉右肩。当肝表面的癌结节破裂，坏死的癌组织及血液流入腹腔时，可突然发生剧痛，从肝区延至全腹，产生急腹症的表现，如出血多，可致休克、晕厥。

（2）肝大　肝呈进行性大，质地坚硬，表面凹凸不平，有大小不等的结节或巨块，边缘钝而不整齐，常有不同程度的压痛。肝癌突出于右肋弓下或剑突下时，上腹可呈现局部隆起或饱满，如癌位于膈面，则主要表现为膈抬高而肝下缘可不大。位于肋弓下的癌结节最易被触到。有时癌肿压迫血管，可在相应腹壁区听到吹风样杂音。

（3）黄疸　晚期出现，一般因肝细胞损害或由于癌块压迫或侵犯肝门附近的胆管，或由于癌组织或血块脱落引起胆道梗阻所致。

（4）肝硬化征象　伴有肝硬化门静脉高压者可有脾大、腹水、静脉侧支循环形成等表现。腹水很快增多，一般为漏出液。可有血性腹水，多因癌肿侵犯肝包膜或向腹腔内破溃引起。

（5）恶性肿瘤的全身性表现　有进行性消瘦、食欲缺乏、发热、乏力、营养不良和恶病质等。少数肝癌者可有特殊的全身表现，称为伴癌综合征，以自发性低血糖、红细胞增多症较常见，其他罕见的有高血脂、高血钙等。

（6）转移灶症状　肝内血行转移早，多数转移至肺、肾上腺、骨、胸腔、脑等部位引起相应的症状，胸腔转移以右侧多见，可有胸腔积液征。

3. 晚期肝癌症状

（1）呼吸困难　是肝癌晚期患者比较难以处理的症状，严重的呼吸困难易造成恐惧，而恐惧本身又加重呼吸困难，若没有及时处理易造成休克甚至死亡。中医中药治癌可减轻患者的症状和痛苦，提高生存质量，延长生命，降低癌症的病死率。

（2）肝性昏迷　常为肝癌终末期的表现，消化道出血、继发感染、大量利尿药、电解质紊乱等常可诱发肝性昏迷，因而在肝癌晚期应特别注意。

（3）肝区疼痛　肝癌晚期，正常组织会受到肿瘤的破坏和浸润，引起邻近的神经根受到压迫和破坏，局部组织缺血坏死，血液回流受阻，骨与骨膜受到浸润均可造成疼痛。因而，疼痛是肝癌晚期患者最常见的症状。

（4）严重恶心呕吐　是肝癌晚期患者常见的症状，可能是治疗造成的不良反应，也可能是癌症侵犯消化系统或神经系统而造成的，其症状往往比癌症疼痛更令人苦恼。

（5）食欲严重下降　可能与癌瘤本身的疼痛不适、便秘和情绪紧张抑郁以及胃肠道念珠菌病等有关，对食物缺乏兴趣，并且常因胃、食管下段或肝的肿瘤刺激横膈膜造成呃逆现象，在精神和营养摄取上的匮乏更加重了癌肿患者的病情。

（6）恶性腔内积液　恶性腔内积液是恶性肿瘤的重要并发病，肝癌晚期发生恶性腔内积液的部位有胸腹腔、腹膜腔、心包腔等，若处理不当可致迅速恶化导致死亡。

六、并发症

并发症是肝癌在治疗过程中，由于病情的发展或者攻伐性治疗（如手术、放疗、化疗等）带来的脏器创伤。许多患者的死亡为并发症所致，并非死于肝癌。在治疗过程中出现并发症，可通过中药治疗得到缓解。肝癌常见并发症如下。

（1）肝癌破裂出血　原发性肝癌破裂出血是肝癌患者的一种严重而致命的常见并发症，发生率 5.46%～19.8%，也是肝癌患者的主要死亡原因之一，占肝癌死因的 9%～10%，在肝癌死亡原因中占第 4 位。由于该病发病突然、急剧，且常伴休克。故其治疗困难，预后较差，如不积极救治，多数患者迅速死亡。

（2）肝性脑病　肝性脑病又称肝昏迷或肝脑综合征，是肝癌终末期的常见并发症。以中枢神经系统功能失调和代谢紊乱为特点，以智力减退、意识障碍、神经系统体征及肝脏损害为主要临床表现，也是肝癌常见的死亡原因之一，约导致 30% 患者死亡。

（3）腹水　腹水是局限性水肿的一种，是指过多的液体在腹腔内积聚。正常情况下，腹腔内有少量液体，约 200ml，起润滑作用，当液体量超过 200ml 时即可称为腹水，当腹腔内液体超过 150ml 时，体检中可发现移动性浊音阳性。腹水的产生机制较复杂，与体内外液体交换失衡及血管内外液体交换失衡有关。多种恶性肿瘤均可出现腹水，在肿瘤基础上出现的腹水称为恶性腹水。无论是原发性肝癌还是继发性肝癌均常伴发腹水，这与肝癌患者常伴有肝硬化、门静脉高压关系密切。

（4）感染及癌性发热　肝癌并发症可由肝癌本身或常合并的肝硬化所致，也可由抗肿瘤治疗手段引起，常出现于肝癌中晚期，是肝癌患者的主要死亡原因之一。

（5）黄疸　黄疸是中晚期肝癌患者常见的并发症之一，并发率为 29.6%～37.5%。黄疸是胆红素代谢障碍时血浆胆红素浓度增高引起的巩膜、皮肤、黏膜、体液等黄染的一种临床表现。胆红素来自体内衰老的红细胞，其生成、代谢及排泄与肝脏关系密切，任何一个环节发生障碍均可导致血中胆红素浓度升高引起黄疸。根据病因黄疸可分为溶血性黄疸、肝细胞性黄疸及阻塞性黄疸三种。

七、辅助检查

1. X 线检查

腹部透视或平片可见肝脏阴影扩大。肝右叶的癌肿常可见右侧膈肌升高、活动受限或呈局限性隆起。位于肝左叶或巨大的肝癌，X 线钡餐检查可见胃和横结肠被推压现象。

2. 生化检查

（1）甲胎蛋白测定　是用免疫方法测定产生的胚胎性抗原，为目前诊断肝细胞癌特异性较高的方法之一，对诊断肝细胞肝癌具有相对专一性。

（2）血液酶学检查　肝癌患者血清中 γ-谷氨酰转肽酶、碱性磷酸酶和乳酸脱氢酶的同工酶等可高于正常，但由于缺乏特异性，多作为辅助诊断。

3. 超声、CT、EMR 检查

（1）B 型超声波检查　可显示肿瘤的大小、形态、所在部位以及肝静脉或门静脉内有无癌栓等，其诊断符合率可达 84%，能发现直径 2cm 或更小的病变，是目前较好的有定位价值的非侵入性检查方法。

（2）CT 检查　分辨率高，可检出直径约 1.0cm 的早期肝癌，应用增强扫描有助于与血管瘤鉴别。对于肝癌的诊断符合率高达 90%。

（3）放射性核素肝扫描　应用 ^{198}Au、^{99m}Tc、^{131}I、^{113m}In 等进行肝扫描，常可见肝大、失去正常形态，占位病变处常为放射性稀疏区或放射性缺损区，对肝癌诊断的阳性符合率为85%～90%，但对于直径小于 3cm 的肿瘤，不易在扫描图上表现出来。

（4）选择性腹腔动脉或肝动脉造影检查　对血管丰富的癌肿，有时可显示直径为 0.5～1cm 的占位病变，其诊断正确率高达 90%。可确定病变的部位、大小和分布，特别是对小肝癌的定位诊断是目前各种检查方法中最优者。

八、诊断与鉴别诊断

（一）诊断

1. 病理诊断

（1）肝组织学检查证实为原发性肝癌者。

（2）肝外组织的组织学检查证实为肝细胞癌。

2. 临床诊断

（1）如无其他肝癌证据，AFP 对流法阳性或放免法 AFP＞400mg/ml 持续 4 周以上并能排除妊娠、活动性肝病、生殖腺胚胎源性肿瘤及转移性肝癌者。

（2）B 型超声显像可显示直径 2cm 或更小的肿瘤，对早期定位检查有较大的价值；电子计算机 X 线体层摄影（CT）可显示直径 1.0cm 左右的肿瘤；放射性核素扫描能显示直径 3cm 以上的肿瘤；其他 X 线肝血管造影、磁共振成像对肝癌诊断有一定价值。

（3）影像学检查有明确肝内实质性占位病变，能排除肝血管瘤和转移性肝癌，并具有下列条件之一者：①AFP＞20mg/ml；②典型的原发性肝癌影像学表现；③无黄疸而 AKP 或 γ-GT 明显增高；④远处有明确的转移性病灶或有血性腹水或在腹水中找到癌细胞；⑤明确的乙型肝炎标志物阳性的肝硬化。

（二）鉴别诊断

（1）转移性肝癌　转移性肝癌与原发性肝癌比较，病情发展缓慢，症状较轻，其中以继发于胃癌的最多，其次为继发于肺、结肠、胰腺、乳腺等的癌灶。常表现为多个结节型病灶。甲胎蛋白（AFP）检测除少数原发在消化道的病例可呈阳性外，一般多为阴性。

（2）肝硬化　肝癌多发生在肝硬化的基础上，两者鉴别常有困难。鉴别在于详细病史、体格检查及实验室检查。肝硬化病情发展较慢且有反复，肝功能损害较显著，血清甲胎蛋白（AFP）阳性多提示癌变。

（3）活动性肝病　甲胎蛋白和谷丙转氨酶同时检测有助于肝癌与活动性肝病（急慢性肝炎）的鉴别。

（4）肝脓肿　表现发热、肝区疼痛、有感染症状，白细胞计数常升高，肝区叩击痛和触痛明显，左上腹肌紧张，周围胸腔壁常有水肿。

（5）肝海绵状血管瘤　该病为肝内良性占位性病变，常因查体 B 型超声或核素扫描等偶然发现。该病我国多见。鉴别诊断主要依靠甲胎蛋白测定、B 型超声及肝血管造影。

（6）肝棘球蚴病　患者有肝脏进行性大、质地坚硬和结节感，晚期肝脏大部分被破坏，临床表现极似原发性肝癌。

（7）邻近肝区的肝外肿瘤　如胃癌、上腹部高位腹膜后肿瘤，来自肾、肾上腺、结肠、胰腺癌及腹膜后肿瘤等易与原发性肝癌相混淆。除甲胎蛋白多为阴性可助区别外，病史、临床表现不同，超声、CT、MRI、胃肠道 X 线检查等影像学检查均可作出鉴别诊断。

九、治疗

根据肝癌的不同阶段酌情进行个体化综合治疗是提高疗效的关键。治疗方法包括手术、肝动脉结扎、肝动脉化疗栓塞、射频、冷冻、激光、微波以及化疗和放射治疗等方法。生物治疗、中医中药治疗肝癌也多有应用。肝癌治疗总的原则是早期发现和早期诊断，强调实施规范化的综合治疗。

（一）化疗药物治疗

对肝癌较为有效的药物以顺铂为首选，常用的还有氟尿嘧啶（5-Fu）、多柔比星（ADM）及其衍生物、丝裂霉素、VP16 和氨甲蝶呤等。一般认为单个药物静脉给药疗效较差。采用肝动脉给药和（或）栓塞，以及配合内、外放射治疗应用较多，效果较明显。对某些中晚期肝癌无手术指征，且门静脉主干癌栓阻塞不宜肝动脉介入治疗者和某些姑息性手术后患者可采用联合或序贯化疗，常用联合方案为顺铂 20mg＋氟尿嘧啶 750～1000mg 静脉滴注共 5 天，每月一次，3～4 次为一疗程。多柔比星 40～60mg 第一天，继以氟尿嘧啶 500～750mg 静脉滴注连续 5 天，每月一次，连续 3～4 次为一疗程，上述方案效果评价不一。

（二）多模式的综合治疗

近年对中期大肝癌采取积极有效的治疗方法，使不能切除的大肝癌转变为可切除的较小肝癌。其方法有多种，一般多以肝动脉结扎加肝动脉插管化疗的二联方式为基础，加外放射治疗为三联，如合并免疫治疗为四联，以三联以上效果最佳。经多模式综合治疗患者肿瘤缩小率达 31%，因肿瘤明显缩小，可二步切除，二步切除率达 38.1%。上海医科大学肝癌研究所曾研究超分割放疗及导向治疗，超分割外放射和肝动脉插管化疗联合治疗的方法是：第一周肝动脉导管内化疗顺铂每日 20mg，连续 3 天；第二周肝肿瘤区局部外放射上午、下午各 2.5Gy（250rads），连续 3 天；2 周为一疗程，如此隔周交替可重复 3~4 个疗程。导向治疗，以 ^{131}I-抗肝癌铁蛋白抗体或抗肝癌单克隆抗体或 ^{131}I-lipiodol 肝动脉导管内注射，每隔 1~2 个月一次，治疗间期动脉内化疗顺铂 20mg，每日一次，连续 3~5 天。若上述治疗同时加免疫治疗（如干扰素、白介素-2 等）则更佳。

（三）手术治疗

肝癌的治疗仍以手术切除为首选，早期切除是提高生存率的关键，肿瘤越小，五年生存率越高。手术适应证为：①诊断明确，估计病变局限于一叶或半肝者；②无明显黄疸、腹水或远处转移者；③肝功能代偿尚好，凝血酶时间不低于 50% 者；④心、肝、肾功能耐受者。在肝功能正常者肝切除量不超过 70%；中度肝硬化者不超过 50%，或仅能做左半肝切除；严重肝硬化者不能做肝叶切除。手术和病理证实约 80% 以上肝癌合并肝硬化，公认以局部切除代替规则性肝叶切除效果相同，而术后肝功能紊乱减轻，手术死亡率亦降低。由于根治切除仍有相当高的复发率，故术后宜定期复查 AFP 及超声以监测复发。

由于根治切除术后随访密切，故常检测到"亚临床期"复发的小肝癌，乃以再手术为首选，第二次手术后五年生存率仍可达 38.7%。肝移植术虽不失为治疗肝癌的一种方法，国外报道较多，但在治疗肝癌中的长期地位未得到证实，术后长期应用免疫抑制剂，患者常死于复发。对发展中国家，由于供体来源及费用问题近年仍难以推广。

（四）肝动脉栓塞化疗（TAE）

这是 20 世纪 80 年代发展的一种非手术肿瘤治疗方法，对肝癌有很好疗效，甚至被推荐为非手术疗法中的首选方案。多采用碘化油混合化疗法药或 ^{125}I-碘化油或 ^{90}Y 微球栓塞肿瘤远端血供，再用明胶海绵栓塞肿瘤近端肝动脉，使之难以建立侧支循环，致使肿瘤病灶缺血坏死。化疗药常用顺铂 80~100mg 加氟尿嘧啶 1000mg、丝裂霉素 10mg（或多柔比星 40~60mg），先行动脉内灌注，再混合丝裂霉素（MMC）10mg 于超声乳化的碘化油内行远端肝动脉栓塞。肝动脉栓塞化疗应反复多次治疗，效果较好。根据放射资料，345 例不能手术切除的较大肝癌，单纯肝动脉灌注化疗一年生存率仅为 11.1%，合并肝动脉栓塞治疗一年生存率提高到 65.2%，随访生存最长 52 个月，30 例肿瘤缩小获手术切除机会。对肝功能严重失代偿者此法属禁忌，门脉主干癌栓阻塞者亦不适宜。

（五）无水酒精瘤内注射

超声引导下经皮肝穿于肿瘤内注入无水酒精可治疗肝癌，以肿瘤直径≤3cm、结节数在 3 个以内伴肝硬化而不能手术的肝癌为首选。对小肝癌有可能治愈。对肿瘤直径≥5cm 者效果差。

（六）放射治疗

由于放射源、放射设备和技术的进步，各种影像学检查的准确定位使放射治疗在肝癌治疗中地位有所提高，疗效亦有所改善。放射治疗适于肿瘤局限但不能切除的肝癌，通常如能耐受较大剂量，其疗效也较好，外放射治疗经历全肝放射、局部放射、全肝移动条放射、局部超分割放射、立体放射总量超过所有用质子作肝癌放射治疗者。有报道放射总量超过40Gy合并理气健脾中药使一年生存率达72.7%，五年生存率达10%，与手术、化疗综合治疗可起杀灭残癌的作用，化疗亦可辅助放疗起增敏作用。肝动脉内注射^{90}Y微球、^{131}I-碘化油或同位素标记的单克隆抗体等可起内放射治疗作用。

（七）导向治疗

应用特异性抗体和单克隆抗体或亲肿瘤的化学药物为载体，标记核素或与化疗药物或免疫毒素交联进行特异性导向治疗，是有希望的疗法之一。临床已采用的抗体有抗人肝癌蛋白抗体、抗人肝癌单克隆抗体、抗甲胎蛋白单克隆抗体等。"弹头"除^{131}I、^{125}I外已试用^{90}Y，此外毒蛋白和化疗药物与抗体的交联人源单抗或基因工程抗体等正在研究中。

（八）生物免疫治疗

生物治疗不仅起配合手术、化疗、放疗以减轻对免疫的抑制，消灭残余肿瘤细胞的作用。近年来，由于基因重组技术的发展，使获得大量免疫活性因子或细胞因子成为可能。应用重组淋巴因子和细胞因子等生物反应调节因子（BRM）对肿瘤生物治疗已引起医学界普遍关注，已被认为是第四种抗肿瘤治疗，临床已普遍应用干扰素（IFN）α和γ进行治疗，天然和重组IL-2、TNF业已问世，此外，淋巴因子激活的杀伤细胞——LAK细胞、肿瘤浸润淋巴细胞（TIL）等已开始试用。

（九）姑息性外科治疗

适于较大肿瘤或散在分布或靠近大血管区，或合并肝硬化虽限制但无法切除者，方法有肝动脉结扎和（或）肝动脉插管化疗、冷冻、激光治疗、微波治疗，术中肝动脉栓塞治疗或无水酒精瘤内注射等，有时可使肿瘤缩小，血清AFP下降，为二次切除提供机会。

（十）中医治疗

中药中医认为癌是正气不足、气滞、痰凝、血瘀日久而引起的，中医认为治疗癌症要以"软坚散结"为原则，可延长生命、减轻痛苦、防止复发转移，最终实现"长期带瘤生存"。肝癌在中医临床中多属于"肝积""痞气""臌胀""黄疸"等范畴。祖国医学认为情志抑郁、气机不畅，可致肝失疏泄，故见上腹胀痛，胃纳减退，苔腻，脉弦细；气滞血瘀，血行受阻，日积月累，故见肋下有积，胀痛不适，倦怠乏力，面色黧黑，消瘦，苔腻，舌质紫暗，脉细涩；脾虚生湿，湿郁化热，热毒内蕴，故见黄疸，发热，齿衄，臌胀，苔黄腻而感，脉弦数。探索中药治疗肝癌之路一直是全世界医药界关注的重点，也是肝癌治疗取得突破的希望之一。

十、康复

1. 术后指导

（1）呼吸道护理　由于手术创伤大，膈肌抬高，呼吸运动受限，患者如出现咳嗽、咳痰困难，可给予雾化吸入，每次雾化吸入后及时给予翻身，轻叩背部，指导患者双手按压手术切口，深呼吸咳嗽，鼓励将痰咳出。

（2）一般禁食3天。肠蠕动恢复后，给予全流—半流—普食。由于肝功能减退，食欲缺乏，营养状况较差，应给予营养支持。患者能进食时，指导患者选择一些高热量、适量优质蛋白、高维生素、低脂、低钠、易消化食物。少食多餐为基本原则，避免生冷及硬性食物，定时测量患者体重，以了解营养状况。

（3）因引流管、保留导尿、营养不良及痰液过多可以成为感染的潜在危险，应加强皮肤护理，每日用温水擦洗全身数次，保持口腔及会阴部清洁，保持床铺清洁干燥，每日更换床单及病号服一次。禁食期间加强口腔护理。患者及家属不可随意揭开纱布、用手触摸切口，以防污染。更换各引流管时，一定要用稀碘酊棉签消毒。合理使用抗生素，预防和控制感染发生。密切观察术后5天内体征，有无出血点、发绀及黄疸，观察伤口渗液、渗血情况，监测患者尿糖、尿比重、尿量。合理安排输液顺序，为患者诊疗提供可靠的依据。

（4）患者因肝叶切除，应密切观察意识状态，有无精神错乱、自我照顾能力降低、性格及行为异常，饮食禁用高蛋白饮食，给予碳水化合物为主的食物，保证水、电解质和其他营养平衡。卧床休息，避免剧烈运动，术前清洁肠道，可以减少血氨的来源，消除术后可能发生的肝性脑病。术后间歇给氧3～4天，以保护肝细胞，使血氧饱和度维持在95％以上。

（5）家庭健康指导　肝癌患者治疗复杂，治疗中需要休息一段时间，无需住院，患者回家调养，既可减少花费，又可提高病床周转率。家庭护理是护理的一个组成部分，是对患者实施非住院护理的方法。家庭护理与临床护理从形式上和护理质量上有一定的差异，从患者的角度看，患者会产生亲切和信任感，产生相互支持、相互依赖的情感，提高患者的生存质量。

① 从心理上给患者安慰，肝癌患者急躁易怒，家属应谅解忍让。

② 居住环境保持清洁舒适，房间应有对流通风。

③ 基础护理应做到"六洁"（口腔、脸、头发、手足皮肤、会阴、床单位清洁）、"五防"（防压疮、防直立性低血压、防呼吸系统感染、防交叉感染、防泌尿系感染）、"三无"（无粪、无坠床、无烫伤）、"一管理"（膳食管理）。

④ 用药要安全，遵医嘱按时、按量用药，做好药品保管。

⑤ 健康教育，指导患者自我护理，纠正不良的生活习惯，不吸烟，不喝酒，提高自我护理能力，避免有害的应激原造成的不良影响，协助患者维持心身平衡。

⑥ 鼓励患者参与正常人的生活，参加轻松的工作和适量的学习，在工作和学习中重新确立自己的生存价值。

⑦ 压疮预防。肝癌患者长期卧床，消瘦，全身乏力，易导致压疮的发生。造成压疮发生的原因有：a. 局部的压力摩擦及侧移；b. 局部组织缺血坏死；c. 局部潮湿，受排泄物刺激；d. 摄入营养不足。压疮的出现按时间先后主要表现为瘀血红润，红疹，水疱，破溃，局部组织坏死，甚至溃烂，最后侵袭肌膜、肌肉、骨骼等深层组织。一旦发生压疮，不仅给患者增加痛苦，加重病情，延长病程，严重时可因继发感染引起败血症而危及生命。因此，必须加强基础护理，杜绝压疮的发生。压疮的有无是判断护理质量好坏的重要标准之一。

2. 饮食指导

（1）减少脂肪摄取　由于肝癌患者对脂肪的消化和吸收有障碍。所以尤其在肝癌晚期饮食安排上注意不宜进食太多的脂肪，如肥肉、油炸食品、干果类、香肠等食物应禁忌食用。低脂肪饮食不仅可以减轻肝癌患者的消化道症状，如恶心、呕吐、腹胀等，而且饮食中脂肪少，还可以在一定程度上减轻肝区疼痛的程度。

（2）食物要容易消化　在肝癌晚期饮食安排上要特别注意给予容易消化的食物。食物中必须有一定量的主食如小麦粉、玉米、红薯、小米等；蔬菜、水果如番茄、油菜、莴笋、菜花、猕猴桃、橘子、草莓等；肉类，豆制品，牛奶及奶制品。

（3）适当进补　中医讲求"药食同源"，在癌症治疗上也提出了"人瘤共存"的新理念。中药用于食疗也能起到改善食欲、增进体力的效果。目前已有多味中药在癌症治疗中应用，效果较好的有冬虫夏草、人参皂苷 Rh2、铁皮石斛等。其中人参皂苷 Rh2 的研究文献较多。因此适当选用一些中药是肝癌晚期患者饮食护理中必要的。

（4）保持平衡膳食　肝癌患者的体质都属于酸性体质，破坏人体器官，使营养不能充分吸收。摄入碱性食物可使酸性体质扭转过来。少吃酸性食物。维生素 A、维生素 C、维生素 E、维生素 K 等都有一定的辅助抗肿瘤作用，新鲜蔬菜和水果中富含大量的维生素 A 和维生素 C，可以供肝癌患者食用。饮食上应严格限制钠的摄取量，不食用各种酱菜、腐乳等含盐多的食品，要定时、定量、少食多餐以减少胃肠道的负担。经常放腹水或长期使用利尿药的患者，应选用含钾丰富的食物如香蕉、菠菜等，以补充丢失的钾。

（5）适宜食用碱性食品　因为碱性食品可以适当改变癌症的酸性体质，改变癌细胞的生活环境，从而降低肝癌转移和复发的概率。

（6）适宜食用低脂肪食物　高脂肪食物会加重肝脏负担，对病情不利。而低脂肪饮食可以适当缓解肝癌患者恶心、呕吐、腹胀的症状，所以肝癌患者适宜食用低脂肪食物。

（7）适宜食用富含植物蛋白质的食物　为保证肝癌患者的膳食平衡，肝癌患者应多食用富含植物蛋白质的食物，尤其是富含优质植物蛋白质的食物如大豆以及豆制品。

（8）适宜食用富含矿物质的食物　营养学家指出硒等矿物质具有抗肿瘤的作用，所以肝癌患者适宜食用富含硒的食物，如动物内脏、海产品等。

（9）此外，膳食专家指出维生素 A、维生素 C、维生素 E、维生素 K 等都有一定的辅助抗肿瘤作用，所以肝癌患者适宜食用维生素含量丰富的食物，如新鲜的水果、蔬菜。

3. 心理指导

（1）患者经过一段时间后，开始接受肝癌心理治疗，心情渐平稳，愿意接受治疗，并寄希望于治疗。作为医务人员应及时应用"暗示"疗法，宣传治疗的意义，排除对治疗的不利因素，如社会因素、家庭因素等。

（2）患者一旦得知自己得了肝癌，可能会坐立不安，多方求证，心情紧张，猜疑不定。因此，医务人员应言行谨慎，要探明患者的询问目的，进行肝癌心理治疗，科学而委婉地回答患者的所提问题，不可直言，减轻患者受打击的程度，以免患者对治疗失去信心。

（3）患者证实自己患癌症时，会产生悲观、失望情绪，表现为失望多于期待，抑郁不乐。此时医务人员应给予关怀，说明疾病正在得到治疗，同时强调心情舒畅有利于疾病预后。

（4）在言语上，医务人员应亲切耐心，关怀体谅，语气温和，交谈时要认真倾听，不随意打断，并注意观察病情，了解患者思想，接受合理建议。在交谈过程中，要注意保护性语言，涉及患者的诊断、治疗及预后，态度要严谨，讲话要有科学依据，切不可主观武断，胡乱猜想。因为各人的体质和各人的适应程度不一样，治疗效果也不尽相同，有的患者病情得到控制，善于调适自己的心情，同时生活在和谐感情的环境中，患者长期处于一种乐观状态。有的逐渐恶化，治疗反应大，经济负担重，体力难支，精神萎靡，消极地等待死亡。医务人员对消极的患者要分析原因，做好心理安慰，及时调整患者的心态，做好生活指导；对于乐观的患者，要做好康复指导，留心观察心理变化，以便及时发现问题并及时解决。另外，医务人员也要有娴熟的护理技术和良好的心理品质，使患者感到心理满足、情绪愉快。

十一、预防控制

积极防治病毒性肝炎对降低肝癌发病率有重要意义。避免不必要的输血和应用血制品。预防粮食霉变，改进饮水水质，戒除烟酒嗜好亦是预防肝癌的重要措施。在肝癌的一级预防尚未完善之际，肝癌的早期发现、早期诊断、早期治疗即肿瘤学上所称的"二级预防"则显得十分重要。自实施肝癌筛查以来，原发性肝癌的诊断进入了亚临床水平，早期肝癌比例不断增高，5 年生存率亦明显提高。20 世纪 80 年代以来对肝癌的高危对象（35 岁以上有慢性肝炎史或 HBsAg 阳性者）采用检测 AFP 与超声进行筛查，检出了许多早期肝癌，经过早期诊断、早期治疗，有效地降低了肝癌的病死率。

1. 人群预防

肝癌是我国最常见的恶性肿瘤之一。目前肝癌防治已列入我国预防重点，控制肝癌的发病率，降低病死率。肝癌的人群预防以一级预防和人口普查或筛检为重点。

2. 个人预防

（1）一级预防　个人一级预防应在人群预防的基础上进行，除了自觉接受人群预防的各项措施外，针对致病因素，采取适当的措施。

（2）二级预防　肝癌的二级预防就是早期发现、早期诊断、早期治疗，即预防肝癌的临床发作。对于肝癌高危人群应定期做 AFP 与 B 超检查，至少每半年一次，这样可使许多肝癌患者得到早期诊断。早期诊断的目的在于早期治疗，早期肝癌应尽量争取做手术切除，以求根治。有学者指出肝癌二级预防的目的在于抢救患者的生命，而不应满足于诊断后生存期延长，因为这种生存期的延长包括了在临床症状出现前就因早期发现而带来的一段生存期。

（3）三级预防　除了早期发现以做根治性手术外，由于肝癌外科临床的进步，复发性肝癌的二次手术以及"大肝癌变为小肝癌"后二期手术，使大批患者获得根治。对于根治性手术后的患者，仍应定期密切随访，每 1～3 个月复查一次 AFP 和 B 超，早期发现复发性肝癌，用时可服用保肝及提高机体免疫力的药物，预防肝癌复发，对于姑息性治疗后的患者，应采用肝动脉插管栓塞化疗、局部酒精注射、放射治疗、免疫治疗、中医中药治疗等一系列综合措施以延缓患者寿命，提高生活质量，对肝癌晚期出现的症状予以对症处理，减轻患者的痛苦。

十二、预后

肝癌进展很快，早期肝癌如不能被及时发现，很快就会发展到中晚期肝癌，而中晚期肝癌患者如不及时治疗，平均生存时间只有 3 个月左右。

据统计，虽然肝癌根治切除一年生存率由过去的 39.3% 提高到 87.0%，但手术后五年生存率仍仅为 15%～40%，2 年内有 62%～82% 的患者复发。

第二节　胃癌

胃癌是我国常见的恶性肿瘤之一，在我国其发病率居各类肿瘤的首位，病死率高。在胃的恶性肿瘤中，腺癌占 95%。早期胃癌多无症状或仅有轻微症状。当临床症状明显时，病变多已属晚期。

胃癌是消化系统最常见的恶性肿瘤之一。男性发病率为 10/22 万，女性为 10.4/10 万，在男性肿瘤中，胃癌发病率位于第三位，病死率位于第二位。女性肿瘤中，胃癌发病率位于第五位，病死率位于第四位。胃癌可发生于任何年龄，但总的趋势是发病率随着年龄的增长而上升。青年人所患的胃癌，其恶性程度相对于中老年患者往往更为突出，应予以高度重视。由于胃癌在我国极为常见，危害性大，有关研究认为其发病原因与饮食习惯、遗传因素、胃部疾病等有关。

中国的胃癌发病率以西北最高，东北及内蒙古次之，华东及沿海地区又次之，中南及西南地区最低。我国每年约有 17 万人死于胃癌，几乎接近全部恶性肿瘤死亡人数的 1/4，且每年还有 2 万以上新的胃癌患者产生，胃癌确实是一种严重威胁人民身体健康的疾病。胃癌可发生于任何年龄，但以 40～60 岁多见，男女之比约为 2∶1。

中国胃癌病死率为 25.2/10 万（男性 32.8/10 万，女性 17.0/10 万），占全部恶性肿瘤死亡的 23.2%，居恶性肿瘤死亡的第一位。中国胃癌的人口病死率，男性 40.8/10 万，女性 18.6/10 万，分别是欧美发达国家的 4.2～7.9 倍和 3.8～8.0 倍。中国胃癌发病有明显的地区差异和城乡差别。全国抽样调查 263 个地点，胃癌病死率在（2.5～153.0）/10 万，城市地区和农村地区分别为 15.3/10 万和 24.4/10 万，后者是前者的 1.6 倍。

一、高危人群

（1）某些特殊职业者　长期暴露于硫酸尘雾、铅、石棉、除草剂者及金属行业工人，胃癌风险明显升高。

（2）有胃癌或食管癌家族史者　患者家属中胃癌发病率比正常人群高 2～3 倍。

（3）长期心理状态不佳者　如压抑、忧愁、思念、孤独、抑郁、憎恨、厌恶、自卑、自责、罪恶感、人际关系紧张、精神崩溃、生闷气等，胃癌危险性明显升高。

（4）饮用水质含有害物质者　地质为火山岩、高泥炭、有深大断层的地区，水中 Ca/SO_4 比值小，而镍、硒和钴含量高。火山岩中含有较高含量的 3,4-苯并芘，泥炭中有机氮等亚硝胺前体含量较高，易损伤胃黏膜。硒和钴也可引起胃损害，镍可促进 3,4-苯并芘的致癌作用。

（5）饮食习惯不良者　如饮食不规律，吃饭快速，喜高盐或热烫食品，喜食亚硝酸盐含量高的腌制、熏制、干海货、隔夜菜，喜食烧烤的红肉，常食用霉变食物，少食新鲜蔬菜等。

（6）嗜酒者

① 我们在每天进食的食物中，本来就含有一些致癌物质，而这些致癌物进入体内不能吸收而是通过大便排出体外，但是酒精是这些致癌物的良好溶剂，促进了某些致癌物的吸收。

② 酒精对于人体来说，并不是必须要有的物质，所以大量的酒精进入体内可导致某些致癌物质的活化。

③ 倘若我们在生活中长期大量饮酒，对胃黏膜就会有严重的刺激与损伤，造成各型胃炎，以致胃酸缺乏，细菌得以繁殖，促进了致癌物亚硝胺类的合成。

④ 在市场上销售的酒中，经常就有一些烈性酒的质量不过关，含有大量的致癌物或促进剂，除了直接对胃起毒害作用外，还有致癌作用。

⑤ 经常饮酒，酒精对人体免疫功能有抑制作用，造成对肿瘤的监督功能下降。

⑥ 长期饮酒会导致人体缺乏营养，造成营养不良，同时饮酒还与肝硬化、肝癌、食管

癌、肠癌的发病有一定联系。

二、病因

目前认为下列因素与胃癌的发生有关。

1. 环境因素

不同国家与地区发病率的明显差别说明与环境因素有关，其中最主要的是饮食因素。摄入过多的食盐、盐渍食品、熏制食品，亚硝胺类化合物是诱发胃癌的重要因素，另外发霉的食物含有较多的真菌毒素，都与胃癌相关。此外也有研究表明胃癌与营养素失去平衡有关。

2. 遗传因素

某些家族中胃癌发病率较高。

3. 免疫因素

免疫功能低下的人胃癌发病率较高。

4. 癌前期变化

所谓癌前期变化是指某些具有较强的恶性变倾向的病变，这种病变如不予以处理，有可能发展为胃癌。癌前期变化包括癌前期状态与癌前期病变。

（1）癌前期状态

① 慢性萎缩性胃炎：慢性萎缩性胃炎与胃癌的发生率呈显著的正相关。

② 恶性贫血：恶性贫血患者中 10% 发生胃癌，胃癌的发生率为正常人群的 5～10 倍。

③ 胃息肉：腺瘤型或绒毛型息肉虽然占胃息肉中的比例不高，癌变率却为 15%～40%。直径大于 2cm 者癌变率更高。增生型息肉多见，但癌变率仅 1%。

④ 残胃：胃良性病变术后残胃发生的癌瘤称残胃癌。胃手术后尤其在术后 10 年开始，发病率显著上升。

⑤ 良性胃溃疡：胃溃疡本身并不是一个癌前期状态。而溃疡边缘的黏膜则容易发生肠上皮化生与恶性变。

⑥ 巨大胃黏膜皱襞症（Menetrier 病）：血清白蛋白经巨大胃黏膜皱襞漏失，临床上有低白蛋白血症与水肿，约 10% 可癌变。

（2）癌前期病变

① 异形增生与间变：异形增生亦称不典型增生，是由慢性炎症引起的可逆的病理细胞增生，少数情况可发生癌变。胃间变则癌变机会多。

② 肠化生：有小肠型与大肠型两种。小肠型（完全型）具有小肠黏膜的特征，分化较好。大肠型（不完全型）与大肠黏膜相似，又可分为 2 个亚型，Ⅱa 型，能分泌非硫酸化黏蛋白；Ⅱb 型能分泌硫酸化黏蛋白，此型与胃癌发生关系密切。

三、发病机制

胃癌是原发生于胃部的一种常见的恶性肿瘤。本病主要是过多食用含有亚硝酸胺的食品如熏制食物、腌菜、霉变食物等所致。慢性萎缩性胃炎与胃癌的发生有密切关系，另外肠上皮化生与肠型胃癌、消化道溃疡与胃癌的前期病变有关。胃癌的扩散与转移有三种形式。

（1）肿瘤直接扩散侵犯胃周围的组织，如肝、横膈、结肠、胰腺、大网膜等。

（2）淋巴道转移是胃癌最常见的转移方式，随着癌瘤侵犯的深度及广度的增加，各站淋巴结的转移率也逐渐增加，可沿胸导管转移达左锁骨上淋巴结，甚至双侧锁骨上淋巴结都可转移。

（3）胃癌细胞常由门静脉进入肝内形成肝转移，此外可沿着血道引起肺、骨、脑、卵巢、脐周皮肤等的转移。癌细胞侵及胃浆膜后，会脱落，播散于腹腔、盆腔，引起腹水，也会导致伤口周围的种植转移。

上腹部不适、疼痛、空腹时或饭后胃痛、食欲差、呕吐、恶心，时常伴有腹泻、黑粪、体重减轻、对食品的喜恶忽然改变等都是胃癌的早期常见症状。如果有了以下症状，应及时到医院做进一步检查。

① 有一般上消化道症状，即使症状很轻微，如果持续或间歇发作3～6个月或以上者。

② 曾有"胃病史"，近期内症状明显加重者。

③ 已证实有慢性胃炎或多发性胃息肉者。

④ 典型溃疡病的规律性有改变者。

⑤ 长期出现大便隐血试验阳性者。

四、病理

（一）按胃癌的发生部位

可发生于胃的任何部位，半数以上发生于胃窦部、胃小弯及前后壁，其次在贲门部，胃体区相对较少。

（二）按具体形态分型

1. 早期胃癌

不论范围大小，早期病变仅限于黏膜及黏膜下层。可分隆起型（息肉型）、浅表型（胃炎型）和凹陷型（溃疡型）三型。Ⅱ型中又分Ⅱa（隆起表浅型）、Ⅱb（平坦表浅型）及Ⅱc（凹陷表浅型）三个亚型。以上各型可有不同的组合。如Ⅱc＋Ⅱa、Ⅱc＋Ⅲ等。早期胃癌中直径在5～10mm者称小胃癌，直径＜5mm称微小胃癌。早期胃癌和进展期胃癌均可出现上消化道出血，常为黑粪。少部分早期胃癌可表现为轻微的上消化道出血症状，即黑粪或持续大便隐血阳性。

2. 中晚期胃癌

也称进展型胃癌，癌性病变侵及肌层或全层，常有转移。

（1）蕈伞型（或息肉样型） 约占晚期胃癌的1/4，癌肿局限，主要向腔内生长，呈结节状或息肉状，表面粗糙如菜花，中央有糜烂、溃疡，亦称结节蕈伞型。癌肿呈盘状，边缘高起，中央有溃疡者称盘状蕈伞型。

胃窦小弯后壁有一肿物突出胃腔，略呈分叶状，表面不平呈颗粒状，并见有糜烂。肿物基部稍狭小，呈亚蒂型，周围黏膜未见明显浸润。

（2）溃疡型 约占晚期胃癌的1/4。又分为局限溃疡型和浸润溃疡型。局限溃疡型的特征为癌肿局限，呈盘状，中央坏死，常有较大而深的溃疡，溃疡底一般不平，边缘隆起呈堤状或火山口状，癌肿向深层浸润，常伴出血、穿孔。浸润溃疡型的特征为癌肿呈浸润性生长，常形成明显向周围及深部浸润的肿块，中央坏死形成溃疡，常较早即侵及浆膜或发生淋巴结转移。

（3）浸润型 此型也分为两种。一种为局限浸润型，癌组织浸润胃壁各层，多限于胃窦部，浸润的胃壁增厚变硬，皱襞消失，多无明显溃疡和结节。另一种是弥漫浸润型，又称皮革胃，癌组织在黏膜下扩展，侵及各层，范围广，使胃腔变小，胃壁厚而僵硬，黏膜仍可存在，可有充血、水肿，无溃疡。

（4）混合型　同时并存上述类型中的两种或两种以上病变者。

（5）多发癌　癌组织呈多灶性，互不相连。如在萎缩性胃炎基础上发生的胃癌即可能属于此型，且多在胃体上部。

（三）组织分型

1. 根据组织结构分型

（1）腺癌　包括乳头状腺癌、管状腺癌与黏液腺癌，根据其分化程度分为高分化、中分化与低分化三种。

（2）未分化癌。

（3）黏液癌（即印戒细胞癌）。

（4）特殊类型癌　包括腺鳞癌、鳞状细胞癌、类癌等。

2. 根据组织发生方面分型

（1）肠型　癌起源于肠腺化生的上皮，癌组织分化较好，具体形态多为蕈伞型。

（2）胃型　癌起源于胃固有黏膜，包括未分化癌与黏液癌，癌组织分化较差，具体形态多为溃疡型和弥漫浸润型。

五、临床表现

（一）各期症状

1. 早期症状

早期胃癌70%以上无明显症状，随着病情的发展，可逐渐出现非特异性的、类同于胃炎或胃溃疡的症状，包括上腹部饱胀不适或隐痛、泛酸、嗳气、恶心，偶有呕吐、食欲减退、消化不良、黑粪等。

2. 中期症状

胃癌的中晚期症状常因肿瘤的生长部位、类型、大小，病程的早晚，有无并发症或转移病灶等不同而有所不同。多数患者在病程的早期可以毫无症状。

（1）疼痛　部位以心窝部为主，有时仅为上腹部不适或隐痛。较典型的疼痛是痛而无规律，进食也不缓解。

（2）食欲减退，伴体重减轻，逐渐消瘦，或食后饱胀、嗳气，厌恶肉食等，是比较常见的症状。

（3）恶心呕吐　由于大部分位于幽门窦部，故幽门梗阻症状颇为多见。不典型的早期梗阻可引起食后膨胀感，轻度恶心、反胃等，典型的机械性幽门梗阻则引起胃扩张呕吐。呕吐物多为在胃内停留过久的隔宿食，故有腐败酸臭味。

（4）早期即可出现出血，常表现为柏油样便。晚期出血量大，若合并有幽门梗阻时，常在呕吐物中混杂咖啡色或暗红色的血液。大便隐血试验呈阳性反应。

（5）其他症状　低热、水肿、全身衰竭。癌肿破溃引起胃壁穿孔时，可出现大出血等并发症。

（6）因癌肿增殖而发生的能量消耗与代谢障碍导致抵抗力低下、营养不良、维生素缺乏等，表现为乏力、食欲缺乏、恶心、消瘦、贫血、水肿、发热、便秘、皮肤干燥和毛发脱落等。

（7）胃癌溃烂而引起上腹部疼痛、消化道出血、穿孔等。胃癌疼痛常为咬啮性，与进食无明确关系或进食后加重。有的像消化性溃疡的疼痛，进食或服抗酸药可缓解，这种情况可维持较长时间，以后疼痛逐渐加重而持续。癌肿出血时表现为粪便隐血试验阳性、呕血或黑粪，有患者出现大出血，甚至有因出血或胃癌穿孔等急腹症而首次就医者。

（8）胃癌的机械性作用引起的症状，如由于胃充盈不良而引起的饱胀感、沉重感，以及无味、厌食、疼痛、恶心、呕吐等。胃癌位于贲门附近可侵犯食管，引起打嗝、咽下困难，位于幽门附近可引起幽门梗阻。

（9）癌肿扩散转移引起的症状如腹水、肝大、黄疸及肺、脑、心、前列腺、卵巢、骨髓等的转移而引起相应症状。

3. 晚期症状

（1）消瘦和贫血　有关专家统计约有九成患者患有消瘦，往往减重 3kg 以上才引起重视，随即进行性消瘦更加明显，有的可达 5kg 以上。专家还发现约有一半患者伴有贫血、四肢乏力等症状。

（2）晚期胃癌患者多以上腹疼痛明显且持续时间较长、不易缓解为主要症状。也因患者的个体差异疼痛程度轻重不一，重者可有胀痛、钝痛、锐痛等表现，进食后不能缓解，且症状多有加重。有的患者还伴有食欲缺乏、恶心呕吐、饱胀、吞咽困难等症状，这些症状有逐渐加重的趋势。

（3）晚期胃癌的转移概率比较大，一般可直接蔓延至邻近的胰腺、肝脏、横结肠等，也可经淋巴转移至胃周围淋巴结及远处淋巴结，有的在左锁骨上可触及质硬不活动的淋巴结。还可通过血液循环转移至肝、肺、脑、骨骼、卵巢等处，从而出现腹水、黄疸、肝大等症状。癌肿本身的增大还可引起胃穿孔、出血、坏死、梗阻等并发症。晚期胃癌的症状还有呕血、黑粪或大便隐血阳性。

（二）体征

绝大多数胃癌患者无明显体征，部分患者有上腹部轻度压痛。位于幽门窦或胃体的进展期胃癌有时可扪及肿块，肿块常呈结节状、质硬，当肿瘤向邻近脏器或组织浸润时，肿块常固定而不能推动，女性患者在中下腹扪及肿块，常提示为 Krukenbe 瘤可能。当胃癌发生肝转移时，可在肿大的肝脏触及结节状块物。当腹腔转移肿块压迫胆总管时可发生梗阻性黄疸。有幽门梗阻者上腹部可见扩张之胃型，并可闻及震水声，癌肿通过胸导管转移可出现左锁骨上淋巴结肿大。晚期胃癌有盆腔种植时，直肠指检于膀胱（子宫）直肠窝内可扪及结节。有腹膜转移时可出现腹水。小肠或系膜转移使肠腔缩窄可导致部分性或完全性肠梗阻。癌肿穿孔导致弥漫性腹膜炎时出现腹肌板样僵硬、腹部压痛等腹膜刺激症状，亦可浸润邻近腔道脏器而形成内瘘。

（三）蔓延与转移

（1）直接蔓延　肿瘤向胃壁四周或深部浸润，可直接侵入腹壁、邻近器官或组织（肝、胰、大网膜、横结肠等）。癌细胞也可沿黏膜下层蔓延，向上侵犯食管下段，向下侵及十二指肠。

（2）淋巴道转移　这是最主要的转移方式，早期胃癌淋巴转移率可达 10%，进展期胃癌淋巴结转移率可达 70%左右，癌细胞侵入淋巴管后，形成栓子，随淋巴液转移全身淋巴结。一般按淋巴引流顺序，即由近及远、由浅及深地发生淋巴结转移。胃癌淋巴结转移率与病期密切相关。在进展期胃癌中，胃周淋巴结转移与预后显著相关。

（3）血道转移　多发生晚期，癌细胞通过血行播散到肝、肺、骨、脑等处。亦可经脐静脉转移到脐周围皮肤。

（4）腹腔种植　肿瘤侵及胃浆膜后，癌细胞脱落种植于腹腔和盆腔引起广泛性腹膜、肠系膜转移。可出现腹水。做肛门指检时，于 Douglas 窝处可触及转移结节。

六、辅助检查

（一）胃肠 X 线检查

这是胃癌的主要检查方法，包括不同充盈度的投照以显示黏膜纹，如加压投照加双重对比等方法，尤其是钡剂、空气双重对比法，对于检出胃壁微小病变很有价值。

1. 早期胃癌的 X 线表现

在适当加压或双重对比下，隆起型常显示小的充盈缺损，表面多不光整，基部稍宽，附近黏膜增粗、紊乱，可与良性息肉鉴别。

（1）浅表型　黏膜平坦，表面可见颗粒状增生或轻微盘状隆起。部分患者可见小片钡剂积聚，或与充盈相对呈微小的突出。病变部位一般蠕动仍存在，但胃壁较正常略僵。

（2）凹陷型　可见浅龛影，底部大多毛糙不齐，胃壁可较正常略僵，但蠕动及收缩仍存在。加压或双重对比时，可见凹陷区有钡剂积聚，影较淡，形态不规则，邻近的黏膜纹常呈杵状中断。

2. 中晚期胃癌的 X 线表现

（1）蕈伞型　为突出于胃腔内的充盈缺损，一般较大，轮廓不规则或呈分叶状，基底广阔，表面常因溃疡而在充盈缺损中有不规则龛影。充盈缺损周围的胃黏膜纹中断或消失。胃壁稍僵硬。

（2）溃疡型　主要表现为龛影，溃疡口不规则，有指压迹征与环堤征，周围皱襞呈结节状增生，有时至环堤处突然中断。混合型者常见以溃疡为主，伴有增生、浸润性改变。

（3）浸润型　局限性者表现为黏膜纹异常增粗或消失，局限性胃壁僵硬，胃腔固定狭窄，在同一位置不同时期摄片，胃壁可出现双重阴影，说明正常蠕动的胃壁和僵硬胃壁轮廓相重。广泛浸润型的黏膜皱襞平坦或消失，胃腔明显缩小，整个胃壁僵硬，无蠕动波可见。

（二）内镜检查

可直接观察胃内各部位，对胃癌，尤其对早期胃癌的诊断价值很大。

（1）早期胃癌　隆起型主要表现为局部黏膜隆起，突向胃腔，有蒂或广基，表面粗糙，有的呈乳头状或结节状，表面可有糜烂。表浅型表现为边界不整齐、界限不明显的局部黏膜粗糙，略隆起或凹陷，表面颜色变淡或发红，可有糜烂，此类病变最易遗漏。凹陷型有较为明显的溃疡，凹陷多超过黏膜层。上述各型可合并存在而形成混合型早期胃癌。

（2）中晚期胃癌　常具有胃癌典型表现，内镜诊断不难。隆起型的病变直径较大，形态不规则，呈菜花或菊花状。

（三）胃液检查

约半数胃癌患者胃酸缺乏。基础胃酸中乳酸含量可超过正常（100μg/ml）。但胃液分析对胃癌的诊断意义不大。

（四）生物学与生物化学检查

包括癌的免疫学反应、本内特殊化学成分的测定及酶反应等。血如血清胃蛋白酶原Ⅰ及胃蛋白酶原Ⅰ/Ⅱ之比；CEA、CA 19-9、CA 125 等癌胚抗原及单克隆抗体的检测等，但这些检查的假阳性与假阴性均较高，特异性不强。

（五）大便隐血试验

持续性大便隐血阳性对胃癌的诊断有参考价值，可以为发现胃癌提供线索，大便隐血试验在早期表浅型胃癌的阳性率可达 20%，随着病程的进展，其阳性率可达 80% 以上，其中以胃体癌的阳性率最高，贲门癌次之。

（六）CT、MRI

可以清楚地显示淋巴结及腹腔脏器受侵或转移情况，对早期胃癌诊断无价值。螺旋 CT 对于分期的准确率较高。

七、诊断与鉴别诊断

1. 诊断

（1）实验室检查　早期可疑胃癌，游离胃酸低或缺如，血细胞比容、血红蛋白、红细胞下降，大便隐血（＋）。血红蛋白总数低，白/球倒置等。水、电解质紊乱，酸碱平衡失调等化验异常。

（2）X 线表现　气钡双重造影可清楚显示胃轮廓、蠕动情况、黏膜形态、排空时间，有无充盈缺损、龛影等。检查准确率近 80%。

（3）纤维内镜检查　是诊断胃癌最直接、准确有效的方法。

（4）脱落细胞学检查　有的学者主张临床和 X 线检查可疑胃癌时行此检查。

（5）B 超　可了解周围实质性脏器有无转移。

（6）CT 检查　了解胃肿瘤侵犯情况，与周围脏器关系，有无切除可能。

2. 鉴别诊断

胃癌需与胃溃疡、胃内单纯性息肉、良性肿瘤、肉瘤、胃内慢性炎症相鉴别。有时尚需与胃皱襞肥厚、巨大皱襞症、胃黏膜脱垂症、幽门肌肥厚和严重胃底静脉曲张等相鉴别。鉴别诊断主要依靠 X 线钡餐造影、胃镜和活组织病理检查。

（1）胃原发性恶性淋巴瘤　胃原发性恶性淋巴瘤占胃恶性肿瘤的 0.5%～8%，多见于青壮年，好发于胃窦部，临床表现与胃癌相似，30%～50% 的霍奇金病患者呈持续性或间歇性发热，X 线钡餐检查病灶的发现率可达 93%～100%，但能诊断为胃恶性淋巴瘤的仅占 10%。X 线征为胃黏膜皱襞弥漫不规则增厚，有不规则形多发性溃疡，溃疡边缘黏膜形成大皱襞，单个或多发的圆形充盈缺损，呈"鹅蛋石样"改变。胃镜见到巨大的胃黏膜皱襞，单个或多发息肉样结节，表面溃疡或糜烂时应首先考虑为胃淋巴瘤。

（2）胃平滑肌肉瘤　胃平滑肌肉瘤占胃恶性肿瘤的 0.25%～3%，占胃肉瘤的 20%，多见于老年人，好发于胃底、胃体部，肿瘤直径常＞10cm，呈球形或半球形，可因缺血出现大溃疡。按部位可分为：①胃内型（黏膜下型），肿瘤突入胃腔内；②胃外型（浆膜下型），肿瘤向胃外生长；③胃壁型（哑铃型），肿瘤同时向胃内外生长。

（3）胃癌的自我诊断　早期胃癌多数无明显症状，仅有上腹不适及食后腹胀、食欲减退。这些症状常与普通的消化不良、胃炎或胃溃疡相似，但有一些早期隐痛者亦可出现出血与黑粪。若反复出现上腹部隐痛不适、食后饱胀、食欲减退，按普通胃病治疗无效并且有进行性加重、消瘦、贫血等症状，应考虑到胃癌可能，及时到医院就诊。

另外，原有溃疡病及胃炎病史，但症状反复发作，治疗无效，并且日益加重，有时呕吐宿食或有呕血及黑粪倾向（包括大便隐血试验阳性），均应想到胃癌的可能。一般来说，若肿瘤长在胃的入口处（贲门部）时，有下咽困难，吞咽食物时胸骨后有疼痛、食物摩擦感、停滞感；若肿瘤长在胃的出口处（幽门部）时，可引起饭后上腹胀满不适，朝食暮吐、暮食朝吐，出现梗阻症状。

八、治疗

胃癌是我国最常见的恶性肿瘤，发生于胃的任何部位，半数以上发生于胃窦部、胃小弯及前后壁，其次在贲门部，胃体区相对较少。胃癌的治疗主要有手术、放射治疗、化疗和中医药治疗。

胃癌治疗至今仍以手术为主，术后根据不同的病理检查结果辅以药物治疗。胃癌的治疗原则如下。

① Ⅰ、Ⅱ期胃癌根治性手术后，病理检查癌细胞分化良好，可以免化疗，Ⅱ期患者术后应做化疗。

② Ⅲ期胃癌根治性手术后应该化疗，必要时辅以放射治疗。

③ Ⅳ期胃癌，只要原发病灶允许，患者一般情况能承受麻醉和手术，应争取做姑息性切除术，以提高患者的生活质量，术后辅以中药或化疗。

（一）手术治疗

由于胃癌诊断和治疗水平的提高，手术适应证较前相应扩大。目前除了原发灶巨大、固定、腹内脏器广泛转移伴血性腹水呈恶病质者外，只要患者全身情况许可，即使已有锁骨上淋巴结转移、肝脏转移结节等，均应争取剖腹探查，切除原发病灶，减轻症状。根据国内11734 例胃癌手术的统计，手术率为 81.8%，总切除率为 49.7%。近年来癌瘤切除率已提高至 75% 左右，主要是 Ⅱ、Ⅲ期胃癌切除率的提高。术后服用中药可以提高治愈率。胃癌手术种类如下。

1. 根治性切除术

根治性切除手术有根治性切除和扩大根治性切除两种术式。

（1）根治性切除 范围应包括原发病灶，连同胃远端的 2/3 或 4/5，全部大、小网膜，十二指肠第一部分和区域淋巴结以及局部受浸润的脏器整块切除，胃或十二指肠断端无残癌。

（2）扩大根治性切除 范围除了上述内容外，还要切除全胃或邻近受侵犯的横结肠、肝左叶、脾脏，胰体尾和贲门左、脾脉管旁的淋巴结等。

以上两种手术方式的选择直至目前尚无统一意见，主要分歧点是胃切除范围和淋巴结清除的范围。

为了提高胃癌治愈率，应根据具体病情来选择手术式，术后辅以中药治疗，不能硬性规定。如癌瘤位于胃窦部及远端小弯侧，行根治性胃切除为宜；当疾病晚期伴有深部淋巴结转移或胃体部癌，弥漫浸润性癌时应考虑行扩大根治术。扩大根治性手术虽然能提高一定的疗效，但手术死亡率、术后并发症仍较根治术为高。此术式不能取代根治术。

区域淋巴结清除：日本胃癌研究会提出的胃淋巴结分组、分站较为适用。该会将胃周围淋巴分为 16 组。根据原发肿瘤位于胃的上、中、下三个不同部位将淋巴结分出 3 个站，N1、N2、N3 亦随其而异，手术清除每站淋巴结的范围以"R"表示，清除第 1 站淋巴结的手术称为 R1（根 1）手术，清除第 2 站淋巴结的称为 R2（根 2）手术，清除第三站淋巴结的称为 R3（根 3）手术。例如胃窦部癌，清除第一站的 3、4、5、6 组淋巴结时，所行的胃切除术定为 R1 式手术，若同时切除第 2 站的 1、7、8、9 组淋巴结则为 R2 式手术。若同时切除 2、10、11、12、13、14、15、16 组淋巴结则定为 R3 式手术，又称扩大根治术。其他部位的胃癌清除淋巴结范围以此类推。一般临床工作者认为 R2 式手术是胃癌根治术中最常用的术式。R3 式手术为多器官联合切除，应慎用。

2. 姑息性切除术

凡胃癌已有腹膜或淋巴结广泛转移时，而原发肿瘤可以切除，患者一般情况能耐受手术者，可以采取姑息性胃切除术。这种手术可以减轻患者中毒症状，消除因癌瘤引起的梗阻、出血或穿孔等并发症。术后再辅以化疗、中药治疗，可以延长患者的生存期。

3. 短路手术

适用于晚期胃癌不能手术切除、同时伴有梗阻的患者。

如幽门窦部癌合并幽门梗阻者可做结肠前或结肠后胃空肠吻合术。胃贲门癌伴有梗阻时可做空肠食管侧侧吻合术，后者常需开胸才能完成手术，手术适应证应严于前者。一般捷径手术不能提高疗效，但能减轻患者痛苦，提高其生存质量。

手术固然能切除癌肿，但还有残癌、区域淋巴结转移或血管中癌栓存在等，复发转移概率非常高。运用中药在术后长期治疗，可以防止复发和转移。

（二）放射治疗

放射并发症较多，甚至引起部分功能丧失。对于晚期肿瘤患者，放射治疗效果并不完好。同时体质较差、年龄偏大的患者，继续放疗只能导致虚弱的生命更加垂危，一般采取中药进行治疗。胃腺癌对放疗敏感性低，单独放疗或与化疗综合治疗后肿瘤缩小 50% 以上的只占 60%，肿瘤完全消失者仅占 10%，因此，胃癌不能单独用放疗来根治，放疗在胃癌治疗中的作用主要是辅助性的或姑息性的。多用于综合治疗，放疗的主要形式有术前放疗、术中放疗、术后放疗和姑息性放疗等四种。据文献报道术前放疗可使根治手术切除率提高 20% 左右，使中晚期胃癌 5 年生存率提高 10%～25%。

（三）化学治疗

胃癌切除术后除少数患者外，大多需行术后化疗。其原因系术后可能残存有癌细胞，或者有的胃癌手术难以完全清除，或者通过淋巴或血液系统存在转移病灶。实践证明胃癌术后配合化疗与单纯性手术比较，配合化疗者生存期要长，术后复发较少。

晚期胃癌不能手术切除，或仅有一部分可以行姑息切除术，因此，化疗已成为晚期胃癌的主要治疗方法，临床多采用联合化疗方案。

（四）中医治疗

中晚期胃癌手术的可能性不大，即便能够手术也仅为姑息性局部切除，临床上，中晚期胃癌的治疗多采用放化疗联合中医药治疗的综合手段，以充分结合各治疗方法的优势。放化疗对癌细胞均有较为直接的抑制作用，但二者也会对人体免疫系统造成损伤，多数患者在进行一段时期的放疗或化疗后会出现白细胞减少、骨髓抑制、脱发、乏力等一系列症状，身体功能严重下降，不利于治疗的继续进行。因此，中晚期胃癌患者应结合中药进行治疗，其治疗胃癌的优势在于一方面可以增强放化疗的治疗效果，提高其敏感性，另一方面能减轻放化疗对人体功能的损伤，使得治疗得以顺利进行，效果比单纯西医治疗为好，患者生存质量更高，生存时间也更长。可配合服用人参皂苷 Rh2，人参皂苷 Rh2 对癌细胞起到控制、抑制生长、诱导凋亡和分化作用。人参皂苷 Rh2 是人参精华中提取出的具有抗肿瘤和提高免疫力功效的物质，也是目前临床上治疗癌症常用的辅助治疗药物，临床反馈效果很好。

中医分子靶向免疫治疗体系"虚""瘀""毒"，统筹兼顾，采取"扶正""疏通""祛毒"三大对策，有的放矢，重点用药，扶正补虚，理气活血，化瘀散结，攻毒排毒，从而达到调节人体阴阳、气血、脏腑生理功能平衡，最终使人体达到自然状态下的根本康复。

（五）细胞治疗

机体内具有杀伤作用的淋巴细胞有自然杀伤细胞、细胞毒性 T 淋巴细胞等，它们本身就能够对抗胃癌细胞的产生。根据实验观察，一个胃癌细胞需要上百个淋巴细胞对付它。而 $1cm^3$ 大小的瘤块中约有 10 亿个瘤细胞。因此，如果有大量的淋巴细胞，就能够有效消灭胃癌细胞，对抗胃癌细胞生成，这就是细胞免疫疗法的基本理念。

当前，以细胞免疫疗法为首的细胞生物治疗已经初露锋芒，成为胃癌生物治疗中重要的发展方向。细胞免疫疗法全称为过继性免疫细胞疗法（ACI 或 AIT），是指向胃癌患者转输具有抗胃癌活性的免疫细胞（特异性和非特异性），直接杀伤或激发机体的免疫应答杀伤胃癌细胞。临床上是指将体外激活的自体或异体免疫效应细胞输注给患者，以杀伤患者体内胃癌细胞的一种治疗方式。

近年来，细胞免疫疗法一直是胃癌生物治疗中最活跃的领域。细胞免疫疗法对细胞免疫功能低下的患者，如大剂量化疗、放疗后、骨髓移植后、病毒感染损伤免疫细胞数量及功能的患者，尤其是血液/免疫系统胃癌的患者更为适合。

在各种癌症免疫治疗方法中，细胞免疫疗法因具有以下的优点而受到人们的重视，为近十多年癌症免疫治疗中十分活跃的研究领域。

（1）免疫细胞在体外处理，可绕过体内癌症免疫障碍的种种机制，从而选择性地发挥抗癌症免疫反应。如新鲜分离的癌症浸润性淋巴细胞（TIL）往往缺乏抗癌症效应，而在体外一定条件下培养一段时间后可恢复特异性抗癌症作用；在体外培养条件下，癌症抗原特异性耐受的免疫细胞可被逆转。

（2）免疫细胞的活化及效应过程往往由一些细胞因子介导，而目前基因工程可大量克隆不同的细胞因子，也可大量克隆癌症抗原或多肽，这使体外活化扩增大量的抗癌症免疫细胞更为可行方便。

（3）免疫细胞的体外活化扩增可避免一些制剂体内大量应用带来的严重毒副作用，如 IL-2、TNF-α、IL-4、IL-7、IL-12 等具有抗癌症作用，抗 CD_3 单克隆抗体（$MabCD_3$）的体内应用可激活 T 淋巴细胞，但这些制剂由于其复杂的作用，在体内大量应用可导致严重的甚至致死性不良反应，这也是这些因子难以被批准临床使用的重要原因。

（4）目前已能在体外大量扩增自体或异基因的抗癌症免疫细胞，其数量大于癌症疫苗在体内激活的效应细胞数，一些体外培养的免疫细胞已进入临床治疗。实验显示癌症疫苗在体内应用可增加体内的癌症特异性 CTL 数量，但当体内的 CTL 到达平台期即不再增加，这主要由体内存在的特异性及非特异性免疫调节网络限制了 CTL 克隆的扩增。而在体外培养可突破此调节网络，大量扩增免疫效应细胞。

九、康复

1. 一般指导

（1）心理指导　对胃癌患者，要注意发现患者的情绪变化，注意根据患者的需要程度和接受能力提供信息；要尽可能采用非技术性语言使患者能听得懂，帮助分析治疗中的有利条件和进步之处，使患者看到希望，消除患者的顾虑和消极心理，增强对治疗的信心，能够积极配合治疗和护理。

（2）营养指导　胃癌患者要加强营养指导，纠正负氮平衡，提高手术耐受力和术后恢复的效果。能进食者给予高热量、高蛋白、高维生素饮食，食物应新鲜、易消化。对于不能进食或禁食患者，应从静脉补给足够能量、氨基酸类、电解质和维生素，必要时可实施全胃肠外营养（TPN）。对化疗的患者应适当减少脂肪、蛋白含量高的食物，多食新鲜蔬菜和水果，以利于消化和吸收。

2. 术前术后指导

外科治疗是目前治疗胃癌的主要方法。根治性切除为彻底切除原发灶、转移淋巴结和受累邻近器官，依据肿瘤原发部位不同分别采用根治性全胃切除或根治性胃次全切除。姑息切除主要用于肿瘤已有不能清除的淋巴结转移或累及重要脏器及血管，原发肿瘤在解剖上尚能做胃大部切除。短路手术指原发肿瘤已无法切除，肿瘤造成幽门梗阻，可做胃空肠吻合术，起到解决梗阻、缓解症状、提高生存质量的作用。术前辅助化疗、放疗可抑制细胞活性，提高手术切除率。也可采用术中放疗，清除不能切除或肉眼看不见的癌灶，提高手术疗效。

（1）术前注意患者的营养与进食情况　按病情给予高蛋白、高热量、高维生素的少渣软食、半流食或流食。纠正水、电解质紊乱，准确记录出入量，对重度营养不良、血浆蛋白低、贫血者，术前补蛋白质或输血。有幽门梗阻者，术前3天每晚用温盐水洗胃，消除胃内积存物，减轻胃黏膜水肿。严重幽门梗阻者，应于术前1～3天做胃肠减压，使胃体积缩小。予术日晨放置胃管，抽尽胃液后留置胃管。

（2）术后严密观察生命体征　硬膜外麻醉4～6h或全麻清醒后血压、脉搏平稳即可取半坐卧位。注意保持体位正确，以利呼吸和腹腔引流。鼓励深呼吸、咳痰、翻身及早期活动，预防肺部感染及其他并发症。注意口腔卫生，预防腮腺炎。

（3）腹腔引流　腹腔引流管接无菌瓶，每3天更换1次，以防逆行感染。必须严密观察引流液的颜色、性质、量并准确记录。一般在24h内量多，为血浆样渗出液，以后逐渐减少。如引流液为鲜红色，且超过500ml应考虑有出血。要勤巡视，随时观察引流管是否通畅以及有无扭曲、脱落。

（4）持续胃肠减压　保持胃管通畅，以减少胃内容物对吻合口的刺激，预防吻合口水肿和吻合口瘘。每2h用生理盐水冲洗胃管1次，每次量不超过20ml并相应吸出，避免压力过大，冲洗液过多而引起出血。注意引流液的性质及量，并准确记录引流量。如有鲜血抽出，必须及时报告医生处理。胃管应妥善固定，不可随意移动，并注意有无脱落或侧孔吸胃壁，使胃肠减压停止。

（5）术后饮食　术后3天禁食、禁水，静脉补液每日3000ml左右。在停止胃肠减压后，可饮少量水。次全胃切除术和全胃切除术的术后饮食要求有一定的区别。

3. 饮食指导

简单来说，对于早期胃癌患者应给予易消化的食物，含蛋白质、脂肪较丰富的烹调较烂的食物，尽量减少食物中粗纤维的含量。必须注意不易消化的粗糙食物会加重患者的病情。

对于胃窦癌，尤其是溃疡型，一定要给予软食或半流食，食物不宜过冷或过热，温度变化容易引起胃黏膜血管的变化而造成出血。必须禁忌烟酒和辛辣刺激性食物，这些可能刺激胃部蠕动和痉挛，增加患者的疼痛和不适感等。一旦确诊后应尽快治疗，或是选择理中散结消癌汤进行治疗。

研究发现，以下一些食物对胃癌患者来说，食用是有利于其康复的。

（1）芦笋　含有丰富的蛋白质、叶酸、硒和天门冬酰胺，对各种癌症患者都有预防和治疗功效，尤其对膀胱癌、肺癌、皮肤癌有特殊疗效。

（2）茄子　富含维生素P。茄科蔬菜含有重要的植化物，研究显示可以阻止癌细胞的形成。茄子可散血止痛、消肿、宽肠。一些接受化疗的消化道癌症患者出现发热时，也可用茄子作辅助治疗食物。

（3）红薯　含有丰富的糖、蛋白质、纤维素和多种维生素，其中胡萝卜素、维生素 E 和维生素 C 尤多。红薯还含有丰富的赖氨酸。食用红薯一定要蒸熟蒸透。

（4）胡萝卜　含有丰富的胡萝卜素，且在高温下也很少被破坏，并容易被人体吸收。长期吸烟的人，每日如能饮半杯胡萝卜汁，对肺部也有很好的作用。研究证实每天吃胡萝卜有利于防癌。临床研究发现，癌症患者接受化疗时，如能多吃些胡萝卜，可减轻化疗反应。

（5）大蒜　含有大蒜素，能从多个方面阻断致癌物质亚硝胺的合成。对于预防食管癌、胃癌及多种癌瘤均有一定的作用，以生食效果较好。阴虚火旺者不宜多食。

（6）洋葱　含有大蒜中的一些抗癌物质。同时还含有谷胱甘肽，能与致癌物质结合，有解毒作用。洋葱应以生食为妙。

（7）癌症患者能不能吃人参，这是一个颇具争议的话题。有些人认为人参是大补的，有助于癌细胞的增长。其实人参的种类繁多，含有的化学成分亦很复杂。千百年来，人参都因其补益健脾、大补元气、强身延年的功效在使用。人参皂苷可诱生干扰素，增强天然杀伤癌细胞的作用。野山参功效最佳，人工培养的人参作用较弱，如生晒参，用于气阴不足。白参功能同生晒参，红参性偏温，适用于气弱阳虚。高丽参又叫直参，作用较强。西洋参适用于癌症患者气阴两虚所致的心烦口渴、气短乏力、咽喉干燥、手足心热等。

十、预防控制

胃癌治疗效果的好坏取决于能否早期诊断，如能在尚未发生转移前进行根治手术，则疗效较好，尤其是癌组织尚未侵入肌层、浆膜层时，5 年生存率最高。故凡临床确诊或高度疑诊为胃癌，除已有远处转移或一般情况较差不能耐受手术者外，均应剖腹探查。对于进展期癌，除了癌肿已有广泛扩散的病例，只要全身情况和技术条件许可，即使不能行根治性切除，也应力争切除全部或大部原发灶，以缓解症状。对癌肿已不能切除伴幽门梗阻者可行短路手术——胃空肠吻合术或胃造口术，以缓解症状。以下措施有助于胃癌的预防、早期发现和及时治疗。①注意饮食卫生，少食烟熏、高盐、油炸食物，戒烟酒，宜多吃维生素 E 丰富的食物。食物要储好，加工和烹饪要得当。②对慢性萎缩性胃炎，特别是有肠化生和不典型增生、胃溃疡、恶性贫血、胃息肉等，要积极治疗和定期追踪，进行胃镜检查，及时发现癌变并加以治疗。

对患有胃炎、胃溃疡、胃息肉、恶性贫血者应给予积极治疗，并定期复查，对长期不愈合的胃溃疡应该做活检进行病理诊断，以便早期发现癌前病变。

（1）饮食方面　胃癌的预防重点在饮食方面，相关人群在日常饮食方面应注意以下几点。平日应多吃新鲜的瓜果蔬菜，主食宜粗细搭配，少吃肉类，做到饮食搭配合理，防止体液偏酸，摄入的饮食应该做到"二酸八碱"以使体液达到弱碱性。许多食物对癌细胞都有抑制的作用，如蒜及绿茶有明确的保护作用，其中大蒜的保护作用颇受重视。改变饮食结构，多食蔬菜、水果，适当增加豆类食物和牛奶，减少食盐摄入量，少食或不食熏腌食品，减少亚硝胺前身物质的摄入。对于癌症高发人群可以适当服用一些抗癌防癌的产品，如人参皂苷 rh2、香菇多糖等。改变不良饮食习惯，避免暴饮暴食、三餐不定，进食不宜过快、过烫、过硬。

（2）不良嗜好　吸烟、饮酒等不良嗜好要改变。

（3）心理方面　现在社会人们在日常生活中的压力过大，当这种压力过大又得不到释放的时候，便会对身体造成伤害。

（4）其他

① 认真做好粮食的防霉去霉工作，保护饮用水的卫生安全。

② 积极治疗癌前病变，有慢性胃病的患者要及时治疗、定期观察。

③ 积极保护环境，减少环境污染。

④ 对高发区及高危人群进行胃癌及癌前病变的普查普治。

十一、预后

胃癌的预后取决于癌肿的部位与范围、组织类型、浸润胃壁的深度、转移情况、宿主反应、手术方式等。胃癌的发生发展是一个漫长而复杂的生物学过程，影响胃癌患者手术预后的因素除治疗因素外，还有许多其他因素。

1. 与胃壁的浸润程度相关

① 早期胃癌预后佳，若只侵及黏膜层，术后 5 年生存率可达 95％以上。

② 侵及浅肌层者，术后 5 年生存率为 50％，侵及深肌层者 5 年生存率为 25％。

③ 侵犯浆膜者，术后 5 年生存率仅为 10％。

2. 与胃癌的淋巴结转移相关

淋巴结转移为胃癌转移的主要途径，是影响胃癌患者预后的一个重要因素。胃周淋巴结癌转移与生存率有显著相关，5 年生存率为：① 无淋巴结转移 41.1％。② 第一站转移 13.3％。③ 第二站转移 10.1％，有的资料报道，第二站以远淋巴结有转移者其 5 年生存率为 0％。

3. 与肿瘤的生长方式相关

胃癌的生长方式为胃癌生物学行为的一种主要表现，近年来受到病理学界的高度重视，根据癌组织的浸润生长方式分为三型。

① 团块生长：预后最好。

② 弥漫性生长：预后最差。

③ 巢状生长：介于二者之间。

第三节　胆囊癌

胆囊癌为胆道系统中常见的恶性肿瘤之一，在胆囊恶性肿瘤中胆囊癌居首位，主要表现为腹痛、恶心呕吐、黄疸和体重减轻等症状。

胆囊癌的组织学类型主要是腺癌，广义上的胆囊癌还有各种类型肉瘤、原发性恶性黑色素瘤、淋巴瘤等。根据国内教科书报道，仅占所有癌的 1％左右；印度 Gupta 报告胆囊癌的发病率在所有癌中占 2.9％，占消化道恶性肿瘤的 31.8％；美国在消化道肿瘤中位于直肠癌、结肠癌、胰腺癌和胃癌后，占消化道肿瘤的 3％。大多数胆囊癌与胆囊结石及慢性胆囊炎有关，患者多无特异性症状，大多数临床表现与胆石症相同，故很难早期发现。病理上，80％胆囊癌为腺癌，其他少见的类型有鳞状细胞癌、腺鳞癌、小细胞癌等，其预后与肿瘤类型和临床分期有关。

本病在我国西北地区发病率较高。好发于女性，女性较男性多 2～4 倍。多见于 50～70岁，50 岁以上者占 90％。

一、病因

胆囊癌的病因尚不清楚，临床观察胆囊癌常与胆囊良性疾病同时存在，最常见与胆囊结石共存。多数人认为胆囊结石的慢性刺激是重要的致病因素。Moosa 指出结石 5～20 年后发生胆囊癌者占 3.3%～50%。国内大宗资料报告 20%～82.6%的胆囊癌合并有胆结石，国外报告则高达 54.3%～100%。癌肿的发生与结石的大小关系密切，结石直径小于 10mm 者癌发生的概率为 1.0%，结石直径 20～22mm 者的概率为 2.4%，结石直径在 30mm 以上者的概率可高达 10%。还有人提出胆囊癌的发生可能与患者的胆总管下端和主胰管的汇合连接处存在畸形有关，因有此畸形以致胰液进入胆管内，使胆汁内的胰液浓度提高，引起胆囊的慢性炎症，最后发生癌变。胆囊癌的病因尚不清楚，可能与以下因素有关。

1. 胆石病与胆囊癌的关系

我国 80%胆囊癌患者常合并有胆囊结石。胆囊癌好发于易被结石撞击的胆囊颈部，并多发于患结石 10 年以上的患者，故认为胆囊结石与胆囊癌关系密切。结石直径大于 3cm 者的胆囊癌发病危险性比直径小于 1cm 者大 10 倍。但胆石与胆囊癌之间有无明确的因果关系，目前尚不明确。

动物实验证明从胆酸、去氧胆酸、胆固醇制备的甲基胆蒽做成丸剂植入猫的胆囊，可以形成胆囊癌。Lowenfels 认为胆道肿瘤的发生与这些脏器的梗阻、感染致使胆酸转化为更活跃的物质有关。Hill 等在 2/3 的胆石中发现梭状芽孢杆菌，这种细菌可使胆酸脱氧化后转化为去氧胆酸和石胆酸，二者是与多环芳香碳氢化物致癌因素有关的物质。胆石可引起慢性炎症，胆囊钙化的恶变率高。但是，胆囊结石的长期慢性刺激是否诱发胆囊癌，尚未得到充分的证明，目前只可以说胆石可使胆囊癌发病率增多。

胆囊癌患者中 40%～50%有慢性胆囊炎症。有人研究胆囊切除标本发现，胆囊慢性炎症严重组比不严重组的异型细胞增殖和恶性变的比率高，在非癌部位有很高的肠上皮化生率，在癌灶内有类似肠上皮的肿瘤结构，从而认为肠上皮化生是发生癌变的重要病变。胆囊癌的发生可能是正常胆囊黏膜→慢性胆囊炎（含结石）→肠上皮化生→分化型胆囊癌（肠型癌）的发生发展过程。

2. 腺瘤和胆囊腺肌增生症与胆囊癌的关系

胆囊腺瘤多单发，有蒂，癌变率约 10%，若合并胆囊结石则癌变的危险性增加。有研究发现，直径小于 12mm 者，多为良性腺瘤；直径大于 12mm 者，多为恶性病变。所有原位癌和 19%的浸润癌有腺瘤成分，因而认为腺瘤有癌变的可能。

以往认为胆囊腺肌增生症无恶性变可能，但近年陆续有胆囊腺肌增生症患者发生胆囊癌的报道，目前胆囊腺肌增生症已被确认是胆囊癌的癌前病变。

3. 胆胰管合流异常与胆囊癌发病的关系

Kinoshita 及 Nagata 研究，胆胰管汇合共同通道超过 15mm，出现胰胆反流，称为胆胰合流异常。许多作者指出胆胰管不正常汇合使胆囊癌的发病率上升。胆胰管汇合部畸形时，胰液长期反流，使胆囊黏膜不断破坏，反复再生，在此过程中可能发生癌变。有报告 96 例胆囊癌经造影证实有 65 例胆胰管合流异常，同时观察 65 例胆胰合流异常者中 16.7%合并胆囊癌，对照组 641 例胆胰管汇合正常者胆囊癌发生率为 8%。另有报告胆胰管合流异常者的胆囊癌发生率为 25%，正常汇合组 635 例中胆囊癌发病率为 1.9%。

4. 其他因素

此外，Ritchie 等报告慢性溃疡性结肠炎往往伴发胆囊癌。Mirizzi 综合征患者胆囊癌的发生率增加，亦可能为病因之一。有报告胆囊癌发病与胆囊管异常或先天性胆管扩张有关。

二、发病机制

胆囊癌有多种不同的组织类型，但无一种有其固定的生长方式和特殊的临床表现，胆囊癌绝大多数为腺癌，约占80％，其中60％为硬性腺癌，25％为乳头状腺癌，15％为黏液腺癌，其余为未分化癌占6％，鳞癌占3％，混合瘤或棘皮瘤占1％，尚有其他罕见的肿瘤包括类癌、肉瘤、黑色素瘤和淋巴瘤等。

肉眼观察多表现为胆囊壁弥漫性增厚，并侵及邻近器官，偶见乳头状突起向胆囊腔内生长者，胆囊癌的扩散方式主要以局部浸润肝脏和周围器官如十二指肠、结肠以及前腹壁为多见，如胆囊颈或Hartmann袋的肿瘤直接浸润肝总管，则在临床表现和放射影像学检查上很难与胆管癌相鉴别，早期病变可直接浸润胆囊窝，也可通过血源性播散，经胆囊静脉沿胆囊颈而侵及肝，胆囊壁具有丰富的淋巴管，有利于肿瘤早期向胆囊管、胆总管和胰十二指肠区周围的淋巴结扩散，直至肿瘤晚期，方可见远处转移及经腹腔播散，临床上仅有10％的患者因胆石症行胆囊切除时发现肿瘤局限于胆囊，另有15％早期已侵犯胆囊窝或周围淋巴结，在此期若行扩大性根治手术，仍有治愈的可能。Piehler等（1978年）收集文献报道的984例胆囊癌，侵犯肝脏占69％，区域性淋巴结受侵者占45％。

75％的胆囊癌可直接侵犯周围脏器，发生频率依次为肝、胆管、胰、胃、十二指肠、网膜和结肠，60％有淋巴转移，远处转移者约占15％，腹膜转移者不到20％，沿神经鞘扩散是肝胆系统癌肿特点之一，在进展期胆囊癌患者中有近90％发生神经侵犯，是本病引起疼痛的主要原因。

三、病理与分期

1. 胆囊癌分型

胆囊癌主要为腺癌及鳞状细胞癌两型，其中前者占71％～90％，后者不到10％。腺癌又分为以下几种。

（1）乳头状腺癌　可能由乳头状或息肉恶性变而来，肿瘤向胆囊腔内生长，影响胆囊排空，肿瘤表面有溃疡，易引起感染。肿瘤如果阻塞胆囊颈，可使胆囊肿大，胆囊壁变薄，类似胆囊脓肿或积液。

（2）浸润型腺癌　较多见，约占腺癌的70％，可导致胆囊缩小，胆囊壁变硬且增厚。

（3）硬化型腺癌　可同时伴有胆道硬化，导致胆道任何部位发生梗阻。

（4）黏液型腺癌　肿瘤松软，容易破溃导致胆囊穿孔。

2. 胆囊癌的分期

Ⅰ期：肿瘤局限于胆囊黏膜内。

Ⅱ期：侵及肌层。

Ⅲ期：侵及胆囊壁全层。

Ⅳ期：侵及全层合并周围淋巴结转移。

Ⅴ期：直接侵及肝脏或转移至其他脏器。

四、临床表现

（1）右上腹疼痛　大部分为右上腹部持续性疼痛，并可有阵发性加剧，向右肩及腰背部放射，此症状占84％，由于胆囊癌多与胆囊结石、炎症并存，故疼痛性质与结石性胆囊炎相似，开始为右上腹不适，继之出现持续性隐痛或钝痛，有时伴阵发性剧痛并向右肩放射。

（2）消化道症状　绝大多数出现消化不良，厌油腻，嗳气，胃纳减少，这是由于胆囊不能对脂肪物质进行消化所致，恶心呕吐亦相当常见，并常有食欲减退。

（3）黄疸　由于癌肿的扩散，有 $1/3 \sim 1/2$ 患者出现黄疸，少数患者的黄疸为首发症状，多数黄疸出现在疼痛之后，黄疸呈持续性且进行性加重，少数患者表现为间歇性黄疸，36.5%黄疸在病程晚期出现，多由于癌组织侵犯胆管引起恶性梗阻所致，同时伴有消瘦、乏力，甚至出现恶病质，皮肤黏膜黄染，伴难以治疗的皮肤瘙痒。

（4）畏寒、发热　多出现于癌肿晚期，25.9%的患者出现发热，并可有高热持续不退。

（5）右上腹包块　右上腹可触及较为光滑肿大的胆囊。与周围组织无粘连时移动性大。与周围组织有粘连时，可触及几个肿块，有时触到肿大的肝脏、十二指肠梗阻的包块等。近半数病例于初诊时右上腹胆囊区可扪到肿块物，有的质地坚硬，并可有结节样感，偶然由于胆囊管梗阻，胆囊可有积水或形成脓肿，出现胆囊区压痛，并有反跳痛，其体征与急性胆囊炎或梗阻性胆管炎极为相似。

（6）消瘦　多数病例表现逐渐消瘦，体重减轻，乏力，呈现恶病质。

（7）转移引起的体征　部分病例锁骨上可触及转移淋巴结，亦可有乳房等处的转移性肿块出现。晚期病例，可因门脉受压而有消化道出血、腹水以及肝功能衰竭表现。

五、辅助检查

（1）超声检查　B超检查简便、无损伤，可反复使用，其诊断准确率达90%以上，是诊断胆囊疾病的首选检查方法。随着仪器的不断换代，目前不但可以明确地观察到胆囊病变的大小，而且通过对病变组织血流的观察有助于判定是否有癌变的发生，还可以观察到是否有明显的淋巴结转移及肝脏是否受累，有经验的检查者甚至可以判定病变累及胆囊的哪一层。

（2）CT扫描　CT扫描对早期胆囊癌的诊断不如超声检查。但对于已经超声检查发现高度可疑胆囊癌的患者，增强的CT检查是有必要的。胆囊癌的CT影像改变可分三种类型。①壁厚型：胆囊壁局限性或弥漫性不规则增厚。②结节型：乳头状结节从胆囊壁突入腔内。③实变型：因胆囊壁被肿瘤广泛浸润增厚加之腔内癌块充填形成实质性肿块。在增强扫描时一般均可见到病变组织有丰富的血供。如果肿瘤侵犯肝脏或有相关的淋巴结转移多能在CT影像下显示。

（3）磁共振检查（MRI）　MRI一般不作为胆囊癌的首选或者必要检查项目，只是在需要判定病变是否累及肝脏或者当患者出现梗阻性黄疸时考虑做MRI。其准确率与CT相似，但具有无射线损伤的优点，可以多次重复检查。

（4）PET-CT　作为相对定性的检查项目，在排除急性胆囊炎的前提下，该检查有助于对胆囊占位性病变做出定性诊断，并有助于判定是否有胆囊以外的病变存在，但是价格较昂贵，而且当合并有急性胆囊炎时容易出现假阳性结果，所以一般不作为常规检查。

（5）实验室检查　当胆囊病变出现癌变时一般会伴随着肿瘤标记物水平的升高。检查血清肿瘤标记物（CEA、CA 125、CA 19-9、CA 72-4、CA 15-3等）是否升高有助于对胆囊癌进行定性诊断，但癌变早期可能并不表现升高，或者当合并有其他消化道疾病及某些肿瘤时该检查会有假阳性结果出现。肝功能检查一般表现正常，在有胆道梗阻时会有相关肝功能异常的表现。

六、诊断与鉴别诊断

（一）诊断

胆囊癌临床表现缺乏特异性，其早期征象又常被胆石病及其并发症所掩盖，除了首次发作的急性胆囊炎得以确诊外，一般情况根据临床表现来做早期临床诊断颇为困难，据统计术前确诊率为29.6％，且多为晚期，因而必须对高危人群密切随访，如静止性胆囊结石、胆囊息肉、胆囊腺肌增生病等患者，必要时积极治疗以预防胆囊癌。近年随着影像诊断技术的发展，胆囊癌的早期诊断病例有增多倾向。凡具有以下表现之一者应考虑有胆囊癌的可能。

（1）40岁以上，女性患者，有慢性胆囊炎或胆囊结石病史，症状反复发作者。

（2）黄疸，食欲缺乏，全身乏力，体重减轻，右上腹触及包块者。

（3）右上腹或心窝部疼痛，按一般肝、胃疾病治疗无效者。

（4）消化功能紊乱，如恶心、呕吐、厌食、厌油、稀便等，一般对症治疗无效者。

（二）鉴别诊断

胆囊癌的鉴别诊断根据肿瘤的病程而提出不同的要求。

1. 胆囊息肉样病变

早期的胆囊癌主要与胆囊息肉样病变相鉴别，胆囊癌的直径均大于1.2cm，蒂宽，胆囊壁增厚。至于胆囊的腺瘤性息肉恶性变与良性腺瘤的鉴别则很困难，因考虑胆囊腺瘤是癌前病变，一旦确诊，均应手术切除，故不影响外科治疗决策。国内的胆囊癌患者约有80％合并胆囊结石，患者常有较长时间的胆道疾病症状，此类患者最容易被忽略，或将胆囊癌所引起的症状用胆囊结石来解释。在鉴别诊断上主要是对老年、女性、长期患有胆囊结石、胆囊萎缩或充满型结石、腹痛症状加重和持续时，均应考虑有胆囊癌的可能，应做深入检查。

2. 原发性肝癌侵犯至胆囊

晚期胆囊癌需要鉴别的尚有原发性肝癌侵犯至胆囊，在胆囊部位形成一肿块和胆囊出口阻塞，侵犯胆囊的肝细胞癌可在肝门部和肝十二指肠韧带上发生大块的淋巴结转移，类似晚期胆囊癌时的淋巴结转移。胆囊颈部癌可直接侵犯或通过淋巴转移发生高位胆道梗阻，临床表现类似肝门部胆管癌。有时原患有癌的胆囊已行手术切除，但因各种原因未能取得病理诊断，术后由于肿瘤局部复发和引起肝门部胆管梗阻，会使鉴别诊断发生困难。

胆囊癌侵犯肝脏与肝癌侵犯胆囊的鉴别如下。

（1）胆囊癌伴有胆管扩张的概率高于肝癌。

（2）胆囊癌在CT增强扫描后显示明显，且持续时间长。

（3）如软组织肿块内见到结石影，支持胆囊癌诊断。

（4）胆囊癌侵犯门静脉形成癌栓的概率明显低于肝癌。

（5）临床资料如肝炎或肝硬化病史、AFP检测等也有助于两者鉴别。

3. 萎缩性胆囊炎

当超声发现胆囊较小，囊腔狭窄，黏膜粗糙，不应急于诊断为萎缩性胆囊炎，需考虑有浸润型胆囊癌的可能。如注意到囊壁增厚、不规则、黏膜线破坏、中断，胆囊壁外有肿瘤浸润的低回声区，即可诊断为胆囊癌。反之，应考虑萎缩性胆囊炎的诊断。

胆囊癌与胆囊炎都可以表现为胆囊壁弥漫性增厚，二者鉴别诊断困难。Smathens等认为以下CT征象可作为胆囊癌诊断时的参考。

（1）胆囊壁不均匀性增厚，特别是结节性增厚。

（2）胆囊壁增强明显。

（3）出现胆管梗阻。

（4）直接侵犯肝脏，表现为邻近肝组织边界不清的低密度区。

（5）肝内出现结节状转移灶。

下列征象则支持胆囊炎的诊断：①胆囊境界清晰的低密度曲线影，为胆囊壁的水肿或胆囊炎所致胆囊周围的液体渗出所致。②胆囊壁增厚而腔内面光整。

4. 单发的胆固醇结晶

炎症性肉芽组织、息肉和腺瘤早期外生型胆囊癌，在病变局限时，常需与之鉴别。胆固醇结晶附着于黏膜表面，回声较均匀，多呈颗粒状堆积。炎症性肉芽组织常有慢性胆囊炎声像图表现，病变自黏膜面向胆囊腔内突起，轮廓线较平滑，黏膜及胆囊壁无破坏。息肉呈乳头状，均匀中等回声，有蒂与黏膜线相连。胆囊癌呈低中回声，分布欠均匀，形态不规则，黏膜及壁层破坏、中断。

5. 节段型或局限型腺肌增生症

早中期浸润型胆囊癌常需与之鉴别。节段型腺肌增生症声像图上表现为一段胆囊壁明显增厚，胆囊中部呈环形狭窄。局限型腺肌增生症常在胆囊底部探测到病变回声，表面中间常可见一浅凹。胆囊癌晚期整个胆囊壁受侵，不规则增厚，常需与弥漫型腺肌增生症鉴别，后者囊壁明显增厚，回声不均，内有针头大小无回声区。

6. 肝门区转移性淋巴结肿大及肝门区肝实质占位病变

胆囊颈部癌常需与之鉴别。转移性淋巴结低回声病变在肝脏轮廓线以外，呈圆形或椭圆形，胆系回声多无异常，黏膜及管壁均不受破坏，但病变以上肝胆管可有增宽、扩张。肝门区肝内占位性病变回声在肝轮廓线以内，胆囊颈部及邻近胆管均明显受压，并使受压处以上部分肝胆管扩张。

七、治疗

胆囊癌应采取以手术为主的综合疗法。一般治疗包括全身支持，补充营养，增加饮食，症状发生与饮食有关时可进低脂肪饮食。止痛与一般治疗相同，如疼痛不易缓解时可给普鲁卡因静脉滴注或用吗啡类药物。

1. 手术治疗

胆囊癌的治疗以手术为主，但由于起病隐匿，无特异症状，早期诊断困难，故能手术切除者不多，国内文献报道仅为50%，能行根治性手术者更少，仅为20.2%。即使已做病灶切除，手术后平均存活时间仅8.4个月，近90%的患者死于手术后1年内，5年存活率不及5%，个别报道为14.5%。近年国外开展手术切除病灶加核素术中照射治疗晚期患者，对其预后及生活质量可能有所改善。胆囊癌的手术也可分为姑息手术、根治术及扩大根治手术。姑息手术是指在肿瘤已不可能根治的情况下，为改善患者症状而采用胆囊肿块的局部切除或各种引流手术。根治手术应视病期的早晚而含义有所不同。限于黏膜的原位癌或早期癌，单纯胆囊切除即可视为根治。而侵及肌层或胆囊壁全层者，则需切除胆囊床2~3cm的肝组织及胆囊管、肝总管周围淋巴结才算根治。对肝脏已被侵犯、周围淋巴结已有转移的晚期患者，只能行扩大根治术。扩大根治术是指在区域淋巴结或邻近脏器有转移的情况下，切除肝右叶、胰头、十二指肠及血管的切除重建等。

（1）单纯胆囊切除术　癌肿仅限于黏膜层者，单纯胆囊切除术即可达到根治目的，不需清扫淋巴结。这种情况多半是因胆囊良性病变而行胆囊切除，术中或术后病理检查时发现的。有人认为Nevin分类法Ⅰ期和Ⅱ期，尤其是乳头状癌，可行单纯胆囊切除术。Berhdam报告，胆囊癌侵犯黏膜及黏膜下层，只需单纯胆囊切除，术后5年生存率可达64%，10年生存率44%。

（2）区域淋巴结清扫侵及胆囊肌层和全层者，多有胆囊淋巴结转移　恶性度较高的病理类型如黏液腺癌、未分化癌也需行淋巴结清扫。清扫范围包括第1、2站淋巴结，以门静脉右缘为界，将肝十二指肠韧带内的淋巴结完全清除，再将十二指肠翻起，清除胰、十二指肠、胆总管下段淋巴结。

（3）肝楔形切除术　凡病变侵及胆囊全层或邻近肝脏者，应加肝楔形切除。根据病变范围沿胆囊床边缘做 1.5～4cm 肝楔形切除。

（4）肝右叶切除及肝Ⅳ、Ⅴ段切除术　用于肝床浸润范围较大及肝管已有直接浸润者。50 年前即有人开始右半肝切除治疗胆囊癌，文献报道 20 余例，仅 1 例生存 5 年，说明该手术并不能提高生存率。Bismuth 采用肝Ⅳ、Ⅴ段切除治疗 5 例 NevinⅣ期病例，除 1 例有残癌在术后 2 年复发死亡外，其余 4 例均健在，3 例存活 2 年以上。手术死亡率也较低，远期疗效较好，故对于邻近肝脏有转移的病例，特别是胆囊壶腹部癌，肝Ⅳ、Ⅴ段切除是比较合理的扩大手术方式。

（5）其他邻近脏器部分切除术　胃窦部、十二指肠、结肠肝曲如受侵犯，可将受累脏器连同胆囊整块切除。

（6）肝外胆管部分切除　位于胆囊颈部或延及胆囊管的病变，以及乳头状瘤，应特别注意探查肝外胆管，如发现胆管受侵应争取同时切除。

2. 放射治疗

胆囊癌对放疗有一定敏感性，早期患者手术后局部复发的机会较大，而且是造成死亡的主要原因，所以有作者主张根治术后也应进行放疗。一组Ⅳ期患者，手术中内照射治疗（IORT）结合术后外照射治疗（ERT），术中电子束主要照射肝切缘、肝十二指肠韧带等可能残存癌灶之处，术中给予一次剂量 20～30Gy，疗效较好，3 年累积生存率为 10.1%，对照组则为 0。对姑息切除或不能切除的晚期患者进行放疗需较大照射量，有人主张给予 70Gy，7～8 周内完成，有可能延长生存时间。

为防止和减少局部复发，可将放疗作为胆囊癌手术的辅助治疗。有学者对一组胆囊癌进行了总剂量为 30Gy 的术前放疗，结果发现接受术前放疗组的手术切除率高于对照组，而且不会增加组织的脆性和术中出血量。但由于在手术前难以对胆囊癌的肿瘤大小和所累及的范围做出较为准确的诊断，因此，放疗的剂量难以控制。而术中放疗对肿瘤的大小及其所累及的范围可做出正确的判断，具有定位准确、减少或避免了正常组织器官受放射损伤的优点。西安交通大学第一医院的经验是，术中一次性给予肿瘤区域 20Gy 的放射剂量，时间 10～15min，可改善患者的预后。临床上应用最多的是术后放射治疗，手术中明确肿瘤的部位和大小，并以金属夹对术后放疗的区域作出标记，一般在术后 4～5 周开始，外照射 4～5 周，总剂量 40～50Gy。综合各家术后放疗结果报道，接受术后放疗的患者中位生存期均高于对照组，尤其是对于 NevinⅢ、Ⅳ期或非根治性切除的病例，相对疗效更为明显。近年亦有报道通过 PTCD 的腔内照射与体外照射联合应用具有一定的效果。

3. 化学治疗

胆囊癌对各种化疗药物均不敏感，多用于手术后辅助治疗，目前尚无统一的化疗方案，已经使用的化疗方案效果并不理想。通过对正常胆囊和胆囊癌标本的 P-糖蛋白含量进行测定，发现胆囊自身为 P-糖蛋白的富集器官，所以需要合理选用化疗药物，常用的化疗药物有氟尿嘧啶、洛莫司汀、多柔比星、丝裂霉素、卡莫司汀等。联合应用有一定疗效，在别无选择的情况下可以试用。

目前胆囊癌多采用 FAM 方案（氟尿嘧啶 1.0g，多柔比星 40mg，丝裂霉素 20mg）和 FMP 方案（氟尿嘧啶 1.0g，丝裂霉素 10mg，卡铂 500mg）。国外一项应用 FAM 方案的多中心临床随机研究表明，对丧失手术机会的胆囊癌患者，化疗后可使肿瘤体积明显缩小，生存期延长，甚至有少部分病例得到完全缓解。选择性动脉插管灌注化疗药物可减少全身毒性反应，一般在手术中从胃网膜右动脉置管入肝动脉，经皮下埋藏灌注药泵，于切口愈合后，选用 FMP 方案，根据病情需要间隔 4 周重复使用。此外，通过门静脉注入碘化油（加入化疗药物），使其微粒充分进入肝窦后可起到局部化疗和暂时性阻断肿瘤扩散途径的作用，临床应用取得了一定效果，为无法切除的胆囊癌伴有肝转移的患者提供了可行的治疗途径。腹腔内灌注顺铂和氟尿嘧啶对预防和治疗胆囊癌的腹腔种植转移有一定的疗效。目前正进行氟尿嘧啶、左旋咪唑与叶酸联合化疗的研究，可望取得良好的疗效。

八、康复

1. 生活指导

（1）鼓励患者保持乐观情绪，正确对待疾病和预后，尤其对晚期胆囊癌患者，心理上给予疏导，生活上给予关心照顾，尽量满足其要求，鼓励其主动配合治疗，提高生活质量。

（2）给予高糖、高蛋白质、高维生素、低脂饮食。

2. 饮食指导

（1）多吃易消化吸收、富含蛋白质的食物　这类食物包括牛奶、鸡蛋、鱼类、豆制品等。胆囊癌患者消化吸收功能有不同程度的下降，因此饮食应以易消化吸收为要，富含蛋白质的食物能补充、调整患者体内蛋白质的代谢，避免患者出现负氮平衡。另外，这些食物还有利于提高患者的抗癌能力。

（2）进食适量的糖类，以便为机体补充足够的热量　含糖类丰富的食物包括蜂蜜、马铃薯等，必要时，患者可通过静脉注射葡萄糖的方法来纠正低血糖。

（3）多吃有抗癌作用的食物　这类食物包括甲鱼、蘑菇、黑木耳、大蒜、海藻等。

（4）多吃含维生素丰富的食物　维生素 C 和维生素 A 有阻止细胞恶性变和防止癌细胞扩散的作用。维生素 E 具有促进正常细胞分裂、延迟细胞衰老的作用。维生素 B_1 有增强患者食欲及降低放射治疗不良反应的作用。富含维生素的食物有新鲜蔬菜、水果、芝麻油、豆类及动物内脏等。

九、预防控制

（1）保持愉快的心理状态，养成良好的饮食习惯，禁食辛辣，少食厚腻食品，不要饮烈性酒。

（2）对于 40 岁以上的人，特别是妇女，要定期进行 B 超检查，发现有胆囊炎、胆结石或息肉等，更应追踪检查，发现病情有变化应及早进行治疗。这是胆囊癌的预防措施之一。

（3）积极治疗癌前病变，尽早消除可能引起癌变的诱因，如积极治疗胆囊炎，对于有症状的胆结石或较大的结石要尽早行胆囊切除术。

十、预后

胆囊癌的预后很差，总的 5 年生存率不足 5%，这主要与该肿瘤的恶性程度高，转移、扩散较早，早期确诊率和手术切除率均很低有关。正如前面提到的，肿瘤治疗的效果与胆囊癌的分期密切相关。凡按良性胆囊疾病行胆囊切除术后偶然发现的 Ⅰ、Ⅱ期胆囊癌患者，常能长期存活，据报道 5 年生存率可达 64%～86%；相反，Ⅲ期以上的病例预后很差。肿瘤若已侵犯至胆囊全层时，则几乎均在术后 2.5 年以内死亡。

由于早期胆囊癌的预后显著优于发生淋巴结转移者，故努力提高无症状的早期胆囊癌的检出率成了近年来研究的热点。从目前国内外的研究情况看，要做到及时发现早期胆囊癌，只能是对胆道良性疾病手术治疗。通过对胆囊癌的癌前疾病和高危因素的处理，提高胆囊癌的治疗水平。

第四节　结肠癌

结肠癌是常见的消化道恶性肿瘤，发病率居我国恶性肿瘤的第八位，占胃肠道肿瘤的第二位，临床上以腹痛、腹泻、腹部包块、排便习惯和粪便性状的改变为主要特点。

结肠癌可发生于自盲肠至直肠的任何部位，我国以左半结肠发病率为高，但也有报道结肠癌高发区的女性以右半结肠癌的发病率较高。据我国结肠癌病理研究协作组（NCG）对3147例结肠癌发生部位的统计资料，脾曲及脾曲以下的左半结肠癌占全部结肠癌的82.0%，其中直肠癌的发病率最高，占66.9%，明显高于欧美及日本等。其他肠段的结肠癌依次为乙状结肠（10.8%）、盲肠（6.5%）、升结肠（5.4%）、横结肠（3.5%）、降结肠（3.4%）、肝曲（2.7%）、脾曲（0.9%）。但近年来国内外的资料均提示右半结肠的发病似有增高的趋势，这一倾向可能与饮食、生活习惯等变化有关。在过去30多年的时间里，包括我国在内的多数国家或地区结肠癌发病率呈上升趋势。在我国，因结肠癌死亡者，男性居恶性肿瘤死亡的第5位，女性居第6位。从流行病学的观点看，结肠癌的发病与社会环境、生活方式（尤其是饮食习惯、缺乏体力活动）、遗传因素有关。

我国结肠癌病死率为4.01/10万（男性4.35/10万，女性3.65/10万），结肠癌病死率性别比例为1.35：1，男性高于女性。发病率男女之比为2：1。现发病年龄逐渐老龄化，目前以40～65岁发病率最高。

一、病因

结肠癌流行病学研究表明：社会发展状况、生活方式及膳食结构与结肠癌密切相关，并有现象提示影响不同部位、不同年龄组结肠癌发病的环境、遗传因素可能存在差异。环境（尤其是饮食）、遗传、体力活动、职业等是影响结肠癌发病的可能病因。

1. 饮食因素

流行病学研究表明，有70%～90%的肿瘤发病与环境因素和生活方式有关，而其中40%～60%的环境因素在一定程度上与饮食、营养相关联，故在肿瘤发病中饮食因素被看作是极为重要的因素。

（1）高脂、高蛋白、低纤维素　可归纳如下：①影响肠道脂质代谢，高脂饮食使7α-脱羟基化酶活性增高，导致次级胆酸形成增多，而纤维素的作用正相反，并通过抑制重吸收、稀释及吸附、螯合作用，降低肠道的脱氧胆汁酸浓度，增加粪便中固相物质，促进粪便排出；一些饮食因素（如钙离子）可降低肠道离子化脂肪酸和游离胆汁酸的水平，这两种物质均对肠道上皮有损伤作用；抑制肠道胆固醇的降解。牛奶、乳糖、半乳糖具有抑制胆烷氧化还原作用。②纤维素还具有改变肠道菌群、影响肠黏膜结构和功能的作用，并影响黏膜上皮细胞的生长速度，调节肠道酸碱度，以及通过黏蛋白加强黏膜屏障作用，减少肠内有毒物质对肠上皮的侵害。③高脂肪及部分碳水化合物能增加肠道细胞酶的活性（如葡萄糖醛酸酶、鸟氨酸脱羟酶、硝基还原酶、偶氮氧化酶、脂氧酶、环氧酶），促进致癌物、辅癌物的产生。④生物大分子活性的影响。当胞质酸化时，DNA合成受抑制，细胞周期延长。

（2）维生素　病例对照研究表明胡萝卜素、维生素B_2、维生素C、维生素E均与降低结肠癌发病相对危险度有关，并呈剂量-反应关系。维生素D和钙具有保护作用。

（3）葱蒜类　葱蒜类食品对机体的保护作用已受到广泛的重视，并在实验中多次证实了该类食物对肿瘤生长的抑制作用。大蒜油能明显减少用二甲基胆蒽引起的结肠黏膜细胞损伤，并能使小鼠结肠癌诱发率降低75%。病例对照研究结果，高摄入蒜类食品者结肠癌的发病危险是低摄入组的74%。

（4）食盐和腌制食品　研究高盐摄入量组，食盐量与胃癌、结肠癌、直肠癌之间的关系，3种癌症的相对危险度均增高，病例对照研究结果提示每周摄取3次以上腌制食品发生结肠癌的危险度是不足1次者的2.2倍（$P<0.01$），左半结肠癌为2.1倍，右半结肠癌为1.8倍。该危险因素的解释可能与食品腌制过程所产生的致癌物有关，而高盐摄入可能是一种伴随状态。

（5）茶　茶多酚是一种强抗氧化剂，能抑制致癌剂的诱癌作用。病例对照研究结果，每周饮茶（绿茶或红茶）3次以上者的直肠癌发病危险为不足1次者的75%，而饮茶与结肠癌组相关性不密切。近十余年来的研究提示饮茶与结肠癌发病危险呈显著负相关性。但由于饮茶对防止结肠癌的保护性作用的人群研究结果较少，目前还难以评价饮茶在人结肠癌发病过程中所起的作用。咖啡与结肠癌之间的关系尚难以确定。

（6）微量元素和矿物质　多种癌症的病死率（包括结肠癌）与当地膳食硒摄入量及土壤硒含量呈负相关。

2. 遗传因素

据估计在至少20%～30%的结肠癌患者中，遗传因素可能起着重要的作用，其中1%为家族性多发性息肉病、5%为遗传性无息肉结肠癌综合征患者。遗传性家族性息肉病中80%～100%的患者在59岁以后可能发展为恶性肿瘤。此外，家族性结肠多发性息肉病患者发生左侧结肠癌占多数，而遗传性非息肉综合征患者多患右侧结肠癌。

3. 疾病因素

肠道慢性炎症和息肉、腺瘤及患广泛溃疡性结肠炎超过10年者，发生结肠癌的危险性较一般人群高数倍。有严重不典型增生的溃疡性结肠炎患者演变为结肠癌的机会约为50%，显然，溃疡性结肠炎患者发生结肠癌的危险性较一般人群要高。我国的资料提示溃疡性结肠炎发病5年以上者患结肠癌的风险性较一般人群高2.6倍，而与直肠癌的关系不密切。对于病变局限且间歇性发作者，患结肠癌的危险性较小。

4. 环境因素

结肠癌患者中绝缘石棉生产工人较常见，并且动物实验已证实吞食石棉纤维能够穿透肠黏膜。此外，已经证实，在塑料、合成纤维和橡胶的生产过程中经常应用的一种化合物质丙烯腈有诱发胃、中枢神经系统和乳房肿瘤的作用，且接触该物质的纺织工人，其肺癌和结肠癌的发病率较高。尽管如此，一般并不认为结肠癌是一种职业病。在职业体力活动的分析中发现，长期或经常坐位者患结肠癌的危险性是一些体力活动较大职业的1.4倍，并与盲肠癌的联系较为密切。病例对照研究结果，中等强度体力活动对防止结肠癌（尤其是结肠癌）起保护性作用。

二、发病机制

现代生物学与流行病学的研究日渐明确结肠癌是由环境、饮食及生活习惯与遗传因素协同作用的结果，由致癌物的作用结合细胞遗传背景，导致细胞遗传突变而逐渐发展为癌，由于结肠癌发病过程较长，有的具有明显的腺瘤癌前病变阶段，故结肠癌已成为研究肿瘤病因与恶性肿瘤发病机制的理想模型。在病因方面，除遗传因素外，其他因素根据导致细胞遗传的变化与否，归纳为两大类，即遗传毒性致癌物及非遗传毒性致癌物。

结肠癌是多因素、多阶段、各种分子事件发生发展而形成的。各种因素可归纳为内源性及外源性因素两类，肿瘤的发生是内因与外因交互作用的结果。外因不外乎理化与生物源性因素，内因为遗传或获得性的基因不稳定、微卫星不稳定以及染色体不稳定。在结肠癌发生发展的过程中，分子事件可为初级遗传事件及次级分子事件。前者为基因结构的突变，后者为发展演进过程中基因表达改变，均未涉及基因结构上的变化，如蛋白质、酶水平变化及其翻译修饰中磷酸化、乙酰化或糖基化作用。恶性肿瘤为一类细胞遗传性疾病的概念日益明确，在结肠癌发病学上与发病机制上，不同的遗传学背景具有不同的易感性，从而也确定了结肠癌发病机制的特征，现从以下三方面分别叙述结肠癌的恶性转化过程。

恶性转化过程是初级遗传事件的全过程，由一组遗传毒性化合物即致癌物启动，对细胞多次打击，致使 DNA 发生相应的基因突变、基因表型改变，导致细胞发生遗传性转化即癌变。在结肠癌发生中，从形态学上讲，其表型包括上皮过度增生、腺瘤形成、原位癌及癌的浸润与转移等各阶段。

① 结肠癌细胞过度生长，摆脱正常生长规律。此过程中包括生长因子、原癌基因及转移抑制基因等功能改变，已证实结肠癌细胞可产生血管生长素及碱性成纤维细胞生长因子（b-FGF），转化生长因子 α 及 β，相互协同，丰富血供，为肿瘤快速生长提供了条件。

② 癌细胞与基底膜、基质分子附着的相关受体改变。癌细胞的浸润首先是细胞接触并附着基底膜，穿透而到达周围基质，进而向血管外壁移动并进入血管，此间有赖于各成分间的受体与配体的相互作用。结肠癌细胞上的结合蛋白与正常上皮细胞和基质相互作用中，有关结合蛋白是相同的，仅有表达水平的差异，在结肠癌细胞与基底膜及基质的分子附着处，存在特定的蛋白受体。a. 非整合性层黏蛋白结合蛋白：分子质量 67kD，存在底面细胞膜内，与层黏蛋白有高亲和性。另一蛋白的分子质量为 32kD，也有高亲和性，这两个结合蛋白在结肠转移癌中均有表达增高，且与病程进展 Dukes 分期相关。b. 整合性蛋白：是由 α 及 β 两肽链结合构成的细胞表面受体家族，可分别与层黏蛋白、胶原蛋白及纤维蛋白发生特异性结合，是介导细胞-细胞、细胞-细胞外基质的一组受体，与细胞生长、分化、形成连接及细胞极性有关。c. 凝集素：能与糖或寡糖特异性结合的蛋白分子质量为 31kD，在癌细胞中明显升高，良性肿瘤中无表达，与血清 CEA 水平明显相关，与瘤期进展亦相一致。此外淋巴细胞中的有关受体 CD44 在上皮细胞中亦有表达，分为上皮细胞型及淋巴细胞型 CD44，是对玻璃酸酶识别的主要受体，亦可与底膜及基质蛋白结合，在结肠癌中 CD44 明显高于邻近的正常黏膜。

③ 脱离基底膜与基质，癌细胞浸入血流或淋巴流，构成浸润与转移。蛋白酶类的改变是其分子事件的基础，结肠癌细胞可自泌蛋白酶。a. Ⅳ 型胶原酶：结肠癌至少可产生 3 种分子质量分别为 64kD、72kD 和 92kD 的胶原酶，均可高于正常黏膜，可降解 Ⅳ 型胶原、纤维蛋白及层黏蛋白，但不能降解间质中的 Ⅰ 型和 Ⅲ 型胶原。b. 尿激酶：为纤溶酶激活因子，结肠癌可分泌尿激酶，其产生与肿瘤分化呈负相关，大肠腺瘤与癌中均比正常高。

④ 肿瘤细胞脱落后直接接种于腔隙表面，其分子变化为：结肠癌细胞分泌一类配体，与转移涉及的上皮间隙的内衬细胞的受体结合，从而形成种植，配体包括癌细胞抗原、黏液或血型抗原。

三、病理

1. 根据溃疡的外形及生长情况分为 2 类亚型

（1）局限溃疡型　溃疡呈火山口状外观，中央坏死凹陷，形成不规则的溃疡，溃疡边缘为围堤状明显隆起于肠黏膜表面的肿瘤组织。从切面看，肿瘤边界尚清楚，但向肠壁深层浸润，局部肌层多破坏消失，肿瘤常侵及浆膜或浆膜外组织。由于肿瘤受肠蠕动的牵引及主瘤区增生纤维组织的收缩作用，肌层破坏的两侧断端可呈八字形上提，致溃疡底部亦随之提高，此时从正面观其难与盘状型区别，但切面如见到肌层消失且断端呈八字形上提，则易确定区分。

（2）浸润溃疡型　此型溃疡外观如胃溃疡状。肿瘤主要向肠壁浸润性生长使肠壁增厚，继而肿瘤中央坏死脱落形成凹陷型溃疡。溃疡四周为覆以肠黏膜的肿瘤组织，略呈斜坡状隆起。切面观，肿瘤组织边界不清，如溃疡较深，局部肌层可完全消失。浸润溃疡型与隆起溃疡型的主要区别在于后者外观呈火山口状，溃疡周围有围堤状隆起的癌组织。

2. 根据主腺管结构的分化和异形程度分为 3 级

（1）高分化腺癌　癌组织全部或绝大部分呈腺管状结构。上皮细胞分化较成熟，多呈单层衬于腺管腔内，核大多位于基底部，胞质内有分泌现象，有时呈现杯状细胞分化。

（2）中分化腺癌　癌组织大部分仍可见到腺管状结构，但腺管外形不规则且大小形态各异，或呈分支状；小部分肿瘤细胞呈实性团巢或条索状排列。癌细胞分化较差，异形性较明显。其形成腺管结构者，上皮可排列成假复层，核位置参差不齐且重叠，可直达胞质顶端，胞质分泌黏液减少。中分化腺癌是管状腺癌中常见的亚型，约占管状腺癌的 70%。

（3）低分化腺癌　此型管状腺癌的腺管结构不明显，仅小部分（1/3 以下）呈现腺管状结构，且细胞异形性更为明显。其不形成腺管结构的区域，与未分化癌无法区别。此型管状腺癌的生物学行为及预后与未分化癌相似。

四、临床表现

1. 症状

（1）腹痛及消化道激惹症状　多数患者有不同程度的腹痛及腹部不适，如腹部隐痛、右侧腹饱胀、恶心、呕吐及食欲缺乏等。进食后症状常加重，有时伴有间歇性腹泻或便秘，易与右下腹常见的慢性阑尾炎、回盲部结核、回盲部节段性肠炎或淋巴肿瘤相混淆。结肠肝曲癌可表现为右上腹阵发性绞痛，类似慢性胆囊炎。一般认为，右半结肠癌疼痛常反射至脐上部，左半结肠癌疼痛常反射至脐下部。如癌瘤穿透肠壁引起局部炎性粘连，或在慢性穿孔之后形成局部脓肿时，疼痛部位即为癌肿所在的部位。

（2）腹部肿块　一般形状不规则，质地较硬，表面呈结节状。横结肠和乙状结肠癌早期有一定的活动度及轻压痛。升、降结肠癌如已穿透肠壁与周围脏器粘连，慢性穿孔形成脓肿或穿破邻近脏器形成内瘘时，肿块多固定不动，边缘不清楚，压痛明显。

（3）排便习惯及粪便性状改变　为癌肿坏死形成溃疡及继发感染的结果。因毒素刺激结肠产生排便习惯改变，排便次数增加或减少，有时腹泻与便秘交替出现，排便前可有腹部绞痛，便后缓解。如癌肿位置较低或位于直肠，可有肛门坠痛、排便不畅或里急后重等直肠刺激症状。粪便常不成形，混有黏液、脓血，有时含血量较大常被误诊为痢疾、肠炎、痔出血等。

（4）贫血及慢性毒素吸收症状　癌肿表面坏死形成溃疡可有持续性小量渗血，血与粪便混合不易引起患者注意。但可因慢性失血、毒素吸收及营养不良而出现贫血、消瘦、乏力及体重减轻。晚期患者有水肿、肝大、腹水、低蛋白血症、恶病质等现象。如癌肿穿透胃、膀胱形成内瘘也可出现相应的症状。

（5）肠梗阻和肠穿孔　因肠腔内肿块填塞、肠管本身绞窄或肠腔外粘连、压迫所致。多表现为进展缓慢的不完全性肠梗阻。梗阻的早期患者可有慢性腹痛伴腹胀、便秘，但仍能进食，食后症状较重。经泻药、洗肠、中药等治疗后症状多能缓解。经过较长时间的反复发作之后梗阻渐趋于完全性。有些患者以急性肠梗阻的形式出现，在老年人的急性结肠梗阻中约半数以上由结肠癌所引起。当结肠发生完全性梗阻时，因回盲瓣阻挡结肠内容物逆流至回肠而形成闭袢性肠梗阻。从盲肠至梗阻部位的结肠可以极度膨胀，肠腔内压不断增高，迅速发展为绞窄性肠梗阻，甚至肠坏死穿孔，引起继发性腹膜炎，有些患者既往症状不典型，很难在术前明确诊断。位于盲肠、横结肠、乙状结肠的癌肿在肠蠕动剧烈时可导致肠套叠。

2. 体征

早期患者可无阳性体征，病程较长者腹部可触及肿块，也可有消瘦、贫血、肠梗阻的体征。如患者间断出现腹部"气串样"肿块，同时伴有绞痛和肠鸣音亢进，应考虑到结肠癌引起成人肠套叠的可能性。如发现左锁骨上淋巴结肿大、肝大、腹水、黄疸或盆腔内肿块多属晚期表现。肝、肺、骨的转移局部均有压痛。

直肠指诊为不可忽略的检查方法，一般能了解距肛门 8cm 范围内有无息肉、肿块、溃疡。低位乙状结肠癌可经腹部、直肠双合诊触及。同时应注意盆腔内有无转移性肿块。女患者可行腹部、直肠、阴道三合诊。

3. 蔓延与转移

（1）结肠癌肝转移　结肠癌的远处转移主要是肝脏，约 50％的患者会发生术前或术后肝脏转移。约有 30％的患者在术前已有 B 超或 CT 无法检测的隐匿性肝转移。但是只有很少的一部分（10％～20％）适合手术切除，且其中 70％在术后复发。

（2）结肠癌的淋巴转移　淋巴转移一般依下列顺序由近而远扩散，但也有不依顺序的跨越转移。

① 结肠淋巴结位肠壁脂肪垂内。

② 结肠旁淋巴结位邻近结肠壁的系膜内。

③ 系膜血管淋巴结位结肠系膜中部的血管旁，也叫中间淋巴结组。

④ 系膜根部淋巴结位结肠系膜根部。癌肿侵入肠壁肌层后淋巴转移的概率增多，如浆膜下淋巴管受侵，则淋巴转移机会更大。

（3）血行转移　一般癌细胞或癌栓子沿门静脉系统先达肝脏，后到肺、脑、骨等其他组织脏器。血行转移一般是癌肿侵犯至毛细血管小静脉内，但也可能由于体检时按压瘤体、手术时挤压瘤体所致，甚至梗阻时的强烈蠕动皆可促使癌细胞进入血液循环。

（4）浸润与种植　癌肿可直接浸润周围组织与脏器。癌细胞脱落在肠腔内，可种植到别处黏膜上，脱落在腹腔内，可种植在腹膜上，转移灶呈结节状或粟粒状，呈白色或灰白色，质硬。播散全腹腔者，可引起癌性腹膜炎，出现腹水等。

五、辅助检查

（一）实验室检查

1. 大便隐血（FOBT）试验

这是早期发现结肠癌的主要手段之一。FOBT 有化学法和免疫法。化学法包括联苯胺试验和愈创木酚试验等，但特异性不够理想。免疫法有免疫单扩法（SRID）、乳胶凝集法（LA）、对流免疫电泳（CIE）、免疫酶标法（ELISA）及反向间接血凝法（RPHA）等，其中以 RPHA 较适合用于大批量筛检。RPHA 敏感性 63.6％，低于联苯胺法的 72.7％，而特异度为 81.9％，高于联苯胺法的 61.7％，故 RPHA 作为初筛可明显减少复筛人群量，且不必控制饮食，易被普查人群所接受。

2. 细胞学诊断

结肠癌脱落细胞学检查方法有直肠冲洗、肠镜直视下刷取、线网气囊擦取以及病灶处指检涂片法等。但以肠镜下明视刷取或病灶部位指检涂片较为实用，如发现恶性细胞有诊断意义。如属可疑恶性或核略大、染色质增多的核异质细胞者，不足以作最终诊断，但提示应做复查或活组织检查以确诊。尽管脱落细胞找到恶性肿瘤细胞，但确定治疗方案仍应依据组织病理学诊断。

3. 组织病理学检查

活组织标本病理检查是拟订治疗方案所必需的依据。活组织取材要点如下。

（1）息肉样肿物　如肿瘤较小，应将肿物全部切取送检，并应包括蒂部，如无明显瘤蒂，则应将肿物基底黏膜同时切下送检。

（2）较大的肿物　应注意避免钳取肿物表面的坏死组织，如有可能应尽量钳取肿瘤基底部与正常黏膜交界处的组织。必要时，特别是疑有腺瘤癌变时，宜多处取材。

（3）溃疡型病灶　应钳取溃疡边缘部的组织，不宜取溃疡面的变性、坏死组织。

4. 血清癌胚抗原（CEA）测定

在结直肠癌组织中 CEA 含量明确高于正常组织，显示其作为诊断的依据，但经日渐广泛应用及进一步分析，发现在胃癌（49%～60%）、肺癌（52%～77%）、乳腺癌（30%～50%）、胰腺癌（64%）、甲状腺癌（60%）及膀胱癌等肿瘤中亦存在 CEA，故 CEA 实为一种恶性肿瘤相关性抗原，以结肠癌阳性的比例最大，尤在肝转移者中阳性率更高。

5. 基因检测

随着肿瘤分子遗传学的研究，体外基因扩增技术聚合酶链反应（PCR）的发展与应用，为肿瘤基因诊断提供了可能，目前已开展的有以聚合酶链反应-限制片段长度多态分析（PCR-RFLP）方法，可检测到单分子 DNA 或每 10 万个细胞中仅含 1 个靶 DNA 分子的样品。

（1）测定结直肠癌及癌旁组织 $Ki\text{-}ras$ 基因的突变率　有助于了解肿瘤恶性程度，为预测其预后提供参考。ras 基因存在于不少人类肿瘤中，为一潜在的肿瘤标志。单个点突变可使 ras 基因变成癌基因。干月波等在我国 35 例结直肠癌中检得第 12 位密码子突变者 11 例（31.4%），61 位突变者 1 例（2.9%），1 例仅癌旁组织 12 位密码子突变，而未发现本文结肠癌中较为常见的第 13 位密码子 Gly→AsD 突变。该法可进一步研究与推广应用，对鉴别小块组织癌变与否有帮助。

（2）粪便中检测突变 $Ki\text{-}ras$ 基因　干月波等从粪便中分离大分子 DNA 进行 $Ki\text{-}ras$ 基因第 1 外显子的 PCR 扩增，用 RFLP 方法检测该基因 12 位密码子的有无突变，在 18 例结直肠癌患者中发现 6 例具 $Ki\text{-}ras$ 基因突变（33.3%），其中 4 例同时发现癌组织亦有相应的突变。Volgelstein 等对 24 例可疑结肠癌大便检查，9 例存在 ras 基因，8 例有突变，该检测方法可用于高度可疑而一般方法未能发现人群的监测，对早期发现结直肠癌具有实际应用前景。

（二）其他辅助检查

1. 纤维结肠镜检查

纤维结肠镜的应用是结肠肿瘤诊断的一项重要进展，从而也提高了早诊率，短的纤维乙状结肠镜的应用渐渐代替了 30cm 硬乙状直肠镜的检查，从 2 种镜型效果看纤维镜较硬镜发现癌的病变率高 2 倍，腺瘤发现率高 6 倍。由于纤维乙状镜检查易于掌握应用，故已广泛用于普查高危人群。内镜检查，除肉眼观察及活检做病理诊断外，还能对不同部位有蒂的病灶进行摘除手术治疗。对 X 线检查难以确定者，镜检可进一步确诊。除可证实有症状患者，亦用于对高危人群无症状者的筛查。

2. 影像学诊断

影像检查的目的在检测浸润与转移，浸润深度的估计极为重要，肿瘤仅限于黏膜下者淋巴结转移率为 6%～11%，超越黏膜下者为 10%～20%，全层浸润者则可达 33%～50%。

（1）结肠气钡双重造影　是结肠病变的重要检查方法，但不宜作为人群普查，双重气钡对比造影明显优于单一钡剂对比检查的结果，前者检出率可达 96%，与结肠镜检相似，Thoeri 及 Menuk 报道双重造影者其对小的结肠息肉错误率为 11.7%，而单一钡剂造影则为45.2%；对息肉检出率各为 87% 及 59%。在有经验者，双重造影检出率可达 96%，接近结肠镜结果。但 X 线造影也有不足之处，可因粪便或乙状结肠盘转而致假阴性，其假阴性率可达 8.4%。

（2）CT 扫描　对结肠腔内形态变化的观察，一般气钡灌肠检查优于 CT。CT 有助于了解癌肿侵犯程度，CT 可观察到肠壁的局限增厚、突出，但有时较早期者难以鉴别良性与恶性。CT 的最大优势在于显示邻近组织受累情况、淋巴结或远处脏器有无转移，因此有助于临床分期。

（3）MRI　对肠道肿瘤的诊断仍未能明确者，MRI 可弥补 CT 诊断的不足，MRI 对直肠周围脂肪内浸润情况易于了解，故有助于发现或鉴别第 3 期患者。

六、诊断与鉴别诊断

1. 诊断

（1）结肠指检　此种检查方法是检查直肠癌的必要步骤，70%～79% 的结肠癌患者可通过此种检查方法确诊直肠癌。如果确实患有直肠癌，直肠指检者可触及凹凸不平以及质地较硬的包块。晚期患者可见肠腔狭窄并且指套上含有带粪的污浊脓血。

（2）病理学检查　病理学检查是重要的诊断依据。此病的手术往往涉及改道问题，对患者的生存质量会有一些改变。为了避免误诊误治，所以术前或术中要依据病理学的检查结果指导治疗。

（3）癌胚抗原测定　癌胚抗原对此病的治疗和评估有较大价值，连续测定血清 CEA 可用于观察治疗过程中的效果。CEA 明显降低，提示治疗效果较好。如治疗无效，血清保持在高水平。术后 CEA 异常反复升高，提示结肠癌有可能复发。

（4）B 超检查　如果发现了可疑的结肠癌病例，应该进一步做直肠内 B 超检查。可显示结肠癌的浸润范围和深度，对诊断淋巴结有无转移有帮助，可以防止发生结肠癌肝转移的漏诊现象。

2. 鉴别诊断

临床鉴别要点是病期的长短、粪便检出寄生虫、钡灌肠所见病变形态和范围等。其中最可靠的仍是通过结肠镜取活组织检查。

（1）特发性溃疡性结肠炎　占误诊病例的 15%。结肠癌，尤其是左半结肠乳头状癌或菜花状癌，病情发展到一定程度时，常可出现腹泻、黏液便、脓血便、大便次数增多、腹胀、腹痛、消瘦、贫血等症状，伴有感染者尚可有发热等中毒症状，这些都与特发性溃疡性结肠炎的症状相似。X 线检查时，两者也有相类似之处。故而在临床上很容易引起误诊，特别是对于青年患者，更少想到肿瘤的存在。

（2）阑尾炎　占误诊病例的 10% 左右。回盲部癌常因局部疼痛和压痛而诊断为阑尾炎。特别是晚期回盲部癌，局部常发生坏死溃烂和感染，临床表现有体温升高，白细胞计数增高，局部压痛或触及肿块，常诊断为阑尾脓肿，而采取保守治疗。经过一段时间治疗，肿块不见缩小，甚至增大，才考虑到肿瘤。一般阑尾脓肿认真询问病史都有急性发病过程，有炎症表现，在短期治疗观察后常可明显好转。如癌肿与阑尾炎并存或因癌肿致阑尾阻塞致阑尾炎，虽治疗后病情有所好转，但不会彻底，停药后病情继续加重需进一步检查诊断。在高度怀疑时应及时手术探查。

（3）肠结核　肠结核在我国比较常见，其好发部位在回肠末端、盲肠及升结肠。临床最常见的症状有腹痛、腹块、腹泻与便秘交替出现，这在结肠癌患者中亦较多见。特别是增殖性肠结核与结肠癌有很多相似之处，如低热、贫血、消瘦、乏力，局部可以扪到肿块等。但肠结核的全身症状更明显，表现为午后低热或不规则发热、盗汗、消瘦、乏力。故当临床上出现这些症状时，尤其是以腹泻为首诊症状时，临床上常易从常见病、多发病角度考虑，首先想到结核病。大约有1%的患者在术前将结肠癌误诊为肠结核。检查血象却有特殊改变，血沉快，结核菌素试验呈强阳性。结合病史、年龄及全身表现一般可明确诊断。

（4）结肠息肉　结肠息肉是常见的良性肿瘤，大多发生在乙状结肠，其主要症状是便血，血为鲜血，不与粪便混淆，有些患者还可有脓血样便。X线检查均表现为充盈缺损。如不做纤维结肠镜活检病理检查，则可将息肉样结肠癌误诊为结肠息肉。腺瘤和息肉是最常见的结肠良性肿瘤和瘤样病变，二者在组织学上有明显区别：腺瘤可以发生癌变，息肉多不转变为癌。二者均可单发或多发。在X线气钡双重造影检查时，呈边缘光滑锐利的圆形或椭圆形充盈缺损，在肠腔内，若有蒂可上下移动，结肠轮廓多无改变，腺瘤或息肉周边如附近有少量钡剂时可形成一环状阴影，与气体形成鲜明对比。行纤维结肠镜检查并取活组织送病理检查则是最有效的鉴别方法。

（5）血吸虫病肉芽肿　多见于流行区，在我国南方多见，新中国成立后随血吸虫防治工作的开展，本病已少见。

七、治疗

结肠癌的治疗仍以外科手术为根治的基础，有手术适应证者仍以外科手术为首选治疗方式。其根治性手术为原发灶大块切除。

（一）手术治疗

1. 术前估计

（1）全身情况的估计　包括一般生理状况、心肺功能、有无慢性消耗性疾病如糖尿病或高血压以及既往史与手术史。注重一般的病史、体检以及实验室检查，如有功能影响或低蛋白血症、贫血等，在积极进行术前准备同时给予适当纠正，争取限期手术。

（2）肿瘤扩散的估计　①腹部检查有无腹水，结肠癌伴腹水者往往反映腹腔内种植。②腹壁皮肤或皮下有无结节，尤其脐部结节，腋下、锁骨上有无肿大淋巴结。③肝脏大小，有无黄疸，触及肝脏时，有无结节及硬度如何。④腹部触诊，有时可触及肿块，在位于盲肠、升结肠、降结肠及乙状结肠者，注意大小、硬度同时应触诊其活动度，有无粘连、固定等。⑤直肠指检时探查直肠膀胱窝，有时通过直肠壁偶尔亦能触及乙状结肠及上段直肠癌的肿块。但难以除外继发感染所致的肿瘤固定。⑥扫描技术检测扩散情况。

（3）同步肿瘤的发现　结肠癌同步肿瘤存在较常见，一般占3%～9%，其中30%为腺瘤，故术前应有估计。如无梗阻者，术前结肠全长内镜检查和（或）气钡灌肠应列为常规。

（4）术前分期的估计　这是目前临床所关注的重点之一。虽然有各种方法帮助诊断，但对其意义仍有不同看法，超声检查及CT检查仍列为常规检查方法；CEA检测有助于对预后的判断，高水平CEA提示广泛转移（肝、骨等）的存在可能，应强调的是最终的分期不能单依据某一项目指标，而应以手术及病理相结合的临床病理分期为准。

2. 肠道准备

开始阶段，除进食液体外，患者饥饿4～5天，往往需提前住院，逐渐进行术前准备，包括进食无渣成分饮食，口服全肠灌肠液，清洁灌肠及直肠清洗等。以上方法合并应用或择其之一，其要点在于要适应不同的要求。

(1) 饮食调整　术前2天进无渣半流质，前1天进流质饮食，术晨禁食。如饥饿者可进少量糖水或巧克力糖，牛奶应避免。

(2) 应用泻药

① 口服离子泻药法：离子泻药的处方为氯化钠3.07g，氯化钾0.38g，碳酸氢钠0.47g。上述剂量为1包量，共6包。每包用温开水500ml冲饮。在术前1天口服。每20～30min服1包。服后1h即可产生腹泻，至排出物为水样无粪便时即可。该准备方法简便、经济，肠道清洁度高，但对有肠梗阻、心肾功能不全、高血压病的患者慎用。

② 口服33%硫酸镁：于术前1天10ml/次，1次/2h，一般全天总量5～15g。服用33%硫酸镁后，饮用5%糖盐水或生理盐水1000ml。30～45min后产生腹泻。硫酸钠亦可代替硫酸镁，对肠道刺激略低。该准备方法较适宜有不全性肠梗阻的患者。

③ 口服蓖麻油：术前1天晚，30～45ml/次，稍后适量饮水，3～4h后产生腹泻。亦可与盐水灌肠及流质饮食同时应用。该方法可有恶心、呕吐、腹痛反应。

④ 口服甘露醇法：术前1天口服20%甘露醇250ml，之后口服生理盐水1000～1500ml，约半小时后即可产生腹泻。但需注意甘露醇在肠道中细菌分解后可产生易燃气体。若治疗用高频电时，由火花可引起气体爆炸，导致肠穿孔、肠损伤。应用惰性气体CO_2或N_2O可置换肠道内气体，防止意外发生。

⑤ 盐水灌肠：术前1天晚行结肠灌洗，亦可配合口服泻药使用。

(3) 紧急情况下手术中肠道准备　旨在清除近段梗阻肠段的腔内容物，以期进行一期肠吻合，只有上段肠腔排空清洁才可安全地进行吻合。结肠大出血者术中进行清洗肠腔，才能较容易识别出血所在。根据梗阻不同部位，设计术中灌洗排放肠内容的方法如下。

① 乙状结肠或左半结肠手术：经阑尾切除根部，开口插入Foley导尿管，留置作冲洗液进入口。小心游离左半结肠，梗阻上方置入2根弯主动脉钳，于其间的肠段前壁做荷包缝合，向近端置入一麻醉机用螺纹管，另一端连接于手术台下的塑料排污袋或筒，以离子溶液冲洗至水清。肿瘤远段亦作游离，并进行自肛门向上清洗，防止污染及损伤肠壁。

② 直肠低位吻合手术：进行直肠清洗，患者取膀胱截石位，在游离直肠后于肿瘤下方横夹直肠，置气囊Foley管直接插入肛门冲洗下段直肠，反复冲洗至水清澈。此外在冲洗后，可进一步以苯扎溴铵或稀碘酒消毒直肠，有助于降低吻合口漏发生率。

3. 外科手术原则

根治在于能达到治愈目的，不能获根治的手术为姑息性手术，根治术需切除相应的淋巴回流区域，至于切除多少结肠与相应淋巴组织，仍应依赖于个体化的设计。正确的结肠切除范围很大程度上取决于需清除区域淋巴引流范围及应切除血管的范围，血管切除愈多切除肠管亦多。

（二）放射治疗

1. 结肠癌的放疗方案

(1) 根治性放疗　通过放疗彻底杀灭肿瘤细胞仅适用于少数早期患者及细胞类型特殊敏感的患者。

(2) 对症性放疗　以减轻症状为目的。适用于止痛、止血、减少分泌物、缩小肿瘤、控制肿瘤等姑息性治疗。

（3）放疗、手术综合治疗　有计划地综合应用手术与放疗两种治疗手段。

2. 结肠癌放疗的方式

（1）术前放疗　术前放疗具有下列优点：①癌细胞的活性减弱，使手术时播散或残留的癌细胞不易存活。②对巨大而固定、估计切除有困难的癌肿，术前放疗可使瘤体缩小，从而提高切除率。③放射生物学的研究表明，在血供或供氧减少时，术前癌细胞对放射线的敏感性较术后高。术前放疗应严格掌握剂量，以中等剂量（3500～4500cGy）为宜，既不增加手术并发症，又能提高手术疗效。

（2）术后放疗　术后放疗具有下列优点：①根据手术发现，在切除原发肿瘤后，对可能残留肿瘤的部位进行标记、定位，从而使照射部位可能更精确，照射具有选择性，效果更佳。②原发肿瘤切除后，肿瘤负荷显著减少，有利于提高残留癌对放射线的效应。

（3）术中放疗　术中对疑有残留癌处和不能彻底切除处，用 β 射线进行一次大剂量照射。

（三）化学治疗

（1）口服氟尿嘧啶方案。

（2）uft 方案　uft 是一种由替加氟和尿嘧啶以摩尔 4∶1 混合的口服药物。虽然 uft 作为辅助化疗药物已被应用了多年，但是历来不为西方国家特别是美国肿瘤学家所认可。

（3）卡培他滨方案　卡培他滨是另一种氟尿嘧啶的口服前体药物，经过肠道的完全吸收后，在三种代谢酶的作用下转化为氟尿嘧啶。从而更好地发挥了抑制肿瘤的作用，并且降低了毒性。

（4）奥沙利铂联合氟尿嘧啶/奥沙利铂方案　奥沙利铂是第三代的铂类药物，主要通过直接抑制 DNA 的合成来发挥抑制肿瘤的作用。由于其与氟尿嘧啶的协同作用在转移性肠癌领域得到了体现，因此在辅助化疗中的作用备受关注。

（5）依立替康联合氟尿嘧啶/奥沙利铂方案　依立替康是一种天然喜树碱的半合成衍生物，通过抑制拓扑异构酶来干扰 DNA 的复制和转录，进而发挥抑制肿瘤作用。

（四）中医治疗

中医认为，机体的脾肾亏虚，正气不足，湿毒蕴滞凝结，是结肠癌的根本病机。故结肠癌的中医中药治疗多采用健脾化湿、清热解毒、益气养阴补血、温补脾肾等扶正祛邪方法。

八、康复

（一）生活指导

（1）加强营养，增强自身修复能力　与所有恶性肿瘤一样，结肠癌的生长过程所需要的能量要比机体正常组织所消耗的能量多，再加上手术、放化疗对机体的损伤，所以每个患者应在医生的指导下保证足够的热量和充足的维生素及无机盐，特别是维生素 C、维生素 A 和维生素 E，要多食蔬菜和水果。饮食宜定时定量，少食、多餐，进易于吸收消化的食物。

（2）结肠癌患者要改正不良习惯　要养成良好的饮食习惯，下决心戒掉饮酒抽烟的嗜好，不吃盐腌、烟熏火烤以及发霉的食物，保持大便通畅，定时测量体重。

（3）平衡心理，重新调整生活　结肠癌的护理要求对生活起居进行适当的调整。许多癌症患者习惯了紧张的上班生活，患病后一下子放慢了生活节奏，心理上感到无所适从，产生失重感。这时患者应重新安排自己的生活，日常起居、所接受的治疗都做到规律化，还要从多方面培养生活兴趣和爱好，结肠癌的早期症状寻求新的精神寄托，这样才有利于体内环境的调节与稳定，对病情的康复也起到积极的作用。

（二）饮食指导

1. 饮食调理

注意多吃纤维丰富的蔬菜，如芹菜、韭菜、白菜、萝卜等。为防止膳食纤维造成肠梗阻，同时搭配易消化、细软的半流食品，如小米粥、浓藕粉汤、玉米面粥、蛋羹等。术后不要摄入过多的油脂，合理搭配糖类、脂肪、蛋白质、矿物质、维生素等。

2. 食疗方

（1）菱角粥　带壳菱角20个，蜂蜜1匙，糯米适量。将菱角洗净剥壳捣碎，放瓦罐内加水先煮成半糊状。再放入适量糯米煮粥，粥熟时加蜂蜜调味服食。经常服食，具有益胃润肠作用。

（2）藕汁郁李仁蛋　郁李仁8g，鸡蛋1只，藕汁适量。将郁李仁与藕汁调匀，装入鸡蛋内，湿纸封口，蒸熟即可。每日2次，每次1剂，可活血、止血、凉血、大便有出血者可选用。

（3）瞿麦根汤　鲜瞿麦根60g或干根30g。先用米泔水洗净，加水适量煎成汤。每日1剂，具有清热利湿作用。

（4）茯苓蛋壳散　茯苓30g，鸡蛋壳9g。将茯苓和鸡蛋壳烤干研成末即成。每日2次，每次1剂，用开水送下，此药膳具有疏肝理气的作用，腹痛、腹胀明显者可选用，另外还可选用莱服粥。

（5）桑椹猪肉汤　桑椹50g，大枣10枚，猪瘦肉适量。桑椹加大枣、猪肉和盐适量一起熬汤至熟。可经常服食。补中益气、下腹坠胀者可用此方。

（6）荷蒂汤　鲜荷蒂5个，如无鲜荷蒂可用干者替代，冰糖少许。先将荷蒂洗净，剪碎、加适量水，煎煮1h后取汤，加冰糖后即成。每日3次，具有清热、凉血、止血的作用，大便出血不止者可用此膳。

（7）鱼腥草莲子汤　鱼腥草10g，莲子肉30g，以上药用水煎汤即成。每日2次，早、晚服用。具有清热燥湿、泻火解毒的作用，里急后重者宜用。

（8）木瓜炖大肠　木瓜10g，猪大肠30cm。将木瓜装入洗净的大肠内，两头扎紧，炖至熟烂，即成。饮汤食肠。此膳具有清热和胃、行气止痛的作用。

（9）水蛭海藻散　水蛭15g，海藻30g。将水蛭和海藻干研细末，分成10包即成。每日2包，用黄酒冲服，此膳具有逐瘀破血、清热解毒的作用。

（10）菱薏藤汤　菱角10个，薏苡仁12g，鲜紫苏12g。将紫苏撕成片，再与菱角、薏苡仁用水煎汤即成。每日3g，具有清热解毒、健脾渗湿的作用。

（11）肉桂芝麻煲猪大肠　肉桂50g，黑芝麻60g，猪大肠约30cm。猪大肠洗净后将肉桂和芝麻装入大肠内，两头扎紧，加清水适量煮熟，去肉桂和黑芝麻，调味后即成，饮汤吃肠。此膳外提中气，下腹坠胀。大便频者可选用。

3. 食疗药膳

（1）木耳金针乌鸡饮　木耳15g（水发），金针菜30g，乌鸡1只（约500g，去毛及内脏）。先将乌鸡炖1小时，再放入木耳、金针草炖至各物熟烂，加盐调味食用佐膳。

（2）仙人粥　生何首乌60g，粳米100g，红枣6枚（去核），红糖适量。将何首乌煎取浓汁，去渣，药汁与粳米、红枣同入砂锅内煮粥，粥将成时放入红糖调味，再煮片刻便可食用。

（3）双参猪髓汤 党参 30g（切细，纱布包），海参约 200g（浸泡好的剂量），海带 50g，猪脊骨连髓带肉 500g（斩细），加水适量，武火煮沸，文火再煮 3h，和盐调味，去党参渣药包，饮汤食肉佐膳。

（4）猪血鲫鱼粥 生猪血 200g，鲫鱼 100g，大米 100g。将鲫鱼除鳞，去肠杂及鳃，切成小块，和猪血、大米煮粥食用。每日 1～2 次。

（5）菱角薏苡仁三七猪瘦肉汤 菱角 15 枚，薏苡仁 20g，三七 5g，猪瘦肉 60g（剁碎），加水煎煮至熟烂，调入食盐适量服用。

（6）山楂田七粥 山楂 20g，田七 5g（研粉），粳米 60g，蜂蜜 1 匙，加清水适量，煮粥服用，每日 2 次。

（7）海参木耳猪肠汤 水发海参 60g，木耳 15g（水发），猪大肠 1 段（约 50cm，洗净并切小段），同加水煮烂，调味食用。

（8）香连炖猪大肠 木香 10g，黄连 6g，猪大肠 1 段（约 30cm，洗净），田七末 5g。将木香、黄连研末和田七末一起装入猪大肠，两头扎紧，加水炖肠至烂，去药饮汤食猪大肠。

九、预防控制

结肠癌是世界死因中列第 3 位的肿瘤，尽管结肠癌的治疗手段已有很大进展，但多年来晚期结肠癌的 5 年生存率并无多大改观，因此，结肠癌预防的意义愈显重要。

（1）一级预防 在肿瘤发生之前，消除或减少大肠黏膜对致癌剂的暴露，抑制或阻断上皮细胞的癌变过程，从而防止肿瘤的发生，这些措施包括饮食干预、化学预防和治疗癌前病变。

（2）二级预防 对结肠癌的高危人群进行筛检，以期发现无症状的临床前肿瘤患者。实现早期诊断、早期治疗，提高患者的生存率，降低人群病死率。由于筛检不仅可以发现早期结肠癌，也可发现结肠癌的癌前病变——腺瘤性息肉，使之得以及时治疗，以防止癌变的发生。从这个意义上说，筛检既是结肠癌的二级预防措施，也是行之有效的一级预防手段。

（3）三级预防 对临床肿瘤患者积极治疗，以提高患者的生活质量并延长生存期。

十、预后

结肠癌的预后效果较好。在中国，结肠癌患者的五年生存率可达到 40% 左右，但这与患者的分期有关。比如说没有淋巴结转移的患者五年生存率可达 90%；而对于那些晚期肿瘤患者，通过一些综合治疗，五年生存率也可以达 20% 以上。

第五节 十二指肠癌

十二指肠腺癌是指起源于十二指肠黏膜的腺癌。多为单发，可由腺瘤恶性变而来。组织学上可见腺瘤-腺癌转化及腺癌中的残存腺瘤组织。因此，腺瘤可以认为是腺癌的癌前病变。

十二指肠是连接胃和小肠的一段肠管，解剖位置十分关键。其不仅是食物的通道，而且是胆汁和胰液汇聚的地方。虽然十二指肠只有短短的 15～20cm，但是十二指肠癌的发生率却比整个小肠发生癌症的概率还高。十二指肠癌可以引起患者出现很多症状，包括腹痛、消化道出血、胆道梗阻引起黄疸、胰管梗阻引起胰腺炎、十二指肠梗阻引起呕吐等。由于十二指肠紧邻胰腺、胆道和大血管，因此手术难度极大，风险较高。手术往往需要行胰十二指肠切除术，切除包括十二指肠在内的部分胃、胆囊和胆总管、胰头以及部分小肠。手术同时还需要清除周围的淋巴结。根治性切除十二指肠癌后，患者需要长期随访，必要时需要进行化疗等治疗，以降低复发和转移的风险。

十二指肠腺癌发病率总体也呈上升趋势，临床以中老年人群较为高发，好发于 60～70 岁。男性居多，男女之比约 1.2∶1。发病约占整个胃肠道恶性肿瘤的 0.3%，占小肠恶性瘤的 25%～45%。

一、病因

目前对十二指肠腺癌的病因不甚清楚。胆汁和胰液分泌的某些物质，如石胆酸等二级胆酸可能是致癌原，对肿瘤的形成起促进作用。家族性息肉病、Gardner 和 Turcot 综合征、vonReeklinghausen 综合征、Lynch 综合征、良性上皮肿瘤如绒毛状腺瘤等疾病，可能与十二指肠腺癌的发生有关。另有报道十二指肠溃疡或憩室的恶性变以及遗传等因素亦与十二指肠腺癌有一定关系。

二、病理

1. 好发部位
十二指肠腺癌多发生于降部乳头周围，约占 60%，其次为壶腹下段，球部最少见。

2. 病理形态
（1）大体形态　十二指肠腺癌大体形态可分为息肉型、溃疡型、环状溃疡型和弥漫浸润型。其中息肉型最多见，约占 60%，溃疡型次之。

（2）组织形态　镜下见十二指肠腺癌多属乳头状腺癌或管状腺癌，位于十二指肠乳头附近以息肉型乳头状腺癌居多，其他部位多为管状腺癌，呈溃疡型或环状溃疡型，溃疡病灶横向扩展可致十二指肠环形狭窄。

三、临床表现

早期症状一般不明显，或仅有上腹不适、疼痛、无力、贫血等。其症状、体征与病程的早晚及肿瘤部位有关。根据文献统计现将常见症状、体征分别如下。

（1）疼痛　多类似溃疡病，表现为上腹不适或钝痛，进食后疼痛并不缓解，有时疼痛可向背部放射。

（2）厌食、恶心、呕吐　此类消化道非特异性症状在十二指肠腺癌的发生率为 30%～40%，如呕吐频繁，呕吐内容物多，大多是由于肿瘤逐渐增大堵塞肠腔，引起十二指肠部分或完全梗阻所致。呕吐内容物是否含有胆汁可判别梗阻部位。

（3）贫血、出血　为最常见症状，其出血主要表现为慢性失血，如大便隐血、黑粪；大量失血则可呕血。

（4）黄疸　系肿瘤阻塞壶腹所致，此种肿瘤引起黄疸常因肿瘤的坏死、脱落而使黄疸波动，常见于大便隐血阳性后黄疸也随之减轻；另外黄疸常伴有腹痛。以上 2 点有别于胰头癌常见的进行性加重的无痛性黄疸。

（5）体重减轻　此种症状亦较常见，但进行性体重下降常预示治疗效果不佳。

（6）腹部包块　肿瘤增长较大或侵犯周围组织时，部分病例可扪及右上腹包块。

四、辅助检查

1. 实验室检查

（1）肿瘤黏蛋白检测　可提示肿瘤组织来源。壶腹部癌可原发于十二指肠壁黏膜、胰管或胆管，而来源部位不同其预后可能不同，因此，Dauson 和 Connolly 对肿瘤产生的黏蛋白进行分析来提示肿瘤组织来源：唾液黏蛋白来自真正的壶腹的肿瘤是胆管上皮和十二指肠黏膜的特征；中性黏蛋白是 Bruner 腺特征性分泌蛋白；硫酸黏蛋白则主要由胰管产生。

（2）组织病理学检查　肿瘤可表现为息肉型、浸润型及溃疡型。息肉状肿块质地柔软，大的呈菜花状，也可能来自腺瘤性息肉或绒毛状腺瘤恶性变。肿瘤边缘呈堤状隆起，较硬，肿瘤呈浸润性生长时，可阻塞十二指肠腔致十二指肠腔发生狭窄和梗阻。镜检见：十二指肠癌主要为腺癌，占 81.4%。少数癌细胞产生大量黏液而形成黏液腺癌。偶可见分化很差的未分化癌。

（3）大便隐血试验　以溃疡病变为主时，大便隐血可为阳性。

2. 其他辅助检查

（1）气钡双重造影　这是首选的检查方法，如行气钡双重造影可提高诊断率。因癌肿形态不同，其 X 线影像有不同特征，一般可见部分黏膜粗乱或皱襞消失，肠壁僵硬。亦可见息肉样充盈缺损、龛影、十二指肠肠腔狭窄。壶腹部腺癌与溃疡引起的壶腹部变形相似，易误诊。

（2）十二指肠纤维内镜检查　镜下见病变部位黏膜破溃，表面附有坏死组织。如见腺瘤顶部黏膜粗糙、糜烂，应考虑癌变，对可疑部位需取多块组织行病理检查，以免漏诊。因纤维内镜难窥视第 3、4 段，故可能遗漏诊断。临床可采用超长内镜或钡餐弥补其不足。

（3）B 超、超声内镜和 CT 检查　可见局部肠壁增厚，并可了解肿瘤浸润范围、深度、周围区域淋巴结有无转移，以及肝脏等腹内脏器情况。

（4）选择性腹腔动脉和肠系膜上动脉造影　对上述检查仍未能确诊者，行选择性腹腔动脉和肠系膜上动脉造影，有助于诊断。

五、诊断与鉴别诊断

1. 诊断

十二指肠癌的诊断通过症状和病史结合判断，首先询问病史，包括是否有黄疸、胰腺问题、梗阻出血等，然后最重要的是影像学的检查，包括 CT、核磁、内镜超声等，但要确诊病情，主要是通过胃镜做一个病理活检进行最终判断，此外，一些辅助检查也需要做，包括癌胚抗原检查、CA19-9 检查、血常规、粪常规等，主要是为了对患者的全身状况进行一个评估。

2. 鉴别诊断

需与十二指肠腺癌相鉴别的疾病繁多，但根据主要临床征象不同，考虑不同疾病的鉴别。

（1）表现为梗阻性黄疸者，需与胰头癌、胆管癌、胆管结石、十二指肠降部憩室等疾病相鉴别。

（2）表现为呕吐或梗阻者，则应与十二指肠结核、溃疡病幽门梗阻、环状胰腺、肠系膜上动脉综合征相鉴别。

（3）消化道出血者，需与胃、肝胆系、结肠、胰腺、右肾和腹膜后等肿瘤相鉴别。

（4）上腹隐痛者，需与溃疡病、胆石症等相鉴别。

六、治疗

（一）手术治疗

十二指肠腺癌原则上应行根治切除术，其术式可根据癌肿的部位和病期选用十二指肠节段切除或胰头十二指肠切除等术式。对于不能切除的肿瘤可采用姑息性胆肠引流或胃肠引流等术式。据文献报道，20世纪90年代以后，十二指肠腺癌行胰头十二指肠切除率上升至62%～90%，术后5年生存率达到25%～60%。由于胰头十二指肠切除符合肿瘤手术治疗、整块切除和达到淋巴清除的原则，同时有良好的治疗效果，目前已基本被公认为治疗十二指肠癌的标准术式。现对几种常用术式及注意事项介绍如下。

1. 胰头十二指肠切除术

十二指肠腺癌手术时，淋巴结转移率为50%～65%，尽管很多作者认为淋巴结阳性并不影响术后生存率，但胰头十二指肠切除因其能广泛清除区域淋巴结而倍受推崇。随着手术技巧的提高和围术期管理的加强，胰头十二指肠切除术后死亡率降至10%以下。胰头十二指肠切除术包括保留幽门和不保留幽门两种基本术式，应根据肿瘤所在部位和生长情况加以选择。但应注意的是：十二指肠腺癌行胰头十二指肠切除术后较之胰腺或胆管病变行胰头十二指肠切除有更高的并发症发生率，如胰瘘等，其机制可能与胰结构即胰腺质地正常、胰管通畅有关。一般认为，原发十二指肠癌行胰头十二指肠切除术应注意下列各点：①采用套入式（Child）法的胰空肠端端吻合为好，特别是胰管不扩张者更为适宜。②十二指肠肿瘤侵及胰腺钩突部机会较少。因此，处理钩突部时在不影响根治的原则下，可残留薄片胰腺组织贴附于门静脉，较有利于手术操作。另外，分离其与门静脉和肠系膜上静脉间细小血管支时，不可过度牵拉，避免撕破血管或将肠系膜上动脉拉入术野将其损伤。门静脉保留侧的血管支需结扎牢固，采用缝合结扎更加妥善。③不伴梗阻性黄疸者，胆胰管常不扩张。因此，经胆管放置细T管引流，其横臂一端可经胆肠吻合口放入旷置的空肠襻内，另一端放在近侧胆管，有助于减少胆肠、胰肠吻合口瘘的发生。④伴有营养不良、贫血、低蛋白血症者，除考虑短期TPN治疗外，术中宜于空肠内放置饲食管（经鼻或行空肠造口置管）以备术后行肠内营养，灌注营养液和（或）回收的消化液如胆液、胰液等，有助于术后患者的恢复。⑤对高龄或伴呼吸系统疾病者，应行胃造口术。⑥术后应加强防治呼吸系统并发症，尤其是肺炎、肺不张等，采用有效的抗生素，鼓励咳嗽和床上活动等。

2. 节段性十二指肠管切除术

本术式选择适当，能达到根治性切除的目的，其5年生存率不低于胰头十二指肠切除术的效果，且创面小，并发症少，手术死亡率低。此术式主要适用于水平部、升部早期癌，术前及术中仔细探查，必须确定肠壁浆膜无浸润，未累及胰腺，区域淋巴结无转移。充分游离十二指肠外侧缘，切断十二指肠悬韧带，游离十二指肠水平部和升部，切除包括肿瘤在内的十二指肠段及淋巴引流区域组织，在肠系膜上血管后方将空肠远侧端拉至右侧，与十二指肠降部行端端吻合。若切除较广泛，不可能将十二指肠行端端吻合时，也可行Roux-en-Y空肠、十二指肠和空肠、空肠吻合术。

3. 乳头部肿瘤局部切除术

对肿瘤位于乳头部的高龄患者或全身情况欠佳不宜行胰头十二指肠切除术者，可行乳头部肿瘤局部切除术。手术要点为：①纵行切开胆总管下段，探查并明确乳头及肿瘤的部位。

通过胆总管切口送入乳头部的探条顶向十二指肠前壁做标志，在其上方1cm处切开做一长5cm的纵行切口，也可做横行切口，在肠腔内进一步辨认乳头和肿瘤的关系。②在十二指肠后壁乳头肿瘤上方，可见到胆总管的位置，在牵引线支持下，距肿瘤约1cm处切开十二指肠后壁和胆总管前壁，并用细纯丝线将两者的近侧切端缝合，其远侧切端亦予以缝合作牵引乳头部肿瘤。用相同的方法，距肿瘤1cm的周边行边切开边缝合十二指肠后壁和胆总管，直至将肿瘤完整切除。在12点～3点方向可见胰管开口，分别将其与胆总管和十二指肠后壁缝合，在切除肿瘤的过程中，小出血点可缝扎或用电凝止血。切除肿瘤后，创面需彻底止血。③经胰管十二指肠吻合口置一口径适宜、4～5cm长的细硅胶管，纳入胰管内支撑吻合口，并用可吸收缝线将其与胰管缝合一针固定。经胆总管切口置T管，其横壁一端置入近侧肝管，另一端伸向并通过胆总管十二指肠吻合口，入十二指肠腔内，起支撑作用。横行缝合十二指肠前壁切口和胆总管切口，T管从后者引出。④切除胆囊，放置腹腔引流管关腹。⑤乳头部肿瘤局部切除，不仅要求完整切除肿瘤，而且边缘不残留肿瘤组织，应行冰冻切片检查协助诊断。⑥在完成胆总管、胰管与十二指肠后壁吻合之后，如果已放置T管，可不必再行胆总管十二指肠侧侧吻合术。但应保留T管3～6个月以上。⑦术后应加强预防胰瘘、胆瘘、胰腺炎和出血等并发症。使用生长抑素、H_2受体阻滞药等。

（二）放射治疗

十二指肠癌的放疗效果不理想，故现在临床上很少使用该治疗方法。

（三）化学治疗

目前普遍的化疗方案就是FOLFOX和FOLFORI，前者基本药物是奥沙利铂、亚叶酸钙、氟尿嘧啶；后者将奥沙利铂换作开普拓；目前国际上做完三期临床实验的就是FOLFOX，此方案在临床上反应比较轻，最常见的就是轻度消化道反应，对症处理即可；至于身材瘦小，药物是要按体表面积精确计算用量的，身材瘦小自然就用得少；FOLFOX方案进行顺利的话2周做一次，6周期总共需要约4个月时间，大多到不了半年。希罗达也不错，口服药物；前期应用需住院观察，耐受良好可回家自服。

七、康复

1. 生活指导

（1）十二指肠癌的患者一定要戒烟戒酒，并且禁止饮用刺激的饮料，比如咖啡、浓茶、碳酸饮料等。因为烟酒中的有害物质会导致病情的恶化，所以戒烟戒酒是患者必须要做的事情。患者在服药的时候要遵医嘱服药，不要擅自改变药量。

（2）十二指肠癌的患者在饮食方面可以吃一些粗纤维的食物，比如玉米等粗粮，并且禁止吃辛辣刺激的食物，平常可以多吃一些新鲜的果蔬以及易消化的面食、粥等。

（3）患者也应该保持愉快的心情，对病情是有一定好处的，如果长期心情不好或者焦虑等负面心情有可能会导致病情出现恶化。患者平时也应该多出去呼吸新鲜的空气并且适当进行锻炼，能帮助病情好转。

2. 饮食指导

① 少吃或不吃富含饱和脂肪和胆固醇的食物，包括猪油、牛油、肥肉、动物内脏、鱼子等。

② 植物油限制于每人每日20～30g（合2～3汤匙）。

③ 不吃或少吃油炸食品。

④ 适量食用含不饱和脂肪酸的食物，如橄榄油、金枪鱼等。

⑤ 每日补充膳食纤维 35g 以上。

⑥ 多吃富含膳食纤维的食物如魔芋、大豆及其制品、新鲜蔬菜和水果、藻类等。

⑦ 用部分粗粮替代细粮。

⑧ 多吃新鲜蔬菜和水果，以补充胡萝卜素和维生素 C。

⑨ 可以吃一些具有抗肿瘤效果、增强免疫力的食物。

⑩ 适量食用核桃、花生、奶制品、海产品等，以补充维生素 E。

⑪ 注意摄取麦芽、鱼类、蘑菇等富含微量元素硒的食物。

八、预防控制

（1）注意食物多样化，每天吃五种或五种以上的蔬菜和水果。科学饮食，以植物性食物为主（新鲜的蔬菜、水果、豆类和粗粮等），应占每餐的 2/3 以上，多吃奶制品、鱼等。减少盐、脂肪摄入量和辛辣刺激性食物。少吃甜食、肥肉、动物内脏、油炸食品，不吃烧焦的食物，限制腌制食品、熏肉的食用。最好煮、蒸、炒食物。不食用在常温下保存过久、可能受真菌毒素污染的食物。戒烟限酒。

（2）定期进行体格检查。积极预防和治疗各种急慢性肠道疾病。

（3）参加适量体育锻炼，控制体重，养成健康的生活规律。每天应坚持锻炼 40～60min，以快走或类似强度锻炼为宜。

（4）保持心情舒畅。在体力允许的情况下，融入正常的生活、工作和社会活动中。

九、预后

十二指肠腺癌总的预后较胰头癌与胆总管下段癌好。其手术切除率 70% 以上，根治性切除后 5 年生存率为 25%～60%。但不能切除的十二指肠癌预后差，生存时间一般为 4～6 个月，几乎无长期生存病例。而十二指肠癌根据发生的部位不同其预后亦有差异，一般认为发生于十二指肠第 3、4 段的腺癌预后比发生于第 1、2 段者预后好，其原因认为有如下三点：①生物学特征不同，第 3、4 段肿瘤生物学特征表现为中肠特性，而第 1、2 段表现为前肠特性。②第 3、4 段肿瘤临床发现常相对较早，即使肿瘤虽已突破固有肌层，但常不侵犯周围器官而仅侵及周围脂肪组织。③第 3、4 段腺癌由于可行肠段切除而手术死亡率低。有很多资料显示，十二指肠腺癌预后与淋巴结阳性与否、肿瘤浸润的深度、组织学分化程度及性别等无关。但有胰腺等侵犯，被认为是导致局部复发和致死的原因。

第六节　胰腺癌

胰腺癌是常见的胰腺肿瘤，是一种恶性程度很高、诊断和治疗都很困难的消化道恶性肿瘤，主要表现为腹痛、黄疸和消化道症状。

在我国，胰腺癌已成为我国人口死亡的十大恶性肿瘤之一。近年来，发病率在国内外均呈明显的上升趋势。胰腺癌半数以上位于胰头，约 90% 是起源于腺管上皮的管腺癌。

本病发病率男性高于女性，男女之比为（1.5～2）:1，而且据北京地区 7 家医院 354 例病例分析，患者中 41～70 岁者占 80%。

一、病因

胰腺癌的病因尚不十分清楚。胰腺癌发生与吸烟、饮酒、高脂肪和高蛋白饮食、过量饮用咖啡、环境污染及遗传因素有关；近年来的调查报告发现糖尿病患者群中胰腺癌的发病率明显高于普通人群；也有人注意到慢性胰腺炎患者与胰腺癌的发病存在一定关系，发现慢性胰腺炎患者发生胰腺癌的比例明显增高；另外还有许多因素与此病的发生有一定关系，如职业、环境、地理等。

（1）吸烟　动物实验已证明用烟草酸水饲喂动物可以引起胰腺癌，一组大样本调查结果显示吸烟者发生胰腺癌的概率较不吸烟者高出 1.5 倍，吸烟量越大发生胰腺癌的概率越高，如每天吸烟 1 包者胰腺癌发生在男女两性各高出不吸烟者 4 倍及 2 倍。以上资料说明在一部分人中吸烟可诱发胰腺癌发生。

（2）不适当的饮食　近年来有学者把胰腺癌发生增多归因于饮食结构不当。动物实验证明，用高蛋白、高脂肪饮食饲养动物，可使动物胰腺导管细胞更新加速且对致癌物质敏感性增强。国内学者沈魁等明确提出：饮食结构与胰腺癌发生关系密切，食肉多者易发生本病。日本学者指出近年来日本胰腺癌发病率增加与日本人饮食结构欧洲化有关，即进食高蛋白、高脂肪过多。还有学者认为食用咖啡者发生胰腺癌机会较多，但未得到进一步证实。

（3）糖尿病与胰腺癌　有糖尿病者易患胰腺癌早已为人所知；但近年来的研究指出，糖尿病患者发生胰腺癌者为无糖尿病患者的 1 倍，且有增加的趋势；也有人认为其为正常人群的 2～4 倍，甚至有资料报道其发病率可达消化系统恶性肿瘤的 12.4%，但两者之间的真正关系不明确。

（4）慢性胰腺炎与胰腺癌　慢性胰腺炎可能与胰腺癌的发生有一定关系。慢性胰腺炎常和胰腺癌同时存在，但由于胰腺癌可使胰管梗阻而导致胰腺炎发生，所以两者孰为因果很难确定。有人认为，伴有陈旧性钙化的慢性胰腺炎，其钙化灶有致癌作用。

（5）基因异常表达与胰腺癌　关于胰腺癌发生的基因学研究较多，基因异常表达与胰腺癌的发生密切相关，各种肿瘤的发生与细胞基因的关系是目前研究癌症发生原因的热点，在各基因家族中，K-ras 基因 12 位点的突变和胰腺癌的发生有密切关系，而抑癌基因 $p53$ 以及最近克隆出来的 $MTSl$ 等的失活也有影响。由于癌的发生是一个多因素过程，可能存在多种癌基因或抑癌基因的激活与失活，而且与家族遗传也不无关系。

Tada 等对 12 例已确诊的胰腺癌患者、6 例慢性胰腺炎患者用 PCR 检验技术进行检测，发现 12 例胰腺患者癌细胞 c-ki-ras 第 12 位密码子全部有癌基因突变，该作者进一步指出 c-ki-ras 12 位密码子的变化主要是碱基的突变。Tada 等通过动物实验后又提出 c-ki-ras 的突变位置与致癌因素的不同而有所区别，吸烟者可诱发 c-ki-ras 12 位点碱基突变，而其他一些致癌物如二甲基苯并蒽则引起 H-ras 基因 61 位点密码子突变。Tada 对胰腺癌患者的临床情况分析后认为 c-ki-ras 基因突变与肿瘤分化程度无明显关系，而与肿瘤的大小有关，从而提出 c-ki-ras 基因突变后主要促进肿瘤的进展。Lemocene 研究发现变化，说明胰腺导管上皮细胞中 c-ki-ras 基因变化在先，即 c-ki-ras 基因改变导致胰腺腺管上皮细胞发生癌变，而后癌细胞再向外浸润。有关胰腺癌的发生和基因改变研究资料尚少，许多问题有待进一步研究。

（6）内分泌变化　胰腺癌的发生也可能与内分泌有关，其根据是男性发病率较绝经期前女性为高，女性在绝经期后则发病率增高，与男性相似。有自然流产史的妇女发病率也增高。

（7）胆汁的作用　多年来有人认为，胆汁中含有致癌因素，因胆汁可逆流至胰管，而胰腺组织较胆管对致癌因素更为敏感，所以胰腺癌远较胆管癌多见。同时，在胰腺癌中，接触胆汁机会更多的胰头部分的癌发生率更高，而癌又多起源于导管而非腺泡，也说明这种看法有一定根据。

二、病理

1. 病变部位

原发性胰腺癌可发生于胰腺的任何部位，但发生在胰头部者最为多见。据大量病例统计，发生于胰头者较胰腺体尾部约多一倍，即胰头癌占60%～70%，胰体尾部癌占25%～30%；另有少数病例，癌弥散于整个腺体，而难以确定其部位。Bramhall等研究发现在手术治疗的胰腺癌中80%～90%的肿块位于胰头部。中国抗癌协会胰腺癌专业委员会最近资料显示胰头癌占70.1%，胰体尾部为20.8%，全胰癌占9.1%。

2. 大体病理

肉眼观察胰腺癌表现并不一致。胰腺癌时胰腺的大体形态取决于病程早晚及癌肿的大小。当癌肿不大时，瘤体深藏于胰腺内，不能从胰腺表面见之，只有在扪诊时有不规则结节的感觉。当癌肿增大后，则胰腺的外形发生改变，可在胰头部或体尾部有局限性肿块胀大。瘤体与其周围的胰腺组织分界不很清楚。在切面上胰腺癌肿多呈灰白或淡黄白不规则形态，亦可呈黄白色或灰白色。还可见有带棕色或棕红色的出血斑点或坏死灶。在有液化的癌瘤内可见有混浊的棕灰色黏液性液体，有的呈小囊腔样，胰腺本身常因伴有纤维组织增多，使其质地坚实，有的并有胰腺萎缩，在胰腺内可见有局限性脂肪坏死灶，这可能是由于癌肿使胰管梗阻，胰管破裂，胰液外溢，引起胰腺内局部脂肪坏死。胰腺癌的大小差别甚大，与病程长短有关。一般肿块直径常在5cm以上。位于胰头部的癌大多极为坚硬，癌组织与正常腺体组织无明显界限，有时这种硬性癌且可广泛浸润胰周组织，致胰腺黏结在一团癌肿组织中不能辨认；但有时癌组织也可位于胰腺的中心部分，外观与正常胰腺无异，仅胰头部特别坚硬。切面上亦可见纤维组织增生甚多而腺体组织明显减少，与慢性胰腺炎难以鉴别。

胰腺癌可来源于胰管、腺泡或胰岛。通常胰腺癌以源自胰管上皮者为多，约占总病例的85%，源自腺泡及胰岛者较少；前者主要发生在胰头部，而后者则常在胰体或尾部。

3. 组织学改变

胰腺癌的显微镜下所见主要取决于腺癌组织分化程度，高分化者，形成较成熟的胰腺腺管状组织，其细胞主要为高立方体，大小相近，胞质丰富，核亦相仿，多位于底部，呈极化分布。分化不良者可以形成各种形态甚至不形成腺管状结构，而成为实心的条索状、巢状、片状、团簇状弥漫浸润。细胞大小和形态不一，可呈球形、圆形或多角形，边界不太清楚，核位置也不一，核大染色深，无核仁。胰腺癌的胰管样结构呈不规则排列，其上皮细胞呈复层排列，细胞核的位置不一。当胰管上皮增生而有乳头样突出时，可为乳头样结构，称乳头状胰腺癌。偶可见有杯状细胞化生，也可见鳞状细胞化生。电镜下，可见黏原颗粒但无酶原颗粒，它们都来自较大的胰管上皮细胞。鳞状细胞变性明显时，称为腺样鳞状细胞癌，或腺棘皮癌。镜检尚可见程度不等的灶性出血、坏死和脂肪变，称囊性腺癌。如伴有胰管梗阻，则可见胰腺腺泡萎缩，伴乳头样增生。

三、临床分期

胰腺癌的病理分期有助于治疗方案的选择和预后评估。常用的都是TNM分期，下面分别介绍 2002 年国际抗癌协会（UICC）和日本胰腺病协会（JPS）最新修订的分期标准。美国癌症联盟（AJCC）的分期标准与 UICC 标准大致相同。

1. T 分期

Tx：原发肿瘤不能确定。

T_0：无原发肿瘤证据。

Tis：原位癌（包括 PanInⅢ）。

T_1：肿瘤局限于胰腺＞2cm。

T_2：肿瘤局限于胰腺＞2cm。

T_3：肿瘤有胰外浸润，但未侵犯腹腔干和肠系膜上动脉。

T_4：肿瘤侵犯腹腔干和肠系膜上动脉（不能切除原发灶）。

2. N 分期

Nx：局部淋巴结转移不能确定。

N_0：无局部淋巴结转移。

N_1：有局部淋巴结转移。

3. M 分期

Mx：远处转移不能确定。

M_0：无远处转移。

M_1：远处转移。

四、临床表现

（一）症状

胰腺癌无特异的初期症状，没有十分特异的体征。临床表现取决于癌瘤的部位、病程早晚、有无转移以及邻近器官累及的情况。其临床特点是整个病程短、病情发展快和迅速恶化。最多见的是上腹部饱胀不适、疼痛，若是 40 岁以上中年人主诉有上腹部症状除考虑肝胆、胃肠疾病外，应想到胰腺癌的可能性。虽然有自觉痛，但压痛并不是所有患者都有，如果有压痛则和自觉痛的部位是一致的。

1. 腹痛

疼痛是胰腺癌的主要症状，而且不管癌瘤位于胰腺头部或体尾部均有。60％～80％的患者表现为上腹部疼痛，而这些表现出疼痛的患者有 85％ 已不能手术切除或已是进展期。疼痛一般与饮食无关，起初多数较轻，呈持续性疼痛逐渐加重，由于癌瘤的部位和引起疼痛的机制不一，腹痛可呈多样表现，其程度由饱胀不适、钝痛乃至剧痛。有放射痛，胰头癌多向右侧、体尾癌大部向左侧放射。腰背部疼痛则预示着较晚期和预后差。胰腺癌者可因癌肿使胰腺增大，压迫胰管，使胰管梗阻、扩张、扭曲及压力增高，引起上腹部持续性或间歇性胀痛。有时还同时合并胰腺炎，引起内脏神经痛。神经冲动经内脏神经传入左右 T_6～T_{11} 交感神经节再上传，故病变早期常呈中上腹部范围较广泛但不易定位而性质较模糊的饱胀不适、隐痛或钝痛等，并常在进食后 1～2h 加重，因而惧食来减少因进食而加重的疼痛。较少见者为阵发性剧烈的上腹痛，并进行性加重，甚至难以忍受，此多见于早期胰头癌伴有胰胆管阻塞者，由于饮酒或进食油腻食物诱发胆汁和胰液排泌增加，从而使胆道、胰管内压力骤升所致。胰腺血管及神经十分丰富，又与腹膜后神经丛相邻，故当病变扩展、转移影响腹膜时，胰头癌可引起右上腹痛，胰体尾部癌则偏左，有时亦可涉及全腹。腰背痛常见，进展期腰背痛更加剧烈，或限于双季肋部束带状，提示癌肿沿神经鞘向腹膜后神经丛转移所致。典型胰腺癌的腹痛常在仰卧时加重，特别在夜间尤为明显，迫使患者坐起或向前弯腰、屈膝以求减轻疼痛，有时常使患者夜间辗转不眠，可能是由于癌变浸润压迫腹腔神经丛所致。

除中腹或左上腹、右上腹部疼痛外，少数病例主诉为左下腹、右下腹、脐周或全腹痛，甚至有睾丸痛，易与其他疾病相混淆。当癌瘤累及内脏包膜、腹膜或腹膜后组织时，在相应部位可有压痛。

2. 黄疸

黄疸是胰腺癌特别是胰头癌的重要症状。黄疸属于梗阻性，伴有小便深黄及陶土样大便，是由于胆总管下端受侵犯或被压所致。黄疸为进行性，虽可以有轻微波动，但不可能完全消退。黄疸的暂时减轻，在早期与壶腹周围的炎症消退有关，晚期则由于侵入胆总管下端的肿瘤溃烂腐脱之故，壶腹肿瘤所产生的黄疸比较容易出现波动。胰体尾癌在波及胰头时出现黄疸。有些胰腺癌患者晚期出现黄疸是由于肝转移所致。约 1/4 的患者合并顽固性的皮肤瘙痒，往往为进行性。虽然目前认为梗阻性黄疸时瘙痒的发生可能和皮肤胆酸的积存有关，但少数无黄疸或轻度黄疸的患者也可以有皮肤瘙痒的症状。

近半数的患者可触及肿大的胆囊，这可能与胆道下段梗阻有关。临床上有梗阻性黄疸伴有胆囊肿大而无压痛者称为 Courvoisier 征，对胰头癌具有诊断意义，但阳性率不高。如原有慢性胆囊炎症，则胆囊可不肿大。剖腹手术及腹腔镜检查常可见胆囊已有肿大，但无临床体征。故未扪及无痛性肿大胆囊决不能排除胰头癌。约 50％患者因胆汁淤积、癌变转移而有肝大。

过去诊断胰腺癌常以无痛性黄疸为胰腺癌的首发或必发症状，以出现黄疸作为诊断胰腺癌的重要依据，因此也常常失去早期诊断和手术的机会。但无痛性黄疸仍然是胰腺癌最常见的症状，有此症状的患者，约 50％有实行根治手术的机会。黄疸出现的早晚和癌瘤的位置关系密切，胰头癌常常出现黄疸。黄疸可有波动，表现为完全性或不完全性梗阻性黄疸。体尾部或远离胆胰管的癌瘤，由于淋巴结转移压迫肝外胆管或因胆管附近的粘连、屈曲等也可造成黄疸。

3. 消化道症状

最多见的为食欲缺乏，其次有恶心、呕吐，可有腹泻或便秘甚至黑粪，腹泻常常为脂肪泻。食欲缺乏与胆总管下端及胰腺导管被肿瘤阻塞，胆汁和胰液不能进入十二指肠有关。胰腺的梗阻性慢性胰腺炎导致胰腺外分泌功能不良，也必然会影响食欲。少数患者出现梗阻性呕吐，是因为肿瘤侵入或压迫十二指肠和胃所致。由于经常进食不足，约 10％患者有严重便秘。此外有 15％左右的患者，由于胰腺外分泌功能不良而致腹泻；脂肪泻为晚期的表现，是胰腺外分泌功能不良时特有的症状，但较罕见。胰腺癌也可发生上消化道出血，表现为呕血、黑粪或仅大便隐血试验阳性，发生率约 10％。发生消化道出血的原因为邻近的空腔脏器如十二指肠或胃受侵犯破溃，壶腹癌本身腐脱更易发生出血。脾静脉或门静脉因肿瘤侵犯而栓塞，继发门静脉高压症，导致食管-胃底静脉曲张破裂大出血也偶见。

4. 消瘦、乏力

胰腺癌与其他癌瘤不同，常在初期即有消瘦、乏力。这种症状与癌瘤部位无关。在消化道肿瘤中，胰腺癌造成的体重减轻最为突出，发病后短期内即出现明显消瘦，体重减轻可达 15kg 以上，伴有衰弱乏力等症状。一些患者在其他症状还没有出现以前，首先表现为进行性消瘦。体重下降的原因是食欲缺乏，进食减少，或虽有食欲，但因进食后上腹部不适或诱发腹痛而不愿进食。此外，胰腺外分泌功能不良或胰液经胰腺导管流出受阻，影响消化及吸收功能，也有一定的关系。

5. 腹块

胰腺位于后腹部，正常情况下难摸到，腹块系癌肿本身发展的结果，位于病变所在处，如已摸到肿块，则多属进行期或晚期。慢性胰腺炎也可摸到肿块，与胰腺癌不易鉴别。胰腺癌可造成肝内外胆管和胆囊扩张以及肝脏的胆汁淤积性肿大，所以可摸到肿大的肝脏和胆囊。癌肿形态不规则，大小不一，质坚固定，可有明显压痛。因胰头部病变常在肿块出现前就有其他明显的症状，故本病引起的腹块相对地多见于胰体尾部癌。当癌变压迫腹主动脉或脾动脉时，可在脐周或左上腹听到吹风样血管杂音。有时腹部肿块为肿大的肝脏和胆囊，还有胰腺癌并发胰腺囊肿。

6. 症状性糖尿病

少数患者起病的最初表现为糖尿病的症状，即在胰腺癌的主要症状如腹痛、黄疸等出现以前，先患糖尿病，以致伴随的消瘦和体重下降被误为是糖尿病的表现，而不考虑胰腺癌；也可表现为糖尿病患者近来病情加重，或原来能控制病情的治疗措施变为无效，说明有可能在原有糖尿病的基础上又发生了胰腺癌。因此，若糖尿病患者出现持续性腹痛，或老年人突然出现糖尿病，或原有糖尿病而近期突然病情加重时，应警惕发生胰腺癌的可能。

7. 血栓性静脉炎

晚期胰腺癌患者出现游走性血栓性静脉炎或动脉血栓形成。如有下肢深静脉血栓形成时可引起患侧下肢水肿。尸检资料示动脉和静脉血栓症的发生率为25%左右，似更多见于胰体或尾部癌。Spain认为癌肿可能分泌某种促使血栓形成的物质。如门静脉血栓形成可引起食管下端静脉曲张或腹水，脾静脉血栓形成可致脾大，这些患者易致急性上消化道大出血。

8. 精神症状

部分胰腺癌患者可表现焦虑、急躁、抑郁、个性改变等精神症状。其发生机制尚不明确，可能由于胰腺癌患者多有顽固性腹痛、不能安睡以及不能进食等症状，容易对精神和情绪产生影响。

9. 其他

此外，患者常诉发热、明显乏力。可有高热甚至寒战等类似胆管炎的症状，故易与胆石症、胆管炎相混淆。当然有胆道梗阻合并感染时，亦可有寒战、高热。部分患者尚可有小关节红、肿、痛、热，关节周围皮下脂肪坏死及原因不明的睾丸痛等。锁骨上、腋下或腹股沟淋巴结也可因胰腺癌转移而肿大发硬。

（二）蔓延与转移

胰腺癌由于其生长较快，胰腺位于腹膜后，周围有重要器官，加之胰腺血管、淋巴管较为丰富，胰腺又无包膜，往往早期发生转移，或者在局部直接向胰周侵犯，或经淋巴管和（或）血管向远、近器官和组织转移，其中最常被侵犯的部位有胆总管、十二指肠、肝、胃、横结肠及上腹部大血管。此外，胰腺癌还可沿神经鞘向外转移，而胰腺恰巧横卧于上腹部许多神经丛之前，以致癌肿往往较早期侵犯到这些神经组织，尤以后腹壁神经组织最易受累。正是由于胰腺癌极易在局部直接蔓延，或经淋巴、血管以及神经向外扩散转移，从而构成了其多样化的临床表现。故临床上对进展期或晚期患者，或因脏器、血管、神经浸润，或因有淋巴结转移，多无法根治性切除，即使可姑息性切除，术后短期内也多因复发而死亡。胰腺癌的转移主要通过以下几种方式。

1. 胰内扩散

胰腺癌早期即可穿破胰管壁，以浸润性导管癌的方式向周围胰组织浸润转移。显微镜下，癌组织浸润多局限于距肉眼判定肿瘤边缘的 2.0～2.5cm 以内，很少超过 3.0cm，因解剖学上的关系，约 70％的胰头癌已侵及钩突。

2. 胰周组织、器官浸润

胰腺癌可向周围组织浸润蔓延，胆总管下端被压迫浸润即是一种表现。此外，十二指肠、胃、横结肠、脾脏等也可被累及，但不一定穿透胃肠道引起黏膜溃疡。胰体尾癌一旦侵及后腹膜，可以发生广泛的腹膜移植。据中华医学会胰腺外科学组对 621 例胰头癌的统计，胰周组织、器官受侵的频率依次为：胰后方 50.9％，肠系膜上静脉 39.8％，门静脉 29.3％，肠系膜上动脉 23.8％，十二指肠 21.1％，胆管 15.3％，横结肠 8.9％，胃 8.7％，脾静脉 5.6％。

3. 淋巴转移

淋巴转移是胰腺癌早期最主要的转移途径。胰头癌的淋巴结转移率达 65％～72％，多发生在幽门下、胰头后、胰头前、肠系膜上静脉旁、肝动脉旁、肝十二指肠韧带淋巴结。淋巴结转移率与肿瘤大小及胰周浸润程度无直接的关系，约 30％的小胰腺癌已发生淋巴结转移，少数可发生第 2 站淋巴结转移。Nagai 等研究了 8 例早期胰腺癌的尸体标本，发现 4 例 T_1 期中 2 例已有淋巴结转移，4 例 T_2 期均已有淋巴结转移。胰头癌各组淋巴结转移率依次为：N_0、13a、13b 为 30％～48％，N_0、17a、17b 为 20％～30％，N_0、12 为 20％～30％，N_0、8、14a、14b、14c、16 为 10％～20％。胰体尾癌主要转移到胰脾淋巴结群，也可广泛侵及胃、肝、腹腔、肠系膜、主动脉旁，甚至纵隔及支气管旁淋巴结，但锁骨上淋巴结不常累及。

4. 神经转移

在进展期或晚期胰腺癌常伴有胰腺后方胰外神经丛的神经浸润，沿神经丛扩散是胰腺癌特有的转移方式，癌细胞可直接破坏神经束膜，或经进入神经束膜的脉管周围侵入神经束膜间隙，并沿此间隙扩散；或再经束膜薄弱处侵至神经束膜外，形成新的转移灶。胰头癌的神经转移多发生于胰头前、后、腹腔干、肝总动脉、脾动脉及肠系膜上动脉周围，构成了腹膜后浸润的主要方式，亦成为腹膜后肿瘤组织残留的主要原因。腹膜后神经周围的淋巴管被浸润而引起持续性背痛，临床上有一定的重要性。神经丛转移与胰后方组织浸润及动脉浸润程度平行，且与肿瘤大小密切相关。据统计，T_1 肿瘤见不到胰外神经丛浸润，而 T_3 肿瘤胰外神经丛浸润率达 70％。

5. 血运转移与种植转移

为大多数晚期胰头癌主要的转移模式，而胰腺体部及尾部癌早期即可有脾血管侵蚀，血运转移最常见的是通过门静脉转移到肝，自肝又经静脉到肺，然后再到肾上腺、肾、脾及骨髓等组织。尸检时约 2/3 的病例有肝转移，尤以胰体及尾部癌易有广泛转移。胰腺癌也常播散于腹腔大、小网膜为种植转移。

6. 胰腺癌晚期

胰腺癌至晚期虽已有胰腺组织广泛破坏，但并发糖尿病的甚为罕见，因胰岛细胞可以在很长的时间内保持完好，甚至可较正常地增生。偶尔，来源于胰腺腺泡的癌可以分泌大量脂肪酶，后者可致皮下或骨髓内的脂肪组织发生广泛坏死。有时胰腺癌还可伴有体内广泛的血栓性静脉炎。

恶性肿瘤发生是多因素参与并经历了多个阶段的复杂病理过程，近年来分子生物学技术发展深化了对恶性肿瘤发生及演变分子机制的认识，促使人们从分子水平去探求胰腺癌发生的本质，并逐步形成了肿瘤分子病理学科。现有研究发现胰腺癌发生涉及原癌基因激活与抑癌基因失活，其中原癌基因 *K-ras* 激活在胰腺癌中高达 90％，认为是导致胰腺癌发生独立的分子事件，其他基因如抑癌基因 *p53*、*p16*、*PTEN*、*BRCA2* 等在胰腺癌组织中均有不同程度失活。

五、辅助检查

（1）实验室检查　血清胆红素明显升高，有时可超过 342mmol/L，其中以结合胆红素（直接胆红素）升高为主。胰腺癌患者血碱性磷酸酶浓度升高亦很显著。其尿胆红素试验呈阳性或强阳性。血淀粉酶测定，在少数早期胰腺癌，因胰管梗阻可有一过性升高；后期胰腺组织萎缩，血淀粉酶值不会有变化。胰腺癌患者可能有空腹血糖浓度升高，糖耐量试验阳性率高。癌胚抗原（CEA）测定，约 70％胰腺癌患者可升高，但亦无特异性。消化道癌相关抗原 CA 19-9 被认为是诊断胰腺癌的指标。

（2）B 超检查　胰腺癌的直接 B 超检查可见到低回声的肿瘤；间接的所见往往成为发现小胰腺癌的线索，如扩张的胰管、胆管等。除主胰管外，还要仔细观察胰管的分支。有些小胰腺癌可首先引起胰管分支的局限性扩张，如钩突部胰管扩张。超声内镜因超声探头仅隔胃、十二指肠壁对胰腺体、尾和头部摄影，不受胃肠道气体干扰。所以，可清晰地描出胰腺内结构，发现早期病变。

（3）CT 检查　CT 检查可以显示胰腺肿块的正确位置、大小及其与周围血管的关系，但最长径小于 2cm 的胰腺肿块约 1/3 不能发现影像学改变。CT 检查为目前诊断胰腺癌的主要方法。胰腺癌的 CT 图像特点为：①胰腺肿块呈普遍性或局限性肿块，肿块中心可有不规则的、轮廓模糊的低密度区。若低密度区较大，可为肿瘤坏死或液化表现。圆肿瘤侵入或压迫胆管或胰管时可使其扩张。②肿瘤可侵及胰背脂肪层和包绕肠系膜上血管或下腔静脉。

（4）磁共振成像检查　磁共振成像（MRI）检查可显示胰腺轮廓异常，根据 T_1 加权像的信号高低，可以判断早期局部浸润和转移。对判断胰腺癌，尤其是局限在胰腺内的小胰癌以及有无胰周扩散和血管侵犯方面，MRI 检查优于 CT 检查。MRI 检查是胰腺癌术前预测的较好方法，但价格昂贵。

六、诊断与鉴别诊断

1. 诊断

（1）进行性加重的中或左上腹部疼痛与闷胀，放射至腰背部。仰卧与侧卧时疼痛加重，前俯时疼痛可减轻。可有进行性梗阻性黄疸及严重消瘦等。

（2）上腹深部肿块，肝脏、胆囊肿大。

（3）血清癌胚抗原阳性。

（4）实验室检查

① B 型超声检查有胰头或体尾部肿块的表现。

② CT 检查显示胰腺癌表现。

③ 内镜逆行胰胆管造影显示胰管狭窄变形、阻塞、对比剂漏出管外等。

④ X 线检查：平片见有钙化且十二指肠低张造影见十二指肠圈扩大，胃幽门部或十二指肠受压、狭窄、充盈缺损或胃体后壁受压移位；横结肠、空肠受压向下移位。

⑤ 选择性腹腔及肠系膜上动脉造影见围绕胰腺的动静脉变形及移位。

⑥ ^{75}Se 标记蛋氨酸或 ^{67}Ca 胰腺扫描有占位性病变。

具有本病症状、体征，癌胚抗原阳性，影像检查符合或经皮胰腺穿刺细胞学检查找到癌细胞可确诊；或手术探查及活组织检查确诊。

2. 鉴别诊断

胰腺癌应与胃部疾病、黄疸型肝炎、胆石症、胆囊炎、原发性肝癌、急性胰腺炎、壶腹癌、胆囊癌等病进行鉴别。

（1）各种慢性胃部疾病　胃部疾病可有腹部疼痛，但腹痛多与饮食有关，黄疸少见，利用 X 线钡餐检查及纤维胃镜检查不难作出鉴别。

（2）黄疸型肝炎　疾病初起时两者易混淆，但肝炎有接触史，经动态观察，黄疸初起时血清转氨酶增高，黄疸多在 2～3 周后逐渐消退，血清碱性磷酸酶多不高。

（3）胆石症、胆囊炎　腹痛呈阵发性绞痛，急性发作时常有发热和白细胞增高，黄疸多在短期内消退或有波动，无明显体重减轻。

（4）原发性肝癌　常有肝炎或肝硬化病史、血清甲胎蛋白阳性，先有肝大，黄疸在后期出现，腹痛不因体位改变而变化，超声和放射性核素扫描可发现肝占位性病变。

（5）急慢性胰腺炎　急性胰腺炎多有暴饮暴食史，病情发作急骤，血白细胞、血尿淀粉酶升高。慢性胰腺炎可以出现胰腺肿块（假囊肿）和黄疸，酷似胰腺癌，而胰腺深部癌压迫胰管也可以引起胰腺周围组织的慢性炎症。腹部 X 线平片发现胰腺钙化点对诊断慢性胰腺炎有帮助但有些病例经各种检查有时也难鉴别，可在剖腹探查术中用极细穿刺针做胰腺穿刺活检，以助鉴别。

（6）壶腹周围癌　壶腹周围癌比胰头癌少见，病起多骤然，也有黄疸、消瘦、瘙痒、消化道出血等症状。而壶腹癌开始为息肉样突起，癌本身质地软而有弹性，故引起的黄疸常呈波动性；腹痛不显著，常并发胆囊炎，反复寒战、发热较多见。但两者鉴别仍较困难，要结合超声和 CT 来提高确诊率。壶腹癌的切除率在 75% 以上，术后 5 年存活率较胰头癌高。

上述症状均需与消化道的其他疾病相鉴别，尤其是慢性胰腺炎，特别是腹痛的鉴别，因为二者均有腹痛及消瘦、乏力等。已有将胰腺的慢性炎症当作癌症诊断和治疗，也有反过来将癌症误诊为炎症，所以要结合其他检查来鉴别这些症状。

七、治疗

迄今胰腺癌这一难治性肿瘤依然困扰着肿瘤学家和外科学家，围绕这一疾病，有关医学的各个学科均在寻找新的治疗手段，但目前根本的治疗原则仍然是以外科手术治疗为主结合放化疗等综合治疗。

（一）手术治疗

手术是唯一可能根治的方法。手术方式包括胰头十二指肠切除术、扩大胰头十二指肠切除术、保留幽门的胰十二指肠切除术、全胰腺切除术等。但因胰腺癌的早期诊断困难，手术切除率低，术后五年生存率也低。

对梗阻性黄疸又不能切除的胰腺癌，可选择胆囊或胆管空肠吻合术，以减轻黄疸，提高患者的生存质量。也可在内镜下放置支架，缓解梗阻。

1. 手术治疗

手术前保持良好或适当的心肺及肾脏功能是必需的。尽管患者术前常有体重减轻，但其营养状态必须保证手术的安全。当白蛋白小于 3g/dl 或在手术前等候时间里，应进行肠内营养。当肿瘤发生在胰头或有胰管梗阻时，可适当补充胰酶。梗阻性黄疸会使肝脏、肾脏及免疫功能受损。对于手术前是否进行胆管的支撑或引流还存在争论。有调查表明，术前常规进行胆管支撑以减少黄疸并没有减少并发症和病死率，因此不推荐术前内镜或其他方式的减黄，只要在早期黄疸发生时能尽早手术治疗就及早手术，以争取早期治疗的机会。但是，为降低胆道压力和减少胆管炎发生的机会，以及为保证减少术后并发症的发生，特别是肾衰竭，适当地应用内镜胆道支撑是必要的。这种支撑最好采用 10F 或更大一点的塑料支架，而扩张的金属支架对肿瘤不能切除患者的治疗是较好的，但对估计可手术的患者则不应采用，金属支架可引发严重的炎症反应并最终渗入胆管壁内，造成手术的困难。进展期肿瘤和较大体积的肿瘤不应作为根治手术的禁忌证。事实上，在美国主要的医学中心，多数 Whipple 手术所切除的瘤体均在 3～5cm，我国的情况还未见完整的统计。患者的年龄因素则要结合患者具体情况和手术医师的技术及医护条件来综合考虑，并不是高龄就不能进行根治手术。

2. 外科姑息手术治疗

对于胰腺癌姑息治疗是重要的。因为大约 88% 的患者由于肿瘤局部扩散和转移而不能实施根治性手术，当原发肿瘤不能切除时，外科医师必须决定采取何种姑息性措施来减轻胆道或十二指肠的梗阻。此外，还需要内外科配合以处理黄疸、疼痛、体重丢失、胰腺功能不足，甚至抑郁和衰竭等。还有就是内科放胆道支架或引流失败，或放入支架后重新梗阻甚至发生胆管炎等情况，亦需要外科处理。选择姑息减黄手术，不仅在术前要做出判断，而且在开腹后应详细探查腹腔，探查的方法及顺序同胰头十二指肠切除术。通常如肿瘤侵犯肠系膜根部或门静脉即认为不适合做根治性切除，而行姑息手术，必要时还需细针穿刺细胞学或活体组织检查证实后方能实行。对于不适合做根治性手术的病例，常常需要解除梗阻性黄疸，一般采用胆囊空肠吻合术，无条件者可做外瘘（胆囊造口或胆管外引流）减黄手术，多数患者能够短期内减轻症状，改善全身状态，一般生存时间约半年。姑息减黄手术主要有以下几种。

（1）胆囊空肠祥式吻合术　胆囊空肠祥式吻合术是将胆囊与空肠吻合后，为预防胆道上行感染，在 Treitz 韧带下方 15cm 常规行空肠两侧间侧侧吻合（Braun 吻合）。此种胆囊空肠吻合术具有容易显露、吻合方便、手术时间短、并发症少等优点，可作为首选术式。

（2）胆囊空肠 Roux-en-Y 吻合术　胆囊与空肠 Roux-en-Y 吻合术是距 Treitz 韧带下方 15cm 切断空肠，将远端空肠经结肠前或结肠后拉到胆囊附近。空肠与胆囊间的吻合方法为将空肠断端缝合闭锁，行胆囊空肠端侧吻合，亦可采用端端吻合。此法虽然操作稍复杂，但术后发生上行胆道感染的机会较少。

术中如见胆囊不扩张时，说明胆汁不能进入胆囊，此时应选择空肠与肝总管或空肠与胆总管吻合术。如确实采取胆囊空肠吻合术时，应同时加胆囊管与肝总管或胆总管间的侧侧吻合，确保胆汁引流通畅。若合并胆道感染，胆囊炎症水肿严重，宜行胆囊造口术。

（3）胆总管空肠吻合术　胆囊空肠吻合术虽然简单，但疗效不及胆总管空肠吻合术。一般胆囊空肠吻合术后平均生存时间为 4.7～6.7 个月，复发黄疸与胆管炎为 1.5%～64.0%，平均为 20%；而胆管空肠吻合术后平均生存时间为 5.7～9.2 个月，复发黄疸与胆管炎为 7.3%～16.6%，平均 8%。上述情况表明，胆管空肠吻合较胆囊空肠吻合效果要好一些。胆管（胆总管或肝总管）与空肠吻合可采用 Roux-en-Y 形侧侧或端侧吻合，如胆管有扩张（一般大于 2cm）则最好选择端侧吻合。应常规放置胆道引流，起到胆道及吻合部位的减压作用。

（4）胃肠、胆肠双重吻合术　胰头癌常致十二指肠第二段梗阻，体部癌则易致第四段梗阻。胰腺癌合并梗阻性黄疸及十二指肠梗阻时，适合行胃肠、胆肠双重吻合术。术前应进行内镜或胃肠 X 线检查，以明确有无梗阻情况。在患者有梗阻症状或体征，或内镜等所见有梗阻，或术中见十二指肠有狭窄或受压时，方采用此双重吻合。一般不主张在无明显体征时进行预防性胃肠吻合。有时胰腺癌侵及腹膜后的胃肠运动神经，将导致胃肠蠕动麻痹，临床上表现的梗阻症状为功能性梗阻，若行胃肠吻合，不仅不必要，而且还是无效的。手术方法有在胆肠吻合的基础上再加胃空肠祥式或 Roux-en-Y 式吻合。还有的情况是在胆肠吻合后又行二期胃肠吻合，以解决患者的进食问题。

（二）放射治疗

胰腺癌是对放疗敏感性较低的肿瘤。由于胰腺位置深在，周围的胃肠、肝肾、脊髓等对放射线耐受性较低，不利于胰腺癌的放射治疗。但近年来，随着术中放疗及在 CT 精确定位下制订治疗计划和多野体外放疗的开展，放射治疗已成为胰腺癌治疗中的主要手段之一。术后和不能手术切除的晚期胰腺癌，单纯放疗对患者的生存期无显著影响。联合放化疗则可有效地缓解症状，减轻疼痛，改善生存质量，并使生存期延长。术中放疗能够在直视情况下确定靶区，使照射部位更加精确，从而最大限度地保护周围正常组织，但需要特殊的设备，并且只能作单次照射。近年来，有主张在术前进行放化疗，以控制肿瘤的转移。

1. 术中放疗

术中放疗用 10~20MeV 高能电子线，充分显露肿瘤组织，移开周围胃肠等正常组织，将限光筒准确地对准瘤床，术中一次大剂量 15~25Gy，照射时间 4~6min。术中放疗应包括腹主动脉、腹腔动脉旁及肠系膜上动脉在内的区域。根据国内外报道，术中放疗止痛效果为 60%~98%，中位生存期为 3~11 个月。

2. 术后外部放疗

术后 2 周开始外部放疗，10MeV X 线，腹前加腹两侧野等多中心照射，每次 180~200cGy，每周 3 次，剂量 4~6 周 40~60Gy，可连续治疗，也可分段治疗。术中加术后放疗，可以减轻患者疼痛，使瘤体缩小。患者中位生存期为 4~16 个月。

3. 精确放疗

近年来，随着计算机技术和 CT 等影像技术的飞速发展，对肿瘤可进行精确的三维定位，由计算机控制的放射可准确照射到靶组织而对周围组织无明显损害。这一最先开始应用于脑外科的立体定向放射技术（SRS），也应用到了胰腺组织。在 SRS 技术中，首先发展出了三维适形放疗（3D-CRT），3D-CRT 能够使高剂量区的剂量分布在三维方向上并与靶区的实际形状相一致。最新发展起来的是调强放疗（IPMT）。IPMT 是通过改变靶区内的放射强度，使靶区内任何一点都能达到理想的剂量，实际上它是不均匀照射。步骤是：患者选择→患者固定→CT/MRI 扫描→靶区和敏感组织确定→逆向计算系统→资料库→治疗计划验证→照射剂量验证→治疗实施→总结随访。由于胰腺位于腹膜后，位置相对固定，所以适用于这种精确放疗。因为 IPMT 只对要照射的肿瘤组织起作用，而照射不到周围的胃肠等组织，所以极大地改善了原来放疗所造成的胃肠道炎症，其放疗后的不良反应也较传统放疗要小得多，而且还随时根据 CT 情况调整治疗计划。由于这仅是 20 世纪 90 年代末期开展的技术，所以还未见完整的有关患者生存率等临床分析报告，但目前应用已取得良好开端，并将是今后放疗的发展方向。其缺点是费用较一般放疗昂贵，设备要求高。但随着技术的进一步发展，会越来越普及。为取得这一治疗的良好效果，需有一定的前提支持。特别是有黄疸的患者，应先行内科或外科减黄治疗，并予以适当营养支持后，再进行此项疗法。

（三）化学治疗

对不能手术切除的胰腺癌，或者为预防术后复发，均可进行化学治疗。对胰腺癌的化学治疗是期望降低术后癌复发与转移的发生率。

1. 单药化疗

（1）氟尿嘧啶（5-FU） 10~12mg/kg，静脉滴注，1 次/天，连用 3~5 天后改为 5~10mg/kg，总剂量 8~12g 为 1 个疗程。因氟尿嘧啶的半衰期短，认为使用较低剂量，并延长滴注时间可提高疗效、减少毒反应。

（2）丝裂霉素（MMC） 4～6mg/次，静脉注射，1次/周。疗效与氟尿嘧啶相近。骨髓抑制是其主要不良反应。

（3）链佐星（链脲霉素） 为亚硝脲类。每天15mg/kg，静脉注射，连续5天，每2～4周为1个疗程。有效率为11%。

（4）多柔比星（阿霉素）和表柔比星（表阿霉素） 30～50mg/m²，静脉注射，3～4周重复1次。主要不良反应为心肌毒性和骨髓抑制，严重者可发生心力衰竭。表柔比星对心肌的毒性较轻。

（5）紫杉醇 是一种新型的抗微管剂，作用于M期和G_2期细胞。最近有试用于治疗胰腺癌。175mg/m²，3h内静脉滴注完毕，每3周重复，共5个周期。为预防过敏反应，需在用药前12h和6h口服地塞米松10～20mg，以及30min前静脉滴注苯海拉明50mg。多西他赛为人工半合成品，效用较紫杉醇约高2倍。

（6）吉西他滨 为双氟脱氧胞苷，在细胞内活化后，通过抑制核苷酸还原酶和掺入DNA链中阻止其继续延长引起细胞凋亡。主要作用于S期细胞。剂量为1000mg/m²，于30min内静脉滴注，1次/周，连续3周。每4周重复。初步结果显示可使症状改善，生存期延长，值得进一步研究。

2. 联合化疗

胰腺癌对化疗不敏感，单药治疗效果不佳。联合化疗可减少肿瘤的耐药性，提高疗效。但对延长生存期仍不理想。

（1）FAM方案 氟尿嘧啶（5-Fu）600mg/m²，第2、5、6周各1次静脉注射；丝裂霉素（MMC）10mg/m²，第1周静脉注射；多柔比星（ADM）20mg/m²，第1、5周静脉注射各1次。

（2）SMF方案 STZ 1.0mg/m²，第1、8、29、36天各1次，静脉注射；丝裂霉素（MMC）第1天静脉注射；氟尿嘧啶（5-Fu）600mg/m²，第1、8、29、36天静脉滴注。8周后重复。

（3）FAD方案 表柔比星（EADM）40mg/m²，第1天静脉滴注；顺铂（DDP）20mg/m²，第1～5天静脉滴注；氟尿嘧啶（5-Fu）500mg/m²，第1～5天静脉滴注。

3. 介入化疗

动脉插管灌注化疗可大大提高肿瘤组织中的药物浓度，减轻全身用药的不良反应。并可将导管长期留置于体内，与植入皮下的灌注泵连接，通过灌注泵反复给药，提高疗效。

（四）中医治疗

对于无法手术切除患者或短路旷置术后患者可进行中医药治疗，主要按辨证与辨病相结合、扶正与祛邪相结合的原则予以施治。

1. 痰凝瘀结型

方药：生黄芪30g、白术10g、茯苓10g、半夏10g、生薏苡仁15g、莪术10g，三棱10g、土茯苓20g、白英30g、生牡蛎30g、延胡索15g、焦三仙30g、白花蛇舌草30g。

2. 湿热黄疸型

方药：小叶金钱草30g、姜黄15g、虎杖20g、肿节风15g、生薏苡仁15g、藤梨根20g、土茯苓20g、半枝莲30g、白英30g、龙葵20g、蛇莓15g、焦三仙30g。

随证加减：

① 嗳气恶心：旋覆花、赭石、半夏、竹茹。

② 腹胀：枳壳、厚朴、焦槟榔、木香、沉香。

③ 发热：生石膏、寒水石、知母、柴胡、青蒿。

④ 便血：大小蓟、藕节、仙鹤草、三七粉。

⑤ 疼痛：延胡索、白屈菜、乌头、细辛、没药。

3. 单方、偏方、验方

肿节风（草珊瑚）片，每日三次，每次 3～4 片。乌头碱注射液，每日 1～2 次，每次 1～2 支，肌内注射。用于胰腺癌的抗癌中草药还有小叶金钱草、姜黄、半枝莲、白花蛇舌草、重楼、藤梨根、芨葜、土茯苓、肿节风、冬凌草、败酱草、珍珠菜、虎杖、大黄、羊蹄根、儿茶、莪术、三棱等。

八、康复

（1）严密观察意识、体温、脉搏、呼吸、血压及腹部体征，监测血糖，及早发现术后并发症如出血、胰瘘、多器官功能衰竭等，及时处理。

（2）胰十二指肠切除术后的患者按胃大部分切除术后饮食原则进行饮食恢复。

（3）中心静脉高营养者执行中心静脉插管护理常规。

（4）引流管（如胆肠吻合引流、胰肠吻合引流、空肠造口）护理

① 准确观察、记录每个引流管的颜色、量及性质，并保证引流通畅。

② 待肠蠕动恢复后空肠造口管可给予要素饮食，2～3 周后恢复饮食，无恶心、呕吐、腹胀等不适，即可拔除空肠造口管。

③ 胰引流管待 2 周后引流液转为无色透明，量逐日渐少，胰液培养无细菌生长，腹部无阳性体征，切口愈合好可予以拔除胰引流管。遵医嘱查引流液淀粉酶，如升高提示胰瘘。

（5）皮肤的护理，如有胰瘘者（胰液为清澈、无色、水样渗液），对引流管周围皮肤应用氯化锌软膏保护。

（6）鼓励患者早期活动，以促进胃肠功能的恢复。

（7）应多食新鲜水果和新鲜蔬菜，日常饮食需注意保持谷类、豆类、甘薯等粗粮的摄入。多喝水补充水分，不吃辛辣食物，少喝酒；适当补充维生素，多吃胡萝卜、绿叶蔬菜、水果等。

九、预防控制

1. 一级预防

目前，对胰腺癌的预防尚缺乏特异性预防措施。因此，一级预防的重点在于针对可能病因和危险因素的预防和提高机体健康素质两个方面。

流行病学调查资料提示：胰腺癌的发生率增高与吸烟、饮食中脂肪和蛋白质摄入过多、抽烟酗酒等不良生活方式有密切关系。因此，为避免或减少胰腺癌发生应做到以下几点。

（1）戒酒　尽管目前对饮酒是否会引起胰腺癌尚无定论，但是减少饮酒，尤其少饮和不饮高酒精含量饮料可避免发生胰腺炎，也可能会避免或减少发生胰腺癌的可能性。

（2）戒烟　尤其要教育青少年不吸烟。每天吸烟量和烟龄长短与胰腺癌发生成正相关，从少年时期即开始吸烟者更易患胰腺癌。

（3）提倡低脂肪、低蛋白质、高纤维素和高维生素饮食　Gold 等发现新鲜水果和蔬菜可预防胰腺癌的发生。Correa 等在洛杉矶所作的调查也表明：水果或橘汁（含维生素 C）能显著减少胰腺癌发生率。Farrow 和 Davis 的研究则认为：水果、蔬菜和维生素 A、维生素 C

与胰腺癌的发病率无关，而增加钙的摄入则可减少发生胰腺癌的概率，尤其是对 65 岁以上的男性作用更明显。有资料表明：大量增加饮食中糖类的比重所致的高热量饮食与胰腺癌的发生成正相关，而长期进高纤维素饮食则与胰腺癌的发生成负相关。

此外，要减少咖啡的摄入量，尤其要避免饮用去咖啡因咖啡。

（4）减少环境致病因素　良好的环境因素对预防胰腺癌具有重要作用。应减少或避免接触放射性物质，对从事放射性工作的人员应采取良好的防护措施。应减少病毒感染的机会，尤其是流行性病毒感染。避免长期接触与胰腺癌发生有关的物质，如某些金属、焦炭、煤气、石棉、祛脂剂、β-萘酚胺、联苯胺、甲基胆蒽、N-亚硝基甲胺、乙酰氨基芴和烃化物等，并尽可能采取良好的防护措施。

（5）减少或防止相关性疾病发生　为减少胰腺癌的发生，应采取相应措施防止发生糖尿病、慢性胰腺炎和胆石症。提高妇女卫生保健工作，避免多次流产、卵巢切除和子宫内膜增生等疾病。及时纠正各种内分泌紊乱。

2. 二级预防

（1）早期诊断　对 40 岁以上正常人群普查可以早期发现胰腺癌。普查手段目前可依靠 CA 19-9 单克隆抗体，其特点为敏感性高，胰腺癌的阳性率可达 90% 以上，故对 CA 19-9 单克隆抗体阳性患者应予定期复查。首先作 B 超诊断，必要时作 ERCP、EUS 等深入检查，发现胰腺肿块者可作 B 超引导下经皮细针穿刺活检，常规检查阴性者作 EUS 常可发现小胰癌。对有胰腺癌家族史者，更应定期查 CA 19-9 和 B 超。

（2）早期治疗　早期手术是目前治疗胰腺癌的主要方法，与此同时，应积极采用中西医综合治疗。

十、预后

胰腺癌是一种高度恶性的肿瘤，预后极差，尽管医务工作者在过去的 50 年中付出了很大的努力，但在提高胰腺癌生存率方面并未取得较大进展。未接受治疗的胰腺癌患者的生存期约 4 个月，接受旁路手术治疗的患者生存期约 7 个月，切除术后患者一般能生存 16 个月。美国国立卫生研究院报告，胰腺癌总体 1 年生存率为 8%，5 年生存率为 3%，中位生存期仅 2～3 个月。我国外科的统计资料显示，5 年生存率仅为 5% 左右。早期诊断和早期治疗是提高和改善胰腺癌预后的关键，有资料显示早期根治肿瘤，5 年生存率可＞20%。若肿瘤局限于胰头部，施行胰腺全切除术或 Whipple 手术可有 15%～20% 的 5 年生存率。术后应用放化疗等辅助治疗可提高生存率。对手术辅助化疗并加用放疗的患者，其 2 年生存率可达 40%。

虽然近年来针对胰腺癌的影像学诊断技术和分子生物学检测手段取得了一定的进展，但其早期诊断问题远未解决。85% 的患者就诊时已属晚期，临床确诊的病例中只有 10%～15% 的患者有手术切除的机会，其中能根治者仅为 5%～7.5%，因此中晚期胰腺癌的治疗是临床工作中必须正视的现实问题。另据美国的调查统计显示，胰腺癌总的手术切除率和 5 年生存率在过去 20 年中无显著变化，面对如此严峻的现实，不得不承认，在人类跨入 21 世纪的今天，对胰腺癌的诊断和治疗，医务工作者仍面临着巨大的挑战。如何在现有条件下提高胰腺癌的早期诊断率，加强综合治疗，改善预后，需要我们重视并继续努力。

第十一章
泌尿生殖系统肿瘤

第一节　肾癌

肾癌又称肾细胞癌，起源于肾小管上皮细胞，可发生于肾实质的任何部位，但以上、下极为多见，少数侵及全肾；左、右肾发病机会均等，双侧病变占 1%～2%。

肾癌是最常见的肾脏实质恶性肿瘤，由于平均寿命延长和医学影像学的进步，肾癌的发病率比前增加，临床上并无明显症状而在体检时偶然发现的肾癌日益增多。肾癌是起源于肾实质泌尿小管上皮系统的恶性肿瘤，包括起源于泌尿小管不同部位的各种肾细胞癌亚型，但不包括来源于肾间质的肿瘤和肾盂肿瘤。

肾癌占成人恶性肿瘤的 2%～3%，占成人肾脏恶性肿瘤的 80%～90%。世界范围内各国或各地区的发病率各不相同，总体上发达国家发病率高于发展中国家，城市地区高于农村地区，男性多于女性，男女患者比例约为 2∶1，发病年龄可见于各年龄段，高发年龄为50～70 岁。

一、病因

肾癌的病因未明，但有资料显示其发病与吸烟、解热镇痛药物、肥胖、遗传等有关；另有些职业如石油、皮革、石棉等产业工人患病率高。

（1）吸烟因素　大量的前瞻性观察发现吸烟与肾癌发病正相关。吸烟者发生肾癌的相对危险因素（RR）＝2，且吸烟 30 年以上、吸无过滤嘴香烟的人患肾癌的危险性上升。

（2）肥胖和高血压因素　发表在 2000 年 11 月 2 日出版的新英格兰医学杂志上的一项前瞻性研究表明，高体重指数（BMI）和高血压是与男性肾癌危险性升高相关的两个独立因素。

（3）职业因素　有报道金属行业工人、报业印刷工人、焦炭工人、干洗业和石油化工产品工作者的肾癌发病和死亡危险性增加。

（4）遗传因素　有一些家族内肾癌是在进行染色体检查时发现。肾癌高发生率的人中第三对染色体上有缺陷。多数家族性肾癌发病年龄比较早，趋于多病灶和双侧性。有一种罕见的遗传性疾病——遗传性斑痣性错构瘤（VHP）的患者发生肾癌者多达 $28\%\sim45\%$。

（5）食品和药物因素　调查发现高摄入乳制品、动物蛋白、脂肪，低摄入水果、蔬菜是肾癌的危险因素。在动物实验中，由于女性激素（雌激素）原因而致肾癌已得到证明，但在人体尚无直接的证据。滥用解热镇痛药尤其是含非那西丁的药物可增加肾盂癌危险性。利尿药也可能是促进肾癌发生的因素。通过动物实验得出红藤草（又名"千根"）可能诱发肾癌的结论。

（6）其他疾病因素　在进行长期维持性血液透析的患者，萎缩的肾脏内发生囊性变（获得性囊性病）进而又发现肾癌的病例有增多的现象。因此透析超过 3 年者应每年做 B 超检查肾脏。有报告糖尿病患者更容易发生肾癌，肾癌患者中 14% 患有糖尿病，是正常人群患糖尿病的 5 倍。

二、发病机制

肾癌常为单侧单病灶，左、右侧发病数相似。肾癌多数为圆形，大小悬殊。肿瘤无组织学包膜，但有被压迫的肾实质和纤维组织形成的假包膜，少数为均匀的黄色或棕色，多数有出血、坏死、纤维化斑块，出血坏死可形成囊性，本身为乳头状囊腺癌。肿瘤可破坏全部肾脏，并可侵犯邻近脂肪、肌肉组织、血管、淋巴管等，肾周围筋膜是防止局部扩散的一层屏障。肾癌易向静脉内扩展形成癌栓，可延伸进入肾静脉、下腔静脉。远处转移常见为肺、脑、骨等。

电镜检查见肾癌细胞大多数表现为不同程度的近曲小管的超微结构，认为肾癌发生于近曲小管。肾癌大多数为透明细胞癌，亦可同时或大多数为颗粒细胞，这种细胞为梭状，有时酷似肉瘤，这种恶性程度较大的肾癌称为未分化癌。

三、病理

1. 分型

肾癌的类型还包括集合管癌和肾癌未分类。前者较少见，在肾癌中的比例不到 1%。后者包括不能归入上述各类的肾癌，占肾细胞癌的 $3\%\sim5\%$。

（1）普通型（透明细胞）肾癌　为最常见的类型，占肾细胞癌的 $70\%\sim80\%$。显微镜下肿瘤细胞体积较大，呈圆形或多边形，胞质丰富，透明或颗粒状，间质富有毛细血管和血窦。本型病例大部分为散发性，少数为家族性并伴有 VHL 综合征。本型肾癌的发生与VHL 基因改变有关。

（2）乳头状癌　占肾细胞癌的 $10\%\sim15\%$。包括嗜碱性细胞和嗜酸性细胞两个类型。肿瘤细胞呈立方或矮柱状，乳头状排列。乳头中轴间质内常见砂粒体和泡沫细胞，并可发生水肿。本型也包括家族性和散发性两种。乳头状肾癌的发生与 VHL 无明显关系。散发性乳头状肾癌的细胞遗传学改变主要是 7、16 和 17 号染色体三体及男性患者的 Y 染色体丢失［t（X，1）］，而家族性乳头状肾癌的改变主要是 7 号染色体三体。家族性透明细胞癌的发生与位于 7 号染色体的原癌基因 *MET* 的突变有关。

（3）嫌色细胞癌　在肾细胞癌中约占 5%。显微镜下细胞大小不一，胞质淡染或略嗜酸性，近细胞膜处胞质相对浓聚，核周常有空晕。此型肿瘤可能起源于集合小管上皮细胞，预后较好。细胞遗传学检查常显示多个染色体缺失和严重的亚二倍体。发生缺失的染色体包括 1、2、6、10、13、17 或 21 号染色体。

2. 分类

肾肿瘤种类很多，至今还没有一个统一的分类方法，根据肿瘤的来源，主要分为下列

9类。

①来自肾实质的肿瘤，有肾腺瘤和肾癌（又称肾细胞癌）。

②来自肾盂上皮的肿瘤，有移行乳头状瘤、移行细胞癌、鳞形细胞癌和腺癌。

③来自肾胚胎组织的肿瘤，有肾母细胞瘤（即 Wilms 肿瘤）、胚胎癌和肉瘤。

④来自间叶组织的肿瘤，有纤维瘤、纤维肉瘤、脂肪瘤、脂肪肉瘤、平滑肌瘤和平滑肌肉瘤。

⑤来自血管的肿瘤有血管瘤、淋巴瘤和错构瘤。

⑥来自神经组织的肿瘤有神经母细胞瘤、交感神经母细胞瘤。

⑦来自肾包膜的肿瘤，有纤维瘤、平滑肌瘤、脂肪瘤、混合瘤。

⑧囊肿，有孤立性囊肿、多发性囊肿、囊腺瘤、皮样囊肿、囊腺癌。

⑨转移性肿瘤。

3. 转移

（1）直接浸润　肾癌逐渐长大，穿破肿瘤包膜朝四周扩散，向内侵入肾盂，向外突破肾包膜侵及肾周脂肪和筋膜，蔓延到邻近组织如结肠、肾上腺、肝、脾及横膈等。

（2）淋巴途径　据统计 15％～30％的肾癌可经淋巴途径转移。左侧转移到肾蒂、主动脉前和左外侧淋巴结；右侧累及肾门附近、下腔静脉前淋巴结、主动脉和下腔静脉间淋巴结。

（3）血运转移　是肾癌重要的转移途径，癌细胞侵犯静脉，从毛细血管、肾内静脉至肾静脉，在静脉内形成瘤栓，可进一步伸入下腔静脉到达右心房，并向肺、骨骼和其他脏器引起广泛的血运转移。

四、临床表现

大多数肾癌患者是由于健康查体时发现的无症状肾癌，这些患者占肾癌患者总数的 50％～60％。有症状的肾癌患者中最常见的症状是腰痛和血尿，少数患者是以腹部肿块来院就诊。10％～40％的患者出现副瘤综合征，表现为高血压、贫血、体重减轻、恶病质、发热、红细胞增多症、肝功能异常、高钙血症、高血糖、血沉增快、神经肌肉病变、淀粉样变性、溢乳症、凝血机制异常等改变。20％～30％的患者可由于肿瘤转移所致的骨痛、骨折、咳嗽、咯血等症状就诊。

（1）血尿　血尿常为无痛性间歇发作，肉眼可见全程血尿，间歇期随病变发展而缩短。肾癌出血多时可能伴肾绞痛，常因血块通过输尿管引起。肾癌血尿的血块可能因通过输尿管形成条状。血尿的程度与肾癌体积大小无关。肾癌有时可表现为持久的镜下血尿。

（2）腰痛　腰痛为肾癌另一常见症状，多数为钝痛，局限在腰部，疼痛常因肿块增长充胀肾包膜引起，血块通过输尿管亦可引起腰痛已如前述。肿瘤侵犯周围脏器和腰肌时疼痛较重且为持续性。

（3）肿块　肿块亦为常见症状，1/4～1/3 肾癌患者就诊时可发现肿大的肾脏。肾脏位置较隐蔽，肾癌在达到相当大体积之前肿块很难发现。一般在腹部摸到肿块时已是晚期。

（4）疼痛　疼痛约见于 50％的病例，亦是晚期症状，系肾包膜或肾盂被逐渐长大的肿瘤所牵扯，或由于肿瘤侵犯、压迫腹后壁结缔组织、肌肉、腰椎或腰神经所致的患侧腰部持久性疼痛。

（5）其他症状　不明原因的发热，或刚发觉时已转移，有乏力、体重减轻、食欲缺乏、贫血、咳嗽和咯血等肺部症状。另外，肾腺癌的作用是由肿瘤内分泌活动而引起的，包括红细胞增多症、高血压、低血压、高钙血症、发热综合征。

五、辅助检查

（一）生化检查

血尿是重要的症状。红细胞增多症多发生于 3%～4% 患者；亦可发生进行性贫血。双侧肾肿瘤总肾功能通常没有变化，血沉增高。某些肾癌患者并无骨骼转移，却可有高血钙的症状以及血清钙增高。肾癌切除后症状迅速解除，血钙亦恢复正常。有时可发展到肝功能不全，如将肿瘤切除，可恢复正常。

（二） X 线检查

1. X 线平片

可以见到肾外形增大、轮廓改变。偶有肿瘤钙化，在肿瘤内呈局限的或广泛的絮状影，亦可在肿瘤周围成为钙化线壳状，尤其年轻人肾癌多见此种表现。

2. 静脉尿路造影

是常规检查方法。由于不能显示尚未引起肾盂、肾盏变形的肿瘤以及不易区别肿瘤是否肾癌、肾血管平滑肌脂肪瘤、肾囊肿，所以其重要性下降。必须同时进行超声或 CT 检查进一步鉴别。但静脉尿路造影可以了解双侧肾脏的功能以及肾盂、肾盏、输尿管和膀胱的情况，对诊断有重要的参考价值。

3. 肾动脉造影

可发现泌尿系统造影未变形的肿瘤。肾癌表现有新生血管，动静脉瘘，对比剂池样聚集，包膜血管增多，血管造影变异大。有时肾癌可不显影，如肿瘤坏死囊性变、动脉栓塞等。肾动脉造影必要时可向肾动脉内注入肾上腺素，正常血管收缩而肿瘤血管无反应。在比较大的肾癌行选择性肾动脉造影时亦可随之进行肾动脉栓塞术，可减少术中出血。肾癌不能手术切除，但有严重出血者可行肾动脉栓塞术作为姑息性治疗。

（三）超声、 CT、 MRI 检查

1. 超声扫描

超声检查是最简便、无创伤的检查方法，可作为常规体检的一部分。肾脏内超过 1cm 肿块即可被超声扫描所发现，重要的是鉴别肿块是否是肾癌。肾癌为实性肿块，由于其内部可能有出血、坏死、囊性变，因此回声不均匀，一般为低回声，肾癌的境界不甚清晰，这一点和肾囊肿不同。肾内占位性病变都可能引起肾盂、肾盏、肾窦脂肪变性或断裂。肾乳头状囊腺癌超声检查酷似囊肿，并可能有钙化。肾癌和囊肿难以鉴别时可以穿刺，在超声引导下穿刺是比较安全的。穿刺液可做细胞学检查并行囊肿造影。囊肿液常为清澈、无肿瘤细胞、低脂肪，造影时囊壁光滑可肯定为良性病变。如穿刺液为血性应想到肿瘤，可能在抽出液中找到肿瘤细胞，造影时囊壁不光滑即可诊断为恶性肿瘤。肾血管平滑肌脂肪瘤为肾内实性肿瘤，其超声表现为脂肪组织的强回声，容易与肾癌相鉴别。在超声检查发现肾癌时，亦应注意肿瘤是否穿透包膜、肾周脂肪组织，有无肿大淋巴结，肾静脉、下腔静脉内有无癌栓，肝脏有无转移等。

2. CT 扫描

CT 对肾癌的诊断有重要作用，可以发现未引起肾盂、肾盏改变和无症状的肾癌，可准确测定肿瘤密度，并可在门诊进行，CT 可准确分期。有人统计其诊断准确性：侵犯肾静脉 91%，肾周围扩散 78%，淋巴结转移 87%，附近脏器受累 96%。肾癌 CT 检查表现为肾实

质内肿块，亦可突出于肾实质，肿块为圆形、类圆形或分叶状，边界清楚或模糊，平扫时为密度不均匀的软组织块，CT值＞20Hu，常在30～50Hu，略高于正常肾实质，也可相近或略低，其内部不均匀系出血坏死或钙化所致。有时可表现为囊性CT值，但囊壁有软组织结节。经静脉注入对比剂后，正常肾实质CT值达120Hu左右，肿瘤CT值亦有增高，但明显低于正常肾实质，使肿瘤境界更为清晰。如肿块CT值在增强后无改变，可能为囊肿，结合对比剂注入前后的CT值为液体密度即可确定诊断。肾癌内坏死灶、肾囊腺癌以及肾动脉栓塞后，注入对比剂以后CT值并不增高。肾血管平滑肌脂肪瘤由于其内含大量脂肪，CT值常为负值，内部不均匀，增强后CT值升高，但仍表现为脂肪密度，嗜酸细胞瘤在CT检查时边缘清晰，内部密度均匀一致，增强后CT值明显升高。

3. MRI检查

MRI对肾癌诊断的敏感度及准确性与CT相仿，但在显示肾静脉或下腔静脉受累、周围器官受侵犯及与良性肿瘤或囊性占位鉴别等方面优于CT。

（1）圆形、椭圆形或不规则形肿块，可致肾脏外形改变，大于3cm者边界往往不清。

（2）肿瘤血管结构丰富，可见流空的瘤内黑色血管影，迂曲而扩张；还可见腹膜后供血动脉、瘤周围侧支血管黑影；MRI可以清晰地显示肾静脉与下腔静脉内的瘤栓。

（3）肿瘤信号不均匀，在T_1加权像上常呈低信号或等信号。可有瘤内钙化，呈低信号。

（4）肿瘤中心坏死区呈长T_1与长T_2值，在T_1加权像上呈明显低信号，在T_2加权像上呈明显高信号；周围瘤组织信号不均。

（5）瘤内出血中游离的MHB呈高信号。

（6）肾肿瘤的血管结构很少，有包膜，恶性程度较低，MRI上仅显示信号不均，无特征性。

（7）对淋巴结肿大的诊断标准同CT。

（8）对怀疑有肾静脉或下腔静脉内瘤栓的病例，用MRI的额状面图像可以清晰地显示瘤栓的范围。

六、诊断与鉴别诊断

1. 诊断

（1）无明显症状　目前，临床上40％以上的肾癌是因健康体检或其他原因检查而偶然发现的，无明显症状或体征，且其发现率逐年升高，大部分为早期病变，预后良好。

（2）全身表现　10％～40％的患者出现副癌综合征。肾癌的症状表现为体重减轻、恶病质、发热、红细胞增多症、肝功能异常、高钙血症、高血糖、血沉增快、神经肌肉病变、淀粉样变性、溢乳症、凝血机制异常等。2％～3％的病例出现精索静脉曲张或腹壁静脉扩张。

（3）典型局部症状　血尿、腰痛、腹部肿块"肾癌三联征"，在临床出现率已＜15％，常预示病变已至晚期。多数患者只出现"三联征"中的一个或两个症状。

（4）相关实验室检查和辅助检查。

2. 鉴别诊断

肾癌有多种影像学检查方法，术前诊断多无困难。但误诊误治的情况仍时有发生，有时会造成无法弥补的错误，因此必须加以注意。

（1）肾囊肿　典型的肾囊肿从影像检查上很容易与肾癌相鉴别，但当囊肿内有出血或感染时，往往容易被误诊为肿瘤。而有些肾透明细胞癌内部均匀，呈很弱的低回声，在体检筛查时容易被误诊为肾囊肿。对于囊壁不规则增厚、中心密度较高的良性肾囊肿，单独应用上述任何一种检查方法进行鉴别都比较困难，往往需要综合分析、判断，必要时可在B超引导下行穿刺活检。轻易地放弃随诊或鲁莽地进行手术都是不可取的。

（2）肾错构瘤 又称肾血管平滑肌脂肪瘤，是一种较为常见的肾脏良性肿瘤，随着影像学检查的普遍开展，越来越多见于临床。典型的错构瘤内由于有脂肪成分的存在，在B超、CT和MRI图像上都可作出定性诊断，临床上容易与肾细胞癌进行鉴别。肾错构瘤B超示肿块内有中强回声区，CT示肿块内有CT值为负数的区域，增强扫描后仍为负值，血管造影显示注射肾上腺素后肿瘤血管与肾脏本身血管一同收缩；肾细胞癌B超示肿块为中低回声，肿块的CT值低于正常肾实质，增强扫描后CT值增加，但不如正常肾组织明显，血管造影显示注射肾上腺素后肾脏本身血管收缩，但肿瘤血管不收缩，肿瘤血管特征更明显。

可以看出，肾癌与肾错构瘤的鉴别要点在于肾癌内没有脂肪组织而错构瘤内有脂肪组织。但少数情况下，肾细胞癌组织中也会因含有脂肪组织造成误诊。另外，含脂肪成分少的错构瘤被误诊为肾癌的情况也不少见。分析造成误诊的原因有：有些错构瘤主要由平滑肌构成，脂肪成分少；瘤内出血，掩盖脂肪成分，致B超和CT无法辨别；肿瘤体积小，由于容积效应，CT难以测出肿瘤的真实密度。对此种情况，加做CT薄层平扫、B超引导下针吸细胞学检查可有助于诊断。也有作者认为，错构瘤内出血掩盖脂肪组织的CT特征比较显著，但对B超结果的干扰则较少。

（3）肾脏淋巴瘤 少见但并不罕见。肾脏淋巴瘤在影像学上缺乏特点，呈多发结节状或弥漫性湿润肾脏，使肾脏外形增大。腹膜后淋巴结多受累。

（4）肾脏黄色肉芽肿 是一种少见的严重慢性肾实质感染的特殊类型。形态学上有两种表现：一种为弥漫型，肾脏体积增大，形态失常，内部结构紊乱，不易与肿瘤混淆；另一种为局灶性，肾脏出现局限性实质性结节状回声，缺乏特异性，有时与肿瘤难以鉴别。但该病患者一般都有感染的症状，肾区可触及触痛性包块，尿中有大量白细胞或脓细胞。只要仔细观察，鉴别诊断并不困难。

七、治疗

肾癌的治疗主要是手术切除。放射治疗、化学治疗、免疫治疗等效果不理想亦不肯定。有统计肾癌配合放疗对5年生存无影响。

（一）肾癌手术

分为单纯性肾癌切除术和根治性肾癌切除术。目前公认的是根治性肾癌切除术，可以提高生存率。根治性肾癌切除术包括肾周围筋膜及其内容：肾周围脂肪、肾和肾上腺。关于根治性肾癌切除术是否进行局部淋巴结清扫尚有争议。有人认为淋巴结转移时往往有血行转移，有淋巴转移的病例最终都出现血行转移，淋巴结分布广，不易清除干净。亦有人认为，淋巴结转移主要在肾门附近；下腔静脉和主动脉区，可以根治性切除。但根治性淋巴结清扫手术发现有转移灶者，很少有生存超过5年者。肾癌手术时应争取先结扎肾动脉和肾静脉。

肾癌是多血管肿瘤，常有大的侧支静脉，手术容易出血，且不易控制。因此，在较大肿瘤手术时，可以在术前进行选择性肾动脉栓塞。但可引起剧烈疼痛、发热、肠麻痹、感染等，不应常规应用。

肾癌治疗中的特殊问题有以下几个。

（1）保留肾组织的肾癌手术 保留肾组织的肾癌手术如双侧肾癌或孤立肾肾癌，以及对侧肾功能不好。

（2）下腔静脉癌栓 肾癌容易发生肾静脉和下腔静脉内癌栓，近年来认为，如未发现局部或远处扩散，肾癌根治切除术时可同时切除静脉内癌栓或取出下腔静脉内癌栓，预后仍然良好。手术时阻断下腔静脉应在血栓水平以上，可避免致命的肺栓塞。如血栓延伸到心脏，可在心包内把下腔静脉阻断，再切开下腔静脉，取出栓子。

（3）肾癌局部扩散侵犯邻近组织和脏器　这是肾癌治疗中的棘手问题。手术彻底切除肿瘤和其受累的组织是唯一治愈的方法，这类患者 5 年生存率不过 5%。肾癌局部扩散可伴有疼痛，由于肿瘤侵入后腹壁、骶棘肌和神经根。肾癌直接浸润肝脏比较少，肝内转移多于直接浸润。十二指肠和胰腺受累则几无可能治愈。虽然有远处转移，只要有手术可能，多数还是能将原发病肾切除，转移处病灶还是有可能获得相当长的存活率，摘除病肾后，血尿和疼痛亦被去除，还是值得的。

（二）免疫治疗

多年来已证明人体实性肿瘤内淋巴细胞对肿瘤细胞有免疫反应，但这种肿瘤浸润淋巴细胞（TIL 细胞）对自体肿瘤的细胞毒作用往往较低，因肿瘤内有抑制的机制，这种 TIL 细胞需在体外刺激和扩增，使之对自体肿瘤充分发挥细胞毒作用。正常人类淋巴细胞和白介素-2 培养能够产生效应细胞，称为淋巴因子激活杀伤细胞即 LAK 细胞。

肿瘤浸润淋巴细胞即 TIL 细胞亦可在体外用 IL-2 扩增，在动物实验发现这种过继性的转移 TIL，其治疗效果比 LAK 细胞强 50～100 倍，并可破坏其肺和肝的转移灶。其临床应用的可能性尚在探讨中。

（三）化学治疗

肾癌的化疗效果不好，单药治疗效果更差。有专家统计 37 种化疗药物单药治疗肾癌，其中以烷化剂效果较好。联合化疗中疗效较好的组合为：长春碱、氨甲蝶呤、博来霉素、他莫昔芬；长春新碱、多柔比星、BCG、甲基乙醛氧孕前酮；长春碱、多柔比星、羟基脲、MA。总之多药治疗优于单药。

（四）免疫治疗和化疗结合

干扰素 180 万单位皮下或肌内注射，每周 3 次，长春碱 0.1mg/kg 静脉注射，3 周一次。

（五）生物治疗

（1）通过一类物质调节加强机体的免疫功能，或直接显示其细胞毒作用，改变宿主对肿瘤的生物反应状态，从而达到抗肿瘤治疗的目的。

（2）人体肿瘤细胞内淋巴细胞对肿瘤产生免疫反应→TIL 对肿瘤毒性低→体外扩增→回输给人体。

（3）正常人淋巴细胞＋IL-2→LAK 细胞→输入人体。

（六）物理微创治疗方法

肿瘤微创靶向治疗技术——美国氩氦超冷刀，是世界上唯一同时兼具－150℃超低温冷冻、介入热疗、200℃大温差逆转和免疫增强等多重效能的高新科技医疗系统。优于单纯高热或单纯冷冻治疗。杀灭癌细胞更彻底有效。该技术属纯物理治疗，具有彻底摧毁肿瘤治疗效果确切、治疗不导致癌细胞扩散、治疗过程微创无痛苦、恢复快、不损伤正常组织的优点。与放化疗不同，氩氦超冷刀治疗无不良反应，还可以有效地调控细胞因子和抗体的分泌，经过这种方法治疗后的患者，身体免疫功能较治疗前明显改善，远期生存率显著提高。

另外还具有治疗费用低、住院时间短等优点。它是继射频消融治疗、微波、激光、超声聚集刀、伽马刀等之后发展起来的肿瘤治疗高新技术，在治疗肺癌、肝癌、乳腺癌、肾肿瘤等实体肿瘤方面具有显著优势，代表世界肿瘤治疗的先进水平。

氩氦超冷刀适用于早期、中期和晚期各期实体肿瘤的治疗，尤其是那些不能手术切除的中晚期患者或因年龄大、身体虚弱等原因不能手术治疗肿瘤的患者的首选；不愿承受放化疗不良反应或放化疗及介入治疗等治疗效果不好的肿瘤患者可以选择。2mm 以上探针内自带温度传感器，可监测冷冻区域中心的温度。1.47mm 探针内不带温度传感器，如需监测温度，可单独插入温度探针监测组织内的温度。监测到的温度变化、冷冻时间可在液晶显示屏显示为温度时间曲线，以便操作者及时了解冷冻过程。

手术时多数用局麻。治疗时一般在 B 超、CT、磁共振引导下进行穿刺，实时监测穿刺的全过程。手术方式有经皮穿刺、外科手术直视下穿刺、腔镜下穿刺。在 CT 或 B 超定位引导下将氩气刀准确穿刺进入肿瘤体内，然后首先启动氩气，可借氩气在刀尖急速膨胀产生制冷作用，在 15s 内将病变组织冷冻至－170℃～－140℃。持续 15～20min 后，关闭氩气，再启动氦气，借氦气在刀尖急速膨胀，急速加热处于超低温状态的病变组织，可使病变组织温度从－140℃上升至 20～40℃，从而施行快速热疗。持续 3～5min 之后，再重复一次以上治疗。此种冷热逆转疗法，对病变组织的摧毁尤为彻底。其降温及升温的速度、时间和温度、摧毁区域的尺寸与形状可由 B 超或 CT 等实时监测，并由计算机精确设定和控制。更重要的是由于氩氦刀制冷或加热只局限在刀尖端，刀杆不会对穿刺路径上的组织产生冷热伤害。氩氦刀是目前唯一可进行微创经皮冷热治疗的仪器。

对于早期的小肿瘤，氩氦刀冷冻治疗可作为手术的替代治疗。对于晚期较大的肿瘤可作为姑息治疗，增强综合治疗的效果，可减少肿瘤负荷，减轻症状，提高生活质量，延长生存时间。

（七）中医治疗

1. 针灸治疗

（1）针灸治疗仪治疗　用治疗仪，将电极板接在疼痛处，以负极接在疼痛对侧外，以中低频刺激，适用于肿瘤和各处疼痛。

（2）针刺和穴位注射　取穴三阴交、昆仑、足三里，并以复方丹参注射液 2ml 稀释在 5ml 生理盐水中，每次分别注射 1ml，每日或隔日一次，连续 10 天为一疗程。休息 5 天后再开始另一疗程。适用于肿瘤疼痛和血尿有条索状血块，排尿困难者。

2. 推拿治疗

取穴曲池、合谷、肾俞、三阴交等穴，采用擦、拿、摇、拍、击等手法，扶正固本，理气活血化瘀，适用于肾脏肿瘤气机不畅之腰痛和血尿等。

3. 外敷药物

癌痛散：山奈、乳香、没药、姜黄、栀子、白芷、黄芩各 20g，小茴香、公丁香、赤芍、木香、黄柏各 15g，蓖麻仁 20 粒。上药共为细末，用鸡蛋清调匀外敷肾俞，6～8h 更换一次。适用于肾脏肿瘤疼痛者。

八、康复

1. 防止病菌感染

肾癌患者最容易受到的危险来自病菌的感染，患者发病后身体免疫力下降，因此很容易受到外界病菌的侵袭，因此应减少患者与无关人员的接触，避免患者到人多的地方，减少人员探视，同时应保持患者皮肤及衣物的清洁。

2. 保护皮肤完整性

应保持患者皮肤完整性，以避免因皮肤破损而造成出血，应让患者减少出行，若皮肤有破溃，应马上给予处理，且避免身体水肿部位受压。

3. 减缓患者疼痛

一般癌肿患者都会出现疼痛，肾癌患者亦不例外，应嘱咐患者按时服用止痛药物，并可采用转移注意力的方法来让患者忘记疼痛，如可让其看书、读报、听新闻，也可和其交谈等。

4. 注意卫生

注重患者的卫生情况，饭前便后洗手，饭后用淡盐水漱口，以防止病菌感染。对于出现疼痛的患者，可采取药物镇痛，同时应给予患者安慰，可带其去清幽的环境中，以舒缓心情。另外，应指导患者有规律的生活，使其养成良好的生活习惯，安排合理的睡眠、工作、运动等，这些都是促进患者康复的有效手段。

5. 饮食指导

（1）术前饮食　肾脏肿瘤一经发现，多属晚期，术前应进容易消化吸收、富有营养的食品如蔬菜、瘦肉、鸡蛋等，以维持人体营养，增强机体的抗病能力，为手术治疗创造条件。

（2）术后饮食　肾癌术后，因损伤正气，肾气大伤，伤气耗血，气血两伤，宜补气养血。食用富含蛋白质的食物，如牛奶、豆浆、鱼羹等，也可用枸杞子炒肉食用。但注意不宜食用过多过饱。

（3）放疗时饮食　放疗期间肾阴亏损，宜进滋肾阴养血生津之品，选用鲜水果、鲜蔬菜，如菠菜、苹果、梨、龙眼肉、核桃仁、枸杞子、银耳等。

（4）化疗时饮食　化疗时患者因气血两伤，加之药物不良反应，阴液耗伤，气伤血耗，更应进食滋阴补气食物，如鱼羹、龟肉汤、甲鱼汤、香菇汤、银耳汤、燕窝、苹果汁、银杏、肉片汤、鸡汤等，均可选择食用。有呕吐者，可用生姜汤。

（5）晚期肿瘤饮食　肿瘤晚期气血均伤，阴阳失调，宜调整阴阳，益气养血。可选用人参汤、银耳汤、果仁膏等。禁食虾、蟹等发物。

6. 心理指导

肾癌是常见的恶性肿瘤，一旦确诊后，患者在心理上会产生不同程度的压力，尤其是需要手术治疗时，很容易导致患者情绪低落，丧失与疾病作斗争的信心，影响治疗和护理工作的进行。

肾癌患者存在的心理问题有恐惧心理、怀疑心理、悲观绝望心理，烦躁、易怒。针对这些问题，介绍如下。

（1）环境对人的身心健康有着很大的影响，所以病房要注意保持空气清新，布置合理，物品摆设有序，温湿度适宜，无噪声，使患者觉得像住在家里一样，消除他们对医院的恐惧和陌生感。

（2）对患者的真实病情注意适度保密，尤其是对老年及缺乏医学常识的人，以免患者过于紧张和恐惧，影响患者的康复。

（3）对持有怀疑心理的患者，我们满足其做各种检查的愿望，耐心细致地向患者说明有关情况。

（4）对消极绝望的患者，根据不同情况分析原因，给予他们精神安慰。除了做好精神调养和生活指导等服务性工作，还给患者讲述一些治愈病例的治疗过程和疗养方法，使患者树立信心，在精神上得到鼓励，在治疗上看到希望。

（5）需在术前委婉地将该手术对患者造成的影响告诉患者，讲解其必要性，使患者有心理准备。术后要精心护理，尊重患者。

（6）患者术后 1 周内，患者自我形象紊乱，常会产生一种生不如死的痛苦感，所以这一时期应尽量减少亲戚朋友的探视，避免刺激患者。

（7）动员、鼓励手术患者参加联谊会，使其与其他患者一起交流、娱乐，减轻他们的孤独感。对患者提供心理咨询，根据需要进行帮助和指导。对出院 6 个月内的进行每月 1 次的电话随访，通过面对面的交流，针对饮食、肠造口护理、粪便以及化疗或放疗中出现的一些不良反应引起的相应的心理行为变化进行咨询，并给予指导和帮助。

（8）家属心情的好坏能直接影响患者的情绪，要做好患者的心理护理与家属的配合是分不开的。患者由于被病痛折磨，常将急躁情绪发泄到家人身上，而家人的辛苦和委屈又不能得到患者的认可，极易产生心理不平衡，对患者失去耐心，因此要非常注重家属的思想工作，并在术前使他们对疾病和手术有一定的了解，劝导他们克制自己，与医护人员配合，一起稳定患者的情绪，使患者早日康复。

九、预防控制

（1）养成良好的卫生习惯，不食用霉变、腐烂、腌制食品。宜用清淡饮食，适当进食鱼、鸡蛋及动物瘦肉。

（2）戒烟，避免放射线侵害，慎用激素。加强对铅化合物接触的防护。减少化学性致癌物质的接触，是预防本病不可忽视的措施。

（3）加强体育锻炼，增强抗病能力。

（4）保持乐观的人生观，稳定情绪，提高生活质量。

（5）积极开展防癌宣传，普及防癌知识，做到对肾肿瘤的早期诊断、早期治疗，这是决定本病治疗效果及预后的关键。

（6）定期复查，术后康复患者应定期复查，每 1～3 个月复查一次，情况良好者每半年到 1 年复查一次，并坚持综合治疗。

十、预后

据统计，近 30 年全球肾癌的发病率以每年 3％的速度增长；我国每年新增肾癌患者达 8 万，每年因肾癌死亡的人数超过 2 万。预后问题个体差异较大，具体每个患者要具体分析。研究发现影响肾癌预后的因素包括解剖、临床、组织学及分子水平因素。

1. 解剖因素

（1）TNM 分期　依据 2002 年 TNM 分期系统，T_{1a} 期患者的 5 年生存率为 97％，而 T_4 期患者 5 年生存率为 20％。淋巴转移患者预后不良，5 年生存率为 5％～30％，而 10 年生存率为 0％～5％。

（2）肿瘤大小　研究表明，不同肿瘤大小的患者其预后也不尽相同：肿瘤直径小于 5cm、直径介于 5～10cm 和肿瘤直径大于 10cm 患者的五年生存率分别为 84％、50％和 0％。相比于肿瘤更大的患者，肿瘤小于 4cm 的患者在进行保肾治疗后，有更好的预后，并且这种差异具显著性。

（3）静脉癌栓　无癌栓的肾癌、累及肾静脉、累及膈以下下腔静脉以及累及膈以上下腔静脉的患者三年生存率分别为 89％、76％、63％和 23％。

（4）累及肾上腺　2002 年版的肾癌 TNM 分期系统将肾上腺受侵犯定为 T_{3a}，但经随访发现此类患者 5 年存活率仅为 0～40％，与 T_4 期患者 5 年存活率相同，故 2010 年版肾癌 TNM 分期系统将肾上腺受侵犯改为 T_4 和 M_1。累及肾上腺患者的中位生存时间为 12.5 个月；而累及肾周脂肪但无肾上腺累及的患者中位生存时间为 36 个月，其 5 年生存率为 36％。

（5）淋巴结转移　肾癌患者发生淋巴结转移的风险约为 20％，而已发生淋巴结转移的患者五年生存率为 11％～35％。同时既存在远处转移又存在淋巴结转移患者的五年生存率显著低于只存在远处转移而无淋巴结转移的患者。两者的五年生存率分别为 15％和 23％。根据 Vasselli 等的报道，手术前已证实存在淋巴结转移的患者的中位生存时间显著少于手术前无淋巴结转移的患者。两者分别为 8.5 个月和 14.7 个月。

2. 组织学因素

（1）肿瘤分级　对于 T_1 期的肿瘤，Fuhrinan 1、2、3、4 级的肾癌五年生存率分别为 91％、83％、60％和 0％。

（2）组织学亚型　嫌色细胞癌的预后要好于乳头状细胞癌，则乳头状细胞癌预后比透明细胞癌理想；集合管癌预后极差。三种肾癌亚型的预后存在差异，透明细胞癌 5 年总生存率为 78％、乳头状细胞癌 1 型 89％、乳头状细胞癌 2 型为 64％、嫌色细胞癌为 92％。

（3）肉瘤样变　此种改变不到肾癌病例的 5％，但预后不良。此类患者的 5 年生存率和 10 年生存率分别为 22％和 13％。

（4）肿瘤组织坏死　单侧肾透明细胞癌患者而言，组织学坏死是独立的预后因素，并且存在组织学坏死的患者死亡风险两倍于切片中未发现坏死的患者。T_{1a} 期肾癌患者中，存在肿瘤坏死的 5 年生存率为 72.2％，而不存在肿瘤坏死组 5 年生存率为 93.6％。

（5）集合系统累及　对于晚期肿瘤患者（T_3 及以上），集合系统累及同不良预后并无明显的相关性；而对于早期肿瘤患者，集合系统累及和不良预后相关。集合系统累及的患者 3 年生存率显著低于未受累及的患者（前者为 39％，后者 62％）。

（6）微血管浸润　微血管浸润阳性组与阴性组中无病存活率分别为 27％与 87％，肿瘤特异存活率分别为 40％与 88％。有文献报道肿瘤微血管浸润组的肿瘤进展率为 37％，而无肿瘤微血管浸润组肿瘤进展率仅为 6％。

第二节　肾盂癌

肾盂癌系发生在肾盂或肾盏上皮的一种肿瘤，约占所有肾肿瘤的 10％。

肾盂癌是由肾盂黏膜发生的上皮性肿瘤，移行细胞癌占 90％，其次为鳞状上皮细胞癌和腺癌。间质性肾炎、长期使用止痛药、慢性炎症或结石刺激、接触致癌物质常常是肾盂肿瘤的诱因。肾盂移行上皮细胞癌可同时或先后伴发输尿管、膀胱或对侧肾盂的移行上皮细胞癌，具有多中心性发生的特点。由于肾盂壁薄，周围有丰富的淋巴组织，肿瘤容易向腹主动脉旁及颈部淋巴结转移；血行转移的主要脏器是肺、肝和骨骼。

发病年龄多在 40 岁以上，男多于女，约 3：1，左、右发病无明显差异，双侧同时发生者占 2％～4％。

一、病因

常与接触外界致癌因素有关，染料、皮革、橡胶、油漆等工业原料中的芳香伯胺类物质如联苯胺等是肾盂癌致癌物质；色氨酸代谢紊乱、长期吸烟及服用非那西丁类药物者，肾盂癌发病率明显增高；受到感染或长期结石刺激可引起比较少见的鳞癌或腺癌，有些囊性肾盂炎、腺性肾盂炎可发展为肾盂癌。

二、发病机制和病理

本病多数为移行细胞癌，少数为鳞癌和腺癌，后二者约占肾盂癌的15％，它们的恶性程度远较移行细胞癌为高。临床所见移行细胞癌可在任何被覆有移行上皮的尿路部位先后或同时出现，因此，在诊断及处理上应视为一个整体，不能孤立地对待某一局部的移行细胞癌。

肾盂癌可分为4级。Ⅰ级：乳头状伴正常黏膜。Ⅱ级：乳头状伴少量多形性变和核分裂。Ⅲ级：扁平移行细胞伴显著多形性变和核分裂。Ⅳ级：极度多形性变。因肾盂壁薄，易发生淋巴或血行转移，预后不良。

鳞状细胞癌约占肾盂癌的15％，病变扁平，质硬，迅速浸润达肾脏周围、肾门及区域淋巴结，确诊时多已转移，预后差。腺癌极为少见。肾盂肿瘤可发生于肾盂的任何部位，有多中心发生的特点，可同时或先后发生输尿管肿瘤或膀胱肿瘤，在乳头状瘤或乳头状癌患者中较为多见，而在平坦的浸润性乳头状癌患者中较为少见。关于肾盂肿瘤的多发现象目前有4种解释：①淋巴途径扩散；②经黏膜直接扩散；③多中心病灶；④肿瘤细胞脱落种植在输尿管或膀胱黏膜上，继续生长而成。

三、临床表现

70％～90％的患者临床表现早期最重要的症状为无痛性肉眼血尿，少数患者因肿瘤阻塞肾盂输尿管交界处后可引起腰部不适、隐痛及胀痛，偶可因凝血块或肿瘤脱落物引起肾绞痛，因肿瘤长大或梗阻引起积水出现腰部包块者少见，尚有少部分患者有尿路刺激症状，晚期患者出现贫血及恶病质。

肾盂癌临床上分为5期。0期：肿瘤局限于黏膜期。A期：肿瘤侵及固有膜。B期：肿瘤侵犯肌层。C期：肿瘤扩展至肾盂旁脂肪或肾实质。D期：区域淋巴结受累或其他部位有转移。

（1）血尿　发生率约为90％，表现为间歇性，无痛性，肉眼，全程血尿，可排出条索状血块。

（2）疼痛　血尿时血块致输尿管梗阻可引起肾绞痛，肿瘤引起肾积水可出现腰部胀痛不适。

（3）肿块　多位于腰部或上腹部，出现肿块预示肿瘤阻塞导致肾积水或病情已近晚期。

（4）全身症状　全身不适、食欲减退、体重下降是肿瘤患者常有的全身症状，部分患者还可伴有不同程度的发热、贫血或高血压。

（5）肿瘤转移表现　肾盂肿瘤常发生早期转移，有时可扪及锁骨上肿大淋巴结。

四、辅助检查

1. 实验室检查

（1）尿常规检查　常可发现红细胞。

（2）尿液细胞学检查　需多次检查，阳性率为35％～55％。采用吖啶橙染色荧光显微镜检查，阳性率可高达80％。

2. 其他辅助检查

（1）肾盂造影　IVU 结合逆行肾盂造影是肾盂肿瘤定位诊断、估计肿瘤大体形态和肿瘤分期的基本手段，IVU 阳性率为 58%～80.8%，逆行肾盂造影有 86% 可发现肿瘤。采用双倍剂量的对比剂或对不显影的患肾做逆行肾盂造影有助于明确诊断。

肾实质肿瘤与肾盂肿瘤有时因肾脏外形及肾盏的 X 线征象的改变相似而不易区别。一般肾脏外形无改变，而肾盂内充盈缺损较大，则以肾盂肿瘤可能性大。肿瘤较小时常需多次行肾盂造影方能明确，逆行肾盂造影时宜用浓度较淡的对比剂，并从不同角度摄片有助于发现。

（2）B 超检查　B 超检查对早期肾盂肿瘤的诊断率不高，但对发展到一定程度的肾盂肿瘤可作出正确的诊断。肾盂造影显示的充盈缺损常难与透光结石和血块相鉴别，B 超则可以定性将肾盂肿瘤与阴性结石和血块相区别。肾盂肿瘤 B 超图像表现为肾窦回声分离、内为低回声区，并能清晰显示肿瘤的表面形态。当相应部位肾脏正常皮质、髓质结构紊乱，表明肿瘤已侵犯肾实质；如果在此基础上肾脏轮廓有不规则变形，提示肿瘤已侵及肾实质深层或浸润已超越肾包膜。如因肿瘤导致积水时，可兼有肾积水的超声图像。

（3）CT 扫描　CT 扫描具有高分辨力，在平扫及加用对比剂增强扫描后，能清楚地显示病变密度、浸润范围及周围器官的关系，对肾盂肿瘤的诊断正确率可达 90% 以上，并对肿瘤进行临床分期和制定手术方案有很大的价值。肾盂肿瘤的 CT 征象与肿瘤浸润的范围有关，CT 扫描还能发现肾周围浸润和区域淋巴结转移。

（4）肾动脉造影　一般不用于肾盂肿瘤的诊断，肾动脉造影由于其与肾脏的炎症性疾患相混淆而不易区别，假阳性率可达 40% 以上。选择性肾动脉造影肾盂肿瘤可有以下征象：动脉分支缺失；肿瘤血管细小，肾实质受侵犯时肾实质期呈现不规则密度减低区。肾动脉造影对于鉴别肾盂肿瘤与其他原因如肾动脉瘤、血管压迫引起的肾盂充盈缺损有一定的价值。

五、诊断与鉴别诊断

1. 诊断

早期诊断较难，当 40 岁以上出现不明原因的血尿时，应做静脉肾盂造影，一般可明确诊断。

① 间歇性、无痛性肉眼血尿。

② 血块堵塞输尿管可引起肾绞痛。

③ 静脉肾盂造影、B 超、CT 及磁共振检查可帮助诊断分级分期。

④ 尿液细胞学检查可确诊。

2. 鉴别诊断

（1）肾细胞癌时 IVU 也可呈肾盂充盈缺损，需予以鉴别，但其血尿程度、频率较之为轻。更易触及腹部肿块。尿路造影显示肾盏明显变形、伸长和扭曲；肾动脉造影肾实质内可见肿瘤血管及对比剂聚积。

（2）肾海绵状血管瘤破裂时可有严重血尿，尿路造影显示肾盂充盈缺损。但多发生于40 岁以前，皮肤、黏膜可能有血管瘤病变。为突发性肉眼血尿，每次血尿间隔时间较长。

（3）原发性肾紫癜症表现为严重血尿，但其常突然发病。血尿发作频繁，来势凶猛，一般止血措施难以奏效。尿路造影肾不显影或肾盂充盈缺损。

（4）肾盂血块在尿路造影也可表现充盈缺损，但其在 2 周内可变形、缩小或不复存在；反复尿液癌细胞检查为阴性。

（5）肾盂内的阴性结石在 IVU 上也可表现为充盈缺损，在逆行肾盂造影时若注入气体，则能显示密度较高的结石影像。超声检查集合系统呈增强光点及声影。CT 平扫检查可明确阴性结石的部位和大小。

（6）肾盂旁囊肿可有腰部不适、血尿和高血压等。IVU 显示肾盂、肾盏变形、移位、拉长等表现，但无破坏性改变。CT 检查显示肾盂旁边界清楚、均匀低密度的椭圆形肿块，CT 值为 0～20Hu，增强前后 CT 值无明显变化。

六、治疗

治疗原则上肾盂肿瘤应行根治性切除术，但对于单发的分期、分级较低的肿瘤也可采用保留器官的手术。

（一）手术治疗

1. 根治性手术

手术切除为肾盂肿瘤的主要治疗方法。标准术式为：无远处转移者应常规做根治性手术，切除范围包括肾脏、肾脂肪囊、同侧肾上腺、输尿管全段及膀胱袖套状切除。一般多采用两个切口施行手术，处理膀胱壁间段时宜在直视下进行，将有利于预防术后膀胱内种植。至于是否要做区域淋巴结清扫术，目前尚有争议。

2. 保留器官的手术

（1）经尿道输尿管肾盂镜或经皮肾镜电灼或切除术　输尿管镜治疗肾盂肿瘤适用于肿瘤分期分级较低、单发表浅的肿瘤，有手术创伤小、患者恢复快等优点，但肿瘤复发率较高需要长时间随诊，复发率为 13.4％～50％，复发的肿瘤多为分级较低的乳头状肿瘤。报道显示输尿管镜治疗肾盂肿瘤手术有高达 25％的失败率和 7％的较大并发症发生率。

经皮肾镜有较大的内镜操作空间，而且如果留置肾造口管可行化疗药物灌注治疗，适于单发小的低分级的表浅的肾盂肿瘤，尽管经皮肾镜有出血、肿瘤外溢、种植的危险。有学者报道经皮肾镜治疗肾盂肿瘤的复发率为 45.4％，并建议若留置肾造口管应再次行肾镜检查以确保肿瘤完全切除，并以掺钕的钇铝石榴石激光（Nd：YAG 激光）烧灼可疑区域。

（2）开放性肿瘤切除术　对低期、低级、局部表浅生长的一侧或双侧肾盂肿瘤采用保留器官的开放性手术获得了良好的效果，如局部单纯肿瘤切除术、肾盂切开电灼切除术或YAG 激光切除术；如肿瘤未累及肾实质时，可做部分肾切除术等，但术后应密切随访，警惕肿瘤复发。

3. 姑息手术

如果已有远处转移，因梗阻、感染或严重血尿时，可考虑做单纯肾切除术或肾动脉栓塞术，以缓解症状。有肝脏、骨骼、肺等处转移的治疗，术后可试做全身化疗，可能有一定的帮助，但放射治疗无效。

（二）放射治疗

放疗作为辅助治疗用于肾盂肿瘤术后较多，但效果并不明确，一般认为对于分级高的肿瘤有一定的疗效。

（三）化学治疗

全身化疗对于肾盂肿瘤的治疗并无多少价值。

（四）中医治疗

（1）肾阴虚弱型的患者　其症状常表现为小便短赤带血，潮热盗汗，口燥咽干，腰膝酸软，腰痛腹部肿块，舌质红，脉细数。

中医治法：养阴清热凉血。

（2）心火亢盛型的患者　症状表现为小便热赤带血鲜红，排尿时或有轻微热灼之感，心烦口渴，口舌生疮，夜寐不宁，腰痛肿，舌尖红，脉洪大数而有力。

中医治法：清心泻火，凉血止血

（3）对于脾肾两虚型的患者　其主要症状是腰痛腹胀，尿血或腰腹部肿块，纳差，恶心，呕吐，身体消瘦，虚弱贫血，舌质淡，舌苔薄白，脉沉细无力或弱。

中医方法：健脾益肾，软坚散结。

（4）湿热蕴肾型患者　症状表现为腰痛，坠胀不适，尿血，低热，身沉困，饮食不佳，腰腹部肿块，舌苔白腻中黄，舌体胖，脉滑数。

中医治法：清热利湿，解毒化瘀。

（5）瘀血内阻型患者　症状是面色晦暗，血尿频发，腰部钝痛，腰腹部肿物日渐增大，肾区憋胀不适，口干舌燥，舌质紫暗或瘀斑，舌苔薄黄，脉弦或涩或结代。

中医治法：活血化瘀，理气散结。

（6）癌毒走窜，气血两虚型的患者　症状是疲乏无力，自汗盗汗，面色无华，血尿时作，腰痛腹胀，贫血消瘦，行动气促，有时咳嗽伴有低热，口干舌质红或深红，暗紫有瘀斑，脉细弱或大而数。

中医治法：双补气血，扶正抑癌。

七、康复

（1）增加休息与睡眠，为患者提供一个安静、舒适的休息环境。同时应适当活动，避免劳累。

（2）严格限制钠的摄入，还应注意控制水和钾的摄入。另外，应根据肾功能调整蛋白质的摄入量。氮质血症时应适当减少蛋白质的摄入，同时注意给予足够的热量和维生素。

（3）采取保留器官手术治疗的患者，肿瘤复发率较高，需长时间随诊。

（4）饮食指导

① 宜多吃能抗肿瘤的食物，如龟、甲鱼、海马、沙虫、海蜇、海参、猪牛骨髓、莼菜、无花果、苦菜、黄瓜、木瓜、薏米、柚、槐米等。

② 宜多吃增强体质、提高免疫力的食物，如沙丁鱼、虾、青鱼、泥鳅、淡菜、牡蛎、猪肝、猪腰、芡实、莲子、核桃、苹果、猕猴桃、刀豆、赤豆、蜂乳、芝麻。

③ 腰痛宜吃蛤蟆、余甘子、薏米、芫荽、猪牛骨髓、刀豆、核桃、猪腰、鲍鱼、鲨、淡菜等。

④ 血尿宜吃甲鱼、乌龟、无花果、乌梅、柿子、莲子、藕、金针菜、芹菜、冬瓜、茅根、甘蔗、荠菜、桑葚等。

⑤ 水肿宜吃羊肺、海蜇、田螺、文蛤、海带、紫菜、鲤鱼、墨鱼、青鱼、蛤蜊、鲫鱼、芹菜、绿豆、黄花菜、香菇等。

⑥ 忌烟、酒、咖啡等。

⑦ 忌辛辣刺激性食物。

⑧ 忌霉变、油煎、肥腻食物。

⑨ 水肿者忌盐及咸味食物。

八、预防控制

无特殊有效预防措施，可在饮食方面做些调整。
① 维持理想的体重。
② 摄入多种食物。
③ 每天饮食中包括多种蔬菜和水果。
④ 摄取更多的高纤维食物（如全谷麦片、豆类、蔬菜、水果）。
⑤ 减少脂肪总摄入量。
⑥ 限制酒精类饮料的摄取。
⑦ 限制腌制、熏制及含亚硝酸盐类食品的摄入。

第三节　膀胱癌

膀胱癌是泌尿系统最常见的恶性肿瘤，是指来源于膀胱壁上皮组织和间质组织的恶性肿瘤，居我国泌尿生殖系肿瘤发病率的第一位。

膀胱癌是指膀胱内细胞恶性过度生长。最常见的过度生长位于膀胱腔内，也就是膀胱的黏膜上皮。人体内，空腔脏器的表面通常由上皮细胞构成。例如脸颊内侧、胃、肠、胆囊，也包括膀胱，均是由一层上皮细胞组成的。每个脏器都有它自己的一类上皮细胞。膀胱的黏膜上皮细胞称作尿路上皮细胞，由它生成的癌就称作尿路上皮癌，占所有膀胱癌的90%～95%，是最常见的一类膀胱癌。其他不太常见的膀胱癌有鳞状细胞癌和腺癌。

膀胱癌是泌尿道肿瘤中最多见的恶性肿瘤，男性高于女性，男性发病率为女性的3～4倍，膀胱癌可发生于任何年龄，其发病率随年龄增长而增加，以50～60岁发病率最高。

在西方国家膀胱癌是男性中的第4位常见癌症，在女性中是第8位常见的肿瘤。在我国膀胱癌居男性肿瘤的第8位，居女性肿瘤的第10位。

一、病因

膀胱癌的病因至今尚未完全明确，比较公认的膀胱癌常见病因有以下几个。

（1）长期接触芳香族类物质的工种　如染料、皮革、橡胶、油漆等工人，可有膀胱肿瘤的高发生率。

（2）吸烟　也是一种增加膀胱肿瘤发生率的原因。近年研究显示，吸烟者其尿中致癌物质色氨酸的代谢增加50%，当吸烟停止，色氨酸水平恢复正常。膀胱癌患者中40%的男性与31%的女性可能由吸烟引起。胡佛等人研究报告：随着接连出生的人群中吸烟的人增加，膀胱癌的发病率也在增加，某些职业性污染与膀胱癌的危险性增大有关。染料、橡胶、皮革、印刷、油漆、石油和其他有机化学行业有特殊的危险性，其共同特点是存在芳香胺，也就是说，吸烟与职业性污染一起对膀胱癌的发生有加成作用。

（3）体内色氨酸代谢的异常　色氨酸的异常代谢可产生一些代谢产物，如3-羟-2-氨基苯乙酮、3-羟基-邻-氨基苯甲酸，能直接影响细胞RNA和DNA的合成。这些代谢产物经过肝脏作用排入膀胱，由β-葡萄糖醛酸苷酶作用后，具有致癌作用。

（4）膀胱黏膜局部长期遭受刺激　膀胱壁长期慢性的局部刺激，如长期慢性感染、膀胱结石的长期刺激以及尿路梗阻，均可能是诱发癌肿的因素。而腺性膀胱炎、黏膜白斑被认为是癌前期病变，可诱发癌变。

（5）药物　大量服用含非那西丁的止痛药可使膀胱癌危险性增加，目前该药已禁售。用环磷酰胺治疗淋巴瘤的患者膀胱癌发病的危险性可增高几倍，且肿瘤常为浸润性。

（6）寄生虫病　如发生在膀胱内，亦可诱发膀胱癌。

（7）遗传史　膀胱癌患者的直系亲属患膀胱癌的危险性约为无家族史者的 2 倍，年轻膀胱癌患者的直系亲属危险性更高。

二、发病机制

膀胱癌因多发生于膀胱侧壁和三角区近输尿管开口处，故易阻塞输尿管口引起肾盂积水和肾盂肾炎。肿瘤可为单发性或多发性，大小不等，可从数毫米至数厘米。外观呈乳头状或扁平。乳头状癌在膀胱黏膜表面形成乳头状突起，有蒂与膀胱黏膜相连，有时呈息肉状或菜花状。分化不好、恶性程度较高的肿瘤多无蒂，基底宽，突出于黏膜表面，并向壁内作不同程度的浸润。有些肿瘤不形成突起，表现为膀胱黏膜局部增厚呈扁平斑块状。这种类型早期可局限于黏膜内，但多数浸润至黏膜下，其恶性程度往往比乳头状癌高，表现可有溃疡形成、出血和伴发感染。

各种膀胱肿瘤最常见的症状为无痛性血尿。乳头状癌的乳头断裂、肿瘤表面坏死、溃疡形成以及并发膀胱炎等皆可引起血尿。肿瘤侵犯膀胱壁，刺激膀胱黏膜及并发感染时可引起尿频、尿急和疼痛，多见于Ⅱ级和Ⅲ级膀胱癌。肿瘤如阻塞输尿管开口可引起肾盂肾炎、肾盂积水，甚至肾盂积脓。

三、病理

根据组织学类型可将膀胱癌分为移行细胞癌、鳞状细胞癌和腺癌，有些为混合性。其中以移行细胞癌为最常见，腺癌很少见。

1. 移行细胞癌

约占膀胱癌的 90%，分化程度不同，包括从分化良好的乳头状非浸润性癌到高度未分化的浸润性癌。其中约 70% 为分化良好的乳头状癌，25%～30% 为分化程度不同的浸润性癌。根据癌细胞分化程度不同，将移行细胞癌分为三级。

（1）移行细胞癌Ⅰ级　癌组织呈乳头状，乳头表面被覆的移行上皮较厚，细胞层次较多，缺乏从底层到表层由柱状细胞到扁平细胞逐渐分化的现象。细胞核大小不甚一致，有些较大染色较深。核分裂象可见，有的局部区域稍多，且不限于基底层，有些癌细胞可浸润固有膜。

（2）移行细胞癌Ⅱ级　肿瘤呈乳头状、菜花状或扁平无蒂，表面常有坏死和溃疡形成。镜下，部分癌组织仍保持乳头状结构，但多不规则，并有许多实体癌巢。癌细胞大小不一，排列紊乱，极性消失，常有癌巨细胞形成。核大小不等，染色深，核分裂象较多，癌组织常浸润至上皮下组织，甚至可达肌层。

（3）移行细胞癌Ⅲ级　部分为菜花状，底宽无蒂，或为扁平的斑块，表面常有坏死和溃疡形成。癌细胞高度未分化；细胞大小、形态不一，排列紊乱，很少或无乳头状结构，有的形成不规则的癌巢，有的分散。常有多数瘤巨细胞。核形状不规则，染色深，核分裂象很多，并有多数不典型的病理性核分裂象。癌组织常浸润膀胱壁肌层深部，并可穿过膀胱壁浸润邻近器官，如前列腺、精囊、子宫和腹膜后组织等。

2. 鳞状细胞癌

较少见，约占膀胱癌的5%，常在膀胱移行上皮鳞状化生的基础上发生。许多患者有慢性炎症合并黏膜白斑。鳞状细胞癌有时可形成肿块突出表面，多数为浸润性，表面常有坏死和溃疡形成。镜下结构与一般鳞状细胞癌相同。分化程度不一，有些分化好的，可见细胞间桥和角化，并可有多数癌珠形成；有些分化差，表现为未分化癌。这种单纯的鳞状细胞癌应与上述移行细胞癌伴有灶性鳞状化生相区别，因为单纯的鳞状细胞癌预后较好。

3. 腺癌

很少见，占膀胱癌的1%～2%。膀胱腺癌可来自脐尿管残余、尿道周围和前列腺周围的腺体、囊性和腺性膀胱炎或移行上皮化生。有些腺癌可产生黏液。这种肿瘤可向黏膜表面突出，发生坏死和溃疡，并可向深部浸润膀胱壁，有些肿瘤表面可有大量黏液覆盖。

四、临床表现

1. 症状

膀胱癌的典型症状包括血尿、膀胱刺激症状、尿流梗阻症状等，晚期肿瘤侵犯膀胱周围组织、器官或有盆腔淋巴结转移时导致膀胱区疼痛、尿道阴道瘘、下肢水肿等相应症状，远处转移时也可出现转移器官功能受损、骨痛及恶病质等表现。

（1）血尿　无痛性肉眼血尿是最常见的症状，有80%以上的患者可以出现，其中17%者血尿严重，但也有15%者可能开始仅有镜下血尿。血尿多为全程，间歇性发作，也可表现为初始血尿或终末血尿，部分患者可排出血块或腐肉样组织。血尿持续的时间、出血量与肿瘤恶性程度、分期、大小、数目、范围、形态有一定关系，但不一定成正比。原位癌常表现为镜下血尿，膀胱脐尿管癌血尿可以不明显。非尿路上皮来源的膀胱肿瘤如果病变没有穿透膀胱黏膜，可以没有血尿。

（2）膀胱刺激症状　尿频、尿急、尿痛，约占10%，与广泛分布的原位癌和浸润性膀胱癌有关，尤其病变位于膀胱三角区时。故长期不能痊愈的膀胱炎应警惕膀胱癌可能，尤其是原位癌。

（3）尿流梗阻症状　肿瘤较大、膀胱颈部位的肿瘤及血块堵塞均可引起排尿不畅甚至尿潴留。肿瘤浸润输尿管口可引起上尿路梗阻，出现腰痛、肾积水和肾功能损害。

（4）浸润和转移出现的症状　浸润输尿管时，可引起肾盂积水和上泌尿道感染，而出现腰痛、腰酸、发热等。侵犯直肠可出现黏液血便或肛门下坠、疼痛等。癌瘤转移到盆腔或腹膜后，可出现腰酸、下腹痛。髂静脉旁淋巴结转移，由于转移淋巴结的压迫堵塞，可引起下肢淋巴、静脉回流受阻而出现下肢肿胀。肿瘤坏死组织脱落时，尿液中有腐肉组织排出。两侧输尿管受侵，可出现少尿或无尿，晚期膀胱癌可在下腹部触及肿块，如早期发现下腹部肿块，多数是膀胱顶部腺癌。

2. 蔓延与转移

（1）直接浸润　膀胱癌可向膀胱周围邻近组织直接浸润转移。癌细胞穿透基底膜而进入黏膜下层，并且经常向肌层和膀胱外脂肪甚至外层腹膜浸润。晚期膀胱癌可发生盆腔周围浸润或远处转移。当肿瘤浸润后尿道、前列腺及直肠时，会出现相应的症状。当肿瘤位于一侧输尿管口，引起输尿管浸润，可造成一侧输尿管扩张、肾积水。

（2）血行转移　膀胱癌的血行转移多发生在晚期，肿瘤侵及血管后，肿瘤细胞进入血液可造成肝、肺、骨骼等处的转移。

（3）淋巴转移　膀胱肿瘤经淋巴途径转移是最常见的一种转移途径。首先通过肌层淋巴管，当肿瘤侵及膀胱壁淋巴管，使得有一部分病例发生盆腔淋巴结转移。若肿瘤已扩展至膀胱壁及脂肪组织，则盆腔淋巴结几乎均有转移，并可能已经向腹主动脉旁淋巴结发展。肿瘤常转移到髂内、髂外、闭孔淋巴结群，或可到髂总淋巴结。

（4）肿瘤细胞直接种植　肿瘤细胞直接种植可以出现在手术过程中，术后在膀胱切口处或皮肤切口下发生肿块，约占 10%。

五、辅助检查

① 尿常规，尿细胞学检查。
② 膀胱镜检查。
③ B 超检查。
④ 膀胱、肾盂、盆腔动脉造影。
⑤ CT，MRI 检查。
⑥ 肿瘤标志物测定，ABO 血型抗原，T-抗原，CEA，β-GRS。

六、诊断与鉴别诊断

（一）诊断

诊断中应准确估计膀胱癌潜在生长的实际情况并做出确切的临床分期，同时了解上尿路情况，以便选择治疗方案和估计预后。中年以上的患者，出现无痛血尿，尤其是终末血尿，不论有无膀胱刺激症状，都应怀疑有膀胱肿瘤的可能，必须做进一步检查。

1. 病史

患者可有吸烟史，长期接触芳香类物质史，或有慢性膀胱炎、膀胱结石等病史。

2. 体征

浸润癌晚期．在下腹部耻骨上区可触及肿块，质地坚硬，排尿后不消退。并发肾功能不全时可有下肢指凹性水肿，发生贫血时可有贫血貌。

3. 检查

（1）实验室检查　尿常规可较早地发现膀胱癌。因尿液离心后可在高倍显微镜下检测出镜下血尿，再经其他检查后而确诊。

（2）尿脱落细胞检查　该检查阳性率较高，约 85% 的膀胱癌患者可呈阳性。

（3）膀胱镜检查　是确定膀胱肿瘤的主要方法，可以了解肿瘤的数目、部位、形态、大小、浸润情况，有无原位癌，并可取活组织检查确定病变性质。

（4）B 超检查　可判断膀胱肿瘤的大小、位置、黏膜浸润程度以及向膀胱腔内或腔外有否侵犯转移至前列腺、盆腔的情况，可对膀胱癌进行分期。但对直径 1cm 以下的肿瘤诊断准确率较差。

（5）CT 及 MRI 检查　是无创伤性的最准确的膀胱肿瘤分期方法。其对病变的分辨能力强，对了解膀胱肿瘤的范围、膀胱周围浸润及盆腔淋巴结受累情况有重要意义。

（6）膀胱造影　可见肿瘤性充盈缺损，膀胱壁有浸润时表现为僵直，失去弹性。

（7）静脉尿路造影　主要是了解上尿路有无肿瘤。

（8）流式细胞术　流式细胞术可快速定量分析细胞核酸含量、DNA 含量或 DNA 倍体与膀胱肿瘤生物学行为的关系。

（二）鉴别诊断

1. 泌尿系结核

（1）肾结核　常表现终末血尿，一般在长期进行性加重的尿频之后才出现血尿。尿量少，尿中有大量血细胞，并可找到结核杆菌。

（2）膀胱结核　膀胱内结核性肉芽肿可误诊为肿瘤。结合症状、活组织检查及尿中找结核杆菌容易鉴别。

2. 泌尿系结石

（1）尿路结石　可引起血尿，尤其是肾绞痛发作，或体力劳动均可使血尿加重，血尿一般较轻，且常伴病侧疼痛。

（2）膀胱结石　可有尿线中断和排尿终末疼痛加重，血尿滴沥，合并感染可有膀胱刺激征。

3. 非特异性膀胱炎

本病多为已婚女性，血尿突然发生，伴高热、尿频、尿急、尿灼痛。血尿为终末加重，一般在膀胱刺激症状以后出现。其特点为病程短，突然发病，及时治疗能尽快痊愈。

4. 放射性膀胱炎

盆腔脏器肿瘤放射治疗后可发生放射性膀胱炎伴严重血尿，一般在照射后2年以内，亦可经过10～30年才出现无痛性血尿，有时尚可见到放射性肉芽肿，形状酷似肿瘤，此时应详细询问病史或取活组织检查以明确诊断。

5. 前列腺癌

晚期前列腺癌侵入膀胱，在膀胱镜检查时难与膀胱癌鉴别，但前列腺癌常先有排尿困难，以后才有血尿，结合直肠指诊和活组织检查可以明确诊断。

6. 子宫颈癌

子宫颈癌侵入膀胱者不少见，但多数病史中先有阴道流血，膀胱镜检查酷似膀胱浸润性癌，配合阴道检查即可鉴别。

此外尚有一些内科疾病如肾炎、出血性疾病及保泰松等药物可引起血尿，结合病史及其他症状不难鉴别。

七、治疗

治疗原则：0、Ⅰ、Ⅱ期行保留膀胱手术或电烙手术等。术后膀胱灌注化疗药，必要时行术后放疗。Ⅲ期行部分膀胱切除术，术前、术后放疗，术后巩固化疗。Ⅳ期放疗和化疗为主。

（一）手术治疗

（1）经尿道膀胱肿瘤电切术（TURBT）　适用于肿瘤组织细胞分化好或比较好的表浅膀胱肿瘤。

（2）膀胱肿瘤局部切除及电灼术　适用于肿瘤只浸润黏膜或黏膜下层，恶性程度较低。基蒂较细的膀胱乳头状瘤。

（3）膀胱部分切除术　适应于单个局限浸润性癌；距膀胱颈3cm以上；憩室内癌；经尿道电切不易切除部位深的肿瘤。禁忌证有复发；多发；原位癌；女性侵及膀胱颈；男性侵及前列腺；曾行放射治疗；膀胱容量太小。膀胱部分切除术可保留膀胱功能，安全可靠，但必须严密随诊，定期复查膀胱镜，以早期发现复发。

（4）膀胱全切除术　切除整个膀胱，男性尚应包括前列腺和精囊，同时行尿路改道。多发膀胱癌且有浸润者；位于膀胱颈、三角区的较大浸润癌；肿瘤无明显边界者；仅复发的表浅膀胱癌伴严重黏膜病变者；肿瘤过大，部分切除膀胱后其容量过小时都适合膀胱全切除术。膀胱全切除术是大手术，创伤大，出血多，且需尿流改道，对患者生理、生活和工作都有较大影响。术前必须系统检查心、肺、肾功能。老年体衰或过度肥胖者可分期手术。

（5）根治性膀胱全切除术　包括膀胱、前列腺、精囊、周围脂肪组织以及覆盖的腹膜，女性包括膀胱、尿道及周围脂肪组织，常同时切除子宫、输卵管、卵巢和部分阴道前壁。此手术复杂，并发症多，应慎重掌握。

（二）放射治疗

（1）术前放疗　可通过照射杀伤瘤细胞，防止手术时瘤细胞脱落造成种植转移，可控制手术切除范围以外的微小肿瘤，并可降低分期。

（2）术后放疗　适用于病变范围广，手术难以切除干净的患者。

（3）根治性放疗　适用于有手术禁忌证或拒绝手术的患者及进展期膀胱癌。

（4）姑息放疗适　用于膀胱癌晚期手术无法切除，或手术后复发的患者。

（三）化学治疗

1. 膀胱灌注

（1）噻替派（TSPA）　30～60mg，加生理盐水 60ml，每周膀胱灌注 1 次，共 6～8 次。

（2）丝裂霉素（MMC）　30mg，溶于 60ml 生理盐水中膀胱灌注。每周 1 次，20 次为 1 疗程。通常用于 0 期、I 期级的膀胱癌。

（3）多柔比星（ADM）　50mg，溶于 50ml 生理盐水中膀胱灌注，每周 1 次，共 4 次。以后用同样剂量每月 1 次，连用 6 次。

（4）羟喜树碱（HCPT）　每次灌注 10mg，配生理盐水 20ml，每周 1～2 次，总量250mg 为 1 疗程。

2. 全身化疗

根据化疗方案，用静脉滴注的方式给予全身治疗。

（四）中医治疗

1. 分证论治

（1）膀胱湿热证

治法：清热利湿。

主方：八正散加减。

常用药：车前子（包煎）15g，木通 10g，萹蓄 15g，滑石 15g，瞿麦 15g，栀子 10g，大黄 6g，甘草 10g，灯心草 6g。

热盛心烦口渴重者，加生地黄、麦冬、天花粉、蒲公英；尿血加白茅根、小蓟；纳呆食少可加茯苓、焦三仙。

（2）瘀血内阻证

治法：活血化瘀，兼养血。

主方：桃红四物汤加减。

常用药：桃仁 10g，红花 10g，川芎 10g，当归 10g，白芍 10g，熟地黄 15g。

气虚明显者可加四君子汤；尿混浊者加萆薢、瞿麦、萹蓄；大便干者加大黄；腹痛者可加金铃子散；血尿加三七粉、仙鹤草。

（3）瘀毒蕴结证

治法：清热解毒，通淋散结。

主方：龙蛇羊泉汤加减。

常用药：龙葵 30g，蛇莓 15g，土茯苓 30g，灯心草 30g，白英 30g，海金沙 9g，苦参 15g，白茅根 30g。

热重者加大青叶、蒲公英；尿液混浊者加瞿麦、萆薢、萹蓄；大便干者加生大黄、芒硝；疼痛重者加延胡索、泽兰；伴乏力、消瘦、纳呆者加黄芪、白术、当归。

（4）脾肾亏虚证

治法：温补脾肾。

主方：四君子汤合加味肾气丸加减。

常用药：党参 15g，白术 15g，茯苓 12g，炙甘草 10g，熟地黄 15g，山茱萸 12g，山药 10g，牡丹皮 10g，泽泻 10g，制附子 5g，肉桂 5g，川生膝 12g，车前子（包煎）10g。气虚甚者加人参、黄芪；腰背酸痛明显者可加杜仲、川续断；尿血可加三七粉、仙鹤草、血余炭；便溏加补骨脂、炒白扁豆。

（5）肝肾阴虚证

治法：滋补肝肾。

主方：六味地黄丸加减。

常用药：熟地黄 20g，山茱萸 12g，山药 12g，茯苓 10g，泽泻 10g，牡丹皮 10g。

阴虚较重者，加女贞子、墨旱莲；虚热明显者加制鳖甲、地骨皮；口干渴明显者可加麦冬、沙参；腰膝酸软明显者可加生牛膝、续断、杜仲；尿血者加白茅根、三七粉。

（6）阴虚火旺证

治法：滋阴降火。

主方：知柏地黄汤加减。

常用药：知母 12g，黄柏 12g，生地黄 15g，山茱萸 12g，山药 10g，茯苓 10g，牡丹皮 10g，泽泻 10g。

口干舌燥，高热不退者可加芙蓉叶、生石膏、麦冬，沙参；便秘者加大黄、玄明粉；尿血者加大小蓟、生侧柏叶、白茅根、三七粉。

2. 中药成药

（1）八正合剂每次 15～20ml，每日 3 次。适用于膀胱癌湿热内蕴者。

（2）知柏地黄丸每次 1 丸，每日 2 次。适用于膀胱癌阴虚内热者。

（3）复方喜树碱片每次 2～4 片，每日 3 次，饭后口服。适用于膀胱癌瘀血内阻、瘀毒蕴结者。

（五）其他疗法

（1）加热疗法　本疗法是指使肿瘤组织温度升高到高于正常体温（43℃），从而使癌细胞受抑制或变性死亡，而正常组织不受损害。

（2）YAC 激光　掺钕的钇铝石榴石激光（Nd：YAG 激光）用于肿瘤直径小于 2cm，比较局限、表浅，仅限于黏膜、黏膜下层或浅肌层，特别是有蒂的 T_1 期肿瘤为最佳。也适用于肿瘤靠近输尿管口，常规手术有禁忌或术后复发不宜再进行膀胱部分切除的患者，以及年老、全身情况差、不适宜膀胱开放手术者。

（3）光动力学（photodynamictherapyt，PDT）　治疗一般用于：①原位癌；②晚期患者已无法手术，此法可控制膀胱癌出血；③多次复发肿瘤，手术困难者；④多发肿瘤，估计经一次照射能全部治愈；⑤位置不便于电灼的肿瘤。

（4）生物治疗　卡介苗（BCG）膀胱灌注作为 TURBT 术后的辅助治疗或用于浅表膀胱癌的治疗和预防复发，是目前较有效的一种方法，已取得显著的效果。对浸润癌的治疗亦获得较好的效果。

八、康复

（1）确保输尿管支架管、代膀胱造口管引流通畅，每 1～2h 挤压引流管 1 次，如有血块、黏液阻塞，立即用生理盐水或 4％碳酸氢钠 10～15ml 低压冲洗。

（2）按医嘱使用抗生素，并观察其疗效。

（3）保持各引流管固定、通畅，床旁引流袋或瓶低于导尿管出口水平。

（4）出现感染先兆时，膀胱冲洗液每 500ml 中加入庆大霉素 2 万～4 万 U 或用 0.2％呋喃西林 250ml 进行膀胱冲洗，每天 2 次。

（5）观察体温变化，每天 3 次，正常后改每天 1 次，体温＞38.5℃时每天监测 4 次，体温＞39℃时每天监测 6 次。

（6）引流袋或瓶、连接管、冲洗用物等每天更换，操作时严格执行无菌技术。

（7）用 0.5％氯己新液清洗造口周围皮肤，每天 1～2 次，发现湿疹时，涂氧化锌软膏保护。

（8）患者寒战时，加盖棉被或放置热水袋，注意防止烫伤。寒战过后，继发高热，体温＞39℃应测体温，每 4h 1 次，同时嘱患者多饮水。

（9）鼓励患者进食高蛋白、高碳水化合物、高维生素、低渣饮食。必要时，按医嘱静脉补充白蛋白或同型血浆、全血，增强机体抵抗力，促进切口愈合。

（10）保持引流管足够的长度；协助患者翻身时，动作要轻柔，防止引流管滑脱。

九、预防控制

膀胱癌多发于 50 岁以上的中老年人，随着年龄的增大发病率也相应增长，膀胱癌的发生与饮食，吸烟和饮水三个因素密切相关，因此，预防膀胱癌也应从源头抓起。

（1）应该坚持科学的饮食习惯。多吃新鲜蔬菜，水果，因为新鲜蔬菜的水果中含有丰富的维生素和微量元素。尽量少吃肉类食品，因为肉类食品在体内代谢过程中可产生类似苯胺和联苯胺结构的物质。有吸烟习惯者，要尽快戒烟。研究表明，香烟中含有尼古丁、焦油等多种毒性致癌物质。大量吸烟的人，尿中致癌物质的浓度较高，如果每天吸烟指数达到 600（每日吸烟支数×吸烟年数），就达到了患膀胱癌的危险程度。

（2）增加饮水量，因为饮水量的多少直接影响膀胱内尿液的浓度，对膀胱癌的发生有重要影响，饮水量少者膀胱中的尿液减少，而致癌物质从肾脏排泄到膀胱后，在尿液中的浓度相应较高，这些高浓度的致癌物质会对膀胱黏膜造成强烈的刺激。同时，饮水量少者，排尿间隔时间延长，这就给细菌在膀胱内的繁殖创造了有利条件。尿液中细菌浓度的增加，不仅可引发膀胱炎，还会对膀胱黏膜产生不良刺激。久而久之，膀胱黏膜在细菌和致癌物质的双重刺激下，可逐渐由炎症、糜烂而导致癌变。因此，要想预防膀胱癌的发生，就应该充分饮水，使尿液稀释后及时排出，这样，尿液中细菌和致癌物质就相对降低，可以减少对膀胱黏膜的刺激和损害，起到预防膀胱癌的作用。

十、预后

膀胱癌的预后与肿瘤的分化程度和浸润范围有密切关系，分化程度越高预后越好。乳头状瘤预后很好，单纯切除后，五年生存率可达 90％以上。Ⅱ级和Ⅲ级的膀胱癌预后不好。膀胱顶部和前壁肿瘤预后比膀胱底部肿瘤预后差。晚期患者往往死于广泛转移和输尿管阻塞引起的感染。

膀胱位于腹腔，只有用特殊检查方法才能查见，故早期诊断比较困难。做尿液或膀胱冲洗液的脱落细胞学检查有其优越性，但由于肾内的癌细胞必须脱落到肾盂才能排出，而有些分化好的移行细胞癌的脱落细胞无法与正常移行上皮细胞鉴别，故尿液脱落细胞学检查的阳性率和正确率不很高，主要对诊断肾盂、输尿管和膀胱的分化不成熟的移行细胞癌和鳞状细胞癌有所帮助。近来应用流式细胞仪分析肿瘤细胞 DNA 含量对膀胱肿瘤的诊断，尤其是预后有很大帮助。很多恶性肿瘤细胞为 DNA 非整倍体性，并且非整倍体肿瘤的侵袭性或恶性程度往往比形态相似的二倍体肿瘤更高。因此尿液或膀胱冲洗液的流式细胞技术分析 DNA 含量和脱落细胞形态学观察两者结合应用，对膀胱肿瘤的预后、预测治疗效果和复发情况都可取得更好的效果。

第四节　睾丸癌

睾丸癌是泌尿外科中常见的肿瘤之一，主要表现为睾丸肿大和睾丸疼痛等。

睾丸肿瘤是泌尿外科中常见的肿瘤之一。它几乎都是恶性的，睾丸癌约占男性恶性肿瘤的 2％。发病年龄有三个高峰：①婴儿期以卵黄囊瘤（婴儿型胚胎性瘤）为多；②20～40 岁间可见各类型睾丸肿瘤，但仍以精原细胞瘤为多；③70 岁以后主要为精原细胞瘤。其病因尚不明了，目前认为其发病与遗传和后天因素均有关系。其中与隐睾关系最密切，隐睾发生肿瘤的概率比正常人大 10～14 倍，腹腔内隐睾比腹股沟更高，睾丸固定术并不降低恶性变的发病率，但可使肿瘤更易被发现。

一、病因

资料提示睾丸肿瘤的发生可能与睾丸创伤、内分泌障碍、遗传及感染等诸多因素有关，但都缺乏足够证据。迄今为止，最具说服力的是睾丸下降不全（隐睾）与睾丸肿瘤发生相关。大量资料证实，隐睾特别是腹腔隐睾恶变率大大高于正常下降睾丸，是正常人发病率的3～14 倍。目前认为，睾丸生殖细胞异常、温度升高、血供障碍、内分泌失调、性腺发育不全等因素可能与隐睾恶性变有关。隐睾与睾丸肿瘤发生的关系已引起各国学者的重视，强调在 6 岁以前进行睾丸固定术为预防隐睾恶性变的有效措施，并已取得显著效果。中国隐睾发生率与其他国家相似，但隐睾肿瘤的比例明显高于其他国家，可能与中国尚未普遍在学龄前对隐睾患儿进行睾丸牵引固定术有关。

（1）隐睾　通常情况下，睾丸会降到阴囊。如果睾丸不降到阴囊而滞留于腹腔或腹股沟处的话，男性患睾丸癌的概率就会大大增高，即使通过手术将睾丸移到阴囊概率仍然高。

（2）以前有过睾丸癌的病史　有过单侧睾丸癌历史的男性另一侧睾丸也易患睾丸癌。家族有睾丸癌历史即如果某人父兄患有睾丸癌的话，他患此病的概率也高于他人。

（3）睾丸发育异常　睾丸发育异常的男性易患睾丸癌。

（4）遗传因素　研究表明，睾丸癌的发生与遗传因素有关。

（5）Klinefelter's综合征　患有 Klinefelter's 综合征（一种性染色体异常，症状为男性激素水平低，不育，乳房丰满）的人易患睾丸癌。

二、发病机制

睾丸肿瘤包括生殖细胞肿瘤和非生殖细胞肿瘤两大类，前者占 95% 以上，后者不到 5%。

畸胎瘤约占睾丸肿瘤的 10%，可发生于任何年龄，但多见于 40 岁以下。原发肿瘤体积大，常与精原细胞瘤、胚胎癌及绒毛膜癌合并存在。成人畸胎瘤即使组织学呈良性表现，亦应按恶性肿瘤处理，因其中约 30% 的患者最终死于远处转移，儿童及幼儿畸胎瘤由成熟成分构成，预后差。绒毛膜细胞癌约占睾丸肿瘤的 1%，易早期血道播散，预后差。

三、病理与分期

1. 分类

（1）睾丸癌分为生殖细胞肿瘤、非生殖细胞肿瘤和睾丸继发性肿瘤，其中以生殖细胞肿瘤最多见，占 90%~95%。生殖细胞肿瘤分为精原细胞瘤（35%）、非精原细胞瘤（胚胎癌、畸胎瘤、绒毛膜上皮癌等）及混合性生殖细胞瘤。非生殖细胞瘤分为间质细胞瘤、支持细胞瘤、性腺间质瘤、混合瘤。非生殖细胞肿瘤虽少见，但种类繁杂，主要包括支持细胞、间质细胞和支持细胞-间质细胞瘤等功能性肿瘤，和间皮瘤、腺癌、横纹肌肉瘤、黏液性囊腺瘤、纤维上皮瘤、黑素神经外胚瘤、淋巴瘤等附属组织肿瘤。生殖细胞肿瘤包括精原细胞瘤、胚胎癌、畸胎瘤和绒毛膜细胞癌四个基本组织类型。

（2）分单纯型和混合型两大类，前者包括含一种肿瘤成分，后者包含两种或两种以上肿瘤成分；单纯型约占 60%，混合型占 40%。精原细胞瘤约占睾丸肿瘤的 60%，发病高峰在30~50 岁，罕见于儿童。85% 的患者睾丸明显肿大，肿瘤局部侵犯力较低，肿瘤一般有明显界限。精原细胞瘤发展较慢，一般先转移至腹膜后淋巴结，后期也可发生广泛血道播散，确诊时，临床期病例占 60%~80%。

（3）精原细胞瘤分三个亚型：①典型精原细胞瘤，约占 80%，生长较慢，预后好；②未分化精原细胞瘤，约占 10%，恶性程度较高，预后比典型精原细胞瘤差；③精母细胞精原细胞瘤，约占 10%，多见于 40 岁以上患者。成人胚胎癌约占睾丸肿瘤的 20%，好发于30 岁以下。其高度恶性，原发肿瘤体积小，但局部破坏力强，早期发生腹膜后淋巴结和血道转移，预后较精原细胞瘤差。

2. 分期

睾丸肿瘤的病理类型与预后有关，肿瘤扩散的程度和转移的范围也影响着预后。故临床医生不仅要了解肿瘤的病理类型，而且要根据病变范围的不同来制定相应的治疗方案。因此确定每个患者病变分期是有实际意义的。当今最常采用的分期方法如下。

Ⅰ期：肿瘤只局限于睾丸及附睾内，尚未突破包膜或侵入精索，无淋巴结转移。

Ⅱ期：由体格检查、X 线检查证实已有转移，可扩散到精索、阴囊、髂腹股沟淋巴结，但未超出腹膜后淋巴区域。转移淋巴结临床未能扪及者为Ⅱa期，临床检查扪及腹腔淋巴结者为Ⅱb期。

Ⅲ期：已有横膈以上淋巴结转移或远处转移。也有研究者把远处转移者归入Ⅳ期。

四、临床表现

1. 症状

（1）睾丸出现无痛肿块　手触摸睾丸像石块状，质地很硬，这与普通睾丸发生炎症时睾丸呈均匀性肿胀和质地较软有显著差别。尽管睾丸很硬，但按摸时并无疼痛，这与睾丸炎也是不同的。

（2）阴囊有沉重感　由于睾丸肿瘤是肿瘤细胞大量生长形成的，所以是一个实质性肿块。生长到一定程度后，睾丸的重量骤增，患者会有沉重的下坠感觉，甚至影响行走。如果用手托起睾丸，犹如托着石头一般，有一定的重量感。

（3）睾丸肿大　这是肿瘤细胞大量生长的结果。肿大的形状并不均匀，有时很不规则，或有肿瘤的一侧睾丸肿大突出得格外明显。

（4）男性下腹部、后背或腹股沟（大腿和腹部的连接部位）部位疼痛。

（5）阴囊里液体突然增多。

2. 转移

睾丸肿瘤以淋巴结转移为主，常见于髂内动脉、髂总动脉、腹主动脉旁及纵隔淋巴结。

五、辅助检查

由于睾丸肿瘤早期诊断甚为重要，凡青壮年男性自诉阴囊内或腹股沟有肿块，应怀疑有睾丸肿瘤的可能。体格检查中以检查睾丸最为重要。基本的体征如下。

（1）睾丸肿大　有些睾丸完全为肿瘤所代替，虽可光滑，但正常的弹性消失，一般多无明显压痛。

（2）睾丸肿瘤常为质地坚实的肿块　有时患者双侧睾丸大小相近，但患侧较健侧有明显的沉重感。

（3）透光试验阴性，无波动感　少数晚期患者由于肿瘤对鞘膜的影响，并发积液或肿瘤出血而形成血肿。过去有人主张将鞘膜积液穿刺吸尽后再行仔细检查，现已不采用，而主张做手术探查，以免伤及肿瘤，通过穿破各层被膜引致种植，影响治疗效果。

除检查阴囊外，亦应仔细检查身体的其他部位，特别是腹部有无肿块、肝脏是否大、下肢有无水肿、锁骨上区淋巴结有无肿大。只要检查认真仔细，诊断多无困难。

（4）睾丸肿瘤患者还应做如下的辅助性检查　如胸部与骨骼X线摄片、CT检查、放射性核素扫描、B型超声、肾盂造影、实验生化免疫测定、淋巴造影，以观察或推测有无转移及转移的范围和程度。

六、诊断与鉴别诊断

1. 诊断

睾丸癌的诊断包括实验室诊断、影像学诊断和病理诊断。

（1）实验室诊断　主要为血清 β-HCG、AFP 和 LDH 检测，这些血清肿瘤标志物对治疗、随访和预后有重要意义。β-HCG 由合体滋养层细胞合成，血清半衰期为 24～36h，在绒毛膜癌、胚胎性癌和精原细胞癌患者血中升高。AFP 升高见于纯胚胎性癌、畸胎癌、卵黄囊肿瘤和混合性肿瘤，但纯绒毛膜癌和纯精原细胞癌不合成 AFP。AFP 的血清半衰期为5～7 天。LDH 升高可见于睾丸肿瘤，但其敏感度和特异性并不高，其升高程度可用于提示病变严重或广泛程度，治疗后的升高还可提示复发。LDH 降至正常所需要的时间可预示患者的预后，特别是对中危患者，降至正常的时间越长，预后越差。

（2）影像学诊断　阴囊 B 超可帮助确认睾丸内的肿块，是临床首选方法。腹部盆腔 CT 用于了解淋巴结转移的情况，胸部 X 线平片和 CT 用于评价是否存在肺转移。因此，腹部/盆腔 CT 是所有患者分期分级的重要依据。在治疗后的随访中正电子发射断层扫描（PET）对治疗后残余肿瘤评价具有很高的敏感性和特异性。

（3）病理诊断　对睾丸肿瘤进行穿刺活检虽然可以明确诊断，但有发生肿瘤种植转移的风险，因此应禁止行经阴囊睾丸穿刺活检。

2. 鉴别诊断

睾丸癌的鉴别诊断包括睾丸内表皮样或皮样囊肿、睾丸扭转、附睾炎、附睾-睾丸炎、鞘膜积液等。

七、治疗

睾丸癌的治疗方法包括外科手术、放射疗法和化疗。治疗的不良反应取决于治疗的类型并且因人而异。大部分睾丸癌患者是可以被治愈的。如果睾丸癌能早发现，治疗方法就不需要很激烈，因而治疗也不会带来很多不良反应，而且治愈的可能性很高。尽管精原细胞癌和非精原细胞癌的生长和扩散方式相似，但它们需要不同的治疗方法。如果肿瘤既包括精原细胞癌又包括非精原细胞癌的话，就以非精原细胞癌的治疗方法来治疗。治疗方法的选择还包括癌症分期，患者的年龄和总体健康状况，外加其他很多因素。

（一）手术治疗

通过腹股沟来切除一部分睾丸的方法叫作终端腹股沟睾丸切除术。接受这种治疗方法的患者可能会担心如果切去一个睾丸的话会影响自己性能力和可能会导致自己不育。然而，只有一个健康睾丸的男性仍然能够正常勃起和制造精子。因此手术切除一个睾丸并不会使患者性无能，也不会使其不育，而且手术中医生可以将一个人造睾丸放在阴囊内。人造睾丸重量和感觉与正常睾丸一样，不知情的人是无法通过外观辨别人造睾丸和自然睾丸的。一些腹部深处的淋巴结也会一并被切除。这种手术虽不会影响患者的正常勃起和高潮，但它会造成不育，因为它有可能会阻碍射精。

（二）放射治疗

放射疗法是使用高能射线来杀死癌细胞从而使肿瘤萎缩的一种方法。放射疗法是局部疗法，它只影响受治疗区域的癌细胞。治疗睾丸癌时，医生在患者体外使用加速器，对准腹部淋巴结发出高能射线。精原细胞对射线非常敏感。非精原细胞对射线不敏感，因此，非精原细胞癌患者一般不使用放射疗法。放射疗法应该在睾丸切除术后使用。

放射疗法不仅对癌细胞有影响，同时对正常细胞也有影响。放射疗法的不良反应通常决定于治疗的剂量。通常的不良反应包括疲劳、治疗区域皮肤改变、恶心、腹泻。放射疗法会影响患者产生精子，大部分患者 1～2 年内仍会有生育能力。

（三）化学治疗

化疗是通过抗癌药物来杀死全身癌细胞的方法。化疗一般用于术后杀死剩余的癌细胞，这种方法叫作辅助性疗法。如果癌症为晚期的话，化疗也可以作为最初疗法。大部分抗癌药物都是直接注射进静脉。

化疗是一种全身疗法，意思就是说药物随着血液流转周身对全身的癌细胞和正常细胞都产生作用。这种治疗的不良反应通常取决于所用药物的种类和剂量。常见的不良反应包括恶心、脱发、疲劳、腹泻、呕吐、发热、寒战、咳嗽、口腔疼痛和皮疹。还包括目眩、麻木、反射不灵敏和双耳失聪。有些抗癌药物会妨碍产生精子，有些患者的不育是永久的，大部分患者不久后会恢复生育能力。

一些晚期睾丸癌患者或复发期睾丸癌患者需要骨髓移植手术，这就需要大剂量的化疗。这些大剂量的化疗会损坏骨髓（骨髓制造并储存血细胞）。在骨髓移植时，化疗前，医生就从患者身上提取骨髓或外周干细胞。这些细胞被冷冻，然后融化，被重新移植进患者体内。

（四）中医治疗

1. 肝经郁热型

主证：平素性情抑郁或急躁易怒，睾丸肿硬胀痛，伴胁肋或少腹串痛，遇情志不畅或恼怒则加重，心烦失眠，口干口苦，舌边尖红，苔薄黄或黄腻，脉弦滑。

证候分析：肝经郁热证是因七情内伤，肝气郁结，郁久化火，气火升腾，邪热熏蒸而出现的证候。常见急躁易怒，胸胁胀满，口苦而干，或头痛目赤，头部烘热，耳鸣，或嘈杂吞酸，大便秘结。热毒郁结甚者，结滞难化，积聚不去，出现睾丸肿硬胀痛，情志不畅时加重。舌边尖红、苔黄、脉弦滑等为肝经热象。本型多为早期症状。

治法：清肝泄热，解毒散结。

方药：龙胆泻肝汤加减。

龙胆 9g，黄芩 10g，栀子 12g，柴胡 12g，泽泻 10g，木通 9g，车前子 12g，当归 10g，生地黄 9g，夏枯草 12g，海藻 30g，昆布 30g。

其中以龙胆清肝泄热为君药；黄芩、栀子清热解毒以加强龙胆清肝之力，是为臣药；柴胡疏肝泄热，泽泻、木通、车前子通利小便、导热下行以协助龙胆清解热毒，当归、生地黄养血益阴以防肝经热毒耗血伤阴，夏枯草、海藻、昆布软坚散结，共为佐药。疼痛较甚者可加徐长卿、青皮行气散结；心烦失眠加丹参、莲子心养心安神；腹胀便秘可加大黄、芒硝泻下通便。

2. 阴虚毒聚型

主证：有外感温毒史或隐睾史，睾丸逐渐增大，质地变硬，有下坠感或疼痛感，可伴午后低热、腰背酸软、失眠多梦、口干咽燥等，小便黄，大便干，舌质红，苔薄黄或少苔，脉细数或弦细。

证候分析：素体阴虚，加之感受温毒之邪，耗损肝肾之阴，阴虚火旺，酿生热毒，炼液为痰，痰凝毒聚，发为本病。阴虚生内热，见午后低热，失眠多梦，小便黄，大便干；腰背酸软、舌红少苔、脉细数为阴虚之象。

治法：滋阴清热，解毒散结。

方药：六味地黄汤合滋阴内托散加减。

生地黄 20g，山药 12g，山茱萸 10g，泽泻 10g，牡丹皮 10g，茯苓 12g，白芍 12g，川芎 9g，当归 12g，皂角刺 12g，重楼 10g，半枝莲 15g，夏枯草 15g。

方中以六味地黄汤滋阴清热为主；辅以重楼、半枝莲、夏枯草清热解毒，白芍、川芎、当归、皂角刺和营活血散结。诸药合用，共奏滋阴清热、解毒散结之效。睾丸疼痛可加延胡索、青皮行气止痛；虚火甚者可加知母、黄柏清凉泻火；腰膝酸软可加牛膝、川续断滋补肝肾；口干便秘加玄参、玉竹养阴生津。

3. 瘀毒结聚型

主证：睾丸肿块，疼痛重坠，少腹疼痛，阴囊皮色青紫，甚或腹股沟或腹部结块，舌质紫暗或有瘀点瘀斑，苔薄黄，脉涩。

证候分析：跌仆碰撞，损伤肾囊，局部气血流通受阻，气滞血瘀，瘀血内结，可见阴囊皮色青紫；瘀毒互结，故见疼痛、肿块、重坠感；舌质紫暗或有瘀点瘀斑，脉涩为瘀血之象。

治法：活血化瘀，解毒散结。

方药：少腹逐瘀汤加减。

小茴香 10g，干姜 9g，官桂 6g，延胡索 12g，没药 9g，蒲黄 10g，当归 10g，川芎 10g，赤芍 9g，白花蛇舌草 30g，夏枯草 15g，昆布 15g，海藻 15g。

本方中小茴香、干姜、官桂温经散寒，通达下焦；延胡索、没药利气散瘀，消肿定痛；蒲黄活血祛瘀、散结止痛，生用重在活血祛瘀；当归、川芎乃阴中之阳药，血中之气药，配合赤芍用以活血行气，散滞调经。全方能温经散寒、活血祛瘀、消肿止痛。加用白花蛇舌草、夏枯草清热解毒，昆布、海藻软坚散结。疼痛较甚者可加制乌药、田七活血止痛；腹股沟或腹部结块者加三棱、莪术破气散结。

4. 气血两虚型

主证：睾丸肿大，质地坚硬，表面凹凸不平，面色苍白或萎黄，神疲乏力，气短懒言，心悸怔忡，食欲缺乏，舌质淡暗，苔薄白，脉细无力。

证候分析：此型多见于病久失养或经多程放化疗后未及调养者。病程日久，气虚无力推动，见神疲乏力，气短懒言，心悸怔忡；血虚不能濡养，见面色苍白或萎黄，食欲缺乏；舌质淡，苔薄白，脉细无力，为气血俱虚之象。

治法：益气补血，滋补肝肾。

方药：八珍汤加味。

党参 12g，熟地黄 12g，白术 12g，茯苓 12g，当归 10g，白芍 10g，川芎 9g，炙甘草 6g，半枝莲 15g，白花蛇舌草 15g。

方中以党参、熟地黄益气养血、滋补肝肾为君药；白术、茯苓健脾渗湿，协党参益气补脾；当归、白芍养血和营，助熟地黄补益阴血共为臣药；川芎活血行气，使之补而不滞，为其佐；炙甘草益气和中，调和诸药，为使药。加用半枝莲、白花蛇舌草清解热毒。乏力气短较甚可加黄芪，用生晒参易党参，增强补气之功；心悸较甚可加酸枣仁、柏子仁养血补心；食欲缺乏较甚加山楂、鸡内金健脾消食。

八、康复

（1）少接触污染空气的地方或工作。此外对于产生辐射的机器要适当远离，比如电脑、电磁炉、微波炉、手机要远离睡眠区；对于噪声大的地方，适当远离。

（2）性格对睾丸影响很大。因为睾丸区属于内分泌系统，性格很容易影响内分泌。临床调查发现，大量的睾丸增生或者肿瘤的人群，具有负性性格、不开朗、长期抑郁压抑等。应该注意在生活中合理发泄情绪、不压抑、善于积极思考问题。比如主动寻求问题的解决而不是等待问题的解决。

（3）饮食护理

① 宜多吃抗睾丸肿瘤的食物如甲鱼、海带、鲫鱼、猪脬、荞麦、核桃、荔枝、山楂、丝瓜、莴苣、乌梅。

② 女性化症状明显宜吃对虾、泥鳅、淡菜、龟肉、核桃、羊肉、羊肾、麻雀。

③ 腰痛宜吃芋艿、栗子、梅子、荔枝、丝瓜、对虾、鲍鱼、海蜇。

④ 感染宜吃油菜、苦瓜、豆腐、泥鳅。

⑤ 忌烟、酒及一切辛辣刺激性食物。

⑥ 忌霉变、腌制、油煎、肥腻食物。

⑦ 除有女性化症状的患者外，忌温热阳性食物如羊肉、狗肉、韭菜、动物鞭等。

九、预防控制

肿瘤的发生与饮食、性格、环境紧密相连。饮食方面以用激素类种植、养殖食物最危险，其次是烹饪方法不对的饮食，如烧烤、煎炒、炸、过于油腻等；一些采用农药、化肥种植的食物也是应该避免的。隔夜的饭菜不应该吃，含致癌的亚硝酸盐类。性格对睾丸影响很大。应该注意在生活中合理发泄情绪、不压抑、善于积极思考问题，比如主动寻求问题的解决而不是等待问题的解决。环境方面，少接触污染空气的地方或工作。此外对于辐射的机器要适当远离；对于噪声大的地方，适当远离。

十、预后

由于诊断技术提高、分期误差下降和以 DDP 为基础的联合化疗取得极大的成功，睾丸生殖细胞肿瘤特别是睾丸生殖细胞癌患者的生存率已大幅度提高，其 5 年生存率目前可达90％以上，同时治疗对策也发生了重大变革。

现代改良的保护神经单侧腹膜后淋巴结切除术，80％患者仍保存生育功能和生育能力，因此不少治疗中心仍主张继续沿用睾丸切除加腹膜后淋巴结清扫治疗临床期睾丸癌。临床期睾丸癌另外可供选择的治疗方法为放疗或化疗，其疗效与淋巴结清扫术相同，但能更好地保护患者的性功能和生育能力。

随着 DDP 联合化疗日趋成熟，播散性睾丸生殖细胞癌患者的生存率不断提高，3 年无癌总生存率已超过 80％，轻度和中度播散者无癌生存率可达 91％～99％，但广泛播散病例的生存率仍低于 50％。轻度和中度播散的睾丸癌患者预后好。目前研究的重点是如何减轻化疗的毒性反应，普遍采用的方法是改 4 个疗程化疗为 3 个疗程或以 VP-16 代替 VLB，保留或取消 BLM，即从 PVP16 或 PVP16B 方案代替标准的 VPB 方案，或以卡铂（JM-8）代替 DDP。广泛播散睾丸癌的援救化疗的研究方向主要是寻找 DDP 新的搭配药物（如异环磷酰胺）、新的化疗方案和高剂量 DDP 联合化疗。

第五节　前列腺癌

前列腺癌是男性特有的恶性肿瘤，早期表现为排尿困难、尿潴留、疼痛、血尿或尿失禁，晚期表现为腰痛以及睾丸疼痛等。

前列腺癌在欧美是男性癌症死亡的主要原因之一，发病率随年龄增长，80 岁以上检查前列腺半数有癌灶，但实际临床发病者远低于此数，前列腺癌发病有明显的地区和种族差异，据统计欧洲人最高，非洲和以色列居间，我国及日本等国家为前列腺癌低发地区。

前列腺癌发病年龄多在 50 岁以上，发病率在美国已占男性癌症的第三位，是欧美男性癌主要死亡原因之一，且随年龄的增长而增加。我国前列腺癌发病率随着人民生活水平提高，平均寿命的增长，近年来有所上升。上海市 1963～1965 年发病率为 0.501/10 万，1972～1979 年则上升至 1.3/10 万；北京市 1985～1987 年发病率和病死率分别为 2.411/10 万和 1.191/10 万。

一、病因

前列腺癌发病原因尚未清楚，有人认为癌基因是最重要的因素，有人认为病毒亦是可能的病因，但有四种情况值得引起注意。一是本病有明显的家族性发病倾向，提示与遗传因素有关；二是青春期切除睾丸不会发生前列腺癌，使用雄激素能加速肿瘤发展，而雌激素则可使肿瘤生长减慢，说明与性激素平衡失调密切相关；三是前列腺癌患者既往多有泌尿生殖系感染史，提示慢性炎症刺激亦可能是本病的发生原因；四是环境因素中，镉对前列腺癌发病有影响，似与镉容易代替锌有关，而锌对前列腺癌的脂代谢和功能极为重要。

二、发病机制

现在已知前列腺癌成癌机制的有几个重要步骤。大约 9% 的前列腺癌和 45% 的 55 岁以下的前列腺癌是由于一种遗传性的致癌基因。弄清楚这些基因无疑对于前列腺癌的成癌原理的理解是极有用的。最近美国 Ohio 的报道，他们发现 16 号染色体长臂 23.2 区段的等位基因不平衡可能是家族遗传性前列腺癌的抑癌基因（Paris 等，2000）。另一设想是上皮细胞雄激素受体对雄激素反应的强度，反比于该受体基因 5promotor 助催化器区域的 CAG 微小重复区的长度，长度越短，细胞对雄激素的反应就越强，细胞生长就越快。CAG 的长度在黑人和患癌的白人均较对照组短。显然，雄激素受体 CAG 微小重复区的长度与前列腺癌的发展有潜在关系。

实体肿瘤生长的早期均有 DNA 甲基化的改变，前列腺癌也不例外，DNA 的高度甲基化可导致许多肿瘤抑制基因的失活。比如，第 17 号染色体短臂的高甲基化失活，该区的肿瘤抑制基因有可能导致前列腺癌的发生。前列腺癌的生长取决于细胞的增生率和病死率之间的平衡，正常的前列腺上皮的增生率和病死率均很低，并且是平衡的，没有净生长，但当上皮细胞转化为高分级前列腺上皮内瘤（HGPIN）时，细胞的增殖已超过细胞死亡，在前列腺癌的早期细胞增殖是因为凋亡受抑制而不是因为增加细胞分裂，进一步导致了基因异化的危险性增加。前列腺癌前期病变和癌细胞中 *cdc37* 基因表达增加，可能是癌变开始的重要步骤。

有人推测雄激素受体基因异化，可使雄激素受体对其生长因子起反应，比如胰岛素样生长因子I或角化细胞生长因子等。这些生长因子在癌肿细胞对雄激素不敏感后与雄激素受体结合而激活导致癌生长。雄激素促进前列腺癌生长是经过一个雄激素受体介导的机制增进了内源性基因变异的致癌物的活性，如雌激素代谢产物、雌激素引起的氧化物、前列腺癌产生的氧化物和脂肪等物质。此外，雄激素受体的甲基化与晚期对激素疗法不敏感的前列腺癌有关。

生长因子与表皮基质相互作用也与前列腺癌的发生有关。转化生长因子 β、表皮生长因子、血小板衍生的生长因子以及神经内分泌肽等均已表明与前列腺上皮的增生、分化和浸润等有关。这些由上皮所产生的生长因子与组织基质相作用，使基质细胞产生生长因子，后者再作用于上皮细胞，比如，已表明骨细胞分泌能刺激前列腺上皮生长的生长因子，而前列腺上皮也产生能刺激骨形成的生长因子。这些就解释了为什么前列腺癌肿能选择性地转移到骨骼上。

三、病理与分期

1. 分类
前列腺癌分四类。

（1）前列腺潜伏癌　是指在生前没有前列腺疾病的症状和体征，在死后尸检中由病理学检查发现的原发于前列腺的腺癌。潜伏癌可发生在前列腺的任何部位，但以中心区和外周区多见，且常为分化好的腺癌。其发病率国内报道约为 34%。统计学研究表明，前列腺潜伏癌的发病可能与环境及遗传因素有关。

（2）前列腺偶发癌　临床以良性前列腺增生为主要症状，在切除增生的前列腺组织中，组织学检查发现前列腺癌。其组织学表现为分化较好的腺癌，以管状腺癌和筛网状腺癌为主，少数为低分化腺癌。国内发病率有报道为 5% 左右。

（3）前列腺隐匿癌　患者无前列腺疾病的症状体征，但在淋巴结活检或骨穿的标本病理学检查证实为前列腺癌。并可再经过前列腺穿刺活检得到进一步证实。这类患者血清前列腺特异抗原（PSA）和前列腺酸性磷酸酶水平增高。活检组织做 PSA 和（或）PAP 免疫组化染色均为阳性。

（4）前列腺临床癌　临床检查（指诊、超声、CT 或磁共振等）诊断为前列腺癌，并可经过活检证实。也可通过患者血清 PSA 和 PAP 增高来协助诊断。多数患者肛门指诊可摸到前列腺结节，超声检查提示前列腺结节外形不规整、回声不均匀且回声偏低。

2. TNM 分期

T_0 未触及肿物。T_{0a} 肿瘤≤3HP 或穿刺一叶（＋）；T_{0b} 肿瘤＞3HP 或双侧穿刺（＋）。

T_1 可触及肿瘤结节。T_{1a} 中瘤 1cm；T_{1b} 中瘤＞1cm；T_{1c} 两侧叶均有。

T_2 肿瘤侵犯包膜，未穿破。

T_3 肿瘤穿破包膜和（或）精囊。

T_4 肿瘤固定，侵及周围组织。

N 淋巴转移。N_1 单个一侧；N_2 多个和（或）两侧；N_3 团块；N_4 广泛。

M 远处转移。

四、临床表现

1. 症状

前列腺癌早期常无症状，随着肿瘤的发展，前列腺癌引起的症状可概括为两大类。

（1）压迫症状　逐渐增大的前列腺腺体压迫尿道可引起进行性排尿困难，表现为尿线细、射程短、尿流缓慢、尿流中断、尿后滴沥、排尿不尽、排尿费力，此外，还有尿频、尿急、夜尿增多甚至尿失禁。肿瘤压迫直肠可引起大便困难或肠梗阻，也可压迫输精管引起射精缺乏，压迫神经引起会阴部疼痛，并可向坐骨神经放射。

（2）转移症状　前列腺癌可侵及膀胱、精囊、血管神经束，引起血尿、血精、阳痿。盆腔淋巴结转移可引起双下肢水肿。前列腺癌常易发生骨转移，引起骨痛或病理性骨折、截瘫。前列腺癌也可侵及骨髓引起贫血或全血象减少。

2. 体征

肛门指诊检查，早期因肿块很小可没有发现，或触及局部硬结节。病变发展到一定程度，可触摸到多个大小不等的结节，大的结节如鸡蛋大或更大，质地坚硬如石，表面高低不平，十分牢固。有时亦可触及变大、变硬的精囊。

五、辅助检查

1. 实验室检查

（1）血液检查　血清前列腺特异性抗原（PSA）升高，但约有 30% 的患者 PSA 可能不升高，只是在正常范围内波动（正常范围＜4.0ng/ml）。如将 PSA 测定与直肠指诊（DRE）结合使用会明显提高检出率。

（2）血清酸性磷酸酶（ACP）和前列腺酸性磷酸酶（PAP）测定　是由前列腺上皮细胞分泌的一种磷酸水解酶，前列腺癌细胞亦能分泌。由于癌肿阻塞腺管及向远处转移，致使 PAP 无法排出而直接渗入血液，因此 ACP 升高。多见于前列腺癌骨转移患者，但亦有 20％～25％前列腺骨转移病 ACP 正常。值得注意的是，前列腺按摩后，由于 PAP 因按摩进入血液，使 ACP 可一时性升高，因此在测定 ACP 前 24h 内禁止按摩前列腺。

（3）骨髓酸性磷酸酶测定　前列腺骨转移患者，骨髓内酸性磷酸酶含量会上升，这对晚期前列腺癌有诊断价值。

（4）血浆锌水平测定　血浆锌水平测定有助于前列腺癌与前列腺增生、前列腺炎的鉴别。前列腺癌时血浆锌水平明显下降，而前列腺增生与前列腺炎则增高。血浆锌水平＞18.4μmol/L 可排除前列腺癌的存在。

2．其他辅助检查

（1）B 超检查　前列腺内低回声结节，但需与炎症或结石相鉴别。

（2）核素骨扫描　较 X 线拍片常能早期显示转移病灶。

（3）CT 或 MRI 检查　可显示前列腺形态改变、肿瘤及转移。前列腺癌的主要 CT 表现为增强扫描时癌灶呈现增强不明显的低密度区，被膜显示不规则，腺体周围脂肪消失，精囊受侵犯后可表现出精囊境界模糊，膀胱精囊角消失或精囊增大；当肿瘤侵犯膀胱或前列腺周围器官时，盆腔 CT 均可出现相应的改变，当盆腔淋巴结有肿瘤转移后，CT 可以根据盆腔淋巴结群体大小的改变，判断有无转移发生。

前列腺癌的 MRI 检查主要选用 T_2 加权序列，在 T_2 加权像上，如高信号的前列腺外周带内出现低信号的缺损区，如前列腺带状结构破坏，外周带与中央带界限消失时应考虑前列腺癌。

（4）前列腺穿刺活检　可作为确诊前列腺癌的方法。未能穿刺取出肿瘤组织不能否定诊断。

六、诊断与鉴别诊断

（一）诊断

1．诊断标准

（1）排尿不畅，尿频，尿流变细、变慢，重者出现尿潴留。

（2）部分患者在梗阻出现前表现为尿失禁，为肿瘤早期侵及尿道外括约肌所致。

（3）部分患者早期出现远处转移，如骨、肺等。

（4）直肠指检，可触及前列腺硬结，硬而固定，边缘不清。

（5）血清酸性磷酸酶增高，有转移者 65.5％患者增高，无转移者仅 20％的患者增高。

（6）骨骼 X 线检查常有骨盆腰椎的肿瘤转移征象（密度增高的阴影）。

（7）活组织检查，经直肠或会阴部穿刺活检成功率可达 80％。

2．判定

具备第（1）～（4）项可诊断，兼有第（5）～（7）项之一者可诊断。

（二）鉴别诊断

前列腺癌是一种恶性疾病，应早期发现、早期治疗，因此必须与一些疾病相鉴别，以明确诊断。

（1）与前列腺增生症相鉴别　二者一般容易鉴别。但在增生的前列腺腺体中，有的区域上皮细胞形态不典型，可被误认为癌。区别要点是：增生腺体中腺泡较大，周围的胶原纤维层完整，上皮为双层高柱状，细胞核较前列腺癌患者的小，并居于细胞基底部，腺体排列规则，形成明显的结节。

（2）与前列腺萎缩相鉴别　前列腺癌常起始于腺体的萎缩部，应注意鉴别。萎缩腺泡有时紧密聚集，萎缩变小，上皮细胞为立方形，核大，很像癌变。但这类萎缩改变多累及整个小叶，胶原结缔组织层仍完整，基质不受侵犯，其本身却呈硬化性萎缩。

（3）与前列腺鳞状上皮或移行上皮化生相鉴别　常发生于腺体内梗死区的愈合部，鳞状上皮或移行上皮分化良好，无退行性变或分裂象。化生的最突出特征是缺血性坏死或缺乏平滑肌的纤维结缔组织基质。

（4）肉芽肿性前列腺炎　一类细胞大，可聚集成片状，具有透明或淡红染色胞质，小的泡状细胞核，很像前列腺癌，但实为巨噬细胞。另一类细胞则呈多形性，细胞核固缩，呈空泡状，体积小，成排或成簇排列，有时可见一些腺泡。鉴别时应注意肉芽肿性前列腺炎的腺泡形成很少，病变与正常腺管的关系无改变，常可见退行性变的淀粉样体和多核巨细胞。而前列腺癌的细胞呈低柱状或立方形，有明确的细胞壁，致密嗜酸性的胞质，细胞核较正常大，染色及形态可有变异，分裂不活跃。其腺泡较小，缺乏曲管状，正常排列形态完全丧失，不规则地向基质浸润，胶原结缔组织层已不存在。腺泡内含有少量分泌物，但很少有淀粉样体。前列腺癌如发生明显的退行性变，则组织结构完全消失，毫无腺泡形成的倾向。

另外，前列腺癌应与前列腺结核、前列腺结石相鉴别。

七、治疗

（一）手术治疗

（1）保留神经的前列腺根治术　适合于前列腺癌未穿破包膜者，主要采用耻骨后前列腺根治术。为了保持性功能，避免盆神经丛损伤，目前较广泛应用在耻骨后前列腺根治术基础上，行保留神经的前列腺根治术，由于前列腺癌确诊时大多已突破包膜，故多数患者只能作综合性治疗。

（2）睾丸切除术　双睾切除使血清睾酮浓度明显下降，抑制依赖雄激素的前列腺癌细胞代谢，使前列腺癌消退。该手术简便，不良反应少，但可出现性欲减退、阳痿、潮热感、汗出、恶心呕吐、乏力等症状，患者心理上不易接受。对肾上腺分泌的雄激素不起作用，但该部分雄激素对前列腺癌细胞代谢影响极小。

（二）放射治疗

适用于手术无法根治，而远处转移不明显者。放射治疗对 A 期、B 期前列腺癌效果较好，80%～90%可得到控制；C 期施行有效的放射治疗，5 年生存率可达 50%；D 期疗效较差，失败常因转移所致。治疗失败者 70%发生在 24 个月内。放射治疗可缓解骨疼痛。临床上放射治疗分体外、间质内、全身照射三种方法。

放射治疗可以有效地控制前列腺癌，局部控制率达 65%～88%。以往放射治疗前列腺癌失败的主要原因有：放疗剂量的不足、肿瘤细胞对射线有耐受性、肿瘤体积计算过小错误以及照射有效边界不够等。现在计算机技术的发展使得放疗已进入三维适形放射治疗（3D-CRT）阶段。3DCRT 的优点是使肿瘤组织及周围安全区内组织包括在靶区内，提高靶区内的照射剂量，高剂量又很少损伤到周围正常组织，不超过正常组织的耐受量。影响前列腺癌放射治疗疗效的因素有治疗前后的 PSA 值、肿瘤的 Gleason 评分等。局限性前列腺癌接受放射治疗的理想适应证患者应该有较长的预期寿命、无明显的放射毒性易感危险因素且患者愿意接受放射疗法。现代的放射疗法较以往的放疗有了很大的变化，不仅可以治愈患者的肿瘤并且为大多数男性患者所耐受。现代放疗的不良反应有限，包括直肠刺激症状、腹泻、尿频、排尿困难等。持续性严重并发症的发生率仅为 1%，包括勃起功能障碍、尿失禁性膀胱炎及直肠炎等病变。目前光子束外照射放疗已成为前列腺癌患者接受放疗的主要选择方法。尽管比较手术疗法与外照射疗法的疗效好坏非常困难，但有资料建议如采用标准放疗剂量范围 45～50Gy 治疗时，患者治疗后的生存率与生化成功率和手术治疗的患者相同。最近，还有证据表明如放疗剂量＞67Gy 时，患者 PSA 复发率较标准剂量治疗者为低，说明其对于治疗局限性前列腺癌更加有效。

（三）化学治疗

化学治疗常在内分泌、放射治疗失败后采用，常用的药物有多柔比星、磷酸雌二醇氮芥、环磷酰胺、氟尿嘧啶等。同大多数癌肿一样，前列腺癌在化疗初期很敏感，但很快产生耐药，耐药的主要原因是细胞内含有一种蛋白，能将药物迅速排出细胞，是药物排出的一个泵。目前已发现某些药物可抑制 P170 作用，常用药物为维拉帕米，可与 P170 结合而降低其排药作用。

（四）内分泌治疗

前列腺癌细胞代谢大多数依赖雄激素，内分泌治疗可直接去除雄激素而抑制其生长，临床上主要运用雌激素和抗雄激素药物。雌激素有己烯雌酚、雌二醇等，但长期使用易发生心血管疾病；抗雄激素药物有甲基氯地孕酮、SCH-13521 等，目前临床运用的还有非类固醇口服抗雄性激素制剂"缓退瘤"250mg，1 日 3 次，另外，促性腺释放激素（LHRH）类似物由于其生物活性比 LHRH 强约 100 倍，不仅不会引起促性腺激素分泌过多，反而抑制垂体释放促性腺激素，如"抑那通"，每 4 周内皮下注射 1 次，可使血清睾酮维持在去睾水平。

（五）冷冻治疗

冷冻治疗前列腺增生和前列腺癌引起的尿道梗阻，取得了满意的疗效。冷冻治疗前列腺癌的机制为低温冷冻肿瘤组织后，使组织的生理和代谢产生抑制，发生物理、化学和电解质的变化，组织细胞功能受到损害，结构破坏，肿瘤组织变性坏死。其在肿瘤治疗中较重要的机制为快速冷冻、缓慢复温引起的组织和细胞损害，表现为直接冷冻效应和间接冷冻效应。直接冷冻效应是指组织在快速冷冻过程中经历了低温和凝结过程后导致细胞代谢功能紊乱和细胞内微管结构的破坏；而间接冷冻效应是在快速冷冻组织的缓慢复温过程中发生的细胞环境变化，细胞外冻结的水分融化后渗入细胞内引起细胞膜的破裂及组织水肿等改变。前列腺癌的冷冻治疗技术经历了经尿道冷冻、经耻骨上或会阴开放冷冻及 B 超引导下经会阴穿刺冷冻等几个发展阶段。目前，前列腺癌的冷冻治疗多采用直肠超声下经会阴穿刺冷冻技术。通常采用的前列腺冷冻探头放置方法为标准的 5 根冷冻探头放置冷冻法，为了更加彻底地破坏肿瘤细胞成分，可给予患者重复的冷冻-复温过程，即双相冷冻治疗。如患者前列腺体积很大，标准的 5 根冷冻探头放置冷冻法可能不能破坏整个腺体，应在第一个冷冻-复温过程结束后，重新改变探头的位置再次进行冷冻。冷冻治疗是一种前列腺癌的局部治疗方法，适用于一般情况较差或年龄较大、不能耐受根治手术或放射治疗的前列腺癌患者，或可作为前列腺癌患者放疗或内分泌治疗失败后的补救治疗。

（六）基因治疗

由于现在人们对中晚期前列腺癌仍缺乏十分有效的治疗方法，因此科学家们一直在试图从基因水平研究前列腺癌细胞以找到解决问题的办法。虽然迄今为止所进行的一些基因疗法治疗前列腺癌的初步研究显示出该疗法有着非常广阔的前景，部分治疗性研究也正在进行当中，但基因疗法真正成为前列腺癌的常规治疗方法的一种还有非常漫长的道路要走，还有许许多多的困难和障碍有待克服。Steiner 等提出应用反转录病毒的携带和非竞争复制可以将反义 *c-myc* 片段转录到前列腺癌细胞内，从而导致实验动物植入的肿瘤体积的缩小。这种治疗方法向我们展示了应用的前景，未来这类治疗的主要适合患者是那些经过抗雄激素治疗且治疗失败的晚期前列腺癌患者。实验室内有关应用携带 *p53*、*p21* 和 *p16* 等热诱导自杀基因的腺病毒进行的前列腺癌基因治疗研究同样也获得了满意的结果。同时，科学家应用这种办法对部分特殊的原癌基因的作用进行了鉴别和研究，例如通过正义和反义两种方法人们对前列腺癌细胞内雄激素调节的上皮细胞附着分子（c-CAM）的肿瘤抑制作用进行了研究。基因疗法的另一个重要部分是通过对诱导肿瘤细胞凋亡的一类基因如 *BCL-2* 等原癌基因和（或）抑癌基因进行调节修饰从而激活肿瘤细胞的凋亡机制，促进前列腺癌细胞的凋亡。由于在前列腺癌的肿瘤发生过程中会发生许多种基因的变异，因此确定并将某一基因变异作为前列腺癌的潜在诊断和治疗的方向是一个十分艰巨也非常关键的步骤。基于此，在确定基因疗法是否是前列腺癌的可靠治疗方法之前仍需要对其疗效进行深入研究和评估。

（七）中医治疗

1. 早期

治法：清热解毒，活血化瘀。

方药：五神汤加减。

方取：金银花、紫花地丁清热解毒；牛膝活血化瘀，引药下行；车前子、茯苓利水渗湿，有利于尿液邪毒物质从小便去之，而不逆行蕴积于前列腺。加白花蛇舌草（重用）、重楼清热解毒抗癌；薏苡仁、冬瓜仁排浊，有利于蕴积于前列腺之邪毒排出；莪术、桃仁、赤芍、牡丹皮活血化瘀散结，其中赤芍、牡丹皮有清瘀热之功。或可兼服六神丸，加强清热解毒之力。

2. 中期

治法：化痰软坚，祛瘀散结。

方药：散肿溃坚汤加减。

方取：海藻、昆布化痰软坚；三棱、莪术祛瘀散结；黄芩、黄连、黄柏、龙胆、连翘清热解毒；知母、天花粉养阴清热，其中天花粉有抗癌排浊之功；瘀血内积，久之必耗伤阴血，而肝又为藏血之脏，故用柴胡、白芍、当归养血柔肝，合三棱、莪术祛瘀而不伤血。若体质尚实，加服犀黄丸增强清热解毒、化痰软坚、祛瘀散结之力。

3. 后期

治法：补益气血阴阳。

方药：人参养营汤合化癌汤加减。

方取：黄芪、党参、白术、茯苓、甘草益气，熟地黄、当归、白芍补血，五味子滋阴，肉桂温阳，陈皮理气以防益气补血之品益脾，忍冬藤清热解毒，茜草根活血化瘀，芥子化痰。共奏扶正祛邪之功。加鹿角胶、龟甲胶血肉有情之品，益精血、补阴阳。

八、康复

（1）对前列腺癌患者，在护理工作中要注意发现患者的情绪变化，护士要注意根据患者的需要程度和接受能力提供信息；要尽可能采用非技术性语言使患者能听得懂，帮助分析治疗中的有利条件和进步、使患者看到希望，消除前列腺癌患者的顾虑和消极心理，增强对治疗的信心，能够积极配合治疗和护理。

（2）要多饮水多排尿　通过尿液经常冲洗尿道帮助前列腺分泌物排出，以预防感染。不能过度憋尿，因为憋尿会导致前列腺包膜张力的增高，长此以往会加重前列腺增生。

（3）加强呼吸道管理　前列腺癌患者会出现咽分泌物增多，呼吸肌无力可引起呼吸困难，应首先保证患者呼吸道通畅，清除呼吸道分泌物，当患者出现呼吸肌无力时，注意，协助患者翻身叩背，以利痰咳出。注意观察患者的呼吸幅度及通气功能，如患者出现肌无力危象，新斯的明效果不佳，应配合医生，采取气管切开及人工呼吸机辅助呼吸。

（4）注意肌无力危象与胆碱危象的观察与鉴别　护理中要注意观察肌无力危象与胆碱危象的不同表现，并加以鉴别，为准确判断病情提供依据，以便抢救。

（5）前列腺癌患者要加强营养护理，提高手术耐受力和术后恢复的效果，给予进食者高热量、高蛋白、高维生素饮食，食物应新鲜、易消化。对于不能进食或禁食患者，应从静脉补给足够能量、氨基酸类、电解质和维生素。对化疗的患者应适当减少脂肪、蛋白含量高的食物，多食绿色蔬菜和水果，以利于消化和吸收。

食疗方有以下几种。

（1）湿热下注型

① 炒车前子 10g，韭菜子 6g，核桃仁 3 个，薏米 30g。韭菜子炒黄与核桃仁、薏米、炒车前子加水煮成粥，待温饮服。每天 1 次，连服 10～15 天。

② 槐树菌适量。用槐树菌 6～10g 水煎服，每天 1 剂。

（2）肝肾阴虚型

① 怀山药 15g，山茱萸 9g，女贞子 15g，龟甲 30g，槐蕈 6g，瘦猪肉 60g。前五味煎汤去渣，加瘦肉煮熟服食，每日一剂。

② 生地黄 15g，墨旱莲 15g，怀山药 15g，白花蛇舌草 30g，重楼 30g，蔗糖适量。前五味药煎水去渣，兑入蔗糖冲服，每天 1 剂，连服 20～30 剂为一疗程。

（3）气血两虚

① 当归、黄芪各 30g，羊肉 250g，生姜 15g。将羊肉洗净切块，当归、黄芪用布包好，同放砂锅内加水适量炖至烂熟，去药渣调味服食。每天 1 次，连服 4～5 天。

② 黄花鱼鳔适量，党参 9g，北黄芪 15g。黄花鱼鳔用香油炸酥，研成细末，每次 6g，用北黄芪、党参煎汤冲服，每天 3 次，连续服用。

九、预防控制

前列腺癌主要有以下预防措施。

1. 普查

目前普遍接受的有效方法是用直肠指检加血清 PSA 浓度测定。用血清 PSA 水平检测 40～45 岁以上男性公民，并每年随访测定一次。这一普查方法经济有效，如 PSA 超过 4.0ng/ml 再做直肠指检或超声波检查，如果阳性或可疑再做针刺活检。这一方法能十分有效地查出早期局限性前列腺癌。PSA 血浓度随年龄的增加而增加。不少研究对于血清 PSA

4.0～10ng/ml者可以用游离 PSA 百分数来增加 PSA 测定的敏感性。一般来说游离 PSA 增加见于前列腺良性增生，游离 PSA 在前列腺癌患者中则减少。因此如果游离 PSA＞25％的患者很可能（小于 10％的概率）没有前列腺癌，如果＜10％，患者则很有可能（60％～80％的概率）患有前列腺癌，这个时候做前列腺活检就很有意义。

2. 避免危险因素

这方面很难做到。因为明确的危险因素有多种，遗传、年龄等是无法避免的，但是潜在的环境危险因子如高脂饮食、镉、除草剂及其他未能确定的因子则可能避免。现已知大约 60％的致前列腺癌的因素来自生存环境。比如有研究表明职业因素与前列腺癌有关，有统计学上显著危险性的职业为农业、相关的工业性制皂和香水及皮革工业，所以农民、制革工人和这些行业的管理工作人员均有显著的发病率增加。此外接触化学药品、除草剂、化肥的人员均增加前列腺癌的危险。食物中含有抗氧化物的鱼油能保护并降低前列腺癌的危险。饮水中的镁含量能预防前列腺癌。另外，坚持低脂肪饮食、多食富含植物蛋白的大豆类食物、长期饮用中国绿茶、适当提高饮食中微量元素硒和维生素 E 的含量等措施也可以预防前列腺癌的发生。

3. 化学预防

根据药物的干涉方式，化学预防可分为以下几种主要类别：如肿瘤发生抑制剂、抗肿瘤生长的药物以及肿瘤进展抑制剂等。由于前列腺癌的发生、发展是一个长期的过程，因此可以用药对前列腺癌的发生和发展进行化学预防或药物抑制。例如非那甾胺可以抑制睾酮转变成对前列腺作用大的活性物——双氢睾酮，因此其有可能抑制睾酮对前列腺癌细胞的促生长作用，目前这一作用仍在临床研究观察中，有待证实。其他药物如视黄醛等具有促进细胞分化、抗肿瘤进展的作用，也正在临床研究中，有可能成为潜在的化学预防用药。

十、预后

早期局限在前列腺包膜内的前列腺癌，通过根治性手术切除，预后良好，可获长期生存。对于前列腺癌穿出包膜但远处转移不明显者，经综合性治疗，5 年生存率较高，可达 50％以上。对于远处转移患者，预后不良，经综合性治疗，5 年生存率仅 30％左右。

参考文献

［1］ 张一心，孙礼侠，火旭东. 临床肿瘤外科学［M］. 北京：科学出版社，2015.

［2］ 李辉. 胸外科学［M］. 北京：北京大学医学出版社，2010.

［3］ 封国生，肿瘤外科学［M］. 北京：人民卫生出版社，2007.

［4］ 张志庸. 协和胸外科学［M］. 2版. 北京：科学出版社，2010.

［5］ 鲁世千，陶卫平，明蕾. 胸外科学进展［M］. 北京：军事医学科学出版社，2007.

［6］ 王海新. 临床泌尿外科疾病诊断思路与治疗策略［M］. 北京：科学技术文献出版社，2016.

［7］ 蒋国梁. 现代临床肿瘤学［M］. 上海：上海科学技术出版社，2004.

［8］ 郝希山，魏于全. 肿瘤学［M］. 北京：人民卫生出版社，2010.

［9］ 赵新汉，张晓智. 肿瘤多学科综合治疗［M］. 西安：第四军医大学出版社，2008.

［10］ 张本华，冯圣平，李庆水，等. 临床肿瘤学［M］. 北京：科学技术文献出版社，2007.

［11］ 张洲，齐志民，吴永胜. 临床影像技术和诊断［M］. 长春：吉林科学技术出版社，2013.

［12］ 贾学仓，曲平平，刘晴，等. 中西医结合肿瘤诊疗护理与康复［M］. 北京：科学技术文献出版社，2020.